# 呼吸内科疾病临床诊治精要

主编　明　晓　蒋　昱　张　扬　莫明芝
朱　珠　张国军　张金芳　周孟恩

上海科学技术文献出版社
Shanghai Scientific and Technological Literature Press

图书在版编目（CIP）数据

呼吸内科疾病临床诊治精要 / 明晓等主编. -- 上海 : 上海科学技术文献出版社, 2024. -- ISBN 978-7-5439-9208-5

Ⅰ. R56

中国国家版本馆CIP数据核字第2024UC1148号

组稿编辑：张　树
责任编辑：王　珺　仲书怡
封面设计：宗　宁

呼吸内科疾病临床诊治精要
HUXINEIKE JIBING LINCHUANG ZHENZHI JINGYAO
主　　编：明　晓　蒋　昱　张　扬　莫明芝
　　　　　朱　珠　张国军　张金芳　周孟恩
出版发行：上海科学技术文献出版社
地　　址：上海市长乐路746号
邮政编码：200040
经　　销：全国新华书店
印　　刷：山东麦德森文化传媒有限公司
开　　本：787mm×1092mm　1/16
印　　张：22.25
字　　数：566 千字
版　　次：2024年8月第1版　2024年8月第1次印刷
书　　号：ISBN 978-7-5439-9208-5
定　　价：200.00 元

# 编委会

EDITORIAL COMMITTEE


## 主　编

明　晓　蒋　昱　张　扬　莫明芝

朱　珠　张国军　张金芳　周孟恩

## 副主编

李　燕　周敬群　杨　婷　李慎考

林云霞　许圣慧　王坤芳　罗　琴

李盈甫

## 编　委（按姓氏笔画排序）

王坤芳（石家庄市第二医院）

吕守礼（滕州市中医医院）

朱　珠（微山县人民医院）

朱怀森（西平县人民医院）

许圣慧（石家庄市第二医院）

李　燕（平阴县中医医院）

李盈甫（昆明医科大学第一附属医院）

李慎考（河北省邯郸市永年区中医院）

杨　娇（山东电力中心医院）

杨　婷（兰溪市人民医院）

张　扬（兖矿新里程总医院）

张国军（滨州市滨城区滨北街道社区卫生服务中心）

张金芳（滨州市滨城区市中街道社区卫生服务中心）

林云霞（南京脑科医院胸科院区）

明　晓（邹平市中医院）

罗　琴（新疆医科大学附属肿瘤医院）

周孟恩（青州市人民医院）

周敬群（桓台县田庄中心卫生院）

莫明芝（日照市五莲县人民医院）

蒋　昱（山东省公共卫生临床中心）

# 目　录

# 第一章

# 呼吸系统的解剖

## 第一节 上呼吸道

上呼吸道由鼻、口腔及咽腔构成。从通气角度而言，作为呼吸系统的开口，上呼吸道是吸入气流进入下呼吸道的必由径路；同时，上呼吸道作为整个呼吸道清除防御机制的重要组成部分，还有滤过和清除吸入气流中的微小异物、对吸入气流提供有效的温化和湿化处理的重要功能；上呼吸道空间占气道解剖无效腔的 30%～50%，因此对肺泡通气也有着重要的影响。当然，上呼吸道的完整对发音和嗅觉功能也是至为关键的。喉在解剖学上虽属下呼吸道，但是从功能上考虑，则应属上呼吸道的一部分。

### 一、鼻

鼻由外鼻和鼻腔构成。外鼻的上 1/3 由刚性的鼻梁骨所支撑，其下 1/3 则为鼻软骨。鼻腔位于硬腭之上，鼻中隔将其一分为二。

鼻腔是有骨骼支撑的刚性器官，在吸气相气道内压形成负压时可以保护鼻通道不因受大气压迫而增加阻力。鼻腔的形状进口小而出口大，吸入气流进入鼻腔后即可扩布而与鼻黏膜表面有最大的接触，有利于有效地吸收其温度和湿度。鼻腔内壁均由黏膜覆盖，其前部 1/3 为鳞状上皮组织，其余则均为假复层纤毛柱状上皮。鼻黏膜上毛细血管、杯状细胞及腺体等分布十分丰富，因此鼻具有温化、湿化以及滤过、清洁吸入气流的基本功能。

鼻中隔前部为软骨，可因偏移而造成一侧鼻道的狭窄。在放置经鼻人工气道时，如果一侧插入困难常是鼻中隔偏移所致，改从对侧插入则多能成功。

在两侧鼻腔的侧壁上各排列有三条前后方向的弯曲骨性突起，是为鼻甲。鼻甲下方的鼻腔通道自上而下分别称为上、中、下鼻道。鼻甲的存在增加了鼻腔黏膜的表面积。成人鼻腔的容积仅约 30 $cm^3$，其表面覆盖的黏膜面积却达 160 cm，鼻黏膜与经鼻气流之间因此可有充分的湿热交换，是为鼻腔温化、湿化功能的解剖结构基础。一般鼻黏膜上每天为湿化吸入气流所提供的水分可达 1 000 mL，吸入气流经过鼻腔而到达鼻咽水平时其相对湿度可以提高为 75%～80%。

在鼻腔之前，鼻前庭密布的鼻毛、鼻道的弯曲径路、鼻黏膜表面丰富的黏液则可以截留、沉积、黏着吸入气流中的异物颗粒，是呼吸系统清除防御机制的第一道屏障。临床上建立各种形式的人工气道时吸入气流可因改道绕过鼻腔，或者由于吸入鼻内的气流量过大而得不到鼻的有效温化、湿化，在这些情况下即均须以人工手段对吸入气流进行有效的温化、湿化或气雾化处理，这也是呼吸治疗中的重要内容之一。

## 二、咽

咽为上呼吸道鼻腔和口腔后方的空间，又可分为鼻咽、口咽和喉咽。

### （一）鼻咽

鼻咽的位置最高，在软腭的上方，因为与鼻腔后方相连故名之。鼻咽腔的上界为颅底蝶骨及枕骨的基底部，后方为咽后壁。鼻咽部覆盖着带纤毛的假复层柱状上皮。鼻咽部有咽鼓管开口，咽鼓管沟通鼻咽腔及中耳，对中耳内的液体引流至为重要，并因此而维持中耳内的适当气压和鼓膜的正常运动。任何影响鼻咽腔内咽鼓管开口引流通畅的因素都有可能引起中耳炎和听力下降。在需要保持咽部通道的通畅而留置鼻咽导管或气管插管时，可能会因导管压迫咽鼓管开口而造成不良反应。

### （二）口咽

口咽为软腭与舌根之间的气道空间，是鼻咽部向下的延续。口咽腔同时与前方的口腔相沿，故实为鼻、口两个方向而来的气流径路，因此在上呼吸道梗阻时根据患者的具体情况，可有经鼻或经口建立人工气道的两种选择。口咽后壁上丰富的淋巴组织，包括扁桃体，则为呼吸系统清除防御机制中的重要环节。

### （三）喉咽

喉咽为咽的最深部，在舌根以下到食管开口之间，其前方即为喉。喉咽部周围均为肌肉软组织结构，缺乏骨性支撑，所以在昏迷、麻醉等意识丧失的情况下或者睡眠呼吸暂停综合征及帕金森综合征等患者，都可以因为局部肌肉特别是舌肌的松弛而失去必要的张力支撑，加上患者又多处仰卧，因而极易造成舌根后坠，不同程度地堵塞此段咽部气道，成为常见的气道急诊。

此外，进行气管插管时需要看清的一些重要解剖标志如会厌、会厌角、会厌杓状软骨反折及杓状软骨等。因此喉咽部在上呼吸道气道管理和气管插管中有着重要的意义。

头的位置对喉咽部气道是否通畅有很大的影响。人在低头时，咽部气道因为大角度前曲、咽后壁向前压迫而可能会有不同程度的堵塞，造成与平卧位时舌根后坠同样的后果。但是，无论体位如何，只要将颈部垫起、头部后仰，便可使咽后壁后移，并使整个上呼吸道口、咽及喉拉直在一条轴线上；如果将下颌上抬而带动舌根前移，则更可加大咽部气道前后壁间的空间。

在心肺复苏、咽部气道梗阻，或者需要气管插管、支气管镜介入时都应采取这个位置使患者的咽部气道得到满意的开放和暴露。

口咽及舌咽部分布着第九对颅神经即喉返神经感觉支的末梢。咽部受刺激时，冲动经反射弧由第十对颅神经即迷走神经的运动支传出而形成呕吐及吞咽动作，将异物排出或吞入食管内，以防气管吸入，是为咽反射。咽反射为正常人呼吸道所有的保护性反射之一。病理情况下如药物过量、麻醉、中枢神经系统病变或昏迷时，咽反射可能消失而造成气道吸入。由于咽反射较喉反射、气管反射及气管隆嵴反射等其他 3 个保护性反射受损早而恢复晚，因此被用来作为评估整个呼吸道保护性反射机制是否完好的指标。

## 三、喉

喉的体表解剖位置在颈前第四到第六颈椎水平，为上、下呼吸道连接的部位，其上为喉咽部，往下则与气管相连。喉具有四方面的基本功能:连通上、下呼吸道,保护下气道以免异物进入,参与咳嗽动作及语言发声。

喉是由软骨群构成的中空器官,各软骨由喉肌群及膜状组织相连。甲状软骨为喉中最大的一块软骨,由两翼在前正中相连,形成"喉结"。甲状软骨的下方借环甲膜与环状软骨相连,在体表上,紧接甲状软骨下缘约指尖宽的间隙即为环甲膜的投影位置。环甲间隙有重要的临床意义,环甲膜穿刺和紧急情况下的环甲膜切开术均由此处进入气管。

喉的开口为声门,约在甲状软骨下部的水平,为两侧声带间的间隙。声带为杓状软骨与甲状软骨间的一对韧带膜,其前部结合在一起附着于甲状软骨上,后部则附着在甲状软骨后方两侧之活动的杓状软骨上,因此两侧声带的边缘所形成的声门为一扇面向后的八字形开口。声带的活动由杓状软骨所牵动,除了发声之外也随呼吸舒缩,吸气时声门开大,特别在深吸气时声门明显打开,屏气时则可关闭成一细缝。在成人,声门为上呼吸道最狭窄的部位,各种原因的声带水肿较容易造成声门的明显梗阻甚至引起窒息,是最为紧急的气道急诊。但在幼儿,上呼吸道最狭窄的部位则在声门稍下的环状软骨水平,相应的声门下水肿造成的梗阻和威胁也要更大。

声带为甲状软骨与杓状软骨之间两片膜性韧带的增厚边缘,两侧声带在前并在一起附于甲状软骨,而在后方则分开附着于杓状软骨,其间的八字形裂隙即为声门。声门为喉的开口,也是进出气管的关卡。

会厌为一片叶状弹性软骨,也为喉的重要组成。会厌的基底部附着于甲状软骨前缘,其游离的体部可以后翻盖住喉的上口而将声门封闭,这在吞咽时可防止食物吸入气管。

喉反射为呼吸道保护性反射之一。喉部受到异物刺激时,冲动由迷走神经感觉支传入,通过迷走神经运动支、喉返神经传出,使声带合拢、会厌关闭而制止异物进入气管内。各种病理情况下特别在昏迷时,喉反射可能消失而造成气道吸入甚至窒息。喉黏膜由上皮覆盖,在声带以上为复层鳞状上皮,声带以下部位的喉黏膜则为假复层柱状纤毛上皮。

(明　晓)

## 第二节　下呼吸道

下呼吸道从气管开始,分支为主支气管、叶支气管、段支气管,越分越细,直到肺泡共分24级。其中,从气管到终末细支气管为气体的传导部分,从呼吸性细支气管到肺泡为气体的交换部分。本节主要介绍气管和支气管。

### 一、气管

在结构上由透明的C形软骨环作为支架,内覆黏膜,外被结缔组织及平滑肌纤维所形成。气管为喉与气管叉之间的扁圆形管道。气管软骨环呈C形铁蹄形(约占气管周径的2/3),直径约1.8 cm,横径比矢径大1/4。其数目为12～19个,以14～16环居多数,占87%,男性比女性平均多一个软骨环。每一气管软骨环都可能形成倒置的Y型叉。气管起于环状软骨下和纵隔内的分叉之间,全长约11 cm,可分为颈部和胸部两段。颈段气管较短,上端与喉相接,下界为胸廓上口平面,其后为食管,前面有皮肤、颈部筋膜、胸骨舌骨肌和胸骨甲状肌覆盖,在活体上于颈静脉切迹处可以触及；胸段气管是从胸廓上口平面至气管叉之间的一段，较颈段长，居上纵隔内，两胸膜囊之间。气管的上端紧接喉部，下端则由两根主支气管与心包膜背面的结缔组织纤维固定在纵隔内。气管两端有一定的活动范围，其长度可略有改变，一般在 10～12 cm。由于肺的影响，气管分叉略向右侧偏移。人体所处位置及运动可影响气管的位置及长度。

## 二、主支气管

气管在分叉处分为左右支气管(又称主支气管)。左右支气管之间的角度(即气管分叉处夹角)，一般为 65°～80°，平均 70°。该角度大小有重要意义，角度过大提示气管分叉下淋巴结肿大，角度过小提示可能因一侧支气管受压移位所致。支气管壁的构造与气管类似，软骨环相对较小，膜壁相对较大，软骨环的数目左、右不等，右侧的一般为 3～4 个，左侧一般为 7～8 个。

### (一)右支气管

右支气管较左支气管粗、短和陡直，平均长度男性为 2 cm，女性为 1.9 cm，与气管中轴延长线之夹角为 25°～30°，相当于第 5 胸椎水平经右肺门入右肺。异物坠入右支气管机会较多，吸入性病变如肺脓肿也以右侧为多，尤以右下叶更著。此外，行支气管镜检查或支气管插管也以右侧较容易。

### (二)左支气管

左支气管较右支气管细长和更趋于水平位，平均长度为男 4.8 cm，女 4.5 cm，与气管中轴延长线之夹角为 40°～50°，相当于第 5 胸椎水平经左肺门入左肺。左支气管的长度约为右支气管的 2.5 倍。支气管管壁的软骨，从叶、段、亚段等支气管起，即逐渐变为不规则的螺旋形或裂解成为不完整的块片。待到达 7 级分支的小支气管，管径从 3.5 mm 缩小到 1～2 mm 时，软骨片迅速减少直至消失。

从细支气管到终末支气管，是气体传导的后 5 级膜性管道，连续于表层的立方形上皮细胞到此结束。黏膜下层组织逐渐退化变薄，肌纤维从管壁左右侧交织成为双螺旋的结构却有所增加。当肌纤维收缩时，终末细支气管黏膜可呈现出纵形皱褶。细支气管及其分支已无软骨支持，管腔的通畅性就不像软骨性气道，容易受到胸腔内压力波动的影响。

细支气管平均分出 20 根管径约 0.5 mm 的终末细支气管，每根终末细支气管再发出 50 根左右管径相似的呼吸性细支气管即为气体交换气道。

### (三)支气管在肺内的分支

左右支气管肺门处按肺叶分为肺叶支气管(二级支气管)，左肺分上、下叶支气管，右肺分上、中、下叶支气管。叶支气管再分为肺段支气管(三级支气管)，每侧肺一般分为 10 个段支气管，每个段支气管分布于所属区域的肺组织(肺段)。肺段支气管再依次分支为细支气管、终末细支气管。从终末细支气管再向下分支即为呼吸性细支气管，肺泡突出于其壁上。

将肺内支气管剥离出来，或在活体用支气管造影剂造影观察时，可见到全部支气管反复分支，犹如树木的分支，故常称为“支气管树”。

1.右支气管在肺内的分支

右支气管在肺内的分支即从右支气管的 1～2.5 cm 处分出右上叶支气管后，向下成为中间支气管，并由此再发出中叶支气管。主支气管的主干延伸下去即为下叶支气管。肺上叶分出尖支、后支和前支；右中叶分出外侧支和内侧支；右下叶分出背支、内基底支、前基底支、外基底支和后基底支等肺段支气管。

2.左支气管在肺内的分支

左支气管在距离气管分支 3 cm 处进入肺。左上叶支气管分出上、下两支支气管；上支支气管分出尖后支和前支，下支为舌支支气管（相当于右肺中叶），分为上舌支和下舌支。左下叶为左支气管向下延伸的气道。分出背支后，又分出内基底支，由内基底支和前基底支合并而成。由于左上叶的尖支与后支支气管，以及左下叶的内基底与前基底支等支气管，均是合并着的，故左侧的两叶肺内，实际上只有 8 个段性支气管。

**（四）支气管分支的特点及意义**

支气管树以一分为二或一分为三的分支到达肺的外周。分支支气管的管径虽小于主干，但其总截面积则大于其主干。气管的管径与 4 级亚段支气管的总截面积均为 2.5 cm。但从第 5 级起，小支气管的总截面积开始增加。随着小支气管的 7 级分支成 2 050 支时，总截面积即上升到 19.6 $cm^2$，约为气管的 8 倍。此后又反复分成 6 万余支终末细支气管时，总截面积达 180 $cm^2$，为气管截面积的 72 倍。

临床上将管径小于 2 mm 者称为“小气道”，其中包括部分小支气管和细支气管。小气道具有气流阻力小和极易阻塞等特点，在平静吸气时，空气进入狭窄的鼻咽，产生湍流；到气管和大支气管的分叉处，湍流更为明显，气流阻力显著上升。在肺周围部分，支气管分为数目众多的小气道，管径的总截面积陡然增加，吸入空气到此分散，形成层流，气流阻力迅即下降，故小气道的阻力只占总气道阻力的极小部分，使吸入的空气能均匀地分布到所有肺泡内。另外，小气道为膜性气道，管壁无软骨支持。故当小气道发炎，有痰液阻塞时，或在最大呼气气道外压力大于气道内压力时，小气道极易闭合。如阻塞性肺疾病，其病变多先从小气道开始。

## 三、气管与支气管的组织结构

**（一）气管和支气管的管壁**

其组织结构相似，均由黏膜、黏膜上层、黏膜下层和外膜构成，尤以软骨性气管及其分支最具有代表性。

（1）黏膜、黏膜上皮为假复层纤毛柱状上皮，上皮表层几乎全由纤毛细胞构成，其间散在一些能分泌黏液的杯状细胞和基底细胞，K 细胞及 Clara 细胞，纤毛细胞和杯状细胞的比例约为 5∶1；支气管分支越细，杯状细胞的数目就越少，到细支气管时黏膜仅为一层纤毛细胞和极少的杯状细胞。

（2）黏膜下层为一疏松的结缔组织层，位于黏膜的固有膜与黏膜下组织之间，二者无明显分界线，有弹力纤维和黏液腺、混合腺等分布其间（其中黏液腺占大多数，包括黏液细胞和浆细胞）并与纤维软骨层中的软骨和环形弹力纤维相联结。

（3）外膜由透明软骨和纤维组织构成。气管软骨呈马蹄形，缺口位于背侧，由平滑肌束和结缔组织连续，构成膜壁。平滑肌收缩时气管管径变小。随着支气管向外周伸延，支气管中的软骨片越来越小。到达细支气管时，壁内即不再存在软骨，而由一层排列呈螺旋状的平滑肌包绕，当该平滑肌收缩时，支气管变窄变短，在细支气管上皮中有一种无纤毛而浓染颗粒的细胞称 Clara 细胞，具有分泌功能，与生成肺泡表面活性物质有关。

**（二）支气管腺体**

（1）混合腺体由黏液和浆液两类分泌细胞、分泌管和收集管等构成，由导管引入气道腔的开口。主要位于黏膜下层，以中型支气管最多，密度达 1 个/平方毫米，成人约有 6 000 个。

(2)腺体每天的分泌量约 4 mL,为杯状细胞分泌量的 40 倍,因而较大气道的分泌物主要由腺体供应。腺体大小及数目变化很大,其内还含有可以分泌组胺、肝素、5-羟色胺的肥大细胞、淋巴细胞和肺 K 细胞。腺体分泌受诸多因素影响,比如慢性气管炎及支气管炎时,腺泡增多,腺体增大,分泌量增加。另外,腺体分泌受迷走神经的支配,乙酰胆碱的刺激可使之增加,而阿托品抑制其分泌。α 及 β 肾上腺素能制剂的刺激,也可改变腺体的分泌量及成分。组胺、前列腺素、血管活性肠肽等递质,以及钙离子等也能改变腺体分泌的质量。腺体分泌物成分颇为复杂,有多糖、清蛋白、球蛋白、钾离子、钠离子、溶菌酶、转移因子以及某些特殊抗体。呼吸道的某些非特异性免疫功能可能与此有关。杯状细胞和浆液细胞是传导性气道上皮层的分泌细胞。在吸入异物和刺激性气体后,两种细胞的分泌量均明显增加。

### (三)支气管的纤毛

(1)上下呼吸道除了声带、咽后壁等之外,均分布有纤毛。纤毛是从黏膜纤毛细胞长出,每个细胞约有 200 根纤毛,每平方厘米($cm^2$)有 15 亿～20 亿根。纤毛长为 7～10 mm,直径为 0.3 μm。表面由纤毛外膜覆盖,内部由纵行排列的微管组成。微管的数目、排列方式所有纤毛都一致。

(2)在正常生理状态下,所有的纤毛均以同一个频率(22 次/秒),向同一个方向(头端)纤动,它是组成气道的黏液纤毛清除装置的主要成分之一,在维护气管支气管肺树的健康上,具有极为重要的意义。正常成人每天呼吸约 900 L 的空气中绝大部分有害物质是靠纤毛清除掉的,气管和支气管的纤毛呈致密的绒毯状,而末梢气道则呈孤立一簇一簇的。纤毛对外界环境变化甚为敏感,在温度过高或过低以及有害气体(如工业污染、吸烟)的作用下,其正常的纤动功能就要受到影响,当 pH 低于 6.5 时,纤毛的纤动就停止;睡眠和重力不影响纤毛的摆动;在病理情况下,如慢性气管炎或支气管炎,腺体过度分泌,纤毛不能有效摆动,黏液不能及时清除,则易阻塞小气道而发生感染;细菌和病毒又可损伤纤毛,加重感染等。另外当气管插管或切开时,直接影响了上呼吸道的湿化功能,可破坏黏液毯,使纤毛运动受影响;某些药物对纤毛运动有影响,如前列腺素能增加支气管黏液浆液的分泌量,阿托品对纤毛清除装置亦具有抑制作用。

## 四、气管和支气管的血液供应及淋巴回流和神经支配

### (一)气管部分

(1)颈段由甲状腺下动脉的气管支分布,该支与甲状腺上动脉的气管支和支气管动脉吻合。

(2)胸段上部主要来自食管动脉的细小分支,小部分来自甲状腺下动脉。

(3)胸段下部的血液来自支气管动脉,后者的分支沿气管向上与来自食管动脉的分支互相吻合,气管周围有静脉丛通过气管静脉引流入甲状腺下静脉。

(4)气管的淋巴丰富,可分为两组。一组位于黏膜,另一组位于黏膜下层。其淋巴管入邻近的淋巴结,如支气管前淋巴结、气管旁淋巴结及气管支气管淋巴结等。气管黏膜下层的淋巴管,在气管分叉处与动脉周围和支气管周围淋巴管吻合,气管的炎症可沿淋巴管传播到肺。

(5)气管的神经来自迷走神经的分支和喉返神经的气管支以及交感神经,它们主要分布到气管平滑肌及黏膜。

### (二)支气管部分

(1)其主要由甲状腺下动脉的气管支、主动脉分出的支气管动脉、肋间动脉和胸廓内动脉的纵隔前动脉供血。

(2)支气管动脉还与肺动脉间有侧支循环，故中、小支气管远端直接由肺动脉供血。

(3)支气管的静脉回流有经气管静脉入甲状腺下静脉，经支气管前静脉入无名静脉，经支气管后静脉入奇静脉，最后均回肺静脉、上腔静脉和后纵隔静脉。

(4)支气管的淋巴也甚丰富，主要注入气管支气管淋巴结。

(5)神经来自迷走神经的支气管前支和后支、喉返神经的气管支以及交感神经的分支。

(明 晓)

## 第三节 肺的组织结构

肺泡为气道最末一级亦即第二十四级的分支，是肺内进行气体交换的主要部位。不过在功能上，终末细支气管即第十七级支气管以下的分支，其管壁上就已经有气体交换，所以又称呼吸性细支气管。呼吸性细支气管约有三级分支，其上皮逐渐由纤毛柱状细胞转变为扁平鳞状细胞，而杯状细胞则几乎消失。从第二十级分支起，呼吸性细支气管又有三级分支即肺泡管，肺泡管的管壁已经完成肺泡化，肺泡管上的平滑肌可以调节其管腔。肺泡管与肺泡相通，其末端则分支成囊状盲管即肺泡囊。第一级肺泡管与其相应的肺泡组织构成初级肺小叶，通常认为初级肺小叶是肺的基本功能单位。

肺实质和肺泡是肺组织的基本结构，肺循环的小支和肺毛细血管分布在肺实质之中。肺实质和肺泡壁上的结缔组织富含胶原纤维、弹性纤维及蛋白多糖，结缔组织所形成的网状构架是肺内的重要结构。一方面，作为肺的支架，其胶原纤维与肺泡上皮、肺毛细血管基膜的胶原纤维相融合而把肺内的组织结构组合在一起；另一方面，又通过移行相连于气道管壁上的结缔组织网络，使得肺组织与支气管连接成一个互相支持和影响的整体。

与气管支气管相比，肺泡的胚胎发育较晚。肺泡的发育在出生之后，新生儿的肺泡仅1 700万～2 000万个，到18个月时则已增长到1.3亿个，接近于成人的40%。肺泡的增长基本与体表面积的增长呈线性关系。由于身长的差异，成人的肺泡一般在2.1亿～6.1亿个。

成人肺泡大致为多角形，充气时其直径为200～250 μm。肺泡壁的表面由肺泡上皮所覆盖，上皮表面则有一薄层衬液；肺泡壁内有着丰富的毛细血管网及结缔组织，但在某些部位肺泡之间则直接以肺泡隔相邻；肺泡之间存在着孔隙，称为肺泡孔，相邻肺泡内的气液可经此交通。在呼吸性细支气管与相邻的肺泡间则存在着另一形式的称为Lambert's管的细小交通管道，为肺泡与细小支气管间提供更多的侧支交通，可防止局部肺泡管堵塞时其远端的肺泡发生肺泡不张。

### 一、肺泡上皮

构成肺泡上皮的细胞有Ⅰ型和Ⅱ型肺泡上皮两种，两种细胞都贴附于上皮的基膜上。

Ⅰ型肺泡上皮细胞为肺泡表面上主要的细胞，其面积占肺泡表面积的95%左右。Ⅰ型上皮细胞形状扁平，胞质薄，其中含有吞饮泡，细胞之间则连接紧密。Ⅰ型肺泡细胞对维持肺泡的正常结构和功能有着重要的作用。首先，因其细胞薄而细胞间连接致密，肺泡腔与毛细血管间的交换气体非常易于弥散透过上皮，而肺泡腔与肺间质内的液体和生化物质却不容易互相渗透，因而形成良好的交换屏障。其次,其胞质内的泡饮对于肺泡腔与肺间质、毛细血管间的液体和蛋白类物质则有转运作用,通过吞饮既可清除肺泡腔内的渗出物,又可将血液内的杀菌物质转运到肺泡腔内,因而是肺泡炎症和疾病恢复中的重要机制。

Ⅰ型上皮细胞对于某些致病因素甚为敏感,细胞容易变性甚至损伤脱落。例如,在有害气体吸入、重度炎症、成人呼吸窘迫综合征等病理情况下,Ⅱ型上皮细胞首先受损或脱落,使得交换屏障破坏,间质内的液体、炎性蛋白及细胞成分得以渗入肺泡腔内,而肺泡腔内的病原体和有害物质则可能同时进入间质及毛细血管内。

在电子显微镜下,Ⅱ型肺泡上皮细胞大致呈圆形。Ⅱ型肺泡上皮细胞体积较小,虽然其细胞数目约为Ⅰ型细胞的二倍,但其总的覆盖面积仅为肺泡面积的5%。

Ⅱ型细胞分散在Ⅰ型细胞之间而突入肺泡腔内,在其游离面上有细小绒毛。Ⅱ型细胞内富含线粒体、内质网和高尔基氏体等细胞器,有旺盛的分泌代谢活力。具有特征性的是,Ⅱ型细胞胞浆内存在着许多含有磷脂、黏多糖及蛋白质的致密卵圆形分泌颗粒,因在其内可见同心圆膜板,故又称板层小体。板层小体处于分泌状态时移行贴附于细胞表面,小体破裂后其内容物即释出在Ⅱ型细胞表面,成为表面活性物质。

表面活性物质有降低表面张力、加大液气界面的作用。Ⅱ型肺泡细胞分泌的表面活性物质溶解在肺泡表面的衬液层中,当肺泡缩小时其内衬液层增厚,表面活性物质的密度增加,表面张力减小,因而使肺泡易于充盈,避免发展成肺泡萎陷不张;而在肺泡明显扩张时,内衬液层变薄,表面活性物质密度降低,表面张力增加,则使肺泡不易进一步充盈而避免过度扩张,从而维持肺泡的稳定。

病理情况下,因为缺乏表面活性物质或者因其活性的下降,肺泡容易在加大的表面张力的作用下而发生萎陷不张,流经这些肺泡的血流得不到气体交换,即造成通气-血流比例失调而形成严重的缺氧,成人呼吸窘迫综合征即为其临床典型。

糖皮质酮能够促进Ⅱ型细胞的分裂增殖,也能促进表面活性物质的合成与分泌,因而在治疗上有重要的地位。

在肺泡表面还常可见到肺泡巨噬细胞。肺泡巨噬细胞并非肺泡上皮所固有的细胞,而是由血液内单核细胞趋化转化而来。当肺泡内有异物颗粒进入时,即可刺激血液内的单核细胞游走出肺毛细血管,经肺间质迁徙进入肺泡内,成为游走的肺泡巨噬细胞。肺泡巨噬细胞吞噬进入肺泡的外来异物颗粒后,借本身的阿米巴运动以及肺泡表面内衬液与呼吸性细支气管黏液之间表面张力的差异所引起的漂流进入支气管树,然后被黏液纤毛运动所清除。

## 二、肺毛细血管

肺为人体内毛细血管最丰富的部位。肺毛细血管壁的总面积相当于肺泡面积的90%,每个肺泡由1 800～2 000段毛细血管网络所包绕。毛细血管与肺泡间有如此大的接触面积是其气体交换功能的需要。肺毛细血管壁也是仅由内皮细胞与基膜构成的。

肺毛细血管的内皮细胞的细胞体很薄,胞质内细胞器不多,也含有饮泡,这样的结构与Ⅰ型肺泡上皮细胞极为相似。肺毛细血管较体内绝大多数其他部位的毛细血管更易发生渗漏,水分和胶体物质较易从毛细血管内外移而进入肺间质中。

正常肺毛细血管内皮细胞间的连接相当紧密,仅有某些直径仅数个纳米的细小孔隙存在。一般认为,经肺毛细血管壁的气体交换是透过内皮细胞的细胞体进行的,其机制为气体分子在细胞膜上及细胞质内的弥散，并不依赖任何孔道的存在。细胞间的孔隙受原纤维舒缩的控制，水和较小的水溶性蛋白分子通常透过这些小孔进出肺毛细血管壁，而较大的分子如血浆蛋白的通透则是通过内皮细胞的饮泡来转运的。由于原纤维非常易受毛细血管内静水压的影响，其压力升高时就会有大量水分以致较小分子的蛋白透过内皮而进入肺间质。

内皮细胞同Ⅰ型上皮细胞一样，对损伤因子相当敏感，除心源性的原因造成肺毛细血管静水压增高外，缺氧、感染、物理和化学因素的刺激等多种原因也均可损伤内皮，表现为肺毛细血管壁通透性的增高，大量水分及蛋白质向肺间质，继而向肺泡内转移，而形成间质以致肺泡水肿。

## 三、肺间质

肺间质是指介于肺泡壁之间的组织结构。肺间质内的基础结构是由胶原纤维所构成的网络支架，网络支架的间质内充满着富含透明质酸的胶状液体。肺泡的几何形状乃至整个肺的海绵状结构都是由此不同走向的纤维网络系统与胶状液体一起形成的间质构架所维持的。除了这些支架结构外，终末细支气管以下的气道分支、相应的肺小动脉、小静脉、毛细血管、淋巴管、细小神经分支及某些组织细胞都可行走、分布在肺间质中。

肺毛细血管在肺间质中蜿蜒蛇行，在某些部位，毛细血管壁与肺泡上皮基膜融合在一起，其间无其他组织结构，也无液体积聚的空间，肺泡上皮、基膜及毛细血管内皮一起构成了呼吸膜，肺泡与毛细血管内的气体分子很容易弥散通过而发生气体交换。这些部位组织菲薄、较少有液体积聚的余地，所以又称薄部或紧部。

而在间质的其余部位，毛细血管与肺泡被肺间质所分离，肺泡上皮与毛细血管上皮之间有较大距离，气体分子不易弥散通过；相反，较为疏松的间质使得肺内液体一旦在有循环障碍时便容易积聚在这里而形成间质水肿。所以，这些部位称为厚部或松部。由于胶体分子对水有较大的亲和力，即使在肺间质内有较多液体积聚时，间质内的压力增高得也并不明显；通常，肺间质内的含水量要较正常增加30%以上时，才可能测量到压力的升高。

肺间质可分为薄部和厚部，在肺间质的某些部位，肺毛细血管壁直接与肺泡上皮及其基膜融合而形成呼吸膜，这些发生肺内气体交换的组织结构菲薄部位，称为薄部；而在另一些部位，在肺间质的胶原纤维支架内充满着胶状液体和微小血管、神经分支，所以称为厚部，肺内液体交换发生于此，肺内的液体也容易积聚在这些组织疏松的部位。

肺间质内的液体循环处于高度的动态平衡之中，肺间质内存在着丰富的淋巴管道，淋巴引流在维持肺内液体循环的平衡中有着重要作用。肺内的淋巴引流起始于肺间质厚部。位于肺间质中的淋巴管道最初起始结构只是一薄层由内皮细胞包卷成的终囊，内皮细胞间的连接并不紧密，液体和蛋白质分子因此可以透过囊壁而进入管道内形成淋巴液。管道在间质内的移行中，逐渐在管壁上形成了完整的基膜，同时在管道上则出现了漏斗状的单向膜瓣，从而完成了淋巴终囊到淋巴管的结构转变。随后，在淋巴管继续向肺门移行的过程中，其管壁上进一步出现了平滑肌纤维的环绕；而到了肺泡管、呼吸性细支气管水平则更可见到淋巴管的蠕动，因而最终完全发育成为收集性呼吸性淋巴管。这种结构上的演变，为不同部位内的淋巴引流提供了不同的机制。在淋巴终囊水平，较大淋巴管的蠕动是造成终囊内压力低于间质内压的原因，这个压力差使得间质内液体和蛋白质得以进入终囊内而形成淋巴液。在肺间质内小淋巴管水平，肺通气造成肺间质内胶状液体的压力脉动，这个压力变化推动淋巴液向较大的淋巴管流动，淋巴管道中的单向活瓣则强化了这个机制的作用。而在较大的淋巴管内,管壁上出现了平滑肌,平滑肌的舒缩造成的管壁蠕动成为淋巴流动的更有效的动力。淋巴管壁平滑肌受自主神经系统的调节。

(明　晓)

## 第四节　肺的血液循环

肺脏有两组血管,肺循环的动静脉为气体交换的功能血管,体循环的支气管动、静脉是气道和胸膜的营养血管。肺循环的特点为压力低[2.9/1.1 kPa(22/8 mmHg)],血流量大(等于心排血量)。

### 一、肺循环的血管

#### (一)肺动脉

肺动脉起于右心室动脉圆锥并分为左、右两支,在相应肺门受到纤维鞘的包裹,再与支气管平行分支。到达终末细支气管水平,肺动脉成直角穿透纤维鞘,进入肺小叶即成肺小动脉。在呼吸性细支气管和肺泡囊壁层分出极多分支,构成毛细血管网。

#### (二)毛细血管网

毛细血管内皮组织厚0.3 μm,其内外径分别为8.0 μm、8.6 μm,每个肺泡包绕长度9～13 μm毛细血管段。毛细血管壁有外膜细胞,内皮亦有肌纤丝分布,故能控制和调节毛细血管内血流量。

#### (三)肺静脉

肺静脉起自毛细血管网的远端,在肺小叶间隔中引流,不伴随肺动脉,最后汇集于肺门左右两侧的肺静脉,并分别组成上、下静脉干,注入左心房。

### 二、支气管循环的血管

#### (一)支气管动脉

右支气管动脉始于右第3肋间动脉、右锁骨下或乳内动脉,两根左支气管动脉常直接从胸主动脉分出。支气管动脉进入肺内,与其周围结缔组织相连接,其分支与支气管外膜吻合成支气管周围的动脉丛,到达终末细支气管后,构成毛细血管丛。

#### (二)支气管静脉丛

呼吸性细支气管水平静脉丛与肺小动脉网丛相连接,进入肺静脉,支气管壁和邻近组织的静脉丛联合成为支气管肺静脉,亦流向肺静脉进入左心房,来自气管、叶、段支气管壁的静脉丛,成为支气管静脉,回流至右心房。

#### (三)肺血管间的交通支

在肺动、静脉与支气管动、静脉两种循环系统间,有潜在交通支,使肺循环和支气管循环间的血流量保持平衡,主要有支气管动脉与肺动脉交通支、支气管静脉与肺静脉交通支和肺动静脉交通支。在支气管动脉阻塞时,可以通过交通支代偿,防止肺组织缺血。在肺动脉高压时,亦可通过交通支降低右心压力。

(杨　娇)

# 第二章

# 呼吸系统疾病的常见症状

## 第一节　发　　热

正常人的体温受体温中枢调控，并通过神经、体液因素使产热和散热过程呈动态平衡，保持体温在相对恒定的范围内。当机体在致热原作用下或各种原因引起体温调节中枢的功能障碍时，体温升高超出正常范围，称为发热。

### 一、发生机制

在正常情况下，人体的产热和散热保持动态平衡。由于各种原因导致产热增加或散热减少，则出现发热。多数患者的发热是由于致热原所致，致热原包括外源性和内源性两大类。

**(一)外源性致热原**

病原体及其产物、炎症渗出物，无菌性坏死组织、抗原抗体复合物等，不能直接作用于体温调节中枢，而是通过激活血液中的中性粒细胞，嗜酸性粒细胞和单核、吞噬细胞系统，使其产生并释放内源性致热原，引起发热。

**(二)内源性致热原**

其又称白细胞致热原，如 IL-1、肿瘤坏死因子(TNF)和干扰素等。

**(三)非热原性发热**

非热原性发热见于体温调节中枢直接受损、引起产热过多的疾病、引起散热减少疾病等。

### 二、病因与分类

**(一)感染性发热**

各种病原体如病毒、细菌、支原体、立克次体、螺旋体、真菌、寄生虫等引起的感染，无论是急性、亚急性或慢性、局部或全身性，均可出现发热。

**(二)非感染性发热**

主要有以下几类原因。

1.细菌性坏死物质的吸收

(1)机械、物理或化学性损害，如大手术后组织损伤、内出血、大出血、大面积烧伤等。

(2)因血管栓塞或血栓形成而引起心肌、肺等内脏梗死或肢体坏死。

(3)坏死组织与细胞破坏,如癌、白血病、淋巴瘤、溶血反应等。

(4)抗原-抗体反应,如风湿热、血清病、药物热、结缔组织病等。

2.分泌代谢障碍

如甲状腺功能亢进、重度脱水等。

3.皮肤散热减少

如广泛性皮炎、鱼鳞病等,一般为低热。

4.体温调节中枢功能紊乱

(1)物理性:中暑等。

(2)化学性:重度安眠药中毒等。

(3)机械性:脑出血等。高热无汗是这类发热的特点。

5.自主神经功能紊乱

由于自主神经功能紊乱,影响正常的体温调节过程,使产热大于散热过程,体温升高,多为低热。

## 三、临床表现

### (一)发热的分度

按发热的高低可分为 4 种,低热为 37.3～38 ℃;中等度热为 38.1～39 ℃;高热为 39.1～41 ℃;超高热为41 ℃以上。

### (二)发热的临床过程及特点

1.体温上升期

常伴有疲乏无力,肌肉酸、皮肤苍白、畏寒或寒战等现象。体温上升有两种方式。

(1)骤升型:体温在几小时内至 39～40 ℃,常伴有寒战。见于疟疾、大叶性肺炎、败血病、流行性感冒、急性肾盂肾炎、输液或某些药物反应。

(2)缓升型:体温逐渐上升,在数天内达高峰,多不伴寒战。如伤寒、结核病等。

2.高热期

此期是指体温上升达高峰之后保持一定时间,持续时间长短可因不同而有差异。如疟疾可持续数小时,大叶性肺炎、流行性感冒可持续数天,伤寒则可为数周。

3.体温下降期

由于病因的消除,致热原的作用逐渐减弱或消失,体温中枢的体温调定点逐渐降至正常水平,产热相对减少,散热大于产热,使体温降至正常水平。此期表现为出汗多,皮肤潮湿。体温下降有两种方式。

(1)骤降:是指体温于数小时内迅速降至正常,有时略低于正常,常伴有大汗淋漓,常见疟疾、急性肾盂肾炎、大叶性肺炎及输液反应。

(2)渐降:指明体温在数天内逐渐降至正常,如伤寒、风湿热等。

## 四、热型及临床意义

### (一)稽留热

体温恒定地维持在 39～40 ℃,达数天或数周。24 小时内体温波动范围不超过 1 ℃。常见于大叶性肺炎、斑疹伤寒及伤寒高热期。

### （二）弛张热

弛张热又称败血症热型，体温常在 39 ℃以上，波动幅度大，24 小时内波动范围超过 2 ℃，但都在正常水平以上。常见于败血症、风湿热、重度肺结核及化脓性炎症等。

### （三）间歇热

体温骤升达高峰后持续数小时，又迅速降至正常水平，无热期（间歇热）可持续 1 天至数天，如此高热期与无热期反复交替出现。见于疟疾、急性肾盂肾炎等。

### （四）波状热

体温逐渐上升达 39 ℃或以上，数天后又逐渐下降至正常水平，持续数天后又逐渐升高，如此反复多次。常见于布鲁菌病。

### （五）回归热

体温急骤上升至 39 ℃以上，持续数天后又骤然下降至正常水平。高热期与无热期各持续若干天后规律交替一次。可见于回归热、霍奇金淋巴瘤等。

### （六）不规则热

发热的体温曲线无一定规律，可见于结核病、风湿热、支气管肺炎、渗出性胸膜炎等。

## 五、伴随症状

发热伴随的症状因病因不同而有所差别，其中寒战、结膜充血、淋巴结肿大、单纯疱疹、肝大、脾大、出血、关节肿痛、皮疹等较为常见，老年患者即使因普通感冒发热也可导致昏迷。因此，对发热的高龄患者要严密观察伴随症状。

## 六、治疗

### （一）物理降温

体温 39 ℃以上时应给予物理降温。物理降温 30 分钟后测体温。持续冷敷物理降温者，应保留一侧腋下勿置冰袋，或选择测量肛温，以保证测量体温的准确性。具体方法如下。

1.头部冷敷

用冷毛巾及冰帽放于头部，同时也可将冰袋放于腋窝、腹股沟等血管丰富处。冷敷时需注意防止冻伤，尤其应用冰袋时，要经常更换冷敷部位，冰袋须用干毛巾或干敷料包裹，以防局部冻伤。

2.乙醇或温水擦浴

用 30%～50%乙醇擦浴或用 32～34 ℃温水擦浴以助蒸发散热。擦浴时，注意保暖，可分部位擦拭，其余部位盖好衣被，防止着凉，加重感冒。如周围循环不良者，应在擦浴过程中，以热水袋置于足底部。

3.冷盐水或温水灌肠

可根据病情遵医嘱给予冷盐水灌肠或温水灌肠。

### （二）加强营养和体液的补充

高热患者应给予高热、高蛋白、高维生素、低脂肪易消化的流质或半流质饮食，保证每天总热量不低于 12 552 kJ（3 000 kcal）。鼓励患者多饮水，必要时静脉输液，24 小时进入液体量约 3 000 mL，以防患者脱水，促进毒素和代谢产物的排除。

（张金芳）

## 第二节 咳 嗽

咳嗽是呼吸系统疾病症状中最常见的主诉之一，但咳嗽不一定表示疾病，许多情况可以引起咳嗽，从生理角度讲它是人体排除呼吸道异物和分泌物的一种重要保护机制。广义而论，咳嗽并不局限于有关呼吸系统本身的疾病，也可能由于呼吸系统疾病以外心、食道、胃及腹膜等处其他器官和组织的刺激所引起。咳嗽的危害性并不经常引起人们重视，长期吸烟的人虽有咳嗽，往往习以为常，通常在咳嗽剧烈或伴有胸痛、发热或咯血时，促使患者就医。咳嗽对疾病诊断的特征性不强，咳嗽可能是一般上呼吸道感染的一部分，但也可能是肺炎、结核、肺癌等严重疾病的临床表现之一，不可疏忽、漏诊。

### 一、病因和发生机制

咳嗽是一种神经反射过程，来自呼吸道黏膜或其他器官和组织的刺激，通过迷走神经传递至延脑咳嗽中枢，然后刺激通过迷走神经传出纤维下传，引起快速吸气后禁闭声门的动作，并有膈肌、其他呼吸肌和腹肌收缩，造成肺内压及胸膜腔内压升高，继而声门突然开放引起咳嗽。咳嗽通常由下列情况引起。

#### （一）感染因素

1.上呼吸道、气管、支气管和肺部的感染

常见于急性和慢性咽喉炎、喉结核、急性和慢性支气管炎，支气管扩张、支气管内膜结核、各种肺炎、肺脓肿、肺结核等疾病。

2.传染病和寄生虫病

百日咳、肺血吸虫病、肺吸虫、肺棘球蚴病、卡氏肺孢子虫病等。

#### （二）理化刺激因素

1.气雾刺激因素

吸入寒冷、高温气体、吸烟、吸入煤烟以及刺激性化学气体等。

2.呼吸道阻塞、受压因素

呼吸道分泌物、血液、误吸或异物吸入、支气管肿瘤、肺不张等引起的呼吸道阻塞；纵隔肿瘤、淋巴结肿大，及其他纵隔或肺部占位性病变引起的气道受压。

#### （三）变态反应因素

支气管哮喘（咳嗽变应性哮喘）、外源性变应性肺泡炎、Loffler 综合征等。

#### （四）其他

慢性鼻窦炎等引起的鼻后滴流综合征、胃食管反流致胃酸进入下端食道，二尖瓣狭窄引起的肺淤血或肺水肿，以及气胸、胸腔积液引起的胸腔压力增高，均可引起咳嗽，咳嗽也可能是服用血管紧张素转换酶抑制剂（ACEI）如培哚普利类药物的一种不良反应。

### 二、诊断方法

#### （一）病史询问

咳嗽对疾病的诊断缺乏特征性，仔细询问病史，详加分析对探明咳嗽的病因很有帮助。

1.咳嗽的性质

呼吸道分泌潴留引起咳嗽排痰，是一种有效咳嗽不宜阻抑；干咳无痰或刺激性咳嗽属于无效咳嗽，提示气道受炎症或其他因素刺激所引起，干性或刺激性咳嗽多见于急性咽喉炎、急性支气管炎、支气管异物、百日咳、支气管肿瘤等情况。

2.咳嗽伴随症状

(1)咳嗽伴有发热多见于上呼吸道及肺部感染，如肺炎、肺脓肿、肺结核等。

(2)咳嗽伴大量脓痰提示支气管或肺部的化脓性感染，多见于支气管扩张及肺脓肿。

(3)咳嗽伴胸痛、气促要注意有无肺炎、胸膜炎、气胸、胸腔积液、肺梗死等情况。

(4)咳嗽伴咯血往往见于肺结核、支气管扩张，肺脓肿等支气管或肺部的疾病。此外还应考虑到肺外因素如二尖瓣狭窄或其他原因引起的左心衰竭肺淤血，对咳嗽伴痰血持续数周的中老年患者更应警惕肺癌的可能。

3.年龄因素

小儿呛咳要考虑异物吸入、百日咳、淋巴结肿大压迫呼吸道等可能；青壮年长期咳嗽，要考虑肺结核或支气扩张等多发疾病，中老年长期吸烟者不明原因的咳嗽或咳嗽节律变化，应警惕肺癌的可能。

4.职业、环境及流行区因素

长期接触粉尘应考虑尘肺；厨工及长期接触油烟的家庭妇女常患有慢性支气管炎；来自内蒙古、新疆等牧区的患者应想到肺棘球蚴病的可能，肺血吸虫病常有疫区水接触史、肺吸虫则流行于四川和东南沿海地区，有食生蟹史。

### (二)体检重点

颈部检查要注意气管是否移位，及有无淋巴结肿大，青少年两侧颈淋巴结肿大结核性多见，但中老年单侧锁骨上淋巴结肿大应首先考虑肺癌的转移，并应进一步深入检查。双侧背下部干、湿啰音可能是肺炎、支气管炎、支气管扩张或肺淤血所致。肺上部局限性细湿啰音要除外肺结核、局限性干鸣音也可能是肿瘤或异物引起支气管狭窄所致，咳嗽伴有心脏器质性杂音，及胸腔积液等体征也是诊断的重要依据。

### (三)实验室检查

咳嗽如伴有痰液，可做痰的检查，以明确诊断。痰的细菌学检查，涂片、培养找结核菌，及脱落细胞检查，是发现病原菌、诊断肺部感染、肺结核和肺癌的重要手段。

### (四)特殊检查

胸部X线检查是明确咳嗽病因的必要手段，发现肺部异常阴影结合病史、体征，往往能做出初步诊断，但起源于支气管内的病变，X线检查往往不能显影，因此，X线检查阴性结果不能排除支气管腔内病变如肺癌、支气管扩张、支气管内膜结核或异物的可能。胸部CT检查较普通胸片有较大优越性，可发现心后区病灶、仔细观察肺门、纵隔、胸膜情况，对诊断支气管扩张和肺癌等疾病很有帮助。对一些痰液及X线检查原因尚不明确的咳嗽，必要时可做纤维支气管镜检查，以直接窥见管腔内的病变，及通过刷检或活组织病理检查，进一步明确诊断。

## 三、鉴别诊断

### (一)上呼吸道疾病

1.急、慢性咽喉炎

急性咽喉炎起病急，有咽喉疼痛、灼热、刺激性干咳，或声音嘶哑等不适，检查咽喉部有明显充血水肿;慢性咽喉炎长期咽喉燥痒感及干咳,或有声音沙哑,检查咽喉部黏膜有慢性充血增厚,咽后壁淋巴滤泡增生等改变。

2.喉结核

喉结核可有干咳、声音嘶哑,随病情发展而加重,后期伴失声、吞咽疼痛,常继发于开放性肺结核患者。通过喉镜或病理活检可以确诊。

3.喉癌

喉癌可有刺激性咳嗽、声音嘶哑、咳嗽时喉痛等症状,多见于中老年。诊断依靠喉镜和病理活检。

**(二)支气管、肺部疾病**

1.急性支气管炎

起病有刺激性干咳,或伴少量白色黏痰,体检和胸部X线检查多无特殊发现,一般经1～3周可自愈。

2.慢性支气管炎

慢性支气管炎以长期咳嗽、咳痰或伴喘息为特征,病因可能与长期吸烟有关。咳嗽于清晨及夜间为重,并在冬春气候突变时转剧,气温转暖时减缓,痰多为白色黏液,偶呈少量脓性。早期体检无异常发现,或于急性发作期肺部可闻及干、湿啰音。胸部X检查可无异常,或有肺纹理增深等改变,病情进展易并发阻塞性肺气肿和肺源性心脏病。

3.支气管扩张

支气管扩张以反复咳嗽、咯血、咳脓性痰为特征。晨起咳嗽剧烈,咳出较多积痰而缓解。体检可闻及胸背部湿啰音,及杵状指。胸部X线片可见卷发状阴影,支气管碘油造影或胸部CT检查可确定诊断。

4.支气管内膜结核

支气管内膜结核可有阵发性刺激性咳嗽。胸部X线片可能有张力性空洞或肺不张,单纯支气管内膜结核也可不伴有肺部结核病灶,痰中常易找到结核菌;可通过痰结核菌及纤维支气管镜检查证实。

5.肺癌

咳嗽是肺癌最常见的症状,或伴有持续小量痰血及胸痛等不适,多见于中老年。胸部X线检查及痰脱落细胞检查是诊断肺癌的主要手段,由于肺癌的预后极差,早期诊断非常重要,对疑诊的中老年患者经上述检查不能证实时,应进一步做胸部CT及纤维支气管镜检查。

6.支气管哮喘

反复发作的胸闷、呼气性呼吸困难,并伴有哮鸣音是哮喘的特征,病程中可伴有咳嗽,有时喘息不明显而咳嗽成为唯一症状,使用支气管解痉剂咳嗽可以缓解,称为咳嗽变异性哮喘。

7.肺炎

咳嗽是各型肺炎的一种常见症状,尚可伴有发热、胸痛、咳痰、气促等不适。各型肺炎的临床及胸部X线表现有很大差异,痰液检查对肺炎病因诊断有重要意义。

8.肺脓肿

肺脓肿多以畏寒高热起病,常伴有咳嗽,随着病情发展,脓肿形成并液化,可咳出大量脓性痰液,随之体温有明显下降,少数患者有不同程度的咯血。胸部X线片可见空腔、液平面等典型表现,病因多为细菌性感染,部分起病缓慢,发热不明显的中老年患者也可能是由癌肿阻塞管腔,引起的继发感染或肿瘤坏死形成的脓肿样X线表现，需进一步做痰脱落细胞检查及纤维支气管镜检查。

9.肺结核

咳嗽是肺结核主要症状之一，多为单声咳嗽，或伴少量黏液痰，其他尚有低热、乏力、盗汗、咯血等症状。根据咳嗽等临床表现尚难以作出诊断。应根据痰液结核菌检查及胸部X线检查来确诊。

10.肺真菌病

肺真菌病表现多样，常有顽固性咳嗽、黏痰或血痰、乏力、低热、胸痛等症状。肺真菌病可由多种真菌引起，以白念珠菌及曲菌感染较为常见。白念珠菌病多发生在长期应用抗生素、激素或抗癌化学治疗（简称化疗）免疫力低下的患者。胸部X线检查多在两肺中下部，有肺纹理增多或小片状、结节状阴影等非特征性改变，由于正常人有时痰中也可发现白念珠菌，连续培养3次阳性才有诊断意义。肺曲菌病常继发于肺结核等重症免疫力低下的患者，胸部X线检查有时发现空洞内有能随体位滚动的团块状曲菌球阴影，诊断依靠痰曲菌培养。

11.尘肺

长期吸入职业性粉尘可引起硅肺、石棉肺、水泥肺、煤肺等尘肺。临床有咳嗽、气短及胸痛等症状。应根据职业史，X线弥漫性改变，及肺功能损害进行诊断及鉴定。

**（三）传染病和寄生虫病**

1.百日咳

百日咳是一种小儿急性传染病，易在儿童集体中流行；以阵发痉挛性咳嗽为特征，连续阵咳之后，在吸气时常伴高音调吼鸣。

2.肺血吸虫病

急性血吸虫感染，幼虫移行肺内，患者有咳嗽、气促、发热、肝脾大及血中嗜酸性粒细胞增多。诊断依据疫区水接触史，及痰或粪便中找到血吸虫卵。

3.肺吸虫病

有慢性咳嗽、咳痰，或伴反复咯血，诊断依据流行病学史，有食生蟹或蝲蛄史，痰中查到肺吸虫卵，或肺吸虫抗原皮内试验阳性。

4.肺棘球蚴病

可有咳嗽、咳痰、咯血和胸痛，X线典型征象为单个或多发性圆形或椭圆形囊肿阴影，破裂后其顶部呈半月形透光带。棘球蚴皮内试验、棘球蚴补体结合试验及间接血凝试验等均有诊断价值。

5.卡氏肺孢子虫病

起病多缓慢，有干咳、气促、低热、发绀等症状，胸部X线检查为双侧广泛性弥漫性炎性浸润，进而发展成实变阴影，可融合形成肺水肿样X线表现。临床多见于免疫功能损害的患者，如早产、营养不良的婴儿和长期使用免疫抑制剂和抗代谢药物的肿瘤和器官移植患者，特别是艾滋病患者。平时咳出的痰中肺孢子虫检出率不高，支气管肺泡灌洗、经皮或经支气管镜穿刺肺活检可增高检出率。

**（四）胸膜疾病**

胸膜疾病一般并不引起咳嗽，但在自发性气胸及胸膜炎患者，由于胸膜受到炎症和胸腔压力变化的刺激也可咳嗽或刺激性干咳。

### (五)心源性疾病

1.充血性心力衰竭

咳嗽是左心衰竭的早期症状,有气短及夜间端坐、浆液或泡沫状痰。根据原有心脏病史及体征、发绀、呼吸困难、两肺底湿啰音及胸部X线征象作出诊断。

2.肺水肿

急起咳嗽,咳出大量粉红色或血性泡沫状痰、呼吸困难、两肺广泛湿啰音、胸部X线检查有两肺蝶状自肺门向外的斑片影。可由于左心衰竭、输液过速过量、高山缺氧等情况引起。

3.心包炎

心包炎或伴心包积液均可引起咳嗽,并有胸闷、气短、胸前区疼痛。诊断依据心脏体征、胸部X线检查、超声心动图检查及心包积液穿刺检查。

(张金芳)

# 第三节 咳 痰

咳痰是指呼吸道分泌物由口腔咳出。正常情况下支气管黏液腺体和杯状细胞有少量黏液分泌,保持气道湿润,分泌增加形成痰液,痰液可将吸入的灰尘、细菌以及组织破坏产物等,借助纤毛运动及咳嗽气流而排出体外。因此,咳痰在一定程度上对机体起到保护作用。但是,痰液过多、分泌潴留不仅造成气道阻塞,加重呼吸困难,在衰弱患者甚至造成窒息。此外,痰液潴留也容易滋生感染使病情进一步恶化。

## 一、病因

### (一)肺和呼吸道疾病引起的咳痰

(1)病毒、支原体及细菌性肺炎,肺结核、肺脓肿、肺癌、弥漫性肺间质纤维化及肺真菌病等。

(2)急性、慢性支气管炎、支气管扩张、支气管哮喘、支气管异物等。

### (二)传染病及寄生虫病引起的咳痰

(1)Loeffler综合征、热带嗜酸性粒细胞增多症等。

(2)肺阿米巴病、肺吸虫病、肺棘球蚴病等。

### (三)心血管、循环障碍引起的咳痰

多见于急性肺水肿及心力衰竭等情况。

## 二、诊断方法

### (一)病史询问

咳痰和咳嗽密切相关,应参考咳嗽章节注意病史询问。

1.痰的性状和痰量

观察痰的性状和量可以在一定程度上获得原发疾病的诊断线索。痰液根据组成成分不同,大致可分为黏液性、浆液性、黏液脓性、脓性、血性等。健康人很少有痰,初生痰液多为黏液、浆液

性状，在潴留、伴发感染时可呈脓性。黏液、浆液性痰液特征性不强，常见于各种支气管和肺疾病，如支气管炎和肺结核等。大量脓性痰多见于支气管扩张和肺脓肿，痰液静置后可出现分层现象，上层为泡沫，下层为脓性成分，中层为浑浊浆液成分；若有恶臭提示有厌氧菌感染。大量浆液粉红色泡沫性痰液多见于急性左心衰竭、肺水肿。在许多疾病中痰液可带血性，如大叶性肺炎可有铁锈色痰，肺癌患者可以持续小量痰血，其他如肺结核、钩端螺旋体病等多种疾病均可有咯血或痰血。少数情况下由于吸入灰尘或各种粉尘使痰呈灰色或黑色。

2.痰的伴随物

偶然痰中可有伴随物如支气管管型和结石，前者多见于急性纤维素性支气管炎或大咯血后，支气管内纤维素和黏液及白、红细胞相混，形成树状分支样物，后者可由淋巴结或病灶中钙化结石脱出。痰中偶有细小黄色颗粒（硫黄颗粒），为放线菌所形成的小体，见于肺放线菌病，应做显微镜检查。

### （二）体检重点

痰液潴留气道可能在胸部听到干性或湿啰音，随着痰液咳出可变化或消失。

### （三）痰液检查

仔细观察痰液性状外，并应进一步做显微镜检查，包括细菌、真菌、寄生虫卵及脱落细胞检查，标本要新鲜，并清洁口腔，深咳取痰以防止污染。发现结核菌、癌细胞、肺吸虫卵、阿米巴滋养体等对诊断有重要意义。痰的细菌学涂片和培养，由于易被口咽部非病原菌所污染，有时结果不太可靠，应采取多次漱口后深咳的标本送验，并结合临床判定。如能采用经纤维支气管镜带塞双导管保护下的刷检获取标本最为理想。

### （四）胸部 X 线检查

胸部 X 线检查对明确咳痰的原因非常必要。

## 三、鉴别诊断

### （一）胸部 X 线检查无肯定疾病的咳痰患者

1.急性支气管炎

有咳嗽，低热及全身不适，偶有肺部湿啰音体征，病程较短，多在 1～3 周痊愈。

2.慢性支气管炎

长期吸烟的中老年患者多见，有咳嗽、咳痰、气喘症状，每年持续 3 个月，并连续两年或以上。咳痰秋冬有季节性加剧，以黏液痰为主。

3.支气管哮喘

有反复发作的哮喘史，在哮喘发作时或哮喘缓解后，咳出黏液、泡沫样痰。

4.支气管扩张

长期反复咳嗽、痰量多，常呈脓性，或伴有反复咯血。胸部检查可发现背下部有湿啰音。抗生素治疗有效，间歇期症状不明显，但常反复发作。

### （二）胸部 X 线检查有异常阴影的咳痰患者

1.肺结核

一般为少量黏液痰，可伴有咯血，低热、盗汗等全身不适，胸部 X 线可见浸润、空洞或播散病灶，查痰可找到结核分枝杆菌，抗结核治疗有效。

2.肺炎

起病较急，伴有发热、胸痛等不适，肺部X线呈炎性阴影，血常规检查有白细胞总数增高及中性粒细胞增多，痰液呈“铁锈色”多见于肺炎球菌性肺炎，若呈脓血痰应考虑为葡萄球菌肺炎，痰液做细菌涂片及培养检查对病因有重要意义。

3.肺脓肿

起病较急，有发热，咳嗽、胸痛，肺部X线检查发现脓肿阴影，或伴空腔、液平面，起病两周左右可咳出大量脓性痰，体温随之稍退。抗生素治疗一般有效。

4.肺癌

咳嗽、咳痰两周以上，尤其持续带有痰血，肺部X线检查发现结节，团块状、肺不张等异常阴影的中老年患者，应做痰液脱落细胞检查，及胸部CT检查，或必要时进行纤维支气管镜检查，是诊断肺癌的主要诊断方法。

**(三)伴左心衰竭症状的咳痰患者**

多见于急性肺水肿时，起病急剧，伴持续咳嗽、呼吸困难、烦躁不安，并咳出大量粉红色泡沫样痰，两肺底有湿啰音。

**(周孟恩)**

# 第四节 咯 血

咯血是指喉以下，气管、支气管或肺组织出血，并经口腔咯出。

## 一、病因

**(一)呼吸系统疾病**

如肺结核、支气管炎、支气管扩张、肺炎、肺癌、肺脓肿等。

**(二)循环系统疾病**

风湿性心脏病二尖瓣狭窄、高血压心脏病、肺动脉高压、肺梗死、主动脉瘤、肺动静脉瘘等。

**(三)伴有全身出血倾向的疾病**

肺出血钩端螺旋体病、流行性出血热、血小板减少性紫癜、白血病、弥漫性血管内凝血、再生障碍性贫血、血友病、尿毒症等。

**(四)外伤**

如胸部刺伤、挫伤、肋骨骨折、枪弹伤、爆炸伤、医疗操作(胸腔或肺穿刺、活检、支气管镜检查等)所引起的损伤等。

**(五)其他**

如肺出血肾炎综合征、替代性月经、Kartagener综合征等。

## 二、诊断方法

**(一)病史询问**

应除外口鼻出血和消化道出血的情况，前者一般不伴随咳嗽，在闭口吸吮时吐出血液，鼻腔出血时血液可沿咽壁下流，吸入呼吸道后再咳出。咯血和上消化道出血引起的呕血有时鉴别甚为困难。咯血都伴有咳嗽，咳出鲜红色带泡沫的血液，咯血后往往继有血痰数天；呕血则先有恶心及上腹部不适，呕血量一般较大，呕出物可混有食物，并伴解出黑便。

1.咯血量

大量咯血时血液自口鼻涌出，失血量多，可危及生命。但咯血量的多少并不一定代表病情的严重性，小量痰血有时为肺癌的症状不可忽视，而长期反复咯血有时血量较多，却可能是支气管扩张等慢性疾病的常见症状。

2.伴随症状

由于引起咯血的原发疾病不同，可以出现相应的伴随症状，如发热、胸痛、呼吸困难及咳嗽、脓痰等。

**(二)体检重点**

少量出血时可无明显体征，出血量多时可闻及肺部湿啰音，呼吸及心动过速，贫血及血压降低等表现。大量咯血患者咯血突然停止，但感胸闷、气促，一侧肺部呼吸音消失，要考虑血液堵塞支气管引起急性肺不张。

**(三)实验室检查**

血常规及出凝血检查可明确贫血及出凝血情况，痰液做细菌学及脱落细胞检查对查明感染病原菌及肺癌等疾病有重要意义。

**(四)特殊检查**

胸部X线检查是发现肺实质病变，和心脏异常改变的必要检查，无肺实质病变的患者不能除外支气管病变引起的咯血，必要时可进行胸部高分辨率CT检查。对原因未明的持续小量咯血，可考虑做纤维支气管镜检查，以排除肺癌及支气管内膜结核等疾病。

## 三、鉴别诊断

**(一)肺结核**

多始于青年，常有低热等毒性症状，X线检查多能发现肺部浸润、空洞或播散病灶。痰查到结核分枝杆菌可确定诊断。咯血后伴有发热往往提示病灶播散或病情发展。

**(二)支气管扩张**

常有慢性咳嗽，咳大量脓痰的病史。X线胸片可无异常发现，或仅有单侧或双侧肺纹理增深、粗乱及卷发状阴影。确诊有赖于支气管碘油造影或CT检查。

**(三)肺癌**

多见于中老年，尤以男性，一般为持续或间断的痰中带血或小量咯血，大量咯血较为少见。体格检查要注意有无肺部局限性哮鸣音，及锁骨上淋巴结肿大等肺癌有关的体征。X线检查可发现肺内块影、肺门影增大、阻塞性肺炎、肺不张、癌性空洞及胸腔积液等征象。痰脱落细胞检查找到癌细胞可以确定诊断，痰检查阴性的患者不应否定诊断，须多次重复检查。必要时可做胸部CT检查及纤维支气管镜检查，进行刷检或活组织病理检查。

**(四)肺脓肿**

多急性起病，有高热、咳嗽、胸痛、咳大量脓臭痰或脓血痰，血白细胞总数及中性粒细胞增高，有时也可引起大量咯血。胸部X线检查随病变的发展而不同，早期浓密大片阴影，以后形成脓肿，随着大量脓痰咳出可见液平面。痰培养有葡萄球菌等致病菌。

### (五)急性或慢性支气管炎

有时也可咯血,一般为小量或痰中带血,若为持续痰血应注意与肺癌等疾病鉴别。

### (六)肺炎

各型肺炎均可引起咯血。肺炎球菌肺炎在起病早期有寒战、高热、咳嗽、胸痛外,可有铁锈色痰或血痰;肺炎杆菌肺炎除急性感染症状外,有时有砖红色胶冻样痰;葡萄球菌肺炎急性起病,可有脓血样痰。

### (七)风湿性心脏病二尖瓣狭窄

有心脏病史、心尖舒张期雷鸣样杂音,多为痰中带血或小量咯血。X 线检查有左心房增大。

### (八)急性肺水肿

左心衰竭伴发急性肺水肿时,有咳嗽、气促、发绀,可咳出大量粉红色泡沫样痰。

### (九)肺梗死

有突然胸痛、咳嗽、气促、发热等症状,多为小量咯血或痰中带血。X 线检查早期可能显示基底向着胸膜的楔状阴影,放射性核素显像可确诊。

### (十)流行性出血热

有发热,全身皮肤、黏膜广泛出血,咯血为出血表现之一。在流行地区、高发季节,根据肾脏损害表现、流行性出血热免疫荧光抗体阳性作出诊断。

### (十一)肺出血型钩端螺旋体病

有高热、肌痛、气促及咯血等症状,重症有致命大咯血。X 线检查可见两肺中、下部散在斑片状阴影。根据流行季节疫区水接触史,尿中分离出病原体而确诊。

### (十二)肺吸虫

有进食未煮熟的蝲蛄或石蟹史,体征一般不明显,血中嗜酸性粒细胞增多,多为反复小量咯血,呈特殊的棕黄色血痰。X 线检查有时能见肺部浸润、囊样阴影及胸膜变化。肺吸虫抗原皮内试验阳性,结合流行病史能大致作出诊断,痰中找到肺吸虫卵能确诊。

### (十三)肺阿米巴病

有发热等全身症状,有血性或黏液脓血性痰,典型的痰液呈棕褐色而带腥臭味。X 线检查可见肺内片状炎症或空洞影,多在右下肺。痰内偶可找到溶组织阿米巴滋养体。

### (十四)肺真菌病

肺真菌病包括肺白念珠菌、肺曲菌、肺放线菌及肺新型隐球菌病。通常有发热、乏力、咳嗽,也可引起血痰或脓血痰。X 线影像易与化脓性肺炎及肺结核相混淆。诊断依靠呼吸道分泌物中多次找到真菌及阳性血清反应。

### (十五)肺出血肾炎综合征(Good-Pasture 综合征)

临床特点为肺出血伴有迅速发展的肾小球肾炎,最终导致肾衰竭而死亡。多见于青少年,发病较急,早期有发热、咳嗽、咳痰、间歇咯血等,病情进而有呼吸困难及胸痛,同时伴有肾功能损害。肺部 X 线可显示短暂弥漫性斑点状阴影。病情发展迅速可死于尿毒症。诊断根据肾或肺活检的病理检查。

### (十六)恶性肿瘤肺内转移

绒毛膜上皮细胞癌、睾丸畸胎瘤等恶性肿瘤及恶性葡萄胎肺内转移可有咯血。X 线检查可见多个转移灶,有时也可仅为单个。

**(十七)支气管结石**

有咳嗽、胸痛、咯血等症状,临床有结石咳出,或系列胸片中有肺门附近钙化结节影突然消失,是诊断支气管结石症的重要依据,也可由纤维支气管镜窥见并取出。

**(十八)替代性月经**

咯血与月经周期有密切关系,在月经期有咯血,月经终止则咯血停止。与支气管内子宫内膜移位,及体内雌激素水平周期性增高有关。

**(十九)Kartagener 综合征**

Kartagener 综合征指有支气管扩张、鼻旁窦炎和内脏逆位同时存在的患者,多见于 10～19 岁,常见有流涕、咳嗽、脓痰、反复咯血和杵状指等症状。X 线检查发现心脏、胃泡右位,心电图显示右位心,支气管碘油造影或 CT 检查有支气管扩张可以确诊。

(周孟恩)

# 第五节 胸 痛

胸痛是临床常见症状之一,多数由胸部疾病引起,少数由胸外疾病引起。由于疼痛阈值个体差异大,胸痛程度与病情轻重程度并不呈平行关系。各种疾病所致胸痛的临床表现各有特点,依据胸痛的临床表现结合其他临床资料(实验室检查,特殊检查),进行综合分析,鉴别诊断,常能对引起胸痛的原发疾病做出正确诊断。

## 一、病因和发生机制

**(一)胸部疾病**

以下疾病是引起胸痛的常见原因。

1.胸壁疾病

各种胸部外伤(如顿挫伤、刺痛、穿通伤、肋骨骨折,胸骨挫伤、骨折等),胸壁感染(皮炎、疖肿、蜂窝织炎、非化脓性肋软骨炎、肋间神经炎、带状疱疹、流行性胸痛等)、肿瘤(多发性骨髓瘤、恶性肿瘤肋骨转移)。

2.心血管疾病

冠心病(心绞痛、急性心肌梗死)、心肌炎、心肌病、心包炎、二尖瓣或主动脉瓣病变,主动脉瘤及其破裂,肺动脉梗死,心脏神经官能症等。

3.呼吸系统疾病

肺炎、胸膜炎、急性气管-支气管炎、肺脓肿、自发性气胸、肺癌、气道异物、肺部寄生虫病等。

4.纵隔疾病

纵隔炎、纵隔脓肿、纵隔淋巴结结核、纵隔肿瘤、食管炎、食管癌、食管裂孔疝、纵隔气肿等。

**(二)胸外疾病**

颈椎疾病、肩关节疾病、肝胆疾病(胆囊炎、胆石症、肝结石、肝炎、肝脓肿)、脾梗死、膈下脓肿。

上述疾病的不良刺激因子刺激胸部的感觉神经末梢,产生痛觉冲动,传至大脑皮质痛觉中枢引起胸痛。胸部疾病常引起胸痛。为何胸外疾病也可引起胸痛，这是由于胸外脏器的传入神经与体表的传入神经进入脊髓同一节段并在脊髓后角发生联系，痛觉冲动激发胸部相应体表区域的痛觉，称为放射痛或牵涉痛。

## 二、诊断方法

### （一）问诊要点

胸痛患者病史询问应注意以下几点。

1.发病年龄

青年胸痛患者应注意结核性胸膜炎、大叶肺炎、自发性气胸、心肌炎、心肌病、风湿性心脏瓣膜病；40 岁以上中老年胸痛患者要警惕心绞痛、心肌梗死、肺癌等。

2.起病缓急

外伤、急性炎症、气胸、心绞痛、心肌梗死、夹层动脉瘤破裂等疾病，胸痛发生迅急；慢性炎症，恶性肿瘤、慢性损伤等胸痛发生缓慢。

3.胸痛部位

胸痛部位包括疼痛部位及疼痛放射部位。

4.胸痛性质、轻重程度

详细询问和描述疼痛的性质（刺痛、刀割样痛、烧灼痛、撕裂痛、隐痛、闷痛、酸痛）轻微疼痛或剧烈疼痛，能否忍受。

5.持续时间

胸痛短暂或持久，呈阵发性或持续性。

6.影响因素

胸痛的诱发因素，加重因素，缓解因素。

7.伴随症状

胸痛伴咳嗽、咯血提示气管-支气管或肺部疾病；伴呼吸困难提示重症肺部疾病、气胸、心血管疾病；伴吞咽困难提示食管疾病（如食管癌、反流性食管炎）；伴苍白、大汗、血压下降、休克表现，要考虑是否为心肌梗死、夹层动脉瘤或主动脉窦瘤破裂、大面积肺栓塞等。

### （二）体检重点

胸部是重点检查部位，仔细的视、触、叩、听四诊检查很重要，前胸、腋下和背部全面检查，并左右对比，不要遗漏异常体征。某些胸外脏器疾病、全身性疾病也可有胸痛症状，全身各系统的检查不可忽视。

### （三）实验室检查

血常规白细胞总数及中性粒细胞升高提示细菌感染性疾病，嗜酸性粒细胞升高提示变态反应性疾病或寄生虫疾病。疑诊心脏病可做心肌酶谱检查，疑诊感染性疾病应做痰等标本的病原菌检查。疑诊肺癌应做痰脱落细胞检查。

### （四）特殊检查

胸痛患者应常规行 X 线检查（透视、平片）和心电图检查，疑诊心脏病者选做超声心动图或彩色多普勒。疑诊肺癌可做纤维支气管镜检查。疑诊肺栓塞做核素显影。疑诊恶性肿瘤骨转移可做核素扫描（ECT）。肿大淋巴结应活检。

## 三、鉴别诊断

### (一)胸壁疾病

1.胸壁外伤

有外伤史,胸壁淤血、肿胀或有创口,触压痛明显,如有肋骨骨折可有骨擦感和骨擦音。胸痛程度视外伤严重程度而有差异。咳嗽、深呼吸使胸痛加剧,以致患者屏气以减轻疼痛,表现为断续性呼吸。应摄X线片了解有无骨折、有无血气胸、肺出血。

2.胸壁炎症

皮肌炎、肌炎、疖肿、蜂窝织炎等,这些炎性疾病疼痛部位局限,持续性疼痛,病变局部有触压痛,还有红、肿、热表现。带状疱疹表现为成簇水疱沿一侧肋间神经分布,疼痛剧烈。非化脓性肋软骨炎多侵犯第一、二肋软骨,局部隆凸肿胀,肤色正常,有压痛,咳嗽、深呼吸、上肢运动可使疼痛加重。肋间神经炎呈阵发性刀割样疼痛和刺痛,或呈触电样烧灼痛,沿肋间神经支配区域分布。

### (二)胸膜、肺疾病

1.胸膜炎

结核性胸膜炎和其他感染性胸膜炎患者常有胸痛。胸膜炎干性阶段由于胸膜炎症,纤维素渗出,胸膜粗糙,呼吸时两层胸膜摩擦而产生胸痛,咳嗽和深呼吸胸痛加重,停止呼吸(屏气)胸痛减轻甚至消失;渗出阶段由于胸腔积液逐渐增多,两层胸膜距离增宽,不发生摩擦,胸痛反而减轻、消失。这些特点有助于与胸膜癌变所致的胸痛进行加重相鉴别。膈胸膜炎可引起上腹痛及腹肌紧张,常误诊为腹腔疾病。胸膜炎患者常有发热、干咳、胸膜摩擦感和摩擦音(干性阶段),胸部检查有胸腔积液的体征。胸部X线检查(透视、摄片)、B超对胸膜炎的诊断及积液量的估计有肯定意义。胸液的常规和生化检查、病原学检查对胸膜炎的病因有确诊价值。

2.胸膜恶性病变

胸膜继发性肿瘤(肺癌、乳腺癌胸膜转移)、胸膜原发肿瘤(如恶性胸膜间皮瘤),当胸膜恶性病变较广泛时,胸液循环障碍导致胸腔积液。胸痛由轻至重,进行性加重。晚期持续性剧痛,不能忍受,常规止痛药不能缓解,而被迫使用吗啡类镇痛药物。胸腔积液顽固性增长,胸液增多,胸痛不减轻,反而加重,患者常无发热等感染症状,这些是与感染性胸膜炎胸痛的重要鉴别点。有原发癌肿的临床表现,胸膜活检(阳性率约50%)和胸液恶性细胞检出可以确诊。

3.自发性气胸、血气胸

呈尖锐刺痛,或撕裂痛,胸痛为突发性,发病前有搬重物、剧咳等诱因,常伴呼吸困难,胸部检查有胸腔积气、积液的体征。部分患者胸痛轻微,不伴有呼吸困难(因青壮年人肺功能良好)。气胸、血气胸确诊主要靠X线检查(透视、摄片),有检查条件,病情允许的情况下,尽可能做X线检查。若无检查条件或病情危重不允许X线检查,可在高度怀疑部位诊断胸膜腔穿刺抽出气体、血液即可确诊。

4.急性气管-支气管炎

因剧烈咳嗽引起胸骨后隐痛或紧迫感,患者常有上呼吸道感染史,发热,咳脓性痰等症状,肺部可闻及湿啰音。

5.支气管肺癌(简称肺癌)

转移至胸膜、胸壁、肋骨可引起胸痛,疼痛进行性加重。凡40岁以上中老年人,尤其是长期吸烟者，出现不明原因的胸痛，刺激性咳嗽、咯血，应考虑本病。应做胸部X线、CT、纤维支气管镜检查，反复痰查癌细胞，以明确诊断。

6.肺部炎症

肺部炎症包括各型肺炎、肺脓肿，炎症波及胸膜可引起胸痛、咳嗽、深呼吸时加重，胸痛一般不甚剧烈，随着炎症控制，胸痛逐渐减轻、消失。依据发热、咳嗽、咳痰等临床表现，X线检查，血常规改变，痰的病原菌检查，可以确诊。

**（三）心血管疾病**

1.心绞痛

冠状动脉粥样硬化，狭窄、痉挛，心肌缺血、缺氧引起胸痛。因病情、患者感受的差异，疼痛表现呈多样性。多发生于中、老年人，疼痛部位以胸骨后多见，也有在心前区，少数在剑突下，疼痛常向左臂内侧放射，甚至达小指、无名指，也有向背部、颈、咽、下颌、舌、鼻、耳垂、乳突及牙齿等部位放射。疼痛轻重不一，轻度疼痛表现为胸骨后闷痛、不适，压榨感，刺痛；重症表现为剧烈的绞榨样疼痛，刀割样疼痛，甚至窒息感、濒死感。持续数分钟至30分钟不等，休息或含服硝酸甘油等冠脉扩张剂可缓解。常有过劳、激动、饮酒、吸烟等诱发因素。心电图有心肌缺血的表现如S-T段降低，T波倒置等。

2.心肌梗死

常有冠心病和高血压病基础疾病，也可见于梅毒性动脉炎、风湿性冠状动脉炎患者，由于冠状动脉阻塞，大面积心肌缺血、坏死，导致剧烈胸痛，心功能严重障碍，甚至猝死。疼痛性质、表现与心绞痛类似，不同的是疼痛程度更剧烈，持续时间长达数小时至数天，服用硝酸甘油疼痛不缓解，常伴有心律失常、心源性休克、心力衰竭的表现。心肌梗死确诊主要依靠心电图的特殊表现，血清酶学改变对诊断也有帮助。

3.肺栓塞

体循环静脉内栓子或右心栓子脱落进入肺循环，阻塞肺动脉及其分支称肺栓塞；由于肺栓塞或肺动脉血栓形成，引起肺组织缺血、坏死称肺梗死。因栓塞动脉的大小、数量不同，临床表现各异。如栓塞肺动脉小分支，症状较轻，突发性胸痛，咳嗽、咯血；栓塞肺动脉主干、大分支可引起剧烈胸痛、昏厥、休克、发绀，呼吸困难，甚至猝死。肺栓塞在X线胸片的典型表现为楔形致密影，底边向胸膜、尖端向肺门；也有呈圆形或小片状影等不典型征象。肺栓塞诊断依据病史、心电图、X线胸片、肺动脉造影、肺动脉核素扫描。

4.动脉瘤

主动脉瘤、夹层动脉瘤见于动脉粥样硬化、梅毒患者，动脉瘤压迫邻近组织器官，可引起胸骨后持续性锥刺样疼痛或灼痛；动脉瘤破裂引起胸骨后或心前区撕裂样剧烈疼痛，迅速出现休克症状，猝死。动脉瘤未破裂时X线检查可见主动脉增宽，局部呈囊状或梭状畸形，透视下有膨胀性搏动，与主动脉不能分开。诊断依据X线检查、CT或MRI、动脉造影。

5.心脏瓣膜病

主动脉瓣狭窄、闭锁不全，二尖瓣脱垂，均可引起心前区疼痛，硝酸甘油不能缓解，有心脏病的体征，病理性杂音，诊断较容易。超声心动图或彩色多普勒血流图有助诊断。

**（四）纵隔疾病**

胸部创伤、胸骨骨折、食管、气管穿破，支气管肺感染，均可波及纵隔，引起纵隔急性炎症，有恶寒、高热，胸骨后持续性疼痛，向背部放射，胸骨压痛，胸骨上切迹肿胀。X线检查可见纵隔影增宽。

纵隔淋巴结结核、纵隔肿瘤(肺癌纵隔淋巴结转移、恶性淋巴瘤、胸腺肿瘤)也可引起胸骨后疼痛,有紧缩感或压迫感,X线胸片、CT或MRI有相应的影像表现。右上纵隔肿瘤、结核压迫上腔静脉,可引起上腔静脉压迫综合征,表现为面、颈、前胸、上肢水肿,静脉怒张。影像检查了解肿块位置对诊断有较大帮助:后纵隔多为神经纤维瘤;中纵隔气管分叉处多患淋巴瘤、转移性癌肿,淋巴结结核,主动脉瘤;前上纵隔多为胸腺瘤;前下纵隔多为畸胎瘤、支气管囊肿、皮样囊肿、心包囊肿。

纵隔气肿见于胸部外伤,颈部外伤,食管、气管穿孔,张力性气胸,空气进入纵隔,人工气腹空气沿食管、主动脉孔进入纵隔。纵隔气肿可引起胸骨后持续性压榨样疼痛,吞咽时疼痛加重,向颈、肩、背及前臂放射,常伴有呼吸困难、心动过速及窒息感。检查颈部有皮下气肿,捻发感,皮下气肿迅速向面部、胸部扩展,心浊音界缩小或消失,心尖区可听到收缩期爆裂音。X线检查可见纵隔周围有透亮带,侧位胸片可见胸骨与心脏之间有透亮带。

食管癌常有胸骨后疼痛,吞咽梗阻进行性加重。食管炎胸骨后疼痛,吞咽时加重。食管痉挛、食管贲门失弛缓症均能产生胸痛,与心绞痛类似,但冠脉扩张剂无效,心电图正常。

**(五)腹腔疾病**

肝癌(右叶顶部的)、阿米巴肝脓肿、肝淤血、肝炎、胆囊炎、胆石症,均可有右上腹痛,右下胸痛,向右肩放射。疼痛轻重不一,胆石症有时引起阵发性绞痛。膈下脓肿常位于右侧,由邻近脏器感染蔓延而来,除恶寒、高热等感染症外,有胸痛(侧胸部、前下胸部)和背痛,向肩部放射,检查可见患侧呼吸运动减弱,局部压痛。X线检查患侧膈肌升高且固定,膈下可有气体和液平面。在B超或CT引导下穿刺可抽出脓液。

急性胰腺炎可有左上腹痛及左下胸疼痛,向左肩放射,血淀粉酶升高,B超检查有助诊断。

脾栓塞、梗死可引起左上腹、心前区和左下胸痛,呈钝痛或绞痛,进行性加重,向背部、左肩、左上臂放射。左上腹压痛、肌紧张及反跳痛,脾大,脾区摩擦音。X线检查左上腹肠曲扩张充气,左隔升高。CT或MRI显示脾梗死征象。

(张国军)

## 第六节 发 绀

健康人血红蛋白(Hb)氧合充分(动脉血氧饱和度95%以上),皮肤黏膜色泽红润,当还原(未氧和)Hb过多,皮肤黏膜呈现青紫色,称为发绀。血中存在异常血红蛋白(高铁血红蛋白、硫化血红蛋白)也可出现发绀,也属发绀范畴。发绀既是缺氧的症状,也是缺氧的体征。常见病因是呼吸系统疾病、心血管疾病,其次是血液疾病、环境缺氧。

### 一、发生机制

绝大多数发绀是由于血液中还原血红蛋白异常增加所致。还原Hb可用血氧未饱和度来表示。健康人的动脉血氧饱和度($SaO_2$)为95%以上,未饱和度5%,静脉血未饱和度为30%(血氧饱和度70%),毛细血管血氧未饱和度为前二者的平均数。1 g Hb可与1.34 mL氧结合。传统观点认为，当还原 Hb>5 g/100 mL(50 g/L)时，皮肤黏膜即可出现发绀。但诸多研究证明这种定量标准与临床实际情况并不完全符合。例如 Hb 为 150 g/L 的情况下，如果还原 Hb 达 50 g/L，提示有 1/3(33%)Hb 未氧合，$SaO_2$只有 66%，相应动脉血氧分压($PaO_2$)已降至 4.5 kPa (34 mmHg)的危险水平。但在 Hb 数量正常的患者 $SaO_2$<85%即可出现发绀，约有 60%发绀患者 $SaO_2$>85%；重度贫血(Hb<60 g/L)即使 $SaO_2$明显降低，发绀也难以查见。综上所述，发绀是缺氧的一个重要体征，一般与缺氧程度呈平行关系，发绀越深，提示缺氧越严重，但发绀并不能精确反映动脉血氧饱和度降低的程度。

发绀发生机制有以下 5 个方面。

(1)动脉血中还原 Hb 增多：产生中心性发绀，主要由于心肺疾病引起。

(2)静脉血中还原 Hb 增多：产生周围性发绀，主要由于周围循环障碍引起。

(3)血红蛋白总量异常增多：血液黏稠，流速缓慢，组织摄取氧过多，加重发绀形成。

(4)异常血红蛋白：药物、化学毒物中毒使 Hb 性质改变，携带氧能力丧失，使 $SaO_2$降低。

(5)环境缺氧。

## 二、病因

按病因和发生机制不同，发绀可分为两大类。

### (一)血液中还原 Hb 异常增多

1.中心性发绀

许多重症呼吸系统疾病、心脏疾病均可引起发绀，如各种肺炎、气道阻塞、支气管哮喘、阻塞性肺气肿、肺水肿、肺栓塞、弥漫性肺间质纤维化、尘肺、肺结核、气胸、胸腔积液、肺不张等，某些全身性疾病肺受累；各种后天性心脏病如风湿性心脏病、冠心病、高血压心脏病；先天性心血管疾病如法洛四联症、法洛三联症、三尖瓣闭锁、肺动脉瓣闭锁等。这些疾病导致缺氧，还原 Hb 增多，$SaO_2$降低，引起发绀。环境缺氧也可引起发绀。

2.周围性发绀

引起周围血液循环障碍的某些全身性疾病如休克、充血性心力衰竭、局部动脉栓塞性疾病(血栓闭塞性脉管炎、动脉栓塞、弥漫性血管内凝血等)，周围循环淤血或缺血，组织血流灌注不足，还原 Hb 增多，$SaO_2$降低，引起发绀。

3.混合性发绀

中心性发绀与周围性发绀两种表现并存。某些疾病如左心衰竭、右心衰竭、全心衰竭可引起中心性与周围性两种类型发绀。

### (二)血液中异常血红蛋白存在

多为药物、化学物品中毒引起，又称化学性发绀。可引起高铁血红蛋白的药物、化学物质有伯氨喹、亚硝酸盐、氯酸钾、碱式硝酸铋、磺胺类、硝基苯、苯丙砜、苯胺、含硫氨基酸、硫化物(硫化氢)等，这些物质中毒，使血红蛋白变性，丧失携氧能力，$SaO_2$降低，引起发绀。

## 三、诊断

### (一)病史要点

(1)发病年龄、起病时间、发绀出现缓急。

(2)发绀分布范围，是全身性还是局部性，皮肤是温暖还是发凉。

(3)如为中心性发绀,注意询问有无心悸、气急、咳嗽、咳痰、咯血、喘气等心肺疾病的症状。

(4)如为周围性发绀,应注意询问发绀出现的部位,某个肢体或肢端局部有无肿胀、疼痛、肢体受寒、发凉。

(5)如发绀既不属于中心性,又不属于周围性,无相应的基础疾病存在,应考虑可能为异常血红蛋白血症,注意询问有无药物、毒物、变质蔬菜、含氰化物的食物(如苦杏仁、发芽马铃薯)摄入史。有无长期便秘史及过多蛋类、含硫食物摄入史。

(6)伴随症状伴有呼吸困难提示严重心肺疾病;伴杵状指提示先天性心脏病、某些慢性肺部疾病如支气管扩张等;突发发绀伴意识障碍要考虑药物、化学物质中毒;发绀发生如与月经周期有关,提示特发性阵发性高铁血红蛋白血症。

**(二)体检重点**

除全身系统检查了解引起发绀的基础疾病的体征外,重点检查发绀的分布、部位、程度、色泽、皮肤温度,加温可否使发绀消退,吸氧后发绀变化,有无减轻,或消失。

**(三)实验室检查和特殊检查**

主要是动脉血气分析,$PaO_2$ 和 $SaO_2$,以了解发绀的严重程度,与 $SaO_2$ 的联系,预后估计,氧气疗法指征及疗效考核,均需做血气分析。X 线胸片、心电图、超声心动图、心导管检查、选择性心血管造影、超声声学造影等特殊检查,视病情和诊断需要选做。

**(四)发绀类型的判断**

1.中心发绀

特点是全身性分布,全身皮肤黏膜均可查见发绀,而以皮肤较薄、血液循环丰富的面颊、唇、舌、甲床等处发绀更为明显,一般皮肤温暖。按摩加温后发绀不减轻、消失。

2.周围性发绀

特点是发绀呈局部分布,如肢体末端、耳垂、鼻尖等处,皮肤温度低,发凉,如加温或按摩让其变温暖,发绀可减轻、消失。

**(五)发绀性质的判定**

1.氧疗效果

吸低浓度氧或纯氧后发绀减轻甚至消失提示肺源性发绀;吸氧后发绀稍有减轻,属周围性发绀;如吸氧后发绀无改变,可能是心脏分流或异常血红蛋白血症。

2.化验检查

抽出的静脉血如是棕红色,暴露于空气中或振荡后血液变为红色,提示还原 Hb;不变成鲜红色,但加入维生素 C 或氰化钾后转变为鲜红色者,提示为高铁血红蛋白;如抽出的静脉血呈蓝褐色,在空气中振荡后不能转变为红色,加入氰化钾也不变成红色,则大多为硫化血红蛋白。

**(六)发绀的病因诊断**

1.呼吸系统疾病

(1)气管-支气管疾病:喉、气管、大支气管炎症、肿瘤、异物、痉挛,气道狭窄、阻塞,通气不足,氧摄入减少,导致 $SaO_2$ 下降,出现发绀,伴有吸气性呼吸困难,依据各病的病史、特殊临床表现,喉镜、纤维支气管镜检查容易诊断。

(2)肺炎:如前所述,各种重症肺炎,由于呼吸面积减少,通气/血流比例失调,导致缺氧,出现发绀。依据病史、临床表现及 X 线胸片征象、病原体检查,肺炎诊断不难做出。

(3)急性呼吸窘迫综合征(ARDS):严重创伤、感染、中毒、休克、广泛肺栓塞等多种原因均可引发ARDS,肺部主要病理变化是肺水肿、肺泡陷闭,导致严重低氧血症,呼吸窘迫,进行性加重的呼吸困难及发绀,常规氧疗不能缓解,只有呼气末正压机械通气给氧才能纠正缺氧和发绀。

(4)慢性阻塞性肺气肿:慢支炎、支气管哮喘、肺结核、支气管扩张、硅肺等,并发阻塞性肺气肿时,均可出现劳力性呼吸困难和发绀,休息后可缓解;当发展至肺心病、心力衰竭和呼吸衰竭时,发绀程度加重,难以自行消失,氧疗或心力衰竭控制后才能缓解。

(5)弥漫性肺间质纤维化:肺通气和换气功能障碍,导致缺氧,临床表现为进行性呼吸困难,发绀。此病依据肺的影像检查(X线胸片、CT)作出诊断,有条件单位可做肺活检。

(6)特发性含铁血黄素增多症:病因未明先天性疾病,含铁血黄素沉积肺部,引起呼吸困难、发绀等临床表现,X线胸片表现无特征性。痰检发现吞噬有含铁血黄素颗粒的吞噬细胞可确诊。

(7)闭锁肺综合征:见于长期吸入异丙肾上腺素气雾剂,或长期超声雾化吸入,或长期使用呼吸机的患者,支气管痉挛,导致阻塞性通气障碍,缺氧,临床表现为严重的哮喘持续状态,呼气性呼吸困难,发绀明显,异丙肾上腺素气雾剂吸入后,哮喘反而加重,氨茶碱、正压机械通气也不能使其缓解,停用异丙肾上腺素吸入后却可缓解。

2.心血管疾病

(1)法洛四联症:肺动脉瓣狭窄,室间隔缺损,右心室肥大,主动脉骑跨四大畸形,为最常见的先天性心脏病,右心室大部分血液直接进入左心室和主动脉,肺血流量减少,血红蛋白氧合少,因而发绀较重。发绀多在1岁以后开始出现,逐渐加深,终身存在;活动、用力后发绀加重,严重者发生昏厥,癫痫样抽搐,称为缺氧性昏厥,其发生机制可能是右心室流出道肌肉阵发性痉挛。此症体检时胸骨左缘第二、三肋间扪及收缩期震颤,闻及喷射状杂音,肺动脉瓣第二音减弱,X线胸片上见心尖上翘、心影呈靴形,或心腰平直,稍膨隆。确诊依靠心脏超声检查,或心血管造影。

(2)法洛三联症:肺动脉瓣狭窄,卵圆孔未闭或房间隔缺损,右心室肥大三大畸形,心间隔完好。右心房血向左心房分流,肺血流减少,氧合减少,$SaO_2$低,终身性发绀,出现时间在出生数年之后,晚于法洛四联症。确诊方法同法洛四联症。

(3)Eisenmenger病或综合征:室间隔缺损伴有肺动脉高压,肺动脉瓣无狭窄,右心血向左心分流,自幼出现发绀,称为Eisenmenger病。有间隔缺损(室间隔缺损或房间隔缺损或动脉导管未闭)后期并发肺动脉高压,产生右心向左心分流,发绀出现较晚,称Eisenmenger综合征。这两种先天性心脏病肺血流量稍多,故发绀程度较法洛四联症、法洛三联症轻。

(4)其他先天性心血管病:永存动脉干(主动脉与肺动脉发育不全未分开),肺动脉与主动脉错位(位置互换)、单心室、左心发育不全等罕见先天性心血管疾病,均出现发绀,确诊依靠超声检查、心血管造影。

(5)充血性心力衰竭:各种心脏病导致充血性心力衰竭,体循环淤血、血流缓慢,引起周围性发绀。

(6)缺血性发绀:休克时心排血量减少,周围循环衰竭,产生缺血性发绀。

(7)周围血管疾病:雷诺病是由于血管神经调节功能紊乱,周围血管痉挛,多在寒冷季节发病,手指皮肤先变苍白,继而青紫,局部冰冷、麻木、刺痛,持续数分钟后皮肤转红,晚期严重者可发生指尖溃疡、坏死;血栓闭塞性脉管炎是一种慢性进行性动静脉同时受累的全身性血管疾病,临床表现患肢疼痛、麻木、发冷、肢端发绀、动脉搏动减弱,严重者可引起足趾溃疡、坏疽;冷球蛋白血症患者因血中含有大量冷球蛋白,在低温时可自行凝集引起局部或广泛的发绀或雷诺现象,冷球蛋白测定可确诊;肢端发绀症也是血管神经自主调节紊乱引起手、足皮肤血管痉挛,在整个手、腕部,甚至足部均匀出现发绀,发凉,手心多汗,与雷诺病不同的是发绀皮肤颜色不改变。

3.血液疾病

(1)先天性高铁血红蛋白血症:罕见的遗传性疾病,有家族史,出生时即有发绀,但生长发育不受限制,活动正常,无心肺疾病。静脉血呈暗红色或红葡萄酒色,在空气中摇荡后不变色。静脉注射亚甲蓝或大剂量维生素 C 后发绀可暂时消失。分光镜检查在高铁血红蛋白在 630 nm 处产生吸收光带,加入 2~3 滴 5%氰化钾后立即消失。

(2)继发性高铁血红蛋白血症:某些食物、药物或化学物质中毒使血红蛋白变成高铁血红蛋白,丧失携氧能力,引起发绀。过量进食含有亚硝酸盐的蔬菜(腌菜、泡菜、隔夜热青菜)后,突然发生缺氧症状如头晕、乏力、发绀,少数有恶心、呕吐、腹痛、腹泻,严重者昏迷休克而死亡,称为肠源性青紫症。静脉血呈棕红色,放置空气中摇荡血液不变为红色,加入氰化钾或维生素 C 后转变为红色。静脉注射大剂量维生素 C 可使发绀消失。

(3)硫化血红蛋白血症:远较高铁血红蛋白血症少见。凡能产生高铁血红蛋白的药物或化学物品都能产生硫化血红蛋白,但必须同时有便秘或服用硫化物,在肠道产生大量硫化氢,然后与药物、化学物品的共同作用下形成硫化血红蛋白血症而引起发绀,发绀可持续数年。患者血液呈蓝褐色,在空气中振荡不能变为红色,也不被氰化钾还原变为红色。分光镜检查时硫化血红蛋白的吸收光带在 618 nm 处。

(4)真性红细胞增多症:病因尚未明了,慢性进行性红细胞增多,绝对计数$>6.5\times10^{12}/L$,血红蛋白$>170\ g/L$,常有肝脾大。由于红细胞异常增多,血黏稠度过高,血流缓慢,引起发绀,多表现为口唇、肢端发绀。本病红细胞绝对计数增多,应与失水引起的相对性红细胞增多相区别。

4.环境缺氧

在高原、高山、深海、太空,密闭空间,由于环境缺氧,氧摄入不足,$SaO_2$低,还原 Hb 增多,引起发绀,携带制氧装置补充氧,可预防发绀发生,或脱离缺氧环境发绀可减轻消失。

(张国军)

## 第七节 呼吸困难

呼吸困难有两方面的含义:患者主观感觉呼吸异常,语言习惯不同而有不同的主诉,如空气不足、气紧、喘气、憋气等;客观检查患者呼吸频率异常(过快或过慢),呼吸深度异常(过深或过浅,或强弱不等),呼吸节律异常(不规则或暂停),呼吸费力,辅助呼吸肌参与呼吸运动,严重者张口耸肩,端坐,唇舌发绀等呼吸衰竭表现。神经官能症患者诉呼吸困难,实际呼吸正常,并无呼吸困难的客观表现。因此,判断有无呼吸困难不仅要询问患者的主观感受,更要观察有无呼吸困难的客观表现,后者比前者更为重要。

呼吸困难是多种疾病的一个症状,常见病因是呼吸系统疾病,其次是心血管疾病、血液疾病、中毒性疾病(外源性或内源性中毒),神经精神疾病也可出现呼吸困难。

## 一、病因和发生机制

按病因及发生机制呼吸困难可分为以下 5 种类型。

### (一)肺源性呼吸困难

1.上呼吸道疾病

阻塞性鼻腔疾病、喉癌、喉水肿、喉痉挛、咽部脓肿、白喉、咽喉异物等,阻塞上呼吸道引起呼吸困难。

2.气管、支气管疾病

气管、支气管异物、肿瘤、急性细支气管炎、急性纤维素性支气管炎、支气管哮喘等。

3.肺疾病

各型肺炎、肺水肿、肺不张、阻塞性肺气肿、肺间质纤维化、肺嗜酸性粒细胞浸润症、硅肺、肺泡蛋白沉着症、肺出血肾病综合征、肝脑综合征、急性呼吸窘迫综合征(ARDS),肺血管疾病(肺栓塞、变应性肉芽肿性血管炎)等。

4.胸膜疾病

气胸、大量胸腔积液。

5.胸廓运动及呼吸肌功能障碍

各种原因(外伤、大量腹水、巨大腹腔肿瘤等)致使膈肌抬高,呼吸运动受限,呼吸肌麻痹(麻醉意外、重症肌无力、脊髓灰质炎、吉兰-巴雷综合征)。

6.纵隔疾病

纵隔脓肿、急性纵隔炎、巨大纵隔肿瘤、纵隔气肿。

### (二)心源性呼吸困难

充血性心力衰竭(左心衰竭、全心衰竭),肺淤血、水肿,心包积液、心包缩窄。

### (三)血源性呼吸困难

严重贫血、白血病、大出血、休克。

### (四)中毒性呼吸困难

各药物、毒物中毒(外源性中毒),代谢性酸中毒、感染性毒血症(内源性中毒)。

### (五)神经精神性呼吸困难

颅脑外伤,脑部疾病,脊髓损伤,癔症,高通气综合征。

## 二、诊断方法

### (一)病史要点

全面详细的病史对诊断十分重要,对呼吸困难患者的问诊应注意以下重点。

1.发病年龄

中老年人呼吸困难多考虑有无慢性心肺疾病(阻塞性肺气肿、冠心病等),脑血管疾病,肺部肿瘤,自发性气胸等;青少年人要注意有无变态反应性疾病、支气管哮喘,风湿性心脏病,结核病,胸腔积液等。儿童呼吸困难要考虑急性肺炎,先天性心脏病,突然发生者注意气道异物。

2.发病原因

针对引起呼吸困难的常见疾病,重点注意有无呼吸系统疾病、心血管系统疾病,有无感染、中毒,胸部、颅脑外伤,有无精神病史。心脏病患者出现呼吸困难要考虑充血性心力衰竭,大量快速静脉输液过程中发生呼吸困难,应注意急性肺水肿。胸腹部手术、盆腔手术后出现呼吸困难,要考虑肺栓塞、肺不张、坠积性肺炎。意识障碍者应询问脑血管病史,药物、毒物摄入史。

3.职业环境

长期粉尘接触史者注意检查有无尘肺、硅肺、过敏性肺炎。发生在高原高山者应考虑高原高山肺水肿。接触毒物、毒气者中毒诊断很易做出。长期吸烟、接触致癌物质者要考虑肺癌。

4.起病缓急、诱发因素、缓解因素

呼吸困难发生较急,常见于急性心肺疾病如肺水肿、肺炎、肺不张,张力性气胸,气道异物,窒息,大面积肺栓塞,ARDS,心肌梗死。呼吸困难缓慢发生者主要见于慢性心肺疾病如冠心病、风心病、肺气肿、肺结核、尘肺、肺部肿瘤、弥漫性肺纤维化。

二尖瓣狭窄心力衰竭早期出现劳力性呼吸困难,呼吸困难在劳累时出现,休息后缓解,随着心脏病变的进展,呼吸困难逐渐加重。慢性阻塞性肺气肿、尘肺、弥漫性肺间质纤维化,也以劳力性呼吸困难为早期症状,与心脏疾病的劳力性呼吸困难表现相似。支气管哮喘患者的呼吸困难使用支气管解痉剂、肾上腺糖皮质激素可缓解;肺水肿者利尿、强心剂可使呼吸困难缓解;充血性心力衰竭患者端坐体位,单侧大量胸腔积液者喜向患侧卧位,有利于减轻呼吸困难。

5.伴发症状

询问呼吸困难的伴发症状可提供诊断线索。伴发热、咳嗽、咳痰提示支气管肺感染性疾病;咳铁锈色痰提示肺炎球菌肺炎;绿色痰提示铜绿假单胞菌感染;红棕色胶冻样痰提示克雷伯菌(肺炎杆菌)肺炎;恶臭脓痰提示厌氧菌感染;果酱色痰可能为肺吸虫病、阿米巴肺脓肿;伴有胸痛要考虑肺炎、胸膜炎、胸膜癌变、气胸;胸部创伤性者要想到可能有血气胸、肺出血;有 Horner 综合征者考虑肺尖癌;伴有上腔静脉压迫症状者提示纵隔肿瘤;颈部触及皮下气肿者提示纵隔气肿。咯血者注意有无肺结核、支气管扩张、肺癌、肺炎、肺脓肿等。

**(二)体检重点**

呼吸困难既是症状,又是体征,呼吸困难患者应全面系统检查,以发现有助诊断的异常体征。突发性呼吸困难,危及生命时应先抢救,后检查,待患者脱离危险后再详问病史,全面体检及其他必要的检查。

1.呼吸频率、节律和深度

(1)呼吸频率健康成人平静时呼吸为 16～18 次/分,呼吸与脉搏之比为 1∶4。新生儿呼吸约 40 次/分,随着年龄增长而逐渐减慢。呼吸过速(成人超过 24 次/分),见于发热、贫血、疼痛、甲亢、心力衰竭、肺部疾病等。呼吸过缓(成人少于 12 次/分)是呼吸中枢受抑制的表现,见于麻醉、安眠药中毒、颅内压增高(脑肿瘤、脑出血、脑水肿),肝昏迷等。

(2)呼吸节律健康成人静息状态下,呼吸节律基本上是均匀规则的。呼吸节律异常常见于呼吸中枢功能受损,其次是胸肺器质性疾病,精神因素也可出现呼吸节律异常。临床上最有重要意义的呼吸节律异常是潮式呼吸和间停呼吸。①潮式呼吸:又称陈-施呼吸,表现为呼吸浅慢逐渐变为深快,然后再由深快转变为浅慢,接着出现呼吸暂停,如潮水涨落周期性出现,这种潮式呼吸周期可长达 30 秒至 2 分钟,呼吸暂停可持续 5～30 秒,需要较长时间仔细观察才能了解周期性节律异常的全过程。常见于药物、毒物中毒、充血性心力衰竭、大脑病损、肝昏迷、尿毒症等,提示呼吸中枢的兴奋性严重降低、功能衰竭,常为临终表现。有些老年人深睡时也可出现潮式呼吸,提示动脉硬化、脑缺血。②间停呼吸又称 Biot 呼吸(毕欧氏呼吸):表现为有规律的呼吸几次后,突然停止一段时间,又开始呼吸,周而复始的间停呼吸,这种呼吸节律异常偶见于脑炎、脑膜炎、中暑、脑脓肿、头部创伤，提示呼吸中枢功能严重受损，较潮式呼吸预后更为险恶，常在临终前发生。③抑制性呼吸(断续性呼吸)：胸部外伤、肋骨骨折、干性胸膜炎、胸膜癌肿，因剧烈胸痛，患者被迫暂停呼吸以减轻疼痛，患者表情痛苦，呼吸呈断续性(齿轮状)，浅快。④叹息样呼吸：在正常呼吸节律中出现一次深长的呼吸，并伴有叹息声，见于神经衰弱、精神抑郁、紧张者，没有重要临床意义。但在危重患者呼吸过缓，不规则，出现叹气样呼吸常是呼吸停止的先兆。

(3)呼吸深度正常人的呼吸运动深度(强度)适度，呼吸自然平稳，不费力。呼吸深度异常可由多种疾病引起，呼吸浅快易导致呼吸肌疲劳，各种胸部疾病如肺炎、肺气肿、胸膜炎、胸腔积液、气胸、呼吸肌麻痹，均可出现呼吸浅快；大量胸腔积液、腹胀气、肥胖、妊娠后期，因膈肌抬高，呼吸运动受限，也可出现呼吸浅快。代谢性酸中毒、糖尿病酮症酸中毒、尿毒症酸中毒时，呼吸深长，称为酸中毒大呼吸(Kussmaul 呼吸)。

2.鼻、咽喉、颈部检查

注意有无鼻息肉、肿瘤、肥大性鼻炎、咽壁脓肿、喉癌、声带结核、炎症、水肿、麻痹。甲状腺是否肿大，有无肿瘤。气管有无偏移。颈静脉是否怒张，肝颈回流征是否阳性。

3.胸部检查

胸部检查是体检重点，前胸、腋下、背部视、触、叩、听四诊，全面仔细检查，左右比较，注意胸部、肺脏、心脏有无异常体征，对每一异常体征要做出准确描述，恰当解释，寻找病因。

**(三)实验室检查**

除血、尿常规外，肝肾功能、血电解质也应常规检查。根据病情、诊断需要做相应的实验室检查如血糖、血脂、骨髓检查、动脉血气分析。怀疑药物、毒物中毒者应做血液药物、毒物检查。怀疑感染性疾病者应做痰病原菌检查，怀疑肺癌者可做痰癌细胞检查。

**(四)特殊检查**

心电图、心动超声、X 线检查、CT、MRI、纤维支气管镜检查等，根据病情、诊断需要选择。

## 三、鉴别诊断

**(一)肺源性呼吸困难**

应注意鉴别呼吸困难的表现类型(吸气性、呼气性、混合性)。①吸气性呼吸困难：表现特点为吸气明显延长、费力、三凹征(吸气时胸骨上窝、锁骨上窝及肋间隙明显凹陷)，常伴有干咳、高音调的吸气性喉鸣，临床有时误诊为哮喘。见于上呼吸道(咽喉)疾病，气管、大支气管的病变引起气道狭窄、阻塞。②呼气性呼吸困难：表现特点为呼气明显延长，费力，常伴有呼气性哮鸣音，常见于细支气管疾病(如支气管哮喘)、慢性支气管炎、阻塞性肺气肿。③混合性呼吸困难：兼有吸气性与呼气性呼吸困难的特点，吸气与呼气均感费力，呼吸增快、变浅，呼吸音减弱，甚至局部呼吸音消失。见于重症肺部疾病，病变广泛，或因气胸、胸腔积液肺受压迫，呼吸面积减少，呼吸功能严重受损。

1.上呼吸道疾病

上呼吸道疾病呼吸困难临床特点是吸气性呼吸困难。鼻腔疾病、咽部疾病容易查见，声带的炎症、结核、肿瘤(喉癌)、麻痹，需用喉镜检查，诊断一般不难。小儿吸气性呼吸困难伴鸡鸣音，发热，痉挛性咳嗽、声嘶哑、呛咳，应考虑白喉，喉镜可见咽喉部白色假膜，钳取假膜涂片、培养可发现白喉杆菌。青霉素等药物变态反应常引起急性喉、声带水肿，极度呼吸困难，甚至窒息，依据用药史、喉镜检查可以确诊。

2.气管、支气管疾病

(1)急性支气管炎常在受凉感冒后发生,发热、咳嗽、咳痰(黏液泡沫样痰或脓性痰),多无呼吸困难,肺部听诊有干湿啰音,X线胸片可见肺纹增粗。弥漫性细支气管炎、弥漫性泛细支气管炎常引起呼吸困难,X线胸片可见粟粒样结节影,易误诊为血行播散性肺结核,抗生素治疗短期内吸收消散。血行播散性肺结核病灶吸收缓慢。

(2)单纯型慢性支气管炎仅有反复咳嗽、咳痰,没有呼吸困难;喘息型慢支炎,常伴哮喘,慢支炎并发肺气肿后常有劳力性呼吸困难。

(3)支气管被异物、血块、痰液、肿瘤阻塞也可引起呼吸困难,依据病史、纤维支气管镜检查容易诊断。中央型肺癌、纵隔肿瘤、淋巴结结核压迫气管、支气管也可引起呼吸困难。

(4)支气管哮喘是多种变应原引起的变态反应性疾病,病理变化主要在支气管,特别是细小支气管的变态反应炎症,多种炎症细胞、细胞因子参与这种炎症的发生发展和气道高反应性,接触变应原,如花粉、有害气体、冷空气、感染等刺激,平滑肌痉挛,加之气道炎症,导致气道狭窄阻塞,临床上出现发作性呼气性呼吸困难,伴哮喘,双肺可闻及散在或弥漫的哮鸣音,支气管解痉剂和肾上腺糖皮质激素治疗有效,诊断一般不难。支气管哮喘与心源性哮喘有时相互误诊,需要注意鉴别,表2-1鉴别要点可供参考。

**表 2-1 支气管哮喘与心源性哮喘鉴别要点**

| 鉴别要点 | 支气管哮喘 | 心源性哮喘 |
|---|---|---|
| 年龄 | 儿童、青少年人多见 | 40岁以上中老年人多见 |
| 病史 | 变态反应、哮喘反复发作,可有家族史 | 有风心病、冠心病、高血压史 |
| 发作 | 任何时间、有季节性 | 夜间,大量快速静脉输液 |
| 症状 | 呼气性呼吸困难,无痰或少量黏痰 | 混合性呼吸困难、血色泡沫样痰 |
| 体征 | 两肺满布哮鸣音,多无湿啰音,无心脏病体征 | 两肺底湿啰音,动态增加,哮鸣音少,有心脏病体征 |
| X线 | 肺纹增粗、肺气肿征 | 左心增大,肺淤血 |
| 治疗 | 支气管解痉剂、激素有效 | 利尿剂、强心剂有效 |

支气管哮喘还应当与喘息型慢支炎相鉴别(见表2-2)。慢性支气管哮喘长期咳喘,合并慢支炎、阻塞性肺气肿。有学者认为喘息型慢支炎实质上是慢支炎合并支气管哮喘,在发病机制、临床表现及治疗方面没有本质的区别。

**表 2-2 支气管哮喘与喘息型慢支炎的鉴别**

| 鉴别点 | 支气管哮喘 | 喘息型慢支炎 |
|---|---|---|
| 起病 | 幼年、少年起病多见 | 中老年起病 |
| 病史 | 有过敏史、家族史 | 多有吸烟史 |
| 咳嗽 | 无慢性咳嗽、咳痰史 | 长期反复咳嗽、咳痰 |
| 季节 | 季节性明显 | 冬春寒冷季节多发 |
| 症状 | 哮喘突然发作,可自行缓解或药物缓解,缓解期无症状,痰少或无痰 | 慢性咳喘、迁延难愈,痰较多 |
| 体征 | 发作期满布哮鸣音,肺气肿征,缓解期正常,晚期并发慢性阻塞性肺气肿 | 急性加重期两肺底散在干湿啰音,散在哮鸣音,并发肺气肿后不可逆 |
| 治疗 | 支气管解痉剂,激素效佳,抗生素无效(合并感染除外) | 支气管解痉剂,激素效差,抗生素效佳 |

(5)支气管扩张:局限性支气管扩张不引起呼吸困难,支气管扩张广泛可引起呼吸困难。根据慢性咳嗽、咳脓痰、反复咯血,杵状指,X线平片无肺结核、肺癌等明显病变,仅见肺纹增粗,或卷发样阴影,临床诊断支气管扩张可成立,但确诊依赖于支气管造影,高分辨率CT诊断价值大。

3.肺部疾病

(1)肺炎:细菌、病毒、真菌、支原体、衣原体等病原微生物都可引起肺炎,物理化学因素也可引起肺炎如放射性肺炎,有毒气体吸入所致的化学性肺炎。病变范围较广泛的重症肺炎可引起呼吸困难。肺炎的诊断主要依据病史、临床表现和X线特点,以及病原体的检查。病原微生物检查最为重要,是病因诊断和药物治疗的重要依据。①细菌性肺炎:约占肺炎总数的80%,大叶性肺炎、支气管肺炎(又称小叶性肺炎,常见于儿童、老年人)、间质性肺炎,均可引起呼吸困难,这种根据X线上的解剖部位诊断在病原菌检查结果报告之前仍可采用,现代最有实用意义的是细菌学诊断,但需在细菌检查(培养)结果之后才能作出诊断,由于痰标本采集在抗生素使用之后,痰液中抗生素浓度较高等原因,细菌培养阴性的病例不在少数,因此应当解剖诊断与细菌学诊断相结合。表2-3所列的临床及X线表特点可供诊断和鉴别诊断参考。②真菌性肺炎:长期使用广谱抗生素、肾上腺糖皮质激素、抗肿瘤化疗药物的患者,菌群比例失调,容易继发真菌感染,抗生素继续使用无效应考虑真菌感染。真菌肺炎临床表现与X线表现一般无特异性,诊断主要靠真菌检查。约有20%健康人口腔中有真菌存在,痰真菌培养可出现假阳性,因此,应在口腔含漱清洁后咳出深部痰液,连续送检3次培养阳性才有诊断意义。③肺炎支原体肺炎:轻症居多,可自愈。重症者可出现呼吸困难。此病的确诊依靠支原体的培养分离。冷凝集试验、补体结合试验、支原体抗体测定均有助诊断。

**表2-3 细菌性肺炎的鉴别诊断要点**

| 病名 | 临床表现特点 | X线表现特征 |
|---|---|---|
| 肺炎球菌肺炎 | 高热,胸痛,铁锈色痰,呼吸困难 | 肺叶或肺段实变,无空洞 |
| 链球菌肺炎 | 高热,胸痛,脓血痰,呼吸困难 | 支气管肺炎,早期脓胸,空洞少见 |
| 金葡菌肺炎 | 高热,脓血痰,呼吸困难,毒血症 | 多发病灶,易变,早期空洞,脓胸 |
| 克雷伯菌肺炎 | 高热,红棕色胶冻样痰,呼吸困难,全身衰竭 | 肺叶实变,上叶多见,下缘凸出,早期空洞 |
| 铜绿假单胞菌肺炎 | 院内感染,高热,绿色痰 | 弥漫性支气管肺炎,早期空洞 |
| 流感杆菌肺炎 | 高热,呼吸困难,全身衰竭 | 支气管肺炎、肺叶实变,无空洞 |
| 大肠埃希菌肺炎 | 高热,脓痰,呼吸困难 | 支气管肺炎,空洞,脓胸 |
| 变形杆菌肺炎 | 高热,脓痰,呼吸困难 | 肺段实变,多发脓肿 |
| 厌氧菌肺炎 | 吸入感染,高热,恶臭脓痰 | 坏死性肺炎,脓胸,多发脓肿 |
| 军团菌肺炎 | 高热,相对缓脉,腹泻,肌痛,精神异常 | 下肺野结节状浸润或实变 |

(2)肺脓肿:发热,咳脓痰,X线胸片显示脓肿腔伴液平面,痰培养致病菌生长,诊断不难。轻症无呼吸困难,重症可出现呼吸困难。

(3)重症肺结核:可引起呼吸困难,结合病史,X线表现,确诊主要靠痰结核菌检查。

(4)肺癌:出现呼吸困难已届晚期,当肺癌阻塞大的支气管,引起阻塞性肺炎、肺不张,或转移胸膜产生大量胸腔积液使肺被压缩时，可出现较严重的呼吸困难。

(5)慢性阻塞性肺气肿：有劳力性呼吸困难，胸部检查有肺气肿体征，肺功能测定显示肺通气功能和换气功能减损。晚期可发生肺心病，呼吸衰竭，多器官衰竭。

(6)肺栓塞：下肢静脉或心瓣膜上的栓子脱落，栓塞肺动脉主干或大分支，引起突发性胸痛、咯血、呼吸困难、发绀，甚至休克、呼吸衰竭死亡。X线片上显示楔形阴影，肺动脉造影、核素显像可以确诊。

(7)肺寄生虫病：肺吸虫病、肺棘球蚴病、卡氏肺孢子虫病、肺弓形虫病，重症者可引起呼吸困难。

(8)风湿性肺炎、过敏性肺炎、晚期肺间质纤维化。

4.胸膜疾病

各种原因引起的大量胸腔积液，创伤性气胸，自发性气胸，均可引起呼吸困难。

5.急性呼吸窘迫综合征(ARDS)

ARDS是一种特殊的急性呼吸衰竭，创伤、感染、休克等多种原因可以引起。临床表现为呼吸窘迫和进行性低氧血症，常规氧疗不能缓解，胸部X线有肺水肿、肺泡萎缩的征象，除外左心衰竭和慢性肺部疾病。

**(二)心源性呼吸困难**

主要见于风湿性心脏瓣膜病、高血压心脏病、冠心病引起的左心功能障碍，导致肺淤血、肺水肿。轻症表现为夜间阵发性呼吸困难；重症表现为急性肺水肿，临床上有极度的呼吸困难、大汗、发绀、端坐、惊恐躁动、双肺湿啰音进行性增加，由于伴有哮鸣音，又称心源性哮喘。检查有心脏病的体征和心电图表现。

肺栓塞引起急性肺源性心脏病导致右心衰竭，或慢性肺源性心脏基础上同时合并左心衰竭，均可能出现呼吸困难。急性或慢性心包炎伴有大量心包积液，压迫支气管和肺组织，肺淤血、水肿，可引起呼吸困难。

**(三)中毒性呼吸困难**

1.化学毒物中毒

化学毒物中毒导致严重缺氧，引起呼吸困难，甚至呼吸骤停，迅速死亡。吸入CO与血红蛋白结合形成碳氧血红蛋白，使其丧失携氧能力。氰化物中毒抑制细胞色素氧化酶，阻碍细胞呼吸，导致细胞缺氧，猝死。吸入腐蚀性化学物质如$NO_2$、$Cl_2$、$NH_3$、光气、镉、浓硫酸、盐酸，可造成广泛肺泡、毛细血管壁损伤引起ARDS。依靠毒物接触史，不难作出诊断，有条件单位可进行血中毒物鉴定。

2.药物中毒

吗啡类、巴比妥类，及其他中枢镇静药过量，神经中枢过度抑制，发生呼吸困难，呼吸变浅变慢，潮式呼吸，甚至呼吸骤停、死亡。某些细胞毒抗癌药物如白消安、博来霉素、长春地辛、替尼泊苷(VM-26)等长期使用可能导致弥漫性肺纤维化，引起呼吸困难、呼吸衰竭。依据用药史、X线检查诊断不难做出。

3.毒血症

急性感染细菌毒素、机体毒性代谢产物增多，高热，刺激呼吸中枢引起呼吸困难，呼吸深快或浅快。

4.酸中毒

各种原因所致代谢性酸中毒，血 pH 降低，刺激呼吸中枢及外周化学感受器，引起呼吸困难，表现为深大呼吸称为 Kussmaul 呼吸。见于休克、尿毒症、糖尿病酮症酸中毒。依据病史、呼吸异常临床表现，特殊气味（尿毒症者呼吸有尿臭味，糖尿病酮症酸中毒者呼吸有酮味），以及动脉血气分析，相关化验如肾功能检查、血糖、尿糖及酮体阳性，可以作出诊断。

**（四）血液系统疾病**

缺铁性贫血、再生障碍贫血、失血性休克、白血病，致使红细胞减少，血液携氧能力减弱，引起缺血、缺氧性呼吸困难。

**（五）神经精神性疾病**

1.重症脑部疾病和损伤

如脑炎、脑血管意外（脑出血、脑栓塞、脑血栓形成）、脑创伤、脑水肿、脑肿瘤等，病变损伤累及脑的不同部位，出现不同的呼吸困难表现，间脑和中脑上部病损，使呼吸调节中枢失控而出现潮式呼吸；中脑下部及脑桥上部病损出现中枢性呼吸，表现为呼吸深快均匀，常伴有三凹征和鼾声；脑桥下部与延脑上部有病损时出现间停呼吸（Biot 呼吸）；延脑病损时出现延脑型呼吸，呼吸过缓（少于 12 次/分），呼吸的幅度与节律均不规则并有呼吸暂停，是中枢性呼吸衰竭的晚期表现，危险征兆；叹气样呼吸或抽泣样呼吸常是呼吸停止的先兆。

2.癔症性呼吸困难

多见于青年女性，突发呼吸困难，呼吸浅快，由于过度换气可发生呼吸性碱中毒，手足搐搦，发病前常有精神刺激，症状表现带有情绪色彩，缺乏引起呼吸困难的器质性疾病的证据，暗示治疗有效。诊断癔症应十分慎重，切勿漏诊器质性疾病，耽误病情。

3.睡眠呼吸暂停综合征

睡眠呼吸暂停综合征是一种发生在睡眠中的呼吸障碍，有一定潜在危险。多见于肥胖、老年、男性，此症可因睡眠时呼吸中枢兴奋性低下，调节功能障碍，或因扁桃体肿大，咽喉肌肉松弛，舌根后坠，悬雍垂肥大，睡眠时阻塞咽腔，引起呼吸困难。临床表现睡眠时打鼾，呼吸暂停，憋气，白天嗜睡、头痛，严重时可诱发心绞痛、心律失常，甚至心跳呼吸骤停。诊断标准：睡眠多导仪测定睡眠紊乱指数（平均每小时睡眠呼吸暂停次数＋低通气次数）≥5；睡眠 7 小时呼吸暂停≥30 次，每次暂停时间≥10 秒，动脉血氧饱和度不同程度下降。

**（六）其他疾病**

某些结缔组织病（系统性红斑狼疮、硬皮病、皮肌炎）累及肺组织、胸膜或呼吸肌，导致呼吸功能障碍，可引起呼吸困难。依据这些疾病各自的特殊临床表现，相关的特异性实验室检查可作出诊断。Wegener 肉芽肿累及肺部，肺内发生多发性结节，空洞，重症患者可有呼吸困难，本病确诊靠活组织检查。肺出血-肾病综合征病因尚未完全明了，可能与自身免疫反应有关。临床特点是肺出血、进行性肾小球肾炎、肾衰竭，贫血，呼吸困难，可因呼吸衰竭和（或）肾衰竭而死亡，本病诊断依据特殊的临床表现，血中抗基膜抗体测定、肺肾活检。

**（蒋　昱）**

# 第三章

# 呼吸系统疾病的常用检查技术

## 第一节　胸膜腔穿刺术

### 一、适应证

(1)诊断性穿刺,以确定积液的性质。

(2)穿刺抽液以减轻其对肺的压迫。

(3)抽吸脓液治疗脓胸。

(4)胸腔内注射药物。

### 二、相对禁忌证

(1)出血体质、应用抗凝剂、出血时间延长或凝血机制障碍者。

(2)血小板计数$<50\times10^9$/L者。

(3)体质衰弱、病情危重,难以耐受操作者。

(4)穿刺局部皮肤感染,如脓皮病或带状疱疹患者,感染控制后再实施操作。

### 三、准备工作

(1)向患者及家属说明穿刺的目的,签字同意后实施操作。对精神紧张者,可于术前半小时给予地西泮10 mg,或可待因30 mg以镇静止痛。叮嘱患者在操作过程中避免深呼吸和咳嗽,有任何不适应及时提出。

(2)药物过敏史者,需进行普鲁卡因或利多卡因皮试。皮试呈阴性者实施操作。

(3)器械准备:一次性胸腔穿刺包、无菌手套、治疗包、普鲁卡因或利多卡因、样品收集瓶若干。如需胸腔内注药,应准备好所需药品。

### 四、操作方法

#### (一)患者体位

患者取直立坐位,面向椅背,两前臂平放于椅背上,前额伏于前臂上。不能起床者,可取半坐卧位，患侧前臂上举，抱于枕部。

### (二)穿刺点定位

(1)有条件者，应由B超定位，确定穿刺点，并在体检确证后进行穿刺。

(2)体检定位：胸部轻叩诊浊音区上界(或触觉语颤消失区上界)下方1个肋间隙下端的肋骨上缘，常选择肋骨平直，易于体表定位处，并用甲紫在皮肤上做标记。

(3)常选择肩胛下角线第7～9肋间穿刺，应避免在第9肋间以下穿刺，穿刺点也不应靠近棘突。

### (三)消毒

分别用碘酒、酒精或络合碘在穿刺点部位自内向外进行皮肤消毒，消毒范围直径约15 cm。铺盖无菌洞巾，用胶布固定。

### (四)局部麻醉

以2 mL注射器抽取2%普鲁卡因或2%利多卡因2 mL，在肋骨上缘于穿刺点垂直进针，做自皮肤到壁胸膜的局部麻醉，注药前应回抽，观察无气体、血液、胸腔积液后，方可推注局麻药。在估计进入胸腔前，应多注药以麻醉胸膜。回抽出胸腔积液后，记录穿刺针的深度，拔出局麻针。

### (五)穿刺

夹闭穿刺针后的橡皮胶管，以左手固定穿刺部位局部皮肤，右手持穿刺针，沿麻醉进针通路缓慢刺入，当针尖抵抗感突然消失，表明针尖已进入胸膜腔。术者固定穿刺针，接上50 mL注射器(可预注入1 mL肝素)，松开橡皮胶管，由助手抽吸胸腔液体，注射器抽满后，夹闭橡皮胶管，取下注射器，将液体注入盛器中，计量并送实验室检查。

若用三通活栓式穿刺针穿刺，穿刺前应先将活栓转到胸腔关闭处，进入胸腔后接上注射器，转动三通活栓，使注射器与胸腔相通，然后进行抽液。注射器抽满液体后，转动三通活栓，使注射器与外界相通，排出液体。

如需胸腔内注药，在抽液后，将药液用注射器抽好，接在穿刺针后橡皮胶管上，回抽少量胸腔积液稀释，然后缓慢注入胸腔内。

### (六)术后处理

抽液完毕后，拔除穿刺针，覆盖无菌纱布，稍用力压迫穿刺部位，以胶布固定，嘱患者静卧休息。观察术后反应，注意并发症，如气胸、肺水肿等。

## 五、特殊情况下穿刺

### (一)诊断性胸膜腔穿刺

如仅仅抽取少量积液进行渗(漏)出液分析时可遵照上述穿刺方法，在麻醉成功后，换用5 mL注射器针头连接20 mL注射器，沿麻醉通路带负压缓慢进针，获突破感后抽取10～20 mL胸腔积液后拔针。

### (二)治疗性胸膜腔穿刺

单纯引流减轻呼吸困难症状可遵照上述穿刺方法，在麻醉成功后，换用14F静脉留置针连接5 mL注射器，沿麻醉通路带负压缓慢进针，获突破感并顺利抽出胸腔积液后，回退针芯0.5～1 cm，继续向下进针2～3 cm至满意深度，拔除针芯，固定留置针并连接三通及引流管缓慢引流胸腔积液500～1 000 mL后拔针。

## 六、注意事项

(1)穿刺操作前必须征求患者及家属的意见,签字同意后实施操作。

(2)穿刺前应明确积液的大致部位,并行 B 超定位。穿刺时应保持与超声扫描相同的体位,并常规叩诊,确定穿刺点无误后实施操作。

(3)避免在第 9 肋间以下穿刺,以免穿透膈肌损伤腹腔脏器。

(4)应严格无菌操作,操作中要防止空气进入胸腔,始终保持胸腔负压。

(5)穿刺过程中,应叮嘱患者避免深呼吸和咳嗽。如患者出现咳嗽应终止操作。

(6)应由肋骨上缘进针,避免损伤肋间神经和血管。抽液中应常规固定穿刺针,避免针头摆动损伤肺组织。

(7)诊断性胸膜腔穿刺抽液量满足检查要求即可,首次胸膜腔穿刺抽液不能超过 600 mL,以后每次抽液不能超过 1 000 mL,抽液速度应平缓。

(8)在穿刺中有任何不适、不能坚持者,应立即停止抽液,拔除穿刺针。

(9)少量胸腔积液或包裹性胸腔积液患者,应根据实际情况,考虑在 B 超引导下穿刺。

(10)积液应尽快送检,常规送检积液常规及生化(至少包括总蛋白及乳酸脱氢酶),并根据实际情况送检细菌涂片、培养及瘤细胞检查等。对于蛋白含量较高或血性胸腔积液,可在注射器内加入少量肝素,防止积液蛋白凝结。检查瘤细胞至少需 100 mL 胸腔积液,不能及时送检瘤细胞者应在胸腔积液中加入防腐剂(9 mL 胸腔积液中加入 1 mL 40%甲醛)。

## 七、并发症及处理

### (一)胸膜反应

患者在穿刺过程中出现头晕、面色苍白、出汗、心悸、胸部压迫感或剧痛、血压下降、脉细、肢冷、晕厥等。发现患者发生胸膜反应,医师应立即停止操作,拔出穿刺针,让患者头低位平卧。观察血压、脉搏变化。心动过缓者可肌内注射 1 mg 阿托品,低血压者可皮下注射 1∶1 000 肾上腺素 0.3～0.5 mL 或静脉注射葡萄糖液。在下次操作前,应积极做患者的思想工作,消除患者的思想顾虑,也可在操作前半小时给予地西泮。

### (二)血胸

多由于操作时刺破肋间动脉、静脉所致。发现抽出血液(应与血性胸腔积液鉴别:血液可凝,而血性胸腔积液不凝),应停止抽液,观察血压、脉搏、呼吸、血红蛋白等的变化。

### (三)气胸

操作时,胶管未夹闭,漏入空气所致。如患者无症状,可不必处理。如果患者在穿刺后出现呼吸困难,应常规拍胸片,除外大量气胸,多由于穿刺时刺破脏胸膜所致,此时应按气胸处理。

### (四)穿刺点出血

一般为少量出血,消毒棉球按压即可止血。

### (五)胸壁蜂窝织炎及脓胸

均为穿刺时消毒不严格导致的细菌感染,需用抗生素治疗,大量脓胸可行胸腔闭式引流。

### (六)麻醉意外

少见,应预先予以皮试,皮试呈阴性者才进行操作。如出现麻醉意外,应皮下注射 1∶1 000

肾上腺素 0.5～1 mL，必要时 3～5 分钟后可重复。

**（七）空气栓塞**

少见，多见于人工气胸治疗时，病情危重，可引起死亡。

（莫明芝）

## 第二节　胸膜活检术

### 一、适应证

（1）任何未明确病因的渗出性胸膜炎。

（2）胸膜增厚病因不明者。

### 二、禁忌证

（1）相对禁忌证同胸膜腔穿刺术。

（2）患者肺功能严重不全、严重肺气肿、肺动脉高压、肺大疱、肺包虫囊肿。

（3）包裹性胸腔积液胸膜活检应慎重，警惕出血、气胸风险。

（4）病变位于心脏和大血管附近或可疑血管病变者。

### 三、准备工作

（1）向患者及家属说明穿刺的目的，签字同意后实施操作。叮嘱患者在操作过程中避免深呼吸和咳嗽，有任何不适应及时提出。

（2）有药物过敏史者，需进行普鲁卡因或利多卡因皮试。皮试阴性者实施操作。

（3）器械准备：胸膜活检针、治疗包、无菌手套、2％普鲁卡因或利多卡因、样品收集瓶（预放入 10％甲醛）。

### 四、操作方法

**（一）患者体位**

患者取坐位，面向椅背，双手前臂平放于椅背上，前额伏于前臂上。

**（二）穿刺点定位**

同胸膜腔穿刺术。

**（三）消毒**

同胸膜腔穿刺术。

**（四）局部麻醉**

以 2 mL 注射器抽取 2％普鲁卡因或 2％利多卡因 2 mL，在肋骨上缘于穿刺点局部注射形成皮丘后改为垂直进针，做自皮肤到壁胸膜的局部麻醉，注药前应回抽，观察无气体、血液、胸腔积液后，方可推注局麻药。在估计进入胸腔前，应多点注药以麻醉胸膜。在回抽出胸腔积液后，记录穿刺针的深度，拔除局麻针。

**(五)穿刺(Cope 针)**

(1)切开穿刺点局部皮肤约 0.5 cm,钝性分离皮下组织,换用胸膜活检针,以左手固定穿刺部位局部皮肤,右手持活检针,沿麻醉部位经肋骨上缘将套管连同穿刺针一同垂直缓慢刺入,当针尖抵抗感突然消失后表明针尖已进入胸膜腔。拔除穿刺针,固定套管,在套管上接上 10 mL 注射器,可抽出胸腔液体。

(2)在套管内放入钝头钩针(保证钩针的方向与预计胸膜活检的方向一致),将钩针连同套管向胸壁方向下压(应与钩针的方向,即预计活检的方向相反,使之与胸壁约为 45°,其尖端易于钩住胸膜)的同时,缓慢拔出套管及钝头钩针,此时应有明显的阻力,表明确实钩住了胸膜组织。此时,左手在继续保持钝头钩针向外牵引力的同时,右手向胸腔内回送套管并顺时针旋转套管以切割胸膜。拔出钝头钩针,此时在钩针上可有胸膜组织,将其取下,放入甲醛液中。

(3)重复上述(2)操作,分别在穿刺点的正下方,左、右下方活检,至少取 3 块胸膜组织。

## 五、术后处理

活检完毕后,拔除套管针,覆盖无菌纱布,稍用力压迫穿刺部位,以胶布固定,嘱患者静卧休息。观察术后反应,注意并发症,如气胸、肺水肿等。

## 六、注意事项

(1)胸膜活检操作前必须征求患者及家属的意见,签字同意后实施操作。

(2)穿刺前应明确积液的大致部位,B 超明确穿刺点后实施操作。左侧穿刺位置不应过低。

(3)在穿刺过程中,应叮嘱患者避免深呼吸和咳嗽。

(4)穿刺前,应仔细检查活检针,并认清套管针及钝头钩针的定位标志,明确每次钝头钩针的方向与活检方向一致。

(5)应由肋骨上缘进针,避免损伤肋间神经和血管。

(6)在穿刺中有任何不适、不能坚持者,应立即停止操作,拔除穿刺针。

(7)在整个活检过程中,应注意随时保持套管针的密闭状态,防止发生气胸。

## 七、并发症及处理

并发症的发生与处置与胸膜腔穿刺术基本类似。

(1)操作时,少量的气胸几乎是难免的,多由于套管针漏入空气所致,如患者无症状,可不必处理。如果患者在穿刺后出现呼吸困难,应常规拍胸片,除外大量气胸。此时应按气胸处理。

(2)有报道血胸的发生率与胸膜腔穿刺术类似,但应警惕胸腔大出血,胸膜活检应严格由肋骨上缘进针,且活检位置应在穿刺点下方(钩针方向朝下)。活检时出现活动性出血,应立即停止活检操作,拔针后观察患者的血压、脉搏、呼吸、血红蛋白等的变化。出血量较大时应紧急胸腔置管,观察胸腔积液引流量。考虑损伤肋间动脉、静脉时,如需要,可外科止血。

**(李慎考)**

# 第三节 X 线检查

X 线检查是胸部疾病的诊断和手术前后观察、评估等不可缺少的检查方法。胸部 X 线检查可以观察器官结构的解剖形态是否正常，并可显示病变的影像。有的病变由于呈现特殊的征象，通过 X 线检查即可确定病变的性质，从而确定诊断。

## 一、常规检查

胸部 X 线最常用和最基本的方法是透视与摄片。

### (一)透视

X 线通过胸部后，在荧光上显示影像，观察这种影像并进行诊断的方法称为透视。

### (二)摄片

X 线通过人体后，作用于胶片和增感，使之感光，经显影、定影、冲洗后产生影像的过程称为摄片。利用人体内部结构进行自然对比的摄片称为平片，摄片的常用位置有以下几个。

1.后前位胸片

直立远距离后前位胸部摄片，心脏阴影的放大率最小，显示的肺野最多，便于观察和比较。摄片应达到以下要求：①包括两侧肺野、胸壁、肋膈角，两肩胛骨应向外分开(两手叉腰、两臂内旋、肘向前)；②摄片应于患者深吸气后进行；③曝光条件适当。

2.侧位胸片

侧位时两侧肺野完全重叠在一起，一般后前位无异常时，不必摄侧位片，其主要作用为补充后前位片的不足。摄片时病变侧靠近胶片，如右侧靠近胶片时称为右侧位片；左侧靠近胶片时称为左侧位片。侧位片能显示：①胸骨、胸椎、肋骨的侧面，前、后肋骨膈角，心后区、主动脉及气管等；②纵隔全貌，肺门的侧面及其周围淋巴结；③结合后前位片分析各肺叶、肺段的位置。

3.前弓位片

患者向后仰，肩背部贴近 X 线片，腹部前凸，立位投照，称为前弓位，主要用于显示肺尖病变及中叶肺不张。

4.局部片

在透视下选择显示病变最佳位置摄小片，常用于后前位及侧位不易显示的病变。

5.前后位片

适用于病情不允许到摄片室的患者，根据患者情况采取半卧位。有时用于检查有无肺底积液，与立位片比较。

6.侧卧水平摄片

病侧在下，X 线水平方向投照，用于检查胸腔积液和肺底积液，也用于肺空洞的检查。

7.左、右前斜位片

(1)左前斜位片用于观察右侧支气管，右前斜位片用于观察左侧支气管。

(2)配合后前位片全面观察心脏、大血管有无扩大及形态改变。

(3)观察肺门、气管分叉、纵隔及食管病变。

## 二、特殊检查

### (一)高千伏摄影

高千伏摄影是指用120 kV以上的电压摄片，由于其穿透力强，能通过较厚组织。用于纵隔肿瘤、主动脉瘤、中心型肺癌、肺门和心影后病变的检查。

### (二)体层摄影

利用X线球管与X线片在曝光过程中取上、下部位的阴影，均因在线片上移动而模糊或不显影。X线球管活动的角度越大，其体层显影的平面越薄。胸部体层摄影常用于：①肺部病变内的空洞，可使洞壁更清楚；②肺部肿块结构，可以更好地显示肿块的轮廓与邻近组织的关系；③显示气管、主支气管、肺叶及肺段支气管腔内有无软组织块影，有无狭窄、阻塞、管腔不规则等现象，对支气管肺癌诊断很有帮助；④肺门及纵隔淋巴结肿大，可清楚显示肺门及肺门所遮盖的病变；⑤炎性肺不张和支气管扩张。

### (三)支气管体层摄影

1.正位倾斜断层

解剖上气管、主支气管和下叶支气管的行径，自上而下向后倾斜，与体轴中线成15°～20°。正位倾斜断层时将患者臀部垫高15°～20°，可充分显示气管、支气管。

2.侧位倾后斜位断层

解剖上右主支气管和下叶支气管的行径，自上而下向后倾斜，与体轴中线成20°～30°；左侧主支气管与体轴中线成40°～55°。侧位倾后斜位断层时，臀部垫高使体轴与台面成65°～70°。投照中心对准肺门，间隔1 cm摄片1张，共3～4张。主要用于显示：①肺门淋巴结；②左、右侧支气管。

上述体位各有优缺点，可依据临床需要选择应用。

## 三、造影检查

### (一)支气管造影

(1)方法：常用40%碘化油20 mL，或1%碘水液20 mL加适量糜细的磺胺粉6～8 g混匀。造影前先做碘及普鲁卡因过敏试验，在局麻下将导管经鼻孔插入气管下部，透视下注入造影剂，变换体位，观察病变支气管及正常侧支气管。

(2)适应证：①支气管扩张，明确支气管扩张的程度和范围；②中心型肺癌，显示支气管的充盈缺损、狭窄和堵塞；③肺不张，了解腔内外病变对支气管的影响。

(3)禁忌证：①患者衰弱，心、肝、脾、肾功能不全；②支气管炎或肺急性感染、浸润型肺结核；③近期大咯血(应在停止12周后考虑造影)；④磺胺类药物过敏史阳性。

(4)缺点：①碘和麻醉药变态反应；②吸入肺泡可以产生肉芽肿和温性组织损伤。此法已渐被高分辨率CT扫描所代替。

(5)检查结果分析：①若支气管充盈后粗细不均且有局部扩张，支气管固定僵硬、聚拢扭曲，造影剂排空延迟，常见于支气管扩张；②若有局部支气管狭窄或阻塞或有管腔的压迫变形，多见于肿瘤、外伤、异物、结核或炎症；③管壁不规则，造影剂突出管壁，可能是支气管胸膜瘘、食管瘘。

### (二)肺血管造影

经动脉或静脉穿刺或插管的方法将造影剂注入预定的血管或心脏内，以快速连续摄片或电影摄影，进行诊断心、肺血管性病变的一种检查方法。

(1)方法：肺部有双套血液循环，肺动脉和支气管动脉系统，造影方法如下所述。①静脉穿刺法：静脉直接穿刺，如经肘静脉注入造影剂观察上腔静脉显影情况。②插管法：静脉插管法为经肘静脉或股静脉将导管插入上、下腔静脉或右心房、右心室，从导管注入造影剂，使所需要的心血管显影；动脉插管法为经肘部动脉、颈总动脉或股动脉插入导管，在主动脉壁处寻找支气管动脉，经导管注入造影剂，使支气管动脉显影。

(2)造影剂：①离子型造影剂，如碘他拉葡胺或复方泛影葡胺；非离子型造影剂：如碘海醇和碘普罗胺，毒副反应较离子型的少。②浓度和剂量，目前提倡低浓度、小剂量，以能达到诊断目的为准，以减少毒副反应。

(3)适应证：①咯血，严重反复咯血，且出血病灶不明确者；严重咯血，因病变广泛或肺功能低下，不能手术治疗，需做支气管和动脉内检查者。②肺肿瘤，进行肺肿瘤分期，估价上腔静脉，右肺动脉上、下分支，左肺动脉起始或肺静脉、心包有无受侵；肿瘤供血情况；支气管动脉内灌注抗癌药物治疗。③心血管疾病，发绀型先天性心脏病，术前了解肺内血流分布和发育情况；肺动脉及支气管动脉畸形。

(4)禁忌证：①磺胺类药物过敏者；②肝肾功能不全者；③心脏衰竭及严重发绀者。

**(三)数字减影血管造影**(digital substraction angiography，DSA)

数字减影血管造影是电子计算机与常规血管造影结合的新检查方法，它将设备探测到的X线信息输入计算机，经数字化、各种减影及再成像等过程显示血管系统，用多幅照相机拍成照片进行诊断。

(1)优点：①实时显影；②减少造影剂的浓度及用量；③提高图像质量。

(2)缺点：①价格高；②患者呼吸、吞咽动作时出现伪影；③空间分辨率低。

**(明　晓)**

# 第四节　CT　检　查

CT是计算机体层摄影的简称，它使传统的X线诊断技术进入了电子计算机处理、电视图像显示的新时代。近年来，在普通CT基础上有针对性地应用高分辨CT(HRCT)、螺旋CT、超高速CT，使胸部疾病CT诊断的广度和深度得以大大提高。

## 一、CT的基本知识

### (一)CT原理

CT断层装置是使X线球管围绕人体的长轴进行旋转照射，在检测器上将穿过人体的受到不同程度衰减的X线转换成电信号，并送入计算机进行模/数(A/D)转换，通过计算机软件重建影像技术构成图像，在显示器显示图像，再经过多幅型相机或激光照相机拍摄成片。

与常规CT相比，HRCT主要通过采用薄层(1～1.5 mm)、缩小视野和骨算法的方法提高图像的空间和密度分辨率，能够显示次级肺小叶为基本单位的肺内细微结构，如小叶间隔、小叶中心小动脉和细支气管的形态。目前主要用于肺弥漫性疾病、支气管扩张和肺内孤立小结节病灶的诊断。现代 CT 机，包括螺旋 CT 机上都可以进行 HRCT 扫描参数设定，一般是在常规 CT 扫描的基础上，只对感兴趣区的小范围进行 HRCT 扫描。对肺弥漫性疾病，则主张另在主动脉弓、气管隆嵴及右膈面上方 1～2 cm 水平各加扫薄层 1～2 层即可。

胸部螺旋 CT 是在胸部扫描的过程中，球管不停顿地发出 X 线，扫描床持续同步前移的方法。由于加快了扫描速度，患者在 20～30 秒憋气时间内完成全胸部扫描，避免了呼吸不均造成的微细病变的丢失。普通 CT 扫描为横断图像，难以达到直观的立体效果，螺旋 CT 可提供冠状面、矢状面、斜面及曲面的二维重建、三维重建以及通过 CT 血管造影的靶血管的图像重建。

**(二)常用 CT 名词**

1.CT 值

表示某部分组织 X 线衰减的数据，是以数值表示组织影像密度的高低。以 HU 为单位。将水的 CT 值定为 0，物体的密度越高，CT 值越大；密度越低，则 CT 值越小。肺组织 CT 值为 －1 000 HU，软组织(包括肿瘤)CT 值为＋40～＋60 HU，骨骼可高达＋1 000 HU。

2.层厚

层厚是指每次扫描(CT X 线管旋转一次)时受检层的厚度。层厚越薄，受部分容积效应的影响越小，空间和密度的分辨率就越高。一般层厚选择 10 mm。

3.层距

两次扫描层面中央平面间的距离。一般层距不大于层厚，否则会造成微小病变的遗漏。

4.窗宽

窗宽是指所要观察图像的 CT 值范围，可在－1 000～＋4 000 HU 范围内选择。观察不同组织器官可选择最适窗宽，如肺组织为－1 000～＋4 000 HU，纵隔为＋300～＋350 HU。

5.窗位

窗位指窗宽上限和下限 CT 平均值(窗均值)，根据观察部位的不同加以选择。肺窗位为 －700～－500 HU，纵隔窗位为＋30～＋70 HU。

## 二、胸部 CT 层面和解剖结构

**(一)胸锁关节层面(主动脉弓上层面，第 4 胸椎水平)**

在气管前方及侧方，主要可见五根血管影，依次为右头臂静脉、左头臂静脉、无名动脉、左颈动脉、左锁骨下动脉，左头臂静脉呈一长条形与右头臂静脉汇合流入上腔静脉，无名动脉、左颈动脉、左锁骨下动脉位于左头臂静脉后方，称为“三毛征”或“信号灯征”，此层面主要包括上叶的尖、后、前肺段。

**(二)主动脉弓层面(第 5 胸椎水平)**

最突出的是位于气管左前方形似香蕉的主动脉弓阴影。气管右前方为圆形上腔静脉影。此层面有两个主要的间隙，一个是气管前、腔静脉后间隙；另一个是胸骨后、血管前间隙，通常可见三角形软组织影，为残留的胸腺。该层面主要包括上叶前、后段，后方小部分为下叶背段。

**(三)动脉窗层面(第 6 胸椎水平)**

动脉窗层面主要为气管前方的升主动脉和气管左后方的降主动脉影。可见右侧纵隔边缘的奇静脉影汇入上腔静脉；气管在此层面分叉。

**(四)左肺动脉层面(第 7 胸椎水平)**

左肺动脉层面的特点是肺动脉呈人字形分支，由主肺动脉(肺动脉圆锥)向左右侧分别分出左右肺动脉；右肺动脉前方分别有上腔静脉和升主动脉。气管已分叉为左、右主支气管，呈椭圆形黑腔阴影。此层面前 3/4 为上叶前、后段，后 1/4 为下叶背段。

**（五）下肺静脉层面**

两下肺静脉回流入左心房，前后是两下叶内侧基底段，上腔静脉汇入右心房，右心房、右心室、左心室及左心房四腔室均可见，同时可见肺区及胸膜的分布。

## 三、胸部 CT 的适应证

（1）发现胸部小病灶或早期病变：①隐匿性病灶，如位于肺尖，肺门及靠近纵隔、横膈，心缘、心后区的病灶，在胸片上易被正常结构掩盖；近胸膜的肺内小结节，因和胸膜软组织缺乏对比，以及位于气管、支气管内的小的占位性病灶除非合并阻塞性改变，均不易被常规胸片发现；②转移性肺癌结节常较小，又常位于肺外带近胸膜下，胸片易漏检，故对肺转移倾向较高的恶性肿瘤，如肝癌、骨肉瘤、生殖细胞肿瘤应常规行 CT 检查；③肺部小片炎症或炎症早期或吸收期，由于周围结构重叠或渗出改变较轻，阴影较淡，通过 CT 可检出胸片漏检病灶；④胸片阴性而高度可疑的血行播散型肺结核。

（2）怀疑为支气管阻塞引起的肺不张和肺实变。

（3）发现被大量胸腔积液掩盖的潜在病因（如肿瘤、结核或炎症）。

（4）肿瘤分期。目前肺癌的分期主要采用美国胸科协会（ATS）的 TNM 分期法。其关键在于Ⅲa（$T_3N_0M_0$，$T_3N_1M_0$，$T_{1\sim3}N_2M_0$）和Ⅲb 期（$T_{1\sim3}N_3M_0$，$T_4N_{0\sim2}M_0$），前者可行手术切除，后者已无法手术。

在Ⅲa 期，肿瘤范围广泛，但未侵犯到纵隔内重要结构，或伴有同侧纵隔淋巴结或气管隆嵴下淋巴结转移；在Ⅲb 期，肿瘤已侵犯纵隔内重要结构，转移到不能切除的淋巴结（如对侧纵隔或肺门的淋巴结），但肿瘤范围尚未超出胸腔，也无远处转移。CT 和 MRI 在肺癌分期中的作用，就是帮助区分Ⅲa 和Ⅲb 期。

（5）肺病变：①寻找肺内病变，确定密度值、形态、轮廓；②隐匿性肺转移；③结节内钙化；④肺弥漫性病变及肺气肿 CT 优于胸片，而 HRCT 又优于常规 CT；⑤引起咯血的支气管扩张病变。

（6）胸膜、胸壁病变：①发现少量胸腔积液及小的胸膜浸润；②脓胸与肺脓肿鉴别；③胸膜受累；④骨、肌肉、皮下组织病变。

（7）纵隔病变：①肿块指囊性、实性、脂肪性、血管性、淋巴结；②增宽见病理性、解剖变异、生理性脂肪沉积等；③肺门见肺动脉扩大及实质性肿块；④脊柱旁增宽；⑤寻找隐匿性胸腺瘤或胸腺增生。

（8）心脏及大血管（如动脉瘤）。

（9）气管、支气管成像。螺旋 CT 薄层扫描可显示主支气管及 95％以上的段支气管和 50％的亚段支气管。螺旋 CT 可从冠状、矢状及轴位显示肿瘤对支气管的局部浸润及纵隔侵犯。

（10）CT 血管造影（CTA）。CTA 是螺旋 CT 在应用方面最重要的进展。CTA 可较满意地显示附着在血管壁的栓子所造成的充盈缺损。CTA 对 2～4 级肺动脉栓塞诊断的敏感性为 100％，特异性为 96％。CTA 还可提供肿瘤对肺动脉的直接侵犯，以及肺动脉瘤、肺小动脉炎病理改变的直接形态依据。

（11）穿刺活检导向。

## 四、胸部疾病 CT 诊断的意义

### (一)肺癌

CT 可发现在普通 X 线胸片上被遮盖的病灶,可发现肺部微小肿瘤 3～5 mm;有助于鉴别纵隔旁肺癌与纵隔肿瘤;有助于肺癌与肺炎鉴别。

### (二)纵隔病变

纵隔一向被认为是 X 线检查的盲区,CT 能对纵隔进行横断面显示,区分特异性组织密度,如不能明确时可作静脉注射造影剂增强。发现纵隔增宽时,首先区别是病理性,还是解剖变异或是生理性脂肪沉积,CT 检查肿块时需先明确来源于前或后纵隔以帮助定性。

### (三)胸膜病变

由于 CT 为横断面,四周高密度的胸壁和低密度的肺实质形成鲜明对比,所以对胸膜病变很有价值,可了解肺实质病变累及胸膜,胸膜原发病变或胸膜外病变。

对胸膜改变应注意:①胸膜的密度;②病变的形状,如卵圆形或新月状;③肺与病变交界面是否规则及胸壁或胸膜外组织有无消失或破坏;④病变与邻近胸膜交界处所形成的角度。

### (四)膈区病变的诊断

图像重建有助于判断肿块来自横膈抑或胸、腹腔。

## 五、肺内孤立性结节病灶的 CT 检查

肺内孤立性结节(solitary pulmonary nodule,SPN)是指肺内≤3 cm 的类圆形病灶,无肺不张、肺炎、卫星病灶和局部淋巴结节肿大。SPN 的处理是临床上的难题之一,其基本原则是尽快切除可能治愈的恶性结节,把良性结节手术切除的数目减少至最低程度。

SPN 一般从胸片发现。CT 检查时首先作常规扫描(层厚 10 mm)以判断病灶的部位,随后对病灶行层厚 1.5～2.0 mm 的薄层或 HRCT 连续扫描。HRCT 可使结节内部的结构、边缘特征及结节与邻近组织结构的关系清楚显示。HRCT 增强扫描可较好地显示结节的强化情况。螺旋 CT 可在任何一个层面重建图像,保证图像通过结节中心,可较准确地测量 CT 值和观察病变形态。病灶的三维重建有助于观察病变形态以及与周围组织的关系。

### (一)结节的边缘征象

1.毛刺

粗毛刺(直径>2 mm)在肺癌是常见表现,发生率高达 90%,主要是肿瘤病变直接浸润邻近的支气管血管鞘。Nordenstrom 曾称肿块不规则的毛刷状边缘为"放射冠"。Heitzma 认为该征不能作为恶性的特定征象,但仍强烈提示为恶性改变,而大部分学者认为是肿瘤的细胞浸润结果。粗毛刺在良性结节为9%～33%,可发生于结核瘤和炎性假瘤,为结节的纤维增生并向周围肺实质延伸所致。细毛刺(直径<2 mm)是由于小叶间隔纤维性增厚。

2.分叶征

分叶征包括脐凹征、棘状突起征和锯齿征。恶性结节中,分叶征占25%～76%。肺间隔进入肿瘤,肺动静脉、支气管分支以及向肿瘤内凹陷的脏层胸膜,均可使局部肿瘤生长受限,形成分叶。在 CT 上,可见分叶之间有由上述结构形成的条状影像,这对诊断的意义较大。在良性结节中,分叶占 4%～29%,如错构瘤、肉芽肿,常为软骨结节或肉芽肿的融合。

3.边缘光滑

良恶性 SPN 均可表现为光滑边缘，但以良性病变多见。

**(二)结节的密度征象**

1.结节内的高密度灶

结节内的高密度灶主要是指钙化。钙化的 CT 值一般为 100～200 HU 及以上。良性结节钙化的类型有中心钙化、条形钙化、爆米花样钙化，弥漫性钙化。

(1)高度良性结节的钙化表现为以下内容：①结节的中心条形或弥漫钙化，至少为横断面的 10%；②良性钙化至少在两个连续薄层层面上出现；③结节边缘光滑，无毛刺。

直径 2 cm 以下的结节出现钙化多为结核球和错构瘤。值得指出的是钙化并非良性结节的特殊征象。

(2)恶性结节的钙化多为偏心性、细小的斑点状钙化，钙化范围小于结节横断面的 10%，肿瘤的钙化常是纤维瘢痕钙化或肿瘤内部营养不良性钙化。

2.结节内的低密度灶

结节内均匀性低密度主要见于良性病变，恶性病变仅为 12%，如脂肪在结节内表现为 CT 值为－90～－40 HU 的低密度区，仅见于错构瘤。恶性结节主要为非均匀性的低密度，这些低密度包括空泡征、支气管充气征、空洞等。

(1)空泡征：是指结节病灶中≤5 mm 的低密度影，借此与病灶中的小空洞(＞5 mm)区别。肿瘤形成空泡征的原因有：①小灶性坏死，但并非空泡征形成的直接原因，只有在坏死组织少量排出形成小空腔时，或坏死组织脱水，体积缩小形成真空时才形成空泡征；②结节内未闭的头尾走行的含气小支气管，在 CT 上可表现为低密度小点状影；③呈伏壁生长的腺癌或细支气管肺泡癌的癌细胞在肺泡壁排列不均匀，部分形成乳头状，突入肺泡腔。这种乳头状瘤结构间的含气腔，即表现为低密度的空泡征。肺癌有此征象者为 24%～48%，主要为细支气管肺泡癌和腺癌。良性结节中局部性机化性肺炎可有此征。小结核瘤内有干酪坏死灶与支气管相通后形成小空泡则难以与肺癌空泡征相鉴别。

(2)支气管或细支气管充气征：是指结节内宽度 1.5 cm 以上的条状含气影像，又称空气支气管征。肺癌有此征象者可达 70%，多见于腺癌。CT 上显示结节与第 4 或 5 级支气管相通时，这些结节经纤维支气管镜活检的阳性率明显增高。

(3)SPN 呈毛玻璃样密度及周围晕轮征：一般多见于孤立性细支气管肺泡癌，为肿瘤沿肺泡间质或沿肺泡壁生长，肺泡腔未被肿瘤完全占据或肺泡腔内大部分被脱落细胞占据或被黏液占据，形成结节内毛玻璃样密度，如果结节内毛玻璃样密度内出现“空泡征”，诊断为细支气管肺泡癌可能性很高。

SPN 周围晕轮征是一个存在争议的征象。有人认为它是结节周围脉管炎，感染性出血，支气管肺动脉破裂、坏死等原因引起的一种出血性良性肺结节特征性征象。伴咯血的肺结核结节中可有此征象。Gaeta 等则认为周围晕轮征是恶性 SPN 的特异性征象，一旦出现，可能预示一个惰性肿瘤转变为一个活跃肿瘤。

**(三)结节周围的征象**

1.结节与周围血管的关系

结节与周围血管的关系可表现为：①肺内血管穿过结节；②肺内血管受牵拉向结节移位；③肺内血管在结节周边截断；④肺内血管受压移位。上述改变称为“血管集束征”，此征在肺癌中的出现率约为80%，主要为腺癌。手术发现所有肺癌均有肺静脉受累，对肺静脉的判断需连续观察不同CT层面，追踪到肺门。有报道，当结节与血管连接时，其为恶性结节的危险度是良性结节的61倍。球形肺炎也可有周围血管集束征，血管扩张增粗，但无僵直、牵拉表现。

2.结节与支气管的关系

在HRCT上可包括：①支气管被肿瘤切断；②肿瘤包含支气管；③肿瘤压迫支气管；④支气管不规则狭窄、增厚。

3.结节与邻近胸膜的关系

结节与胸膜之间线形、条形或三角形接连称“胸膜凹陷征”，在肺癌中约占50%，以腺癌多见。肺结核瘤及其他炎性结节因胸膜粘连也可形成类似的表现，发生率为19%。胸膜凹陷征在良恶性病例中均可出现，恶性病例中检出率较高，以腺癌为最高，类癌罕见。如胸膜凹陷征形态不规则并伴随胸膜较广泛增厚以及与肿瘤广泛粘连，常常是炎性肿块的重要征象。

**（四）结节的增强扫描特征**

增强扫描对鉴别良、恶性结节有意义。薄层CT或HRCT较普通CT更准确显示增强后CT值的变化。

1.增强后CT值的变化

Swensen等报道，恶性结节CT增强扫描后，CT值增强20～108 HU，中位数为40 HU；而肉芽肿与良性肿瘤则为－4～58 HU，中位数为12 HU。若以CT值增强超过20 HU为恶性结节强化的最低值，其诊断敏感性为100%，特异性为76%，准确率为92%，由于9%的结节强化值均在(20±5)HU范围内，故Swensen等认为若强化值在16～24 HU时仍应称为不定性结节。若强化值>25 HU时，则可诊断为恶性结节，应进一步行经皮或经纤维支气管镜肺活检甚至开胸探查等有创检查，如强化值不超过15 HU，则可在临床监视下定期行X线复查。

2.增强后密度形态的改变

Yamashita等将其分为四型。①中央增强型：增强位于占结节60%的中央部；②周围增强型；③完全增强型；④包裹增强型：仅周围部的最外围增强。完全增强型多提示肺癌，当肺癌有大面积坏死时，也可呈周围增强型，此时其CT强化值可低于20 HU。结核瘤和大多数错构瘤常为周围增强型和包裹增强型。

**（五）SPN鉴别诊断的原则**

1997年第二届全国呼吸疾病影像专题研讨会上，张因帧教授提出4个对SPN作CT定性诊断的指标。

(1)Ⅰ.外形：Ⅰa圆形；Ⅰb土豆、树叶、桑葚状，即有分叶。

(2)Ⅱ.密度：Ⅱa均匀；Ⅱb不均匀(小结节堆聚、小泡、小管、小洞)。

(3)Ⅲ.钙化：Ⅲa超过20%容积；Ⅲb低于20%容积。

(4)Ⅳ.周围：Ⅳa无毛刺；Ⅳb有毛刺。

一般规律是Ib～Ⅳb均为恶性SPN特征。

必须强调指出，对SPN决不能凭单一的征象来肯定或否定良性或恶性结节的诊断。临床症状、体征、常规检验和胸片仍是SPN初诊的依据。

分析SPN良恶性应注意不能仅靠个别特征而加以判断，应多种影像特征相结合和影像诊断与临床相结合，否则难免误诊。少数疑难病例，最终的定性还得依靠纤维支气管胸腔镜或穿刺活检。

**（明　晓）**

# 第五节 MRI 检查

磁共振成像(magnetic resonance imaging,MRI)是利用一定频率的射频信号对处于静磁场内的人体的任意选定层面进行激发,从而产生磁共振信号。与普通 X 线及 CT 相比,它具有无 X 线损害、较高的密度分辨率、容易显示纵隔及肺门区域的软组织的病变、可获得人体任意选定平面的扫描图像等优点,因此 MRI 已成为现代一种最先进的影像诊断技术。

## 一、适应证

### (一)肺门病变

肺门在磁共振影像上具有良好的自然对比,不必注射造影剂就能对鉴别肺门肿块为血管性病变或软组织病变性质有一定帮助。实际工作中,$T_1$ 加权图像的扫描参数为 TR 为 500～1 000 毫秒,TE 选择 16～30 毫秒;$T_2$ 加权图像的扫描参数为 TR＞1 800 毫秒,TE 选择 65～120 毫秒。

### (二)层厚、层间隔及扫描平面选择

层厚常规取 7～10 mm。扫描野应较宽,以便覆盖整个胸部。胸部扫描时,一般把横断面作为基本的成像平面,视具体情况选择应用冠状面、矢状面或斜切面成像。冠状位像或矢状位像能较好地显示肺尖、肺底病变及纵向走行的组织器官如气管、主支气管、上腔静脉,食管等处的病变。平行于主动脉弓走行的斜切面像能显示主动脉的全貌。

### (三)心电门控成像技术

心电门控成像技术是指利用心电信息将每次射频脉冲的触发时间固定于心动周期的某一点上,使每一层面每一次的激发和数据采集都处于固定的时相上,从而有效地减少了心脏搏动产生的伪影,这对于肺门及中下纵隔区的图像质量控制相当重要,激发的间隔时间一般为 100 毫秒。

### (四)呼吸门控技术

呼吸门控是指把进行数据采集的时间控制于呼气末至吸气开始的时间间隔内,其目的是减轻呼吸运动对图像质量的影响。由于呼吸运动的节律不如心电门控,而且呼吸运动过程中无简单的电物理信号伴发,因此其效果不如心电门控。采用呼吸门控技术,TR 时间由呼吸周期决定,因而扫描时间延长。

### (五)磁共振血管造影(magnetic resonance angiography,MRA)

(1)MRA 是利用磁共振“流动相关增强”现象而建立图像,是一种非创伤性的血管造影新技术,不用静脉注射对比剂。胸部 MRA 在诊断主动脉瘤、主动脉夹层、肺动脉扩张、腔静脉梗阻、腔静脉内血栓形成等方面有一定价值。

(2)胸部对比剂增强 MRA 技术是指借助静脉注射对比剂,将肺动脉主干及其分支成像,临床上取得了可喜的成果。随着 MRI 快速成像技术的发展,胸部 MRA 技术必将更加完善,服务于临床实践。

## 二、临床意义

(1)MRI 可以在不改变患者体位的情况下获得人体横断面、冠状面、矢状面甚至任意选定平

面的扫描图像,能比较全面地显示组织器官的解剖结构,并有助于分析病变的范围及解剖关系。

(2)MRI具有较高的密度分辨率,对分析组织成分、鉴别组织特性有一定帮助。通过改变扫描参数(如重复时间TR和回波时间TE)可获得$T_1$加权图像、$T_2$加权图像,质子密度图像及其他特殊图像等。比较不同图像上病变信号强度的变化,有助于对病变性质进行判断。

(3)MRI具有特征性的血液流空现象,心脏、血管均表现为管腔状影,因此,在不使用造影剂的情况下,就能产生较好的纵隔及肺门区域的自然对比,容易显示纵隔及肺门区域的软组织肿块,尤其是显示较小的肿块比CT更具优越性。

(4)MRI检查没有电离辐射对人体造成的危害,通常不使用造影剂,是一种无损伤性检查。少数情况下需增强扫描,采用的是顺磁性造影剂,它无毒性反应,在检查前患者不需要做特殊准备,因此易为患者所接受。

(5)MRI空间分辨率不如CT,对肺部的微细结构,如肺小叶结构,不能很好显示。人体的一些生理活动,如呼吸运动、心脏大血管搏动及心血管内血液流动均会影响图像的清晰度。但是,随着磁共振技术的发展和改进,特别是心电门控(ECG gating)技术、呼吸门控技术及呼吸触发技术的应用,在一定程度上改变了胸部MRI的影像质量。

(6)MRI一般搜集的是氢原子信号,钙化区域不产生磁共振信号,因此在肺结核与肺内一些具有钙化病变的疾病和肿瘤的鉴别诊断具有一定限度。

**(蒋 昱)**

# 第六节 超声检查

由于肺内气体的影响,超声检查在诊断及鉴别诊断胸部疾病上的应用受到一定限制,价值远不如在实质性脏器疾病上的诊断。因此,长期以来,各科医师,特别是临床医师,对超声在胸部疾病诊断中的价值认识不够。虽然受肺内气体的干扰,但超声检查在某些胸部疾病的诊断及鉴别诊断上亦有较高价值。本节主要介绍超声检查在诊断及鉴别诊断某些胸部疾病中的作用及其超声表现。

## 一、胸膜腔疾病

### (一)胸腔积液

1.意义

超声检查对少量的胸腔积液即可作出诊断,而且可大致判断积液的量、积液的性质(如是否分隔,分隔的多少,是否包裹,是否有絮状渗出物等),给临床医师拟定治疗方案提供帮助,并可定位,指导穿刺抽水或注射药物,达到治疗的目的。

2.超声表现

胸腔积液分为游离性和局限性两种,后者又分为包裹性积液、肺底积液和肺叶间积液。声像图上,积液均表现为无回声,游离性胸腔积液因重力作用,一般均聚积在肺底部,量少时,无回声出现在肺的强回声与膈肌之间,呈窄带状或小片状,量较多时,可于下位肋间探及,其内可见呈楔形的受压肺组织,为中强回声,因积液性质不同,其内可见点状、线状或条状回声,亦可呈分房状,分隔多时呈蜂窝状。包裹性胸腔积液常为大量胸腔积液局限后形成,可存在于胸腔不同部位,当局限于侧壁或后壁时可为超声显示,声像图上见半圆形或扁平状无回声,位于肺的强回声与胸壁间,其胸壁侧基底较宽,肺侧较光滑整齐,因位置多变,如不仔细扫查,常易漏诊,且有时易与胸膜肿瘤混淆。当液体聚积在肺底部与膈肌之间时称肺底积液,肋间扫查可显示上下范围很窄的扁平状无回声,肋缘下扫查,可于膈上见向外呈弧形突起的无回声,其两端上下径小,中间上下径较大。肺叶间积液超声显示较困难,只有当其外缘抵达胸壁时,用扇形或凸阵探头扫查,方可探及,表现为外窄内宽的无回声区。

**(二)脓胸和血胸**

胸腔积脓称为脓胸,积血称为血胸。因此,脓胸和血胸均是特殊类型的胸腔积液。脓胸可分为慢性脓胸和急性脓胸,脓液黏稠时,胸腔内无回声透声较差,可见较多点状回声,有时可见斑片状回声漂浮,脓液稀薄时,与一般胸腔积液表现相似,血胸亦为一般胸腔积液表现,仅凭超声检查,鉴别诊断困难,诊断时必须结合临床,脓胸多有急性感染症状、体征或感染病史,血胸多有外伤史,慢性脓胸内常见较多分隔,并伴胸膜增厚和广泛的胸膜粘连。若超声报告胸腔积液透声差,或有较多分隔,往往提示穿刺抽脓效果不好,因漂浮物及分隔在抽吸时易堵塞针道。

**(三)气胸和液气胸**

1.意义

单纯性气胸超声诊断困难,而液气胸声像图上有较特异性表现,胸部闭合性损伤者,若超声报告液气胸,则提示有胸膜或肺组织损伤。

2.超声表现

于胸腔内无回声的上半部,见与肺气无关的气体多重反射回声,呈密集或散在的点状强回声,后伴"彗星尾征",改变体位强光点沿重力反方向运动。

## 二、胸膜疾病

**(一)胸膜增厚和胸膜钙化**

X线对胸膜增厚与大量胸腔积液不易鉴别,也难以判断是否同时伴有胸腔积液,而声像图上二者表现完全不同。胸膜增厚表现为胸壁与肺组织间窄带状强回声,似包膜回声,其宽度与胸膜增厚程度有关,而胸腔积液则表现为无回声。胸膜增后常与胸腔积液同时存在,表现为胸膜高回声与肺强回声间出现无回声。胸膜钙化则表现为胸壁与肺组织间强回声团后伴声影,诊断较易。

**(二)胸膜肿瘤**

1.意义

因胸膜范围广,且背部胸膜因背部肌肉较厚超声显示困难,纵隔两侧胸膜亦不易为超声显示。因此,胸膜肿瘤无论单发或多发,若非弥漫性胸膜增厚,超声均不是首选的影像检查法。超声检查在胸膜肿瘤诊断中的意义在于,当X线发现有胸膜占位性病变时,可在超声引导下穿刺,行细胞学或组织学检查,获取病灶的病理诊断。此外,胸膜实性占位性病变常伴有胸膜增厚、粘连及胸腔积液,常规X线不能对这种复杂病变做出提示,超声检查则能准确地将肿物、胸膜增厚与胸腔积液相区别,但叶间胸膜肿瘤超声显示困难。

2.超声表现

壁胸膜肿瘤在向胸壁周围浸润的同时,常向胸腔内突起,因此,声像图上表现为胸壁上突向胸腔的半圆形或扁圆形低回声,基底宽,与胸壁夹角为钝角,肺组织受压内陷,深呼吸时,该低回声与肺组织运动不一致，良性肿瘤边界多较清晰、光滑，内回声较均匀。恶性者，边界不清，外形不规则，内可有坏死灶形成的无回声。弥漫性胸膜间皮瘤则表现为弥漫性胸膜增厚及胸膜多发性大小不等的低回声结节，常合并不同程度的胸腔积液。

## 三、胸壁疾病

### (一)胸壁脓肿

1.意义

超声不仅可显示很小的胸壁脓肿，而且可准确定位脓肿在胸壁中的位置及其对胸壁各层的浸润情况，但脓肿尚未液化时，声像图表现与胸壁肿瘤相似，鉴别困难。此外，仅凭声像图亦不能鉴别冷脓肿和热脓肿，必须结合临床进行诊断。一旦确诊为脓肿，可在超声引导下穿刺抽脓、冲洗、注射药物及置管引流。

2.超声表现

胸壁脓肿表现为胸壁内异常低或无回声区，外形多不规则，边界欠清，向外可达皮下组织，向内可穿破胸膜与胸腔相通，脓液黏稠时，内可见点状或线状回声漂浮，冷脓肿内还可见强回声团后伴声影，脓肿后方可有增强效应。

### (二)胸壁肿瘤

1.意义

胸壁浅层的肿瘤因位置表浅，常向皮下突起，因此，超声较易显示，但胸壁深层并向胸腔突起而皮下突起不明显的肿瘤，因胸壁范围广泛超声定位较难，但经 X 线定位后，超声在发现病灶处扫查，除可了解肿瘤的大小、形态、内部有否坏死等情况外，还可了解肿瘤向胸壁的浸润情况，肋骨有否破坏，胸膜有否增厚、粘连及是否伴有胸腔积液等。由于肿瘤位置表浅，超声引导下穿刺活检操作简便，是鉴别诊断胸壁良恶性肿瘤的首选方法。

2.超声表现

发生于壁胸膜的胸膜间皮瘤亦属于胸壁肿瘤，其超声表现如前述。多数胸壁软组织肿瘤表现为胸壁内低回声结节，良性者边界清，内回声均匀，恶性者边界多不清，内回声不均质，后方可见声衰减，并可浸及肋骨。

## 四、肺部疾病

### (一)肺不张

肺不张又称肺膨胀不全，是因支气管内在性或外在性阻塞而引起该区域肺组织含气量的明显减少，也可因胸腔积液挤压肺组织，使其膨胀不全。声像图上肺不张表现为均匀的强回声，但与正常肺组织的强回声不同，后者由于肺泡内气体的作用，中远场声减衰明显而有浑浊声影，不能显示其内结构及后界，肺不张时，不张肺的后界可清晰显示。此外，由于肺不张常因支气管或纵隔肿瘤、支气管异物或炎性渗出物压迫或阻塞支气管，或胸腔积液挤压肺组织。因此，除肺不张的表现外，尚可见原发病的超声表现。

### (二)肺占位性病变

1.意义

肺占位性病变无论良恶性，经胸超声检查均只能显示位于肺表面的病灶，有报道超声对肺周围型占位性病变的显示率可达 91%，但病灶表面覆盖有肺组织时，则超声难以显示。当病灶位于纵隔周围，经食道或经气管超声不仅可显示病灶，在显示病灶对周围组织的浸润情况方面优于支气管纤维镜，有助于肿瘤的分期和临床医师拟定治疗方案。中央型肺癌伴阻塞性肺不张时，声像图上有较特征性表现。当发现病灶后，超声引导下病灶穿刺活体组织检查，成功率较其他影像法高，且操作简便，安全。

2.超声表现

（1）良性病变具有以下特征：①病灶呈楔形；②等回声多见；③内部有散在分布的小支气管相；④病灶边界不清晰；⑤胸膜无隆起或中断。

（2）恶性病变具有以下特征：①接近胸膜的恶性肿瘤多呈类圆形，大于 5 cm 者可呈不规则形；②以低回声多见，较大者可呈强或不均质回声；③病灶内可见支气管相，多呈较密集的粗大的支气管相；④多数恶性病灶与肺组织分界清晰，可能与肿瘤组织与肺组织密度差异较大有关；⑤肺周边肿瘤或肿瘤浸及胸膜时，可见胸膜隆起或中断；⑥中晚期肺癌常伴有胸膜增厚和胸腔积液。

（3）中央型肺癌伴阻塞性肺不张时，声像图上表现为：①尖端指向肺门的楔形低回声区，回声强度接近或稍低于正常肝组织，其内可见散在的细小管道样无回声（支气管液相）；②与楔形低回声区相连的肺门低回声结节，类圆形，边界不整，该处不张肺尖端圆钝，肺内管状结构截断消失；③可有胸腔积液。

（王坤芳）

# 第七节　痰细菌学检查

痰细菌学检查应先嘱患者用水漱口，然后用自气管深部咳出的痰液，盛于洁净容器内，切勿将鼻涕吸入。

## 一、目视检查

### （一）颜色

在呼吸系统化脓性感染或肺炎时，痰中因含有大量脓细胞、上皮细胞而呈黄色，铜绿假单胞菌感染的痰呈绿色。大叶性肺炎或肺坏死因血红蛋白分解，痰可呈铁锈色。患阿米巴肺脓肿时痰可呈咖啡色。急性心力衰竭、肺梗死出血、肺结核或肺肿瘤引起的血管破裂时，痰可呈咖啡色。

### （二）性状

由于所含成分不同，呈现黏液性、黏液脓性、浆液性及血性等。

1.黏液性痰

黏液性痰见于上呼吸道炎症或支气管炎初期。

2.黏液脓性痰

最常见，因痰液中脓细胞含量不同而呈不同程度的黄色，见于支气管炎的恢复期、肺结核等。

3.脓性痰

浑浊，内含大量脓细胞，见于肺脓肿、浸润性肺结核、穿透性脓胸等。

4.浆液性痰

呈稀薄的泡沫状，见于急性肺水肿。

5.血性痰

血性痰指痰中混入大量血液者。因血量的多少、新旧程度不同，及其他成分的多少不一，而呈现种种颜色，如鲜红色、褐色、黑色等。还应注意区分是否有血丝、血块、血痰混合。

**(三)异常物**

1.支气管管型

支气管管型是由纤维蛋白和黏液等在支气管内形成的灰色树枝状体，在咳出的痰内常卷曲成团。如将其浮在盐水中则展开成树枝状。痰液中支气管管型见于纤维素性支气管炎、肺炎链球菌性肺炎、白喉等。

2.Curschmanna 螺旋体

肉眼所见为淡黄或白色的富有弹性的丝状物，多卷曲成团，展开长度可达 1.5 cm，常见于支气管哮喘及急性和慢性支气管炎。

3.其他

痰液有时可见寄生虫(如肺吸虫、蛔虫及钩虫的蚴虫)、肺结石及肺组织等。

## 二、显微镜检查

选取可疑部分涂片，加少量生理盐水混匀，制成盐水涂片镜检，或待痰涂片干燥后进行染色镜检。

涂片染色镜检时根据需要可将痰涂片进行 Wright 染色、革兰氏染色和抗酸染色镜检。

**(一)Wright 染色**

可做白细胞分类计数，嗜酸性粒细胞计数增多，见于支气管哮喘和肺吸虫病等。结核病时，痰液中淋巴细胞计数常增多，若混合感染则中性粒细胞计数增多。

**(二)革兰氏染色**

多用于一般细菌涂片检验，痰液中可见到细菌种类很多，以检出肺炎链球菌、葡萄球菌、链球菌、肺炎杆菌较有意义。

**(三)抗酸染色**

染色后用油镜检查，镜检至少 100 个视野。结果以“找到抗酸杆菌”或“未找到抗酸杆菌”报告。找到者，若 100 个视野中抗酸杆菌 1～2 条者，报告菌数，3～9 条者为“+”，10～99 条者为“++”，每个视野中1～10条者为“+++”，每个视野 11 条以上为“++++”。

必要时可将痰标本进行浓缩处理，后查抗酸杆菌，检查抗酸杆菌的报告必须注明直接涂片法或浓缩法。

(林云霞)

# 第八节　肺功能检查

肺功能检查内容包括肺容积、通气、换气、呼吸动力、血气等项目。通过肺功能检查可对受检者呼吸生理功能的基本状况作出质和量的评价，明确肺功能障碍的程度和类型，进而可以更深一步地研究疾病的发病机制、病理生理，并对疾病的诊断、治疗、疗效判定、劳动能力评估及手术的耐受性等具有很大的帮助。以下简述临床常用肺功能检查项目。

## 一、通气功能检查

### (一)肺容积

肺容积指在安静情况下，测定一次呼吸所出现的容积变化，不受时间限制，具有静态解剖学意义，是最基本的肺功能检查项目。肺容积由潮气量、补吸气量、补呼气量、残气量及深吸气量、功能残气量、肺活量、肺总量八项组成(图 3-1)。其值与年龄、性别和体表面积有关。以下分别介绍各项指标的含义及其正常值。

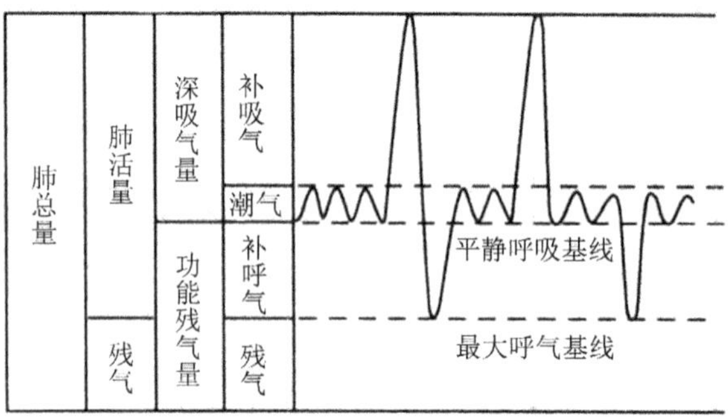


**图 3-1 肺容积及其组成**

1.潮气量($V_T$)

$V_T$ 为平静呼吸时，每次吸入和呼出的气量。成人正常值 400～500 mL。

2.补呼气量(ERV)

ERV 平静呼气末再尽最大力量呼气所呼出的气量。成人正常值：男性约 910 mL、女性约 560 mL。

3.补吸气量(IRV)

IRV 为平静吸气末再尽最大力量吸气所吸入的气量。成人正常值：男性约 2 160 mL、女性约1 400 mL。

4.深吸气量(IC)

IC 为平静呼气末尽最大力量吸气所吸入的最大气量，即潮气量加补吸气量。成人正常值：男性约为2 660 mL、女性约为 1 900 mL。

5.肺活量(VC)

肺活量是指深吸气末尽力呼气所呼出的全部气量(即深吸气量加补呼气量)。成人正常值：男性约3 470 mL、女性约 2 440 mL；VC 实测值占预计值的百分比小于 80%为减低，其中 60%～79%为轻度减低、40%～59%为中度减低、小于 40%为重度减低。肺活量减低提示限制性通气障碍，也可以提示严重阻塞性通气障碍。

6.功能残气量(FRC)

FRC 为平静呼气末肺内所含气量，即补呼气量加残气量(RV)。正常成人参考值：男性约(3 112±611)mL、女性约(2 348±479)mL。增加见于阻塞性肺气肿等，减少提示肺间质纤维化、ARDS 等。

7.残气量(RV)

RV 为最大呼气末肺内所含气量,即功能残气量减补呼气量。正常成人参考值:男性(1 615±397)mL、女性(1 245±336)mL。其临床意义同功能残气量。然而临床上残气量常以其占肺总量百分比即RV/TLC%作为判断指标,成人正常值:男性小于 35%、女性约 29%、老年人可达 50%。超过 40%提示肺气肿。

8.肺总量(TLC)

TLC 为最大限度吸气后肺内所含气量,即肺活量加残气量。正常成人参考值:男性(5 766±782)mL、女性(1 353±644)mL。肺总量减少见于广泛肺部疾病。

**(二)通气功能测定**

通气功能又称为动态肺容积,是指单位时间内随呼吸运动进出肺的气量和流速。常用指标如下。

1.每分钟静息通气量($V_E$)

这是指静息状态下每分钟呼出气的量,等于潮气量×每分钟呼吸频率。正常值:男性(6 663±200)mL、女性(4 217±160)mL。$V_E$>10 L/min 提示通气过度,可发生呼吸性碱中毒,$V_E$<3 L/min提示通气不足,可造成呼吸性酸中毒。

2.最大自主通气量(MVV)

这是指在 1 分钟内以最大的呼吸幅度和最快的呼吸频率呼吸所得的通气量。可用来评估肺组织弹性、气道阻力、胸廓弹性和呼吸肌的力量,临床上常用作通气功能障碍、胸部手术术前判断肺功能状况、预计肺并发症发生风险的预测指标以及职业病劳动能力鉴定的指标。正常成人参考值:男性约(104±2.71)L、女性约(82.5±2.17)L。临床常以实测值占预计值的百分比进行判定,实测占预计值小于 80%为异常。

3.用力肺活量(FVC)和第 1 秒用力肺活量($FEV_{1.0}$)

VC 是指深吸气后以最大力量、最快的速度所能呼出的气量。其中第一秒用力呼气量($FEV_{1.0}$)是测定呼吸道有无阻力的重要指标。临床常用 $FEV_{1.0}$ 和一秒率($FEV_{1.0}$/FVC%)表示,正常成人 $FEV_{1.0}$ 值:男性(3 179±117)mL、女性(2 314+48)mL;$FEV_{1.0}$/FVC%均大于 80%。

4.最大呼气中段流速(MMEF、MMF)

测定方法是将 FVC 起、止两点间分为四等份,取中间 50%的肺容量与其所用呼气时间相比所得值。可作为早期发现小气道阻塞的指标。正常成人值:男性为(3 452±1 160)mL/s、女性为(2 836±946)mL/s。

## 二、小气道功能检查

小气道是指吸气状态下内径不大于 2 mm 的细支气管,是许多慢性阻塞性肺疾病早期容易受累的部位。因小气道阻力仅占气道总阻力的 20%以下,故其异常变化不易被常规肺功能测定方法检出。

**(一)闭合容积**

闭合容积(CV)指平静呼吸至残气位时,肺下垂部小气道开始闭合时所能呼出的气体量。而小气道开始闭合时肺内留存的气体量则称为闭合总量(CC)。正常值随年龄增加而增加:CV/VC%,30 岁为 13%,50 岁为 20%,CC/TLC<45%。

### (二)最大呼气流量-容积曲线

最大呼气流量-容积曲线(MEFV)为受试者在作最大用力呼气过程中,将呼出的气体容积与相应的呼气流量所记录的曲线,或称流量-容积曲线(V-V 曲线)。临床上常用 VC 50%和 VC 5%时的呼气瞬时流量($Vmax_{50}$ 和 $Vmax_{25}$)作为检测小气道阻塞的指标,凡两指标的实测值/预计值小于 70%,且$V_{50}/V_{25}<2.5$即认为有小气道功能障碍。

## 三、换气功能检查

### (一)通气/血流比例

在静息状态下,健康成人每分钟肺泡通气量约 4 L,血流量约 5 L,二者比例即通气/血流(V/Q)为 0.8。在病理情况下,无论是 V/Q 增大或减小,均可导致动脉氧分压降低,临床常见于肺炎、肺不张、急性呼吸窘迫综合征、肺梗死和肺水肿等情况。

### (二)肺泡弥散功能测定

肺泡弥散是肺泡内气体中的氧和肺泡壁毛细血管中的二氧化碳,通过肺泡壁毛细血管膜进行气体交换的过程。临床上弥散障碍主要是指氧的弥散障碍。弥散量如小于正常预计值的 80%,提示弥散功能障碍。常见于肺间质纤维化、气胸、肺水肿、先天性心脏病、风湿性心脏病等情况。弥散量增加可见于红细胞增多症、肺出血等。临床上常用的单次呼吸法的正常值为:男 187.52~288.8 mL/(kPa·min);女156.77~179.7 mL/(kPa·min)。

## 四、肺顺应性

肺顺应性用以反映肺组织的弹性,通常包括肺顺应性、胸壁顺应性和总顺应性。肺顺应性分为静态顺应性和动态顺应性两种。静态顺应性是指在呼吸周期中气流被短暂阻断时测得的肺顺应性,它反映肺组织的弹性,正常值为 2.0 L/kPa;动态肺顺应性是在呼吸周期中气流未被阻断时的肺顺应性,它受气道阻力影响,正常值为 1.5~3 L/kPa。其值降低,见于肺纤维化等疾病;其值增加,见于肺气肿。

## 五、呼吸道阻力

呼吸道阻力指气体在气道内流动时所产生的摩擦力,通常用产生单位流速所需的压力差来表示。一般采用体容积描记法或强迫脉冲振荡法测定。正常值为每分钟 0.098~0.294 kPa/L(流速 0.5 L/s)。阻塞性肺疾病呼吸道阻力增加,由于呼吸道阻力的 80%以上来自大气道的阻力,若阻塞仅影响小气道,则阻力改变不大;限制性疾病呼吸道阻力多降低。

## 六、血液气体分析

动脉血气分析包括动脉氧分压、动脉二氧化碳分压和动脉氢离子浓度的测定,并根据相关的方程式由上述三个测定值计算出其他多项指标,从而判断肺换气功能及酸碱平衡的状况。血气分析的主要指标有以下几种。

### (一)动脉血氧分压($PaO_2$)

动脉血氧分压是指血液中物理溶解的氧分子所产生的压力。正常值为 12.6~13.3 kPa(95~100 mmHg)。$PaO_2$ 可作为判断低氧血症及呼吸衰竭的指标。

**(二)动脉血氧饱和度($SaO_2$)**

$SaO_2$ 是单位血红蛋白含氧百分数,正常值为 95%～98%。$SaO_2$ 也是反映机体是否缺氧的一个指标。但由于血红蛋白离解曲线(ODC)呈 S 形的特性,较轻度缺氧时,尽管 $PaO_2$ 已有明显下降,$SaO_2$ 可无明显变化,因此 $SaO_2$ 反映缺氧并不敏感,且有掩盖缺氧的潜在危险。

**(三)动脉血氧含量($CaO_2$)**

这是指单位容积的动脉血液中所含氧的总量,包括与血红蛋白结合的氧和物理溶解的氧两个部分。正常值为 8.55～9.45 mmol/L(19～21 mL/dL)。$CaO_2$ 是反映动脉血携氧量的综合性指标。慢性阻塞性肺疾病患者的 $CaO_2$ 值随着 $PaO_2$ 降低而降低,但血红蛋白正常或升高;贫血患者虽然 $PaO_2$ 正常,而 $CaO_2$ 随着血红蛋白的降低而降低。

**(四)动脉血二氧化碳分压($PaCO_2$)**

动脉血二氧化碳分压是指物理溶解在动脉血中的 $CO_2$(正常时每 100 mL 中溶解 2.7 mL)分子所产生的张力。其正常值4.7～6.0 kPa(35～45 mmHg),均值为 5.3 kPa(40 mmHg)。当呼吸衰竭时,如果 $PaCO_2$>6.7 kPa(50 mmHg),称为Ⅱ型呼吸衰竭。同时 $PaCO_2$ 也是判断呼吸性酸或碱中毒的指标。

**(五)pH**

pH 是血液中氢离子浓度的指标或酸碱度。正常值为 7.35～7.45。pH<7.35 为失代偿性酸中毒,存在酸血症;pH>7.45 为失代偿性碱中毒,有碱血症。临床上不能单用 pH 来判断代谢性或呼吸性酸碱失衡,应结合其他指标进行综合判断。

**(六)标准碳酸氢盐(SB)**

标准碳酸氢盐是指在 38 ℃,血红蛋白完全饱和,$PaCO_2$ 为 5.3 kPa(40 mmHg)的气体平衡后的标准状态下所测得的血浆 $HCO_3^-$ 浓度。正常值为 22～27 mmol/L,平均 24 mmol/L。SB 是单纯反映代谢因素的指标,一般不受呼吸的影响。

**(七)实际碳酸氢盐(AB)**

实际碳酸氢盐是指在实际 $PaCO_2$ 和血氧饱和度条件下所测得的血浆 $HCO_3^-$ 含量,正常值为22～27 mmol/L,平均值为 24 mmol/L。AB 在一定程度上受呼吸因素的影响。当呼吸性酸中毒时,AB>SB;当呼吸性碱中毒时,AB<SB;相反,代谢性酸中毒时,AB=SB 小于正常值;代谢性碱中毒时,AB=SB大于正常值。

**(八)缓冲碱(BB)**

缓冲碱指血液中一切具有缓冲作用的碱性物质的总和,包括 $HCO_3^-$、$Hb^-$ 和血浆蛋白、$HPO_4^{2-}$。正常值为 45～50 mmol/L。BB 是反映代谢性因素的指标,减少提示代谢性酸中毒,增加提示代谢性碱中毒。

**(九)碱剩余(BE)**

BE 是指在标准状态(与 SB 者相同)下,将血液标本滴定至 pH 等于 7.40 所需要的酸或碱的量,反映缓冲碱的增加或减少。是反映代谢性因素的指标,正常值为(0±2.3)mmol/L。碱多,BE 为正值;酸多,BE 为负值。

**(十)血浆 $CO_2$ 含量**

T-$CO_2$ 是指血浆中结合的和物理溶解的 $CO_2$ 总含量。其中 $HCO_3^-$ 占总量的 95%以上,故 T-$CO_2$ 基本反映 $HCO_3^-$ 的含量。又因其受呼吸影响,故在判断混合性酸碱失调时,其应用受到限制。

**(蒋　昱)**

# 第四章

# 呼吸系统疾病的常用治疗技术

## 第一节　吸入疗法

吸入疗法是将干粉剂或转化为气溶胶的药物，经吸入途径直接吸至下气道和肺达到治疗目的的一种治疗方法。气溶胶是指能悬浮于空气中的微小液体或固体微粒。气溶胶微粒有一个十分有利的表面积与容量的比例，有利于药物迅速弥散，进入气道后有广泛的接触面(成人肺泡面积 40～70 $m^2$)且作用部位直接。给药剂量很低，肺内沉积率高，体内的吸收很少，因此不良反应很轻微。药物开始作用的时间迅速而作用持续的时间较长，在治疗呼吸系统疾病时，呼入治疗和静脉及口服用药相比有独特的优势，近年来已被广泛应用于临床并取得了较好的治疗效果。因此，一般情况下常首选吸入治疗。

### 一、雾化治疗装置

常用的吸入装置有喷射雾化器、超声雾化器、定量吸入器和干粉吸入器。

#### (一)喷射雾化器

它是临床上最常用的雾化器，其以压缩空气和氧气气流为驱动力，高速气流通过细孔喷嘴，根据Venturi效应在其周围产生负压携带贮罐内的液体卷入高速气流而被粉碎成为细小的雾滴，再通过喷嘴两侧的挡板拦截筛选，使雾滴变得均一细小。一般喷射型雾化器每次置入药液 4～6 mL，驱动气流量 6～8 L/min，常可产生理想的气雾量和雾化微粒。氧气驱动雾化吸入是以氧气作为驱动力，氧气驱动雾化吸入过程中患者可以持续得到充足的氧气供给，在雾化吸入治疗同时 $SaO_2$ 上升，吸入雾气对患者呼吸道刺激性小，患者感觉舒适，但对慢性呼吸衰竭低氧血症伴高碳酸血症患者应慎用。喷射雾化吸入是以压缩空气作为动力，将雾化液制成气溶胶微粒，药液迅速到达深部细支气管和肺组织等病变部位，起效快，吸入时间短，操作方便，简单易行。氧气驱动雾化吸入和喷射雾化吸入的液体量少，且雾化颗粒小，一方面使水蒸气对吸入氧浓度的影响减少，另一方面也减少了湿化气对呼吸道的阻力，减轻了患者的呼吸做功，避免了呼吸肌疲劳。

#### (二)超声雾化器

它是利用超声发生器薄板的高频震动将液体转化为雾粒，同时将部分能量转化为热能使雾粒加温。由于一些药物在超声雾化后可能会影响其稳定性，目前超声雾化器一般仅用于化痰、湿化等治疗，而不主张使用平喘药和糖皮质激素等药液的雾化吸入治疗。此外有研究显示，老年慢性阻塞性肺疾病加重期（AECOPD）患者采用超声雾化治疗的不良反应（发绀、心悸、胸闷、喘息加重）发生率较高。原因可能是：①吸入气雾中水蒸气含量大，使吸入气体氧浓度降低，从而使患者的 $SaO_2$ 明显降低；②吸入过多的水蒸气后气道阻力增加，同时气道内干稠分泌物吸水后膨胀，加大了气道阻力，使呼吸做功加大，耗氧量增加，产生膈肌疲劳，难以维持必要的肺泡通气量；③老年 AECOPD 患者，由于肺功能受损，肺储备降低，代偿能力差，在雾化吸入治疗过程中容易受到吸入气溶胶的刺激，引起剧烈咳嗽，诱发支气管痉挛，加重低氧血症。因此，建议老年 COPD 患者在雾化吸入治疗时选择氧气驱动雾化吸入或喷射雾化吸入，以减少不良反应的发生，提高舒适度。

**（三）定量吸入器**（metered dose inhalers，MDI）

此装置内含有加压混合物，包括推进剂，表面活性剂和药物（仅占总量的1%）等。使用 MDI 无需额外动力，操作简单、便于携带，且无继发感染的问题。但使用 MDI 必须掌握正确的缓慢吸气与手的同步动作，才能将药液吸入到肺内。

**（四）干粉吸入器**（dry power inhalers，DPI）

吸入器内可装多个剂量，每次传送相同剂量，操作简便，携带方便。干粉吸入器是呼吸驱动的，因此不需要患者像应用 MDI 那样掌握动作的协调性。但吸入器有一定的吸气阻力，需要达到一定的吸气峰流速才能吸入药物。

## 二、吸入治疗的常用药物及临床应用

支气管舒张药能够通过松弛呼吸道平滑肌、减少气道炎症细胞释放介质、降低血管通透性等作用，最终达到扩张支气管管腔，改善症状的目的。常用于 COPD、支气管哮喘，其他具有喘息、气道阻塞性疾病也可选用。目前常用的支气管舒张药包括 $\beta_2$ 受体激动药，抗胆碱能药等。

**（一）$\beta_2$ 受体激动药**

它可以选择性作用于 $\beta_2$ 肾上腺素能受体，激活腺苷酸环化酶从而使细胞内 cAMP 浓度增加，引起细胞内的蛋白激酶 A 脱磷酸化，并抑制肌球蛋白的磷酸化，引起细胞内的 $Ca^{2+}$ 泵和气道平滑肌上的 $K^+$ 通道激活，从而使细胞内的 $Ca^{2+}$ 排出细胞外，细胞内 $Ca^{2+}$ 浓度下降，造成细胞内粗细丝微细结构发生改变、肌节延长，达到支气管扩张的目的。根据药物种类，药物的起效时间和作用时间不同，分为短效和长效的 $\beta_2$ 受体激动药。

1.短效 $\beta_2$ 受体激动药

沙丁胺醇、特布他林，为选择性 $\beta_2$ 肾上腺素受体激动药，是目前临床最常用的短效的快速起效的选择性 $\beta_2$ 受体激动药。它能选择性地与支气管平滑肌上的 $\beta_2$ 受体结合，对心脏 $\beta_1$ 受体作用弱，对 $\alpha$ 受体几乎无作用。由于它选择性高，选择性指数（即气道平滑肌与心肌作用所需的等强度浓度之比）沙丁胺醇为 250，特布他林为 138，异丙肾上腺素只是 1.4，所以较少发生心血管系统不良反应。且它有较好的稳定性，作用维持时间长，给药途径多等优点。剂型有雾化吸入剂，雾化溶液和干粉剂。沙丁胺醇每次吸入 100～200 $\mu$g，雾化溶液每次 2～4 mg。

2.长效 $\beta_2$ 受体激动药（LABA）

福莫特罗、沙美特罗为长效定量吸入剂，作用持续 12 小时以上，与短效 $\beta_2$ 激动药相比，作用更有效与方便。福莫特罗吸入后 1～3 分钟起效，常用剂量为每次4.5～9 $\mu$g，2 次/天。沙美特罗 30 分钟起效，推荐剂量 50 $\mu$g，2 次/天。

**(二)抗胆碱能药物**

抗胆碱能药物是目前治疗COPD最有效的支气管扩张药物。抗胆碱能药物主要作用于气道平滑肌和黏膜下腺体的胆碱能受体，抑制细胞内环磷酸鸟苷(cGMP)的合成，降低迷走神经张力，抑制胆碱能神经对支气管平滑肌和黏液腺的兴奋，使支气管平滑肌松弛，黏液分泌减少。由于$M_3$受体主要分布在大气道，故胆碱能药物对大气道的作用优于周围支气管。抗胆碱能药物的起效时间较$\beta_2$受体激动药慢，作用时间因药物种类而异。常用药物有异丙托溴铵与噻托溴铵。

1.异丙托溴铵

异丙托溴铵是阿托品的第四代衍生物，有舒张支气管作用。由于它脂溶性低，降低了黏膜表面对它的吸收及其对中枢神经的侵入性。它是一种强效高选择性抗胆碱能药物，是一种水溶性季胺类，口服不易被吸收，所以该药很少被全身吸收(<1%)，即使在实验给药高达1 000 μg亦不会产生明显药物毒性，临床安全性显著。临床主要采用雾化成气雾吸入给药。雾化吸入后直接进入气道，作用于胆碱能节后神经节，吸入后5～10分钟起效，30～60分钟达最大效应，能维持4～6小时。阻断支气管平滑肌$M_3$胆碱受体，可有效地解除平滑肌痉挛，既对大气道又对小气道具有较强的支气管弛张作用。其半衰期为3～4小时。多次用药不会导致耐受，对呼吸道腺体及心血管作用较弱。它能选择性地抑制迷走神经，阻断支气管平滑肌$M_1$胆碱受体，有效抑制气道的胆碱能神经功能，降低迷走神经张力，抑制肺内活性物质的释放(如5-羟色胺)，从而促使支气管平滑肌松弛，发挥解痉作用。异丙托溴铵是仅次于速效$\beta_2$受体激动药的另一种急性缓解药物，与$\beta_2$受体激动药联合应用可产生更好效果，不良反应更小。本品有气雾剂和雾化溶液两种剂型。雾化剂常用剂量为20～40 mg，3～4次/天；雾化溶液经雾化泵吸入，常用剂量为50～125 mg，3～4次/天，主要用于治疗支气管哮喘、COPD。在COPD急性加重和哮喘持续发作时一次最大剂量可500 mg，3～4次/天。

2.噻托溴铵

噻托溴铵选择性作用于$M_3$和$M_1$受体，为长效抗胆碱能药物，作用可达24小时以上，为干粉剂，吸入剂量为18 μg，每天1次。长期吸入可增加深吸气量(IC)，减低呼气末肺容积(EELV)，进而改善呼吸困难，提高运动耐力和生活质量，也可减少急性加重频率。

**(三)糖皮质激素**

糖皮质激素是最有效的控制气道炎症的药物。多用于气道炎症性疾病，主要有过敏性鼻炎，慢性阻塞性肺病及支气管哮喘等。品种有二丙酸倍氯米松，布地奈德，丙酸倍氯米松等。常用的剂型有定量雾化吸入、干粉吸入与雾化溶液吸入。雾化溶液是布地奈德，每次2～4 mg，2次/天，用于哮喘急性发作和COPD急性加重，儿童和老人不能配合MDI吸入时，也可应用。吸入治疗药物直接作用于呼吸道，所需剂量小，不良反应小。吸入后应及时用清水漱口，避免或减少声音嘶哑，咽部不适和假丝酵母感染。

**(四)联合制剂**

联合用药较单独用药效果要好，在我国常用的联合制剂有激素/LABA、异丙托溴铵/沙丁胺醇。激素和LABA两者具有抗炎和平喘协同作用。联合应用效果更好。

## 三、雾化吸入治疗的注意事项

(1)指导患者配合治疗，保证吸入治疗效果：治疗前、后充分做好解释工作，根据具体情况给予耐心解释与说明，介绍吸入方法、时间、效果及作用原理，教会患者如何配合呼吸。定量雾化吸入和干粉吸入应先做呼气动作，然后深吸气，将药物吸入下呼吸道，屏气 10 秒，恢复正常呼吸。溶液雾化吸入过程中嘱患者深吸气，吸气末尽可能稍作停顿，使雾粒吸入更深。对不适应且难以坚持吸入的患者可采用间歇吸入法，即吸入数分钟暂停片刻后继续吸入，反复进行直到吸完治疗药液。治疗时宜选择坐位，有利于吸入的药液沉积于终末细支气管及肺泡局部。对体质较差的患者可采取侧卧位或床头抬高 30°～45°，有利于横膈下降、增大潮气量。雾化吸入用的面罩或口含器应专人专用，用后以浓度为 500 mg/L 的含氯消毒剂浸泡30 分钟，灭菌蒸馏水冲洗干净后晾干备用。

(2)溶液雾化吸入过程中，严密观察不良反应、保持呼吸道通畅。治疗过程中严密观察病情变化，密切监测患者的神志、心率、$SaO_2$、呼吸变化，并注意监测动脉血气指标变化，如患者在治疗过程中出现不适症状，如胸闷、憋气、喘息、心悸、呼吸及心率加快、发绀、呼吸困难等，或出现血氧饱和度下降至 90%以下时，应暂停雾化治疗，予以吸氧，积极采取措施，分析原因，对症处理。雾化吸入前、后要始终保持呼吸道通畅，雾化过程中痰液稀释、分泌物增多，应及时将痰液排出，对痰液阻塞呼吸道明显者应先进行排痰处理，积极指导并鼓励患者进行有效咳嗽、咳痰，及时拍背及体位引流，必要时行负压吸引协助排痰以使雾粒进入呼吸道深部，有利于药液吸入和气体交换并防止痰堵。

(3)凡吸入激素者，应及时漱口，以防口咽部假丝酵母感染和不适。

(朱怀森)

## 第二节 体位引流

体位引流是利用重力作用，将分泌物由一个或多个肺段引流至中央气道，进而通过咳嗽或机械吸痰清除的一种疗法。体位引流的原则在于每个体位均需将目标肺段置于高出隆突的部位，并维持3～15 分钟。

### 一、适应证

(1)排痰困难伴咳痰量＞30 mL/d，或人工气道内分泌物潴留。

(2)存在或怀疑存在黏液栓引起的肺不张。

(3)支气管扩张、空洞性肺疾病和囊性纤维化等肺部疾病。

(4)存在气道异物。

### 二、禁忌证

对于大多数患者来说，体位引流不存在绝对禁忌，尤其是坐位、半卧位和角度较小的倾斜位。以下情况应慎行体位引流：颅内压＞2.7 kPa(20 mmHg)；头颈部损伤固定前；活动性出血伴血流动力学不稳定；近期脊柱手术或急性脊柱损伤；脓胸；支气管胸膜瘘；肺水肿伴充血性心力衰竭；大量胸腔积液；肺栓塞；无法耐受体位改变的年老体弱、意识不清或焦躁患者；肋骨骨折伴或不伴连枷胸。

## 三、方法

（1）体位引流排痰主要依靠患者自己完成，故必须向患者说明引流的方法、目的，使患者建立信心，积极配合。

（2）借助正侧位胸片、胸部CT等确定病变部位。要求明确病变至肺段。

（3）引流体位的设计：确定引流体位的总原则是必须将病灶置于最高位置，使脓痰从病灶处经肺段、肺叶支气管引流到主支气管，再流向大气管，经咳嗽或吸痰排出体外。因此不同部位的病变需设计不同的体位姿势才能达到良好的排痰效果，具体参见表4-1。

**表4-1　不同病灶部位引流体位**

| 病灶部位 | 引流体位 |
|---|---|
| 右上叶 | |
| 　尖段 | 半坐位 |
| 　后段 | 左侧卧位，面侧43°倾斜 |
| 　前段 | 仰卧位 |
| 右中叶 | 左侧卧位，背侧43°倾斜，头低脚高成14° |
| 左上叶 | |
| 　尖后段 | 右侧卧位，面侧43°倾斜，头部垫3个枕头 |
| 　前段 | 仰卧位 |
| 左舌叶 | 右侧卧位，背侧43°倾斜，头低脚高成14° |
| 下叶 | |
| 　背段 | 俯卧位，臀下垫枕头 |
| 　前基底段 | 仰卧位，臀下垫枕头，头低脚高成18° |
| 　后基底段 | 俯卧位，臀下垫枕头，头低脚高成18° |
| 　右内与左外基底段 | 右侧卧位，臀下垫枕头，头低脚高成18° |
| 　右外基底段 | 左侧卧位，臀下垫枕头，头低脚高成18° |

（4）摆好体位后，嘱患者咳嗽和深呼气，并轻拍病变部位，使脓痰受震动以促进引流。有支气管痉挛的患者，在体位引流前可先给予支气管扩张剂，痰液干燥的患者应注意湿化气道。每次引流10～15分钟，每天2～3次。术毕，用温开水漱口，以消除异味和防止口腔内感染。

（5）体位引流宜在早晚空腹时进行。头低脚高位引流时，为预防胃食管反流、恶心和呕吐，应在饭后1～2小时再进行，尤其是留置胃管的患者。如果有多个体位需要引流，可先从病变严重或积痰较多的部位开始，逐一进行。

## 四、并发症

（1）低氧血症。

（2）颅内压增高。

（3）操作过程中急性低血压。

（4）肺出血。

（5）肌肉、肋骨或脊柱疼痛或损伤。

(6)呕吐、误吸。
(7)支气管痉挛。
(8)心律失常。

(朱怀森)

## 第三节 胸腔闭式引流术

### 一、适应证

(1)张力性或交通性气胸。
(2)血气胸或液气胸,可同时排气和排液(血)。
(3)减少胸膜粘连、增厚的危险,并观察出血情况。
(4)恶性胸腔积液,排液以改善症状和提高生活质量。
(5)脓胸和支气管胸膜瘘,排出脓液并观察病情变化。

### 二、禁忌证

(1)出血体质、应用抗凝剂、出血时间延长或凝血机制障碍者。
(2)血小板计数$<50\times10^9$/L者,应在操作前先输血小板。
(3)体质衰弱、病情危重,难以耐受操作者。
(4)皮肤感染,如脓皮病或带状疱疹患者,感染控制后再实施操作。

### 三、操作方法

#### (一)置管引流前的准备

1.术前检查

进行引流前应完成全面而仔细的病史复习和体格检查,并常规行血常规、出凝血时间等检查,术前应行B超、胸部X线检查,以确定是否存在胸膜粘连、胸腔内包裹性积液或分隔等,明确最佳置管部位。

2.征得患者同意

应让患者及家属了解胸腔闭式引流术的目的和必要性,了解引流过程,消除其顾虑;并签署手术同意书。

3.患者准备

胸腔闭式引流术为一种简便、安全的操作,无须使用特别术前用药。对于精神紧张的患者,可于术前半小时肌内注射地西泮10 mg或可待因30 mg以镇静止痛。

4.检查室的准备

胸腔闭式引流术必须在无菌条件下进行,最好在固定消毒的检查室内进行。有时因病情所限,胸腔闭式引流术亦可在病房的床旁进行,此时应严格注意无菌操作,限制室内人员数量,尽量减少室内人员走动。

5.器械准备

局部麻醉药品;洞巾、小方纱、5 mL 注射器、手术剪、手术刀、止血钳、持针器、缝针、缝线、有齿镊及胸腔引流管、套管针等;阿托品、肾上腺素、利多卡因、肝素和氧气等。

**(二)操作方法**

1.患者体位

一般情况下,引流血液、脓液或恶性胸腔积液时,应选择坐位,使其胸内液体在重力的作用下集聚于胸腔下部;引流气体时可选择半卧位、仰卧位或坐位。

2.置管部位的选择

引流脓胸和胸腔积液,应选择低位肋间插管,可选择腋后线第 7～9 肋间或腋中线第 6～7 肋间;引流气胸,应选择高位肋间插管,通常选择锁骨中线第 2 肋间。对于局限性气胸或包裹性胸腔积液的患者,需结合超声或 X 线检查定位。选择切口部位时,应避开肥厚的胸部肌群,以防止肌肉活动造成引流管脱落。避免在胸膜粘连的部位置管,以免引起出血。一般不宜在背部进行插管,以免影响患者睡眠和造成胸腔积液外溢。置管位置不宜太低,以免因引流导管刺激膈肌而出现胸痛。

3.插管方法

操作者戴口罩、帽子,清洗双手,常规消毒置管部位皮肤(消毒皮肤区域直径在 15 cm 以上),戴无菌手套,铺置无菌洞巾,用 2%普鲁卡因 2 mL 或 2%利多卡因 3～5 mL 在选定的置管部位自皮肤至壁胸膜进行局部分层浸润麻醉,麻醉过程中边进针边回抽,并根据抽出胸腔积液或气体的进针深度判断胸壁的厚度。具体插管方法有以下 3 种。

(1)导丝置管法:这是内科常用的胸腔引流术,可在盲视下操作,也可以在 CT 或者超声引导下操作。但由于胸腔引流管管径较细,较易发生堵管,进行脓胸、血胸等引流时受限。具体操作方法类似于深静脉置管。选择好穿刺点(同胸膜腔穿刺术),表皮局麻后沿肋骨上缘刺入麻醉针,逐层麻醉至壁胸膜。换用穿刺针,沿麻醉针路径进入胸腔,在抽出胸腔积液或气体后,从穿刺针尾部置入导丝至适当深度,拔除穿刺针,换用扩皮器沿着导丝旋转进入直至壁胸膜,拔除扩皮器,沿着导丝置入胸腔引流管至适当深度(根据穿刺点距离膈肌的距离、进针方向等判断引流管深度),拔除导丝,回抽液体满意后固定引流管,连接三通及引流袋。

(2)套管针置管法:沿肋骨上缘做一小切口,用止血钳适当分离皮下组织和肌层,将带针芯的套管针的针芯插入套管中,经切口一并插入胸腔内,拔出针芯,用一手指暂时堵住套管外口,以止血钳将胸腔引流管的远端夹闭,并经套管将胸腔引流管的近端送至胸腔内的适当深度,然后将引流管与水封瓶连接,松开止血钳,观察有无液体或气体溢出,以及置入水平面下的引流玻管内的水柱是否随呼吸而波动。为避免置入套管时刺伤肺组织,穿刺时应适当控制进针深度。为保持良好的引流效果,应根据引流玻管水柱波动情况调整引流管深度。如引流良好,再拔出和退出套管,缝合皮肤切口并用缝线将引流管固定于皮肤,覆盖无菌纱布,以胶布固定。

(3)肋间切开置管法:沿肋骨上缘做一小切口,用止血钳钝性分离皮下组织和肌层至壁胸膜表面,以止血钳将胸腔引流管的远端夹闭,用另一较长的止血钳夹住胸腔引流管的近端,一并送至胸腔内的适当深度,然后将引流管与水封瓶连接,松开止血钳,观察有无液体或气体溢出,以及置入水平面下的引流玻管内的水柱是否随呼吸而波动。为保持良好的引流效果,应根据引流玻管水柱波动情况调整引流管深度,并应注意引流管插入胸腔的长度不宜过长或过短,一般为 3～5 cm。如引流良好,缝合皮肤切口并用缝线将引流管固定于皮肤,覆盖无菌纱布,以胶布固定。

4.引流的类型

置管后，通常采用水封瓶进行引流。根据不同病情和引流需要选择不同的引流方法，各种引流方法如下。

(1)单向活瓣引流法：为最简单的引流方法，仅适用于无水封瓶时气胸患者的临时引流。以单向活瓣与胸腔引流管外口连接后，如胸腔内压低于大气压时，翼状活瓣闭合，使外界气体不能逆向进入胸腔；当胸腔内压高于大气压时，翼状活瓣张开，胸腔内气体被排出体外。

(2)单瓶引流法：适用于脓胸、血胸、胸腔积液和各种类型的气胸引流。仅需一个引流瓶，瓶内盛一定量的无菌生理盐水，在瓶盖上插入长短两根玻管，其中长管为引流管，与胸腔引流管相连，其下端置于瓶内水平面下 1～2 cm，短管为排气管，与大气相通。当胸腔内压超过 0.2 kPa(2 $cmH_2O$)时，胸腔内的气体或液体可经长管排入引流瓶内；当胸腔内压为负压时，长管内水柱液面上升，并随呼吸而上下波动。由于该法属于一种正压式引流方法，在对胸腔积液患者进行引流时，随引流出的液体量不断增加，引流瓶内的液面随之上升，此时必须克服较大的阻力才能排出胸腔内的气体或液体，故应及时调节长管在水平面下的深度，使之保持在 1～2 cm；为防止引流瓶内液体反流进入胸腔内，应始终保持引流瓶位于患者胸部水平以下。

(3)双瓶引流法：适用于引流和收集较大量的胸腔积液。即在单瓶引流的基础上，在患者与水封瓶之间另加一个引流瓶(集液瓶)，两引流瓶的瓶盖均插入两根玻管，两瓶之间以一管相连，起到单瓶引流时长管的作用，其在水封瓶的一端置入水平面下 1～2 cm，另一端插入集液瓶内，其下端应高于瓶内液体平面；集液瓶的另一管与胸腔引流管相连，其下端也应高于瓶内液体平面；水封瓶的短管与大气相通。

(4)负压吸引引流法：适用于张力性和交通性气胸。此法又可分为两种方法，即连续吸引引流法和连续恒压吸引引流法。连续吸引引流法需要两个引流瓶，利用负压吸出胸腔内的气体或液体，即在单瓶引流的基础上，在其排气管上再接一个引流瓶，以电动吸引器或胃肠减压器作为吸引动力，但该法较难以控制吸引力的大小，易于产生并发症，一般情况下不宜选用。连续恒压吸引引流法需要 3 个引流瓶，即在双瓶引流的基础上再加一个调压瓶，集液瓶(标本瓶)瓶盖的一根玻管与胸腔引流管相连，另一根玻管与水封瓶相连并置于水平面下 1～2 cm，水封瓶另一玻管与调压瓶相连，调压瓶上插入三根玻管，其中一根为压力调节管，置于水平面下 12～20 cm，其余一根玻管与负压吸引装置相连。通过调节压力调节管插入液体下的深度或通过增减调压瓶中的液体量，可以调节吸引负压的大小。吸引负压＝调压瓶内调压玻管插入液体下的深度－水封瓶内玻管插入液体下的深度。当进行负压吸引时，调压瓶内形成负压，如该负压超过压力调节管 1.2～2.0 kPa(12～20 $cmH_2O$)时，瓶外的空气即可经压力调节管进入瓶内并产生气泡。此时调压瓶内的压力为－2.0～－1.2 kPa(－20～－12 $cmH_2O$)，集液瓶内的压力(吸引负压)则为该值减去水封瓶连接管内水柱压力 2.0 kPa(20 $cmH_2O$)，即为－1.8～－1.0 kPa(－18～－10 $cmH_2O$)。根据不同的病情，可选择适当的吸引负压，即调节压力调节管插入液体平面下的深度。为保证达到预期的吸引负压，在确定压力调节管插入液体平面下的深度后，进行负压吸引时必须保持压力调节管内连续产生气泡。临床应用负压吸引过程中，有时在胸腔积液不多的情况下可取消集液瓶，进行双瓶的连续恒压吸引引流。

## 四、胸腔引流的观察和管理

每个胸腔引流的患者，均应密切观察，加强管理，以及时调整获得最佳引流效果。

(1)气胸患者,采用单瓶或双瓶引流法时,应观察水封瓶内的气泡。在胸腔引流管与水封瓶连接后,随患者呼气活动,胸腔内压力增加,促使胸腔内气体通过引流管由水封瓶逸出,此时在水封瓶内可见水平面下的管口不断产生气泡。若无气泡产生,可嘱患者咳嗽或用力呼气,出现气泡,说明引流管通畅。如仍无气泡逸出,应观察引流管玻管内的水柱波动情况,水柱平面随吸气而升高,随呼气而降低,说明引流管通畅和胸膜伤口已愈合。如引流管内水柱无波动,则提示引流管不通畅,可能由分泌物阻塞引流管、引流管移位以及肺已复张等所致。此时应进行及时的检查和相应的处理。如果观察到引流管内气泡逐渐减少直至消失,水柱波动由明显到不明显,如患者的临床表现亦随之好转,则强烈提示肺组织已经复张,反之,则提示导管阻塞。

(2)负压吸引的患者,在连续吸引过程中,压力调节管内会连续不断地产生气泡。但如持续引流达12 小时以上而水封瓶内仍有气泡时,应对引流装置进行检查,可用止血钳夹住胸腔引流管,如仍有气泡逸出,提示引流装置漏气,否则表示胸膜裂口尚未愈合。应随时观察调压瓶内压力调节管插入液体平面下的深度,引流瓶中液体丢失过多时应及时补充。

(3)对于引流胸腔内液体的患者,应密切观察其集液瓶内引流液的性状和数量,发现问题及时进行引流液分析。同样,也需观察引流管是否通畅,及时调节引流玻管在液体平面下的深度,保证引流效果。在使用较小的引流管时,含蛋白质较高的胸腔积液往往可在引流管内凝结而阻塞管腔,采用定期挤捏引流管的方法可明显减少其阻塞的发生率。对于大量胸腔积液的患者,引流的速度不宜过快。

(4)进行引流后,应每天更换水封瓶或者引流袋至少一次;并应定期做胸部 X 线检查,根据复查结果调整引流方法和引流管长度。

(5)观察引流后患者的反应,特别是在胸腔引流的最初阶段,患者气促、发绀减轻,呼吸音恢复表明引流有效。如出现呼吸困难加重、心悸、咳嗽等应考虑有复张性肺水肿的可能。

(6)及时夹管和拔管:经有效引流后,肺已复张并维持 24～48 小时者,可将引流管夹闭,继续观察 24 小时,患者病情无反复,必要时经胸部 X 线检查证实肺组织已复张,则可将引流管拔除。应在患者深吸气后屏气时拔管,并注意防止气体进入胸腔,拔管后缝合皮肤伤口,并采用蝶形胶布进行粘贴固定。

## 五、并发症

### (一)胸痛

剧烈胸痛的发生机制有以下几个方面:①肺复张后脏胸膜接触引流管;②引流管太硬,引起壁胸膜受刺激或压迫肋间神经;③引流管插入过深,刺激膈肌所致,常伴有同侧肩部放射性疼痛;④负压吸引时吸引力过大。应根据情况酌情处理,如适当退出引流管,或更换较软和较细的引流管等。预防措施包括避免插管过深、在肋骨上缘置管以减少肋间神经受压、在获得有效引流的前提下尽量选择较细的引流管、负压吸引力应适度等。

### (二)皮下气肿

为胸腔内气体进入皮下疏松结缔组织内所致,表现为引流后出现局部或全身皮肤肿胀,检查时有捻发感,以接受肋间切开置管法者为多见。常见于皮肤切口小而胸膜裂口大的患者,由于引流管向外滑脱,导致部分管口位于皮下,或因皮肤切口缝合过紧,以及患者剧烈咳嗽等引起皮下气肿;有时尚可由于反复置管出现多个胸壁窦道,或因使用机械通气等所致。对于局部性皮下气肿,一般不需特殊处理。对于广泛性皮下气肿,则应检查引流管的安置情况,敞开皮肤切口排气,必要时用针头在皮下穿刺或做皮肤小切口进行排气，并将患者头部放低，适当给予抗菌药物预防感染。有时可发生纵隔气肿，对较重的纵隔气肿应选用胸骨上切迹切开排气。预防措施包括：选择适当的引流管进行正确的置管，尽可能保证一次置管成功，避免反复多次置管。尽量不用机械通气，必须应用时应考虑设置低吸入压的机械通气方式。

**(三)胸腔感染**

长期留置胸腔引流管或者未严格进行消毒及无菌操作，易出现胸腔感染。患者在出现胸腔感染前，常出现穿刺局部疼痛，此时应引起高度重视。一旦发生胸腔感染，患者可出现发热，引流管内出现黏稠脓性引流液，甚至出现有臭味的引流液，显微镜检查可发现引流液中的白细胞计数和中性粒细胞分类计数增高，涂片或培养可发现病原菌。应及时给予全身和局部抗感染治疗，加强胸腔引流。预防措施包括置管前对局部皮肤进行清洗和严格的消毒；置管时严格按无菌操作规程进行，每天更换水封瓶及引流袋，并注意更换时的无菌操作。对于向外滑脱的引流管，不能再将其插入胸腔，应在无菌条件下进行更换。

**(四)引流管阻塞**

引流管可因分泌物、脓性或血凝块而发生阻塞，影响引流效果，此时引流玻管内水柱不随患者呼吸而上下波动。可通过空针抽吸或挤捏引流管以及调整引流管的方向等进行处理，有时可使其恢复通畅，如经反复处理后仍不能通畅，应拔出和更换新的引流管。但应注意，不宜试图通过引流管向胸腔内注气或注液的方法使引流管通畅，因为此法极易引起胸腔内继发感染。

**(五)其他**

较为少见的并发症尚有复张性肺水肿、引流管脱落、插管损伤肺脏或将引流管置入肺内、引流管刺激心脏引起心律失常等。医师应根据实际情况积极处理。

(张　扬)

# 第四节　低氧特殊疗法

## 一、吸入性一氧化氮

吸入一氧化氮(NO)可选择性地扩张通气区域的肺血管，从而改善通气/血流比值，提高氧分压。由于其进入循环后迅速与血红蛋白结合而失活，因而对循环没有影响。动物实验及早期的病例报道均证实吸入 NO 可改善氧合，减少肺内分流，随后进行的一系列Ⅰ、Ⅱ期临床试验也表明该方法可以改善患者的血流动力学及氧合，但在病死率及通气治疗时间方面与对照组没有明显区别。最近，在欧洲开展的一项多中心、随机、空白对照的Ⅲ期临床试验中，286 名患者中 180 名受试对象吸入最低有效量 NO，虽然治疗组中严重呼吸衰竭的发生率有所降低，但是死亡率与对照组并无差异。Taylor 等在迄今为止一项最大规模的Ⅲ期临床试验中(共计病例数 385 例。纳入标准：非脓毒症为诱因且无肺外器官功能障碍的 ALI 患者)，观察吸入 NO 的疗效，结果与前面的试验相似，尽管患者的氧合情况有短期改善，但未能降低病死率、缩短通气治疗时间。虽然大量的临床研究证明 NO 并不是治疗 ARDS 的特效药物，但由于该药可短期内改善氧合，因而在重症 ARDS 发生顽固性低氧血症时可以作为“营救药物”。

**(一)主要应用指征**

(1)新生儿持续肺动脉高压(PPHN),PPHN 常继发于严重缺氧状态,临床特点为出生后不久持续性发绀,吸氧不能使青紫缓解,病死率高达 50%,对常规呼吸治疗及血管活性药物均反应欠佳。近年来国外应用 NO 吸入治疗 PPHN 和严重低氧血症取得了良好效果。

(2)小儿先天性心脏病伴肺动脉高压。

(3)原发性肺动脉高压(PPH)。

(4)伴肺动脉高压的成年心脏病患者在围术期吸入 NO 可显著降低肺动脉压。

(5)ARDS 伴肺动脉高压。

(6)慢性阻塞性肺疾病。

(7)高原肺水肿。

(8)先天性膈疝。

**(二)禁忌证**

(1)高铁血红蛋白症。

(2)对高铁血红蛋白症具有遗传敏感性的人群。

**(三)剂量选择**

动物实验显示 NO 的疗效呈剂量依赖性。许多临床研究证明,持续性低浓度吸入即可产生显著疗效。据临床研究,有肺动脉高压的新生儿选择剂量浓度为 4.2～8.4 $mg/m^3$(5～10 ppm),儿童 8.4～16.8 $mg/m^3$(10～20 ppm),成人 21.0 $mg/m^3$(25 ppm),而心脏直视手术后选择 37.8 $mg/m^3$(45 ppm)左右浓度可收到良好效果而无任何毒副作用。但极严重的肺损伤患者对 NO 吸入治疗无反应。虽然 NO 浓度与效应呈剂量相关,但一般不选择＞67.2 $mg/m^3$(80 ppm)。但也有研究表明在吸入 NO 治疗新生儿持续肺动脉高压(PPHN)时,初始吸入 NO 浓度应为 20 ppm,因为＜10 ppm 效果欠佳,如无效可逐渐增加 NO 浓度,但最高不超过40 ppm。NO 是一种潜在的毒性气体,NO 和 $O_2$ 在气道内很快形成 $NO_2$,过高的 NO 对气道和肺组织细胞有害,故要求达到有效治疗作用时吸入的浓度尽可能低。总之,关于 NO 吸入的最低有效浓度、最佳疗效浓度和最大作用浓度目前尚无定论。持续时间吸入 NO 的时间主要依据病情的严重程度、吸入 NO 的疗效及潜在的毒副作用发生的情况而定。患者吸入 NO 的时间无严格限制,平均天数为(15.8±8.1)天。有研究证明吸入 NO 治疗 PPHN 时,疗程时间一般持续 24～48 小时,最多不超过 72 小时。当长时间 NO 治疗突然停止时,可瞬间引起肺动脉高压,甚至导致肺动脉高压危象,因此需谨慎撤离 NO。但有的研究认为,当患者适应以下呼吸参数:PEEP ≤0.4 kPa(4 $cmH_2O$),I∶E=1∶2,$FiO_2$≤0.8,可间断减量,直至 $PaO_2$＞8.0 kPa(60 mmHg),即可完全停用 NO 而不引起反跳。

**(四)NO 的毒副作用**

由于 NO 与 $O_2$ 接触后很快会生成具有很强毒性的 $NO_2$,可被人体吸收或呼气时排入空气造成污染,当 $NO_2$ 达到一定浓度时,可导致急性肺损伤,如肺炎、肺水肿、肺气肿。作为氧化物,NO 还可使细胞受损或死亡。吸入的 NO 和体内过氧化物可以形成过氧化亚硝基,对肺表面活性蛋白结构具有破坏作用,从而影响肺功能。NO 与 Hb 结合生成 NO-Hb,易氧化生成高铁血红蛋白。高铁血红蛋白无携氧能力,当其超过一定浓度时,会降低血红蛋白的携氧能力,造成缺氧和肺水肿等不良反应。有报道称,NO 可引起血小板聚集,降低其黏附性,从而影响凝血功能,但其对血小板功能的影响尚待进一步研究。人类实际使用 NO 吸入疗法的过程中,并未出现凝血功能障碍的情况。但对于已有出血倾向的患者，在吸入过程中仍需密切观察。

## 二、部分液体通气

有研究者发现当一些液体物质如盐水充满肺脏时，可降低肺的表面张力。Kylstra应用盐水溶液灌入肺脏进行液体通气实验。由于盐水溶液对氧的溶解度很低，故只能在特定的实验条件下进行，但人们已意识到作为理想的肺气体交换的液性媒介应具备以下特点：稳定的理化性质，无毒副作用；对氧及二氧化碳的较高的溶解性；极少被机体组织吸收；更容易排除。Clark和Golan首先应用全氟化碳（perfluorocarbon，PFC）作为液体通气的一种介质。最初应用PFC进行的临床及实验研究是以全液体通气（totalliquidventilation，TLV）的形式进行的。

Greenspan等首次将液体通气技术用于早产儿呼吸窘迫综合征（respiratorydistresssyndrome，RDS），治疗期间患者肺顺应性明显增加，$PO_2$及$PCO_2$均有不同程度的改善。Fuhrman及其同事通过将液体及气体通气技术相结合，在部分灌注PFC的肺内加入潮气通气，显著简化了液体通气技术的应用程序。其方法是，首先向肺内灌注PFC至功能残气量（FRC）位，随后进行常规气体通气。

根据近年来研究结果的综合评价，认为全氟化碳在呼吸系统方面可能具有以下生理作用：①具有较高的携氧及$CO_2$能力，在肺内起着气体转运的作用；②“液态PEEP”效应，使萎陷的肺泡重新开放，降低肺泡表面张力，减少无效腔；③受PFC的重力作用，肺内上、下区域的血流得以重新分布，尤其是使肺下垂部位的血流相对减少，改善肺内通气/血流比；④促进肺内源性肺泡表面活性物质产生；⑤有利于肺泡及小气道分泌物的排出；⑥抑制肺组织的炎性反应，防止或减轻肺损伤；⑦有稳定细胞膜及抑制肺内炎性介质及细胞因子释放的作用；⑧有一定的抑制呼吸道细菌生长繁殖的作用。PLV技术在不同人群中的应用是安全的，可有效地改善肺功能，增加肺容量。新近的一些研究探讨了PFC的雾化及汽化吸入对ALI/ARDS的治疗作用，其研究结果令人鼓舞。Bleyl及其同事应用油酸诱发绵羊肺损伤模型进行的研究显示，汽化吸入18%的PFC［全氟己烷，20 ℃时蒸汽压为23.6 kPa（177 mmHg）］能改善氧合。即使汽化吸入全氟己烷仅30分钟，对氧合的改善仍可维持近2小时。而且，通过测定吸入气、呼出气中全氟己烷浓度及每分通气量发现，仅有非常少量吸入的全氟己烷存留在肺中（约3 mL/kg）。因此，汽化吸入全氟己烷改善氧合的作用不能归功于液体PEEP效应。另外两个研究小组探讨了肺灌洗ALI动物模型中雾化吸入PFC的作用。Kely及其同事以兔子为研究对象，给予雾化吸入PFC（PF-5080）未发现氧合改善的证据，而应用PF-5080给予PLV时却发现氧合明显改善。与此相反，Kandler等发现给小猪雾化吸入PFC（全氟萘烷，FC-77）对气体交换及肺力学的改善与PLV一样有效。并且在停止雾化吸入治疗后，FC-77的改善效应仍能持续6个小时，而应用FC-77进行PLV的改善效应在治疗停止后迅速丧失。这两个研究小组研究结果的差异，可能是由于雾化吸入方法的不同造成的。Kely小组是在呼吸机管路吸气支离进气口30 cm处，应用超声雾化的方法给予PFC雾化吸入，这导致了PFC微粒在呼吸机管路中的沉积并限制了PFC向肺泡的输送。另一方面，Kandler小组则是应用了一种特殊的雾化导管，更有效地将雾化的PFC微粒送入了肺泡。在此技术临床推广应用前，仍需进一步的研究来确定适宜的雾化方法，了解PFC的肺内分布，以及选择最适宜雾化的PFC制剂。PFC的种类和剂量、雾化的方法以及动物模型的不同都会对试验结果产生一定的影响。PFC雾化或汽化吸入方法是目前需要对肺进行PFC液体灌注的PLV技术的一种令人振奋的替代技术。

## 三、俯卧位通气

俯卧位通气可以改善 ARDS 患者的气体交换，可能的机制包括：①减轻重力依赖区的肺不张（暂时性）；②通过降低胸廓顺应性增加胸膜腔内压促使肺泡复张；③改善局部膈肌运动；④改善通气/血流比；⑤促进分泌物清除；⑥避免肺泡过度膨胀改善氧合。

### （一）适应证

当已使用最优化呼吸机通气模式及参数时仍无法改善氧合：$PaO_2$＜8.5 kPa（64 mmHg），$FiO_2$≥0.6，PEEP＞1.0 kPa（10 $cmH_2O$）。

### （二）禁忌证

（1）绝对禁忌证包括严重颅脑、脊髓、腹部损伤、血流动力学波动剧烈者。

（2）相对禁忌证包括近期腹部手术、巨腹、妊娠、脊柱不稳定、频发癫痫、多发创伤及颅内压增高者。

### （三）方法

一般需要四个人协作完成翻转患者的工作，一个人负责保护患者的头部和气管插管。通常第一步将患者翻转至侧卧位，在翻转至侧卧位时之前将枕头置于患者胸部及腹部的下方，然后在向左翻转时先将左臂置于臀部下方，右臂抱在前胸部，随后将患者翻转至俯卧位。俯卧位时枕头位于患者肩部和髂部下方。抬高床头，使患者一侧手臂伸展，另一侧弯曲，头部朝向伸展的手臂方向。同时需特别注意避免男性生殖器受到压迫。

部分患者可能会从俯卧位通气中受益，氧合得到暂时性改善，但是需要频繁改变体位，有一些患者很难恢复至平卧位。俯卧位通气对肺不张的改善可以持续近 2 小时，2 小时后应该将患者恢复至平卧位。某些情况下需要维持 18 小时俯卧位通气，但一般每 2 小时需要改变头部和手臂的位置。

### （四）并发症

面部水肿，手臂位置不当导致神经麻痹，引流管或导管意外滑脱，局部受压导致组织坏死和骨化性肌炎。

（李　燕）

# 第五章

# 结核疾病

## 第一节　支气管结核

支气管结核是发生在气管、支气管黏膜或黏膜下层的结核病，因此也称支气管内膜结核。

支气管结核在抗结核化疗前时代发病率很高。Auerbach 曾报道对 1 000 例肺结核尸体解剖，发现有 41.0%患者有支气管结核。黄家驷也曾报道，肺结核患者中 42.7%有支气管结核。但是在抗结核化疗时代，支气管结核的发病率较前明显减少。1984 年有作者报告对1 000 例结核病患者尸检中发现支气管结核者仅 42 例，占 4.2%。值得指出的是，支气管结核的发病率与病例选择有明显关系。如果对结核患者无选择性地进行支气管镜检查，则支气管结核的发病率低，如选择有支气管结核症状的患者作检查，则发病率高。支气管结核的发病率又与肺结核病情有关，重症结核、有空洞者及痰结核菌阳性的肺结核患者，支气管结核的发病率较轻症、无空洞，痰菌阴性者高了 3 倍。另据国外统计，支气管结核发病率农村高于城郊，城郊高于城市，这可能与农村重症结核患者较多，且治疗不规则有关。

支气管结核女性多于男性，男女比例为 1∶4.2，各年龄组均可发生。多数支气管结核继发于肺结核，以 20～29 岁年龄组占多数，少数继发于支气管淋巴结结核，以儿童及青年为多。近年由于肺结核患病趋向老年化，老年患支气管结核有增加的趋势。

### 一、发病机制及病理

#### (一)发病机制

支气管结核均为继发性，多数继发于肺结核，少数继发于支气管淋巴结结核，经淋巴和血行播散引起支气管内膜结核者极少见。

1.结核菌接触感染

此为支气管结核最常见的感染途径。气管支气管是呼吸通道，结核患者含有大量结核菌的痰液通过气管，或空洞、病灶内的含结核菌的干酪样物质通过引流支气管时，直接侵及支气管黏膜，或经黏液腺管口侵及支气管壁。

2.邻近脏器结核病波及支气管

肺实质结核病进展播散时波及支气管，肺门及纵隔淋巴结发生结核性干酪样坏死时，可浸润穿破邻近支气管壁，形成支气管结核或支气管淋巴瘘，个别脊柱结核患者的椎旁脓肿可波及气管、支气管，形成脓肿支气管瘘。

3.淋巴血行感染

结核菌沿支气管周围的淋巴管、血管侵及支气管，病变首先发生在黏膜下层，然后累及黏膜层，但这种淋巴血行感染的发生机会较少。

**(二)病理改变**

支气管结核早期组织学改变为黏膜表面充血、水肿，分泌物增加，黏膜下形成结核结节和淋巴细胞浸润。此种改变与一般非特异性炎症不易区别。当病变继续发展，可产生支气管黏膜萎缩及纤维组织增生，当病变发生干酪样坏死时，可形成深浅不一、大小不等的结核性溃疡，底部充满肉芽组织，表面覆以黄白色干酪样物，肉芽组织向管腔内生长，可造成管腔狭窄或阻塞。

通过合理有效的抗结核治疗，随着炎症消退，溃疡愈合，少数狭窄或阻塞的支气管可获得缓解，但多数随着支气管壁弹性组织破坏和纤维组织增生，狭窄或阻塞情况反而加重，引起肺不张、肺气肿、张力性空洞及支气管扩张等并发症。

当气管支气管旁淋巴结干酪样坏死时，淋巴结可发生破溃穿透支气管壁，形成支气管一淋巴瘘，瘘孔多为单发，亦可数个同时或相继发生。干酪样物排空后，淋巴结可形成空洞，成为排菌源泉。

## 二、临床表现

支气管结核患者的临床症状视病变范围、程度及部位有所不同。

**(一)咳嗽**

几乎所有的支气管结核患者都有不同程度的咳嗽。典型的支气管结核的咳嗽是剧烈的阵发性干咳。镇咳药物不易制止。

**(二)喘鸣**

支气管结核时，黏膜可发生充血、水肿、肥厚等改变，常造成局部的管腔狭窄，气流通过狭窄部时，便会发生喘鸣。发生于小支气管狭窄所致的喘鸣，只有用听诊器才能听到，发生于较大支气管的喘鸣，患者自己就能听到。

**(三)咯血**

气管支气管黏膜有丰富的血管供血。支气管结核时，黏膜充血，毛细血管扩张，通透性增加。患者剧烈咳嗽时，常有痰中带血或少量咯血，溃疡型支气管结核或支气管淋巴瘘患者可因黏膜上的小血管破溃而发生少量或中等量咯血，个别患者发生大咯血。

**(四)阵发性呼吸困难**

呼吸困难程度因病情而异。有支气管狭窄的患者，如有黏稠痰液阻塞了狭窄的管腔，患者可发生一时性的呼吸困难。当痰液咯出后，支气管又通畅，呼吸困难即可解除。淋巴结内干酪样物质突然大量破入气管内腔时，可导致严重呼吸困难，甚至可发生窒息。

## 三、各项检查

**(一)纤维支气管镜检查**

纤维支气管镜检查是诊断支气管结核的主要方法。支气管镜不但能直接窥视支气管黏膜的各种病理改变，而且通过活检、刷检、灌洗等检查手段，可获得病因学诊断的依据。但是支气管镜检查时支气管结核的发现率各作者的报告有很大的差别。造成这种情况的原因很多，其中一个很重要的原因是不同作者对纤维支气管镜下支气管结核诊断标准的认识和理解常有很大的不同。例如，同样的支气管黏膜充血、水肿、不同医师可能作出不同的诊断。因此每个进行支气管镜检查的医师应当认真考虑自己在支气管镜检查时所采用的诊断标准，其正确性到底如何？最好的鉴定办法是肺切除标本病理检查和（或）支气管黏膜活体组织检查与支气管镜诊断作对照。北京市结核病研究所气管镜室曾对208例患者进行了肺切除标本病理检查与气管镜诊断的对照研究，结果显示，支气管镜诊断正确率为62.9%，诊断不正确者37.1%，其中结核误诊率为4.3%，而结核漏诊率为32.8%。分析漏诊的原因主要为：支气管结核的结核病变位于黏膜下，而黏膜完全正常，因此支气管镜无法发现病变（占有28.9%）；黏膜及黏膜下均有结核病变，但黏膜病变是微小结核结节，而主要病变位于黏膜下层（占13.2%）；仅黏膜有微小、局限的结核结节（占57.9%）。国内外文献曾有作者称这种支气管镜难以发现的微小黏膜或黏膜下结核病变为"隐性支气管结核"。

支气管结核的纤维支气管镜所见通常可分为以下五种类型。

1.浸润型

表现为局限性或弥漫性黏膜下浸润。急性期黏膜高度充血、水肿、易出血，慢性期黏膜苍白、粗糙呈颗粒状增厚，软骨环模糊不清，可产生不同程度的狭窄，黏膜下结核结节或斑块常呈黄白色乳头状隆起突入管腔，可破溃坏死，也可痊愈而遗留瘢痕。

2.溃疡型

可继发于浸润型支气管结核或由支气管淋巴结核溃破而引起，黏膜表面有散在或孤立的溃疡，溃疡底部有肉芽组织，有时溃疡被一层黄白色干酪样坏死物覆盖，如坏死物质阻塞管腔或溃疡底部肉芽组织增生，常可引起管腔阻塞。

3.增殖型

主要是增生的肉芽组织呈颗粒状或菜花状向管腔凸出，易出血，可发生支气管阻塞或愈合而形成瘢痕。

4.纤维狭窄型

为支气管结核病变的愈合阶段。支气管黏膜纤维性病变，常造成管腔狭窄，严重者管腔完全闭塞。

5.淋巴结支气管瘘

（1）穿孔前期：支气管镜下可见局部支气管因淋巴结管外压迫而管壁膨隆，管腔狭窄，局部黏膜充血、水肿或增厚。

（2）穿孔期：淋巴结溃破入支气管腔，形成瘘孔，支气管腔除有管外压迫外，局部黏膜可见小米粒大小的白色干酪样物质冒出，犹如挤牙膏状，用吸引器吸除干酪样物后，随着咳嗽又不断有干酪样物从此处冒出，瘘孔周围黏膜可有严重的充血水肿。

（3）穿孔后期：原瘘孔处已无干酪样物冒出，呈光滑的凹点，周围黏膜大致正常，有时瘘孔及周围黏膜有黑灰色炭疽样物沉着，呈现"炭疽样"瘘孔，此种陈旧性瘘孔可持续数年不变。

**（二）X线检查**

1.直接影像

胸部透视或X线片不易显示气管、支气管结核。断层摄影可能显示支气管内有肉芽、息肉。管腔狭窄等改变。支气管造影术不但可以清晰显示上述改变，有时还可显示溃疡性病变及淋巴结支气管瘘。

2.间接影像

胸部X线检查发现张力性空洞、肺不张、局限性阻塞性肺气肿、不规则支气管播散病变，提示可能有支气管结核。

## 四、诊断

根据病史、症状、体征、X线胸片及痰结核菌检查，多数患者可以确诊支气管结核。对于尚不能确诊的病例，可作纤维支气管镜检查，必要时通过活检，刷检及支气管灌洗等检查进一步明确诊断。

凡是原因不明的咯血、咳嗽持续2周以上或胸部经常出现局限性或一侧性哮鸣音，或胸片上出现肺不张、肺门浸润、肺门肿块影、肺门附近张力性空洞或不规则支气管播散病灶者，应做痰涂片检查和进一步的选择性X线检查，除外支气管结核。

原因不明的下列患者应作纤维支气管镜检查以了解有无支气管结核存在：①剧烈干咳或伴有少量黏稠痰超过1个月，胸片上无活动性病灶，抗生素、平喘药治疗无效者；②反复咯血超过1个月，尤其是肺门有钙化灶者；③经常出现局限性或一侧性哮鸣音者；④反复在肺部同一部位发生炎症者；⑤肺不张者。

## 五、治疗

### (一)全身抗结核治疗

无论是单纯的或并发于肺结核的气管、支气管结核均应进行有效的、合理的全身抗结核药物治疗。

### (二)局部治疗

由于支气管黏膜有丰富的血运供应，因此全身治疗时，支气管黏膜多能达到有效的药物浓度，因此局部治疗并不是必需的。但如经一定时期的常规抗结核药物治疗而效果不够理想，病变仍较严重，或临床症状明显时，可并用下述局部治疗：

1.雾化吸入

可选用局部刺激性较小的药物，如异烟肼0.2 g和链霉素0.25～0.5 g溶于生理盐水3～5 mL进行雾化吸入，每天1～2次，疗程1～2个月。

2.支气管镜下治疗

深而广泛的溃疡型和肉芽肿型支气管结核，可在全身化疗的同时配合纤维支气管镜下局部给药治疗，每周1次，纤维支气管镜下用活检钳或刮匙，分次清除局部干酪样坏死物和部分肉芽组织，局部病灶黏膜下注入利福霉素每次125 mg，8～12次为1个疗程。

北京市结核病胸部肿瘤研究所对62例支气管内膜结核患者给予全身化疗合并支气管镜下局部给药治疗，取得较好的疗效。其中溃疡型内膜结核18例，肉芽肿型内膜结核44例，气管内注入利福霉素每周每次125 mg，经注药5～12次，62例患者中50例(82.5%)管腔阻塞解除或改善，12例(17.5%)无效。本组患者中17例患者气管内给药前痰菌阳性已持续1年以上，经气管内注药治疗后12例管腔复通，痰菌阴转。

3.其他

近年来，对于瘢痕狭窄型支气管内膜结核，国内外开展安置镍钛合金支气管支架的治疗方法，对于缓解阻塞性炎症及肺不张，改善肺功能有一定疗效。

**(明　晓)**

# 第二节 肺 结 核

## 一、病原学

结核菌在分类学上属于放线菌目、分枝杆菌科、分枝杆菌属，分人型、牛型、非洲型和鼠型4型。对人类致病的主要为人型结核菌，牛型菌很少，非洲分枝杆菌见于赤道非洲，是一种过度类型，西非国家分离菌株倾向于牛型分枝杆菌，而东非国家分离株更类似于人型分枝杆菌。田鼠分枝杆菌对人无致病力。结核菌细长而稍弯，约0.4 μm×4.0 μm，两端微钝，不能运动，无荚膜、鞭毛或芽孢；严格需氧；不易染色，但经品红加热染色后不能被酸性乙醇脱色，故称抗酸杆菌。结核菌对不利环境和某些理化因子有抵抗力。在阴湿处能生存5个月以上，干燥痰标本内可存活6～8个月，－8～－6 ℃下能存活4～5个月。结核菌不耐热，对紫外线亦甚敏感，故常采用加热或紫外线进行消毒，而高压蒸汽(120 ℃)持续30分钟是最佳的灭菌方法。结核菌培养的营养要求较高、生长缓慢，人型菌的增殖周期15～20小时，至少需要2周才有可见菌落。菌落多呈粗糙型，光滑型菌落大多表示毒力减低。结核菌细胞壁富含脂质，约占细胞壁的60%，是抗酸着色反应的主要物质基础，具有介导肉芽肿形成和促进细菌在吞噬细胞内存活的作用。细胞壁中尚含脂多糖，其中脂阿拉伯甘露聚糖(LAM)具有广泛的免疫原性，生长中的结核菌能大量产生，是血清学诊断中应用较多的一类抗原物质。结核菌的菌体主要是蛋白质，占菌体干重的50%。依据蛋白抗原定位结核蛋白可区分为分泌蛋白、胞壁蛋白和热休克蛋白。结核蛋白被认为是变态反应的反应原，已鉴定出数十个蛋白抗原，部分已用于免疫血清学诊断，但迄今尚缺少特异性很高的蛋白抗原。目前结核菌标准菌株H37RV全染色体测序已经完成，全基因组约由4 411 532个碱基对组成，鸟嘌呤/胞嘧啶(G+C)高达65.6%，约含4 000个基因，但病原性的分子基础即病原性基因及其编码的致病因子(蛋白质表型)尚不清楚。

## 二、流行病学

### (一)流行环节

1.传染源

传染性肺结核患者排菌是结核传播的主要来源。带菌牛乳曾是重要传染源，现已很少见。但我国牧区仍需重视牛乳的卫生消毒和管理。

2.传播途径

主要为患者与健康人之间经飞沫传播。排菌量愈多，接触时间越长，危害越大；直径1～5 μm大小的飞沫最易在肺泡沉积，情绪激昂的讲话、用力咳嗽，特别是打喷嚏所产生的飞沫直径小、影响大。患者随地吐痰，痰液干燥后结核菌随尘埃飞扬，亦可造成吸入感染。经消化道、胎盘、皮肤伤口感染均属罕见。

3.易感人群

生活贫困、居住拥挤、营养不良等是经济不发达社会中人群结核病高发的原因。婴幼儿、青春后期和成人早期尤其是该年龄期的女性以及老年人结核病发病率较高，可能与免疫功能不全或改变有关。某些疾病如糖尿病、硅肺、胃大部分切除后、麻疹和百日咳等常易诱发结核病;免疫抑制者,尤其好发结核病。

**(二)流行现状和控制目标**

目前,估计全球有 20 亿例结核菌感染者,现患结核病 2 000 万例,年新发病例 800 万~900 万例,其中半数以上为传染性肺结核,每年约有 300 万例死于结核病,占各种原因死亡数的 7%、各类传染病死亡数的 19%。WHO 发布《全球结核病紧急状态宣言》,之后又召开 22 个结核病高负担国家"结核病控制与可持续发展部长会议",明确指出结核病对经济和社会发展的威胁,并阻碍人类发展,要求各国政府予以重视并作出承诺。WHO 要求 2005 年达到全球结核病控制目标为发现 70%的"涂阳"结核患者,85%的患者得到 WHO 正式推荐的直接督导下短程化疗(directly observed treatment short-course,DOTS)。据有关调查推算,全中国有结核病 1 000 余万例,每年死于结核病 120 余万例;结核病患病率为1 750/10 万,死亡率为 200/10 万例。全国流行病学调查显示,活动性肺结核患病率为 367/10 万,菌阳患病率为 160/10 万,涂阳患病率为 122/10 万,估算全国活动性肺结核患者约 500 万例,传染性肺结核患者 200 万例,肺结核病死亡率为 8.8/10 万。虽然我国结核病控制取得很大成绩,但仍然是世界结核病的高负担国家。目前,我国正面临 HIV/AIDS 流行,与结核病形成双重夹击的严重威胁,加之在管理方面还存在不足,形势非常严峻。我国政府正履行承诺,运用现代控制技术,并实施治疗费用的减免政策,推进全国防治工作。

## 三、发病机制

**(一)结核菌感染的宿主反应及其生物学过程**

结核菌入侵宿主体内,从感染、发病到转归均与多数细菌性疾病有显著不同,宿主反应具有特殊意义。结核菌感染引起的宿主反应分为 4 期。

1.起始期

入侵呼吸道的结核菌被肺泡巨噬细胞吞噬,因菌量、毒力和巨噬细胞非特异性杀菌能力的不同,被吞噬结核菌的命运各异,若在出现有意义的细菌增殖和宿主细胞反应之前结核菌即被非特异性防御机制清除或杀灭,则不留任何痕迹或感染证据,如果细菌在肺泡巨噬细胞内存活和复制,便扩散至邻近非活化的肺泡巨噬细胞,形成早期感染灶。

2.T 细胞反应期

由 T 细胞介导的细胞免疫(cell mediated immunity,CMI)和迟发型变态反应(delay type hypersensitivity,DTH)在此期形成,从而对结核病发病、演变及转归产生决定性影响。

3.共生期

生活在流行区的多数感染者发展至 T 细胞反应期,仅少数发生原发性结核病,大部分感染者结核菌可以持续存活,细菌与宿主处于共生状态,纤维包裹的坏死灶干酪样中央部位被认为是结核分枝杆菌持续存在的主要场所,低氧、低 pH 和抑制性脂肪酸的存在使细菌不能增殖。宿主的免疫机制亦是抑制细菌增殖的重要因素,倘若免疫受到损害便可引起受抑制结核菌的重新活动和增殖。

4.细胞外增殖和传播期

固体干酪灶中包含具有生长能力但不繁殖的结核菌,干酪灶一旦液化便给细菌增殖提供了理想环境,即使免疫功能健全的宿主,从液化干酪灶释放的大量结核分枝杆菌亦足以突破局部免疫防御机制，引起播散。

（二）CMI 和 DTH

CMI 是宿主获得性抗结核保护作用的最主要机制。结核分枝杆菌经 $C_3$ 调理作用而被巨噬细胞吞噬，在细胞内酸性环境下其抗原大部分被降解，一部分则与胞体内的Ⅰa 分子耦联成复合物而被溶酶体酶消化，并被转移至细胞膜和递呈给 Th 细胞，作为第一信号。在这一过程中伴随产生的淋巴细胞激活因子（LAF）即 IL-1 成为第二信号，两者共同启动 T 细胞应答反应。CMI 以 $CD4^+$ 细胞最重要，它产生和释放多种细胞因子放大免疫反应。$CD8^+$ 参与 Th1/Th2 调节。与 CMI 相伴的 DTH 是结核病免疫反应另一种形式，长期以来认为两者密不可分，只是表现形式不同。近年来大量的研究表明，DTH 和 CMI 虽然有些过程和现象相似，但两者本质不同：①刺激两种反应的抗原不同，结核菌核糖体 RNA 能激发 CMI，但无 DTH；结核蛋白及脂质 D 仅引起 DTH，而不产生 CMI；②介导两种反应的 T 细胞亚群不同，DTH 是由 TDTH 细胞介导的，而介导 CMI 的主要是 Th 细胞，Tc 在两种反应都可以参与作用；③菌量或抗原负荷差异和 Th1/Th2偏移，感染结核菌后机体同时产生 Th1＋Th2 介导的免疫反应，在菌量少、毒力低或感染早期 Th1 型反应起主导作用，表现为 CMI 为主；而菌量大、毒力强或感染后期，则向 Th2 型反应方向偏移，出现以 DTH 为主的反应；④起调节作用的细胞因子（cytokines，CKs）不同，调节 CMI 效应的 CKs 很多，而 DTH 引起组织坏死的主要是 TNF；⑤对结核菌的作用方式不同，CMI 通过激活巨噬细胞来杀灭细胞内吞噬的结核菌，而 DTH 则通过杀死含菌而未被激活的巨噬细胞及其邻近的细胞组织，以消除十分有利于细菌生长的细胞内环境。关于 DTH 是否对抗结核保护反应负责或参与作用，在很大程度上取决于 DTH 反应的程度。轻度 DTH 可以动员和活化免疫活性细胞，并能直接杀伤靶细胞，使感染有结核菌的宿主细胞死亡而达到杀菌功效。比较剧烈的 DTH 则造成组织溃烂、坏死液化和空洞形成，已被吞噬的结核菌释放至细胞外，取得养料，从而进行复制和增殖，并引起播散。总体上 DTH 的免疫损伤超过免疫保护作用。

## 四、病理

### （一）渗出型病变

渗出型病变表现为组织充血、水肿，随之有中性粒细胞、淋巴细胞、单核细胞浸润和纤维蛋白渗出，可有少量类上皮细胞和多核巨细胞，抗酸染色可见到结核菌。其发展演变取决于 DTH 和 CMI，剧烈 DTH 可导致病变坏死，进而液化，若 CMI 强或经有效治疗，病变可完全吸收，不留痕迹或残留纤维化，或演变为增生型病变。

### （二）增生型病变

增生型病变典型表现为结核结节，其中央为巨噬细胞衍生而来的朗罕巨细胞，周围由巨噬细胞转化来的类上皮细胞成层排列包绕。在类上皮细胞外围还有淋巴细胞和浆细胞散在分布与覆盖。增生型病变另一种表现是结核结节，多见于空洞壁、窦道及其周围以及干酪坏死灶周围，由类上皮细胞和新生毛细血管构成，其中散布有朗罕巨细胞、淋巴细胞及少量中性粒细胞。

### （三）干酪样坏死

干酪样坏死为病变恶化的表现。干酪样坏死灶可以多年不变，坏死病变中结核菌很少。倘若局部组织变态反应剧烈，干酪样坏死组织发生液化，经支气管排出即形成空洞，其内壁含有大量代谢活跃、生长旺盛的细胞外结核菌，成为支气管播散的来源。在有效化疗作用下，空洞内结核菌的消灭和病灶的吸收使空洞壁变薄并逐渐缩小，最后空洞完全闭合。有些空洞不能完全关闭，但结核的特异性病变均告消失，支气管上皮细胞向洞壁内伸展，成为净化空洞，亦是空洞愈合的良好形式。有时空洞引流支气管阻塞，其中坏死物浓缩，空气被吸收，周围逐渐为纤维组织所包绕，形成结核球，病灶较前缩小并可以保持稳定，但一旦支气管再通，空洞出现，病灶重新活动。

由于机体反应性、免疫状态和局部组织抵抗力的不同，入侵菌量、毒力、类型和感染方式的差别，以及治疗措施的影响，上述 3 种基本病理改变可以互相转化、交错存在，很少单一病变独立存在，而以某一种改变为主。

## 五、临床表现

### (一)发病过程和临床类型

1.原发型肺结核

原发型肺结核指初次感染即发病的肺结核，又称初染结核。典型病变包括肺部原发灶、引流淋巴管和肺门或纵隔淋巴结的结核性炎症，三者联合称为原发复合征。有时 X 线上仅显示肺门或纵隔淋巴结肿大，也称支气管淋巴结结核。多见于儿童，偶尔见于未受感染的成年人。原发性病灶多好发于胸膜下通气良好的肺区如上叶下部和下叶上部。其时机体尚未形成特异性免疫力，病菌沿所属淋巴管到肺门淋巴结，进而可出现早期菌血症。4～6 周后免疫力形成，原发灶和肺门淋巴结炎消退，90%以上不治自愈。倘若原发感染机体不能建立足够免疫力或变态反应强烈，则发展为临床原发性肺结核。少数严重者肺内原发灶可成为干酪性肺炎；淋巴结干酪样坏死破入支气管引起支气管结核和沿支气管的播散；肿大淋巴结压迫或大量坏死物破入和阻塞支气管可出现肺不张；早期菌血症或干酪性病变蚀及血管可演进为血行播散性结核病。

2.血行播散型肺结核

大多伴随于原发性肺结核，儿童较多见。在成人，原发感染后隐潜性病灶中的结核菌破溃进入血行，偶尔由于肺或其他脏器继发性活动性结核病灶侵蚀邻近淋巴血道而引起。本型肺结核发生于免疫力极度低下者。急性血行播散型肺结核常伴有结核性脑膜炎和其他脏器结核。

3.继发性肺结核

由于初染后体内潜伏病灶中的结核菌重新活动和释放而发病，少数可以为外源性再感染，特别是 HIV/AIDS 时。本型是成人肺结核的最常见类型。常呈慢性起病和经过，但也有呈急性发病和急性临床过程者。由于免疫和变态反应的相互关系及治疗措施等因素影响，继发性肺结核在病理和 X 线形态上又有渗出浸润型肺结核、增生型肺结核、纤维干酪型肺结核、干酪型肺炎、空洞型肺结核、结核球(瘤)和慢性纤维空洞型肺结核等区分。继发性肺结核好发于两肺上叶尖后段或下叶尖段，肺门淋巴结很少肿大，病灶趋于局限，但易有干酪坏死和空洞形成，排菌较多，在流行病学上更具重要性。

### (二)症状和体征

1.全身症状

发热为肺结核最常见的全身性毒性症状，多数为长期低热，每于午后或傍晚开始，次晨降至正常，可伴有倦怠、乏力和夜间盗汗。当病灶急剧进展扩散时则出现高热，呈稽留热或弛张热热型，可以有畏寒，但很少寒战。其他全身症状有食欲减退、体重减轻、妇女月经不调、易激惹、心悸和面颊潮红等轻度毒性和自主神经功能紊乱症状。

2.呼吸系统症状

(1)咳嗽、咳痰：浸润性病灶咳嗽轻微，干咳或仅有少量黏液痰。有空洞形成时痰量增加，若伴继发感染，痰呈脓性。合并支气管结核时则咳嗽加剧，可出现刺激性呛咳，伴局限性哮鸣或喘鸣。

(2)咯血：1/3～1/2 患者在不同病期有咯血。结核性炎症使毛细血管通透性增高，常表现血痰；病变损伤小血管则血量增加；若空洞壁的动脉瘤破裂则引起大咯血，出血可以源自肺动脉，亦可来自支气管动脉。凡合并慢性气道疾病、心肺功能损害、年迈、咳嗽反射抑制和全身衰竭等，使气道清除能力减弱，咯血容易导致窒息。咯血易引起结核播散，特别是中大量咯血时，咯血后的持续高热常是有力提示。

(3)胸痛：部位不定的隐痛为神经反射引起。固定性针刺样痛随呼吸和咳嗽加重，而患侧卧位症状减轻，常是胸膜受累的缘故。

(4)气急：重度毒血症状和高热可引起呼吸频率增加。真正气急仅见于广泛肺组织破坏、胸膜增厚和肺气肿，特别是并发肺心病和心肺功能不全时。

3.体征

体征取决于病变性质、部位、范围或程度。病灶以渗出型病变为主的肺实变且范围较广或干酪性肺炎时，叩诊浊音，听诊闻及支气管呼吸音和细湿音。继发性肺结核好发于上叶尖后段，于肩胛间区闻及细湿啰音，极大提示有诊断价值。空洞性病变位置浅表而引流支气管通畅时，有支气管呼吸音或伴湿啰音；巨大空洞可出现带金属调的空瓮音，现已很少见。慢性纤维空洞性肺结核的体征有患侧胸廓塌陷、气管和纵隔间向患侧移位、叩诊音浊、听诊呼吸音降低或闻及湿啰音，以及肺气肿征象。支气管结核有局限性哮鸣音，特别是于呼气或咳嗽末。

4.特殊表现

(1)变态反应：多见于青少年女性。临床表现类似风湿热，故有人称其为结核性风湿症。多发性关节痛或关节炎，以四肢大关节较常受累。皮肤损害表现为结节性红斑及环形红斑，前者多见，好发于四肢尤其是四肢伸侧面及踝关节附近，此起彼伏，间歇性地出现。常伴有长期低热。水杨酸制剂治疗无效。其他变态反应表现有类白塞病、滤泡性结膜角膜炎等。

(2)无反应性结核：一种严重的单核-吞噬细胞系统结核病，亦称结核性败血症。肝、脾、淋巴结或骨髓以及肺、肾等呈严重干酪样坏死，其中有大量成簇结核菌，而缺乏类上皮细胞和巨细胞反应，渗出性反应亦极轻微，见于极度免疫抑制的患者。临床表现为持续高热、骨髓抑制或见类白血病反应。呼吸道症状和胸部 X 线表现往往很不明显或者缺如。无反应性结核病易误诊为败血症、白血病、伤寒和结缔组织病等。

## 六、实验室和辅助检查

### (一)病原学检查

1.痰涂片显微镜检查

痰标本涂片萋-尼染色找抗酸杆菌具有快速、简便等优点。厚涂片可提高检测阳性率。荧光染色检查不需油镜，视野范围广、敏感性高，但容易有假阳性。抗酸染色直接镜检不能区分结核和非结核分枝杆菌(nontuberculous mycobacteria，NTM)，但在我国非结核分枝杆菌病相对较少，涂片找到抗酸杆菌绝大多数为结核分枝杆菌，可以提示诊断。

2.结核菌培养

敏感性和特异性高。培养后可进行药敏测试，随着耐多药结核菌增多，药敏愈显重要。结核菌培养传统方法至少 1 个月，近来应用 BactecTB 系统进行培养和早期鉴定，可以缩短至两周左右，药敏通常在培养阳性后的 4～6 天即可完成。

3.分子生物学检测

聚合酶链反应(PCR)技术可以将标本中微量的结核菌DNA加以扩增。一般镜检仅能检测每毫升104～105条菌,而PCR可检出1～100 fg结核菌DNA(相当于每毫升1～20条菌)。但DNA提取过程遭遇污染等技术原因可以出现假阳性,而且PCR无法区别活菌和死菌,故不能用于结核病的治疗效果评估、流行病学调查等。目前,PCR检测仅推荐在非结核分枝杆菌病高发地区涂片抗酸杆菌阳性病例,用来快速区分结核与非结核分枝杆菌。

4.结核菌抗原和抗体检测

采用ELISA方法检测痰标本中结核菌抗原的结果差异甚大,可能与痰标本中结核菌抗原分布不甚均匀有关。采用不同的抗原(如A60、LAM等)检测肺结核患者血标本中结核菌IgG的诊断价值尚不肯定。

5.干扰素γ释放试验(interferon-gamma release assays,IGRA)

采用结核分枝杆菌比较特异性抗原(卡介苗和绝大多数非结核分枝杆菌所不具有),包括早期分泌性抗原靶6(ESAT-6)和培养滤过蛋白-10(CFP-10),在体外刺激血液单核细胞释放干扰素γ,对后者加以测定。操作过程很少受干扰,报告结果快(24小时)。IGRA敏感性70%左右,虽然尚欠理想,但特异性大多在95%以上。

**(二)影像学检查**

后前位普通X线胸片是诊断肺结核十分有用的辅助方法。它对了解病变部位、范围、性质及其演变有帮助,典型X线改变有重要诊断参考价值。X线胸片诊断肺结核缺乏特异性,尤其病变在非好发部位及形态不典型时更是如此。胸部CT检查有助于微小或隐蔽性肺结核病灶的发现和结节性病灶的鉴别诊断。耐多药肺结核病考虑外科手术治疗时,需要比较精确地了解病变累及范围,可考虑胸部CT检查。

**(三)结核菌素(简称结素)皮肤试验(tuberculin skin test,TST)**

结素是结核菌的代谢产物,从长出结核菌的液体培养基提炼而成,主要成分为结核蛋白,目前国内均采用国产结素纯蛋白衍生物(purified protein derivative,PPD)。我国推广的试验方法是国际通用的皮内注射法(Mantoux法)。将PPD 5 IU(0.1 mL)注入左前臂内侧上中1/3交界处皮内,使局部形成皮丘。48～96小时(一般为72小时)观察局部硬结大小。判断标准为:硬结直径<5 mm为阴性反应,5～9 mm为一般阳性反应,10～19 mm为中度阳性反应,≥20 mm或不足20 mm但有水疱或坏死为强阳性反应。美国则根据不同年龄、免疫状态、本土居民还是移民(来自何地)等对TST判断有不同标准。结素试验的主要用途有:①社区结核菌感染的流行病学调查或接触者的随访;②监测阳转者,适用于儿童和易感高危对象;③协助诊断。目前所用结素(抗原)并非高度特异。许多因素可以影响反应结果,如急性病毒感染或疫苗注射、免疫抑制性疾病或药物、营养不良、结节病、肿瘤、其他难治性感染和老年人迟发变态反应衰退者,可以出现假阴性。尚有少数患者已证明活动性结核病,并无前述因素影响,但结素反应阴性,即“无反应性”。尽管结素试验在理论和解释上尚存在困惑,但在流行病学和临床上仍是有用的。阳性反应表示感染,在3岁以下婴幼儿按活动性结核病论;成人强阳性反应提示活动性结核病可能,应进一步检查;阴性反应特别是较高浓度试验仍阴性则可排除结核病;菌阴肺结核诊断除典型X线征象外,必须辅以结素试验阳性以佐证。

**(四)纤维支气管镜检查**

经纤维支气管镜对支气管或肺内病灶钳取活组织作病理学检查,同时采取刷检、冲洗或吸引标本用于结核菌涂片和培养，有利于提高肺结核的诊断敏感性和特异性，尤其适用于痰涂阴性等诊断困难患者。纤维支气管镜对于支气管结核的诊断和鉴别诊断尤其具有价值。

## 七、诊断与鉴别诊断

### (一)病史和临床表现

轻症肺结核病例可以无症状而仅在X线检查时发现，即使出现症状亦大多缺少特异性，但病史和临床表现仍是诊断的基础，凡遇下列情况者应高度警惕结核病的可能性：①反复发作或迁延不愈的咳嗽咳痰，或呼吸道感染经抗生素治疗3～4周仍无改善；②痰中带血或咯血；③长期低热或所谓“发热待查”；④体检肩胛间区有湿啰音或局限性哮鸣音；⑤有结核病诱因或好发因素，尤其是糖尿病、免疫抑制性疾病和接受激素或免疫抑制剂治疗者；⑥有关节疼痛和皮肤结节性红斑、滤泡性结膜角膜炎等变态反应性表现；⑦有渗出性胸膜炎、肛瘘、长期淋巴结肿大既往史以及婴幼儿和儿童有家庭开放性肺结核密切接触史者。

### (二)诊断依据

1.菌阳肺结核

痰涂片和(或)培养阳性，并具有相应临床和X线表现，确诊肺结核。

2.菌阴肺结核

符合以下4项中至少3项临床诊断成立：①典型肺结核临床症状和肺部X线表现；②临床可排除其他非结核性肺部病患；③PPD(5 IU)阳性或血清抗结核抗体阳性；④诊断性抗结核治疗有效。必要时应作纤维支气管镜采集微生物标本和活检标本通过微生物学和(或)组织病理学确诊。

### (三)活动性判定

确定肺结核有无活动性对治疗和管理十分重要，是诊断的一个重要内容。活动性判断应综合临床、X线表现和痰菌决定，而主要依据是痰菌和X线。痰菌阳性肯定属活动性。X线胸片上凡渗出型和渗出增生型病灶、干酪型肺炎、干酪灶和空洞(除净化空洞外)都是活动性的征象；增生型病灶、纤维包裹紧密的干酪硬结灶和纤维钙化灶属非活动性病变。由于肺结核病变多为混合性，在未达到完全性增生或纤维钙化时仍属活动性。在X线上非活动性应使病变达到最大限度吸收，这就需要有旧片对比或经随访观察才能确定。初次胸片不能肯定活动性的病例可作为“活动性未定”，给予动态观察。

### (四)分类和记录程序

为适应我国目前结核病控制和临床工作的实际，中华医学会结核病学分会《结核病新分类法》将结核病分为原发型肺结核、血行播散型肺结核、继发性肺结核、结核性胸膜炎和其他肺外结核5型。在诊断时应按分类书写诊断，并注明范围(左侧、右侧和双侧)、痰菌和初治、复治情况。

### (五)鉴别诊断

肺结核临床和X线表现可以酷似许多疾病，必须详细搜集临床及实验室和辅助检查资料，综合分析，并根据需要选择侵袭性诊断措施如纤维支气管镜采集微生物标本和活组织检查。不同类型和X线表现的肺结核需要鉴别的疾病不同。

1.肺癌

中央型肺癌常有痰中带血，肺门附近有阴影，与肺门淋巴结结核相似。周围型肺癌可呈球状、分叶状块影，需与结核球鉴别。肺癌多见于40岁以上嗜烟男性，常无明显毒性症状，多有刺激性咳嗽、胸痛及进行性消瘦。在X线胸片上结核球周围可有卫星灶、钙化，而肺癌病灶边缘常有切迹、毛刺。胸部CT扫描对鉴别诊断常有帮助。结合痰结核菌、脱落细胞检查及通过纤维支气管镜检查与活检等,常能及时鉴别。肺癌与肺结核可以并存,亦需注意发现。

2.肺炎

原发复合征的肺门淋巴结结核不明显或原发灶周围存在大片渗出,病变波及整个肺叶并将肺门掩盖时,以及继发性肺结核主要表现为渗出性病变或干酪性肺炎时,需与肺炎特别是肺炎链球菌肺炎鉴别。细菌性肺炎起病急骤、高热、寒战和胸痛伴气急,X线上病变常局限于一个肺叶或肺段,血白细胞总数及中性粒细胞增多,抗生素治疗有效,可资鉴别;肺结核尚需注意与其他病原体肺炎进行鉴别,关键是病原学检测有阳性证据。

3.肺脓肿

肺脓肿空洞多见于肺下叶,脓肿周围的炎症浸润较严重,空洞内常有液平面。肺结核空洞则多发生在肺上叶,空洞壁较薄,洞内很少有液平面或仅见浅液平面。此外,肺脓肿起病较急、高热和大量脓痰,痰中无结核菌,但有多种其他细菌,血白细胞总数及中性粒细胞增多,抗生素治疗有效。慢性纤维空洞合并感染时易与慢性肺脓肿混淆,后者痰结核菌阴性。

4.支气管扩张

支气管扩张有慢性咳嗽、咳脓痰及反复咯血史,需与继发性肺结核鉴别。X线胸片多无异常发现或仅见局部肺纹理增粗或卷发状阴影,CT有助确诊。应当警惕的是化脓性支气管扩张症可以并发结核感染,在细菌学检测时应予顾及。

5.慢性支气管炎

症状酷似继发性肺结核。近年来老年人肺结核的发病率增高,与慢性支气管炎的高发年龄趋近,需认真鉴别,及时X线检查和痰检有助确诊。

6.非结核分枝杆菌肺病

非结核分枝杆菌(nontuberculous mycobacteria,NTM)指结核和麻风分枝杆菌以外的所有分枝杆菌,可引起各组织器官病变,其中NTM肺病临床和X线表现类似肺结核。鉴别诊断依据菌种鉴定。

7.其他发热性疾病

伤寒、败血症、白血病和纵隔淋巴瘤等与结核病有诸多相似之处。伤寒有高热、血白细胞计数减少及肝脾大等临床表现,易与急性血行播散型肺结核混淆。但伤寒热型常呈稽留热,有相对缓脉、皮肤玫瑰疹,血清肥达试验阳性,血、粪便培养伤寒杆菌生长。败血症起病急,有寒战及弛张热型,白细胞及中性粒细胞增多,常有近期皮肤感染,疖疮挤压史或尿路、胆道等感染史,皮肤常见瘀点,病程中出现迁徙病灶或感染性休克,血或骨髓培养可发现致病菌。结核病偶见血常规呈类白血病反应或单核细胞异常增多,需与白血病鉴别。后者多有明显出血倾向,骨髓涂片及动态X线胸片随访有助确立诊断。支气管淋巴结结核表现为发热及肺门淋巴结肿大,应与结节病、纵隔淋巴瘤等鉴别。结节病患者结素试验阴性,肺门淋巴结肿大常呈对称性,状如“土豆”;而淋巴瘤发展迅速,常有肝脾及浅表淋巴结肿大,确诊需组织活检。

## 八、治疗

### (一)抗结核化疗

1.化疗药物

(1)异烟肼(isoniazid,INH):具有强杀菌作用、价格低廉、不良反应少、可口服等特点,是治疗肺结核病的基本药物之一。INH 抑制结核菌叶酸合成，包括 3 个环节：①INH 被结核菌摄取；②INH 被结核菌内触酶-过氧化酶活化；③活化的 INH 阻止结核菌叶酸合成。它对于胞内和胞外代谢活跃、持续繁殖或近乎静止的结核菌均有杀菌作用。INH 可渗入全身各组织中，容易通过血-脑脊液屏障，胸腔积液、干酪样病灶中药物浓度很高。成人剂量每天 300 mg(或每天 4～8 mg/kg)，一次口服；儿童每天 5～10 mg/kg(每天不超过 300 mg)。急性血行播散型肺结核和结核性脑膜炎，剂量可以加倍。主要不良反应有周围神经炎、中枢神经系统中毒，采用维生素 $B_6$ 能缓解或消除中毒症状。但维生素 $B_6$ 可影响 INH 疗效；常规剂量时神经系统不良反应很少，故无需服用维生素 $B_6$。肝脏损害(血清 ALT 升高等)与药物的代谢毒性有关，如果 ALT 高于正常值上限 3 倍则需停药。通常每月随访一次肝功能，对于肝功能已有异常者应增加随访次数，且需与病毒性肝炎相鉴别。

(2)利福平(rifampin，RFP)：对胞内和胞外代谢旺盛、偶尔繁殖的结核菌均有杀菌作用。它属于利福霉素的半合成衍生物，通过抑制 RNA 聚合酶，阻止 RNA 合成发挥杀菌活性。RFP 主要在肝脏代谢，胆汁排泄。仅有 30%通过肾脏排泄，肾功能损害一般不需减量。RFP 能穿透干酪样病灶和进入巨噬细胞内。在正常情况下不通过血-脑脊液屏障，而脑膜炎症可增加其渗透能力。RFP 在组织中浓度高，在尿、泪、汗和其他体液中均可检测到。成人剂量空腹 450～600 mg，每天 1 次。主要不良反应有胃肠道不适、肝功能损害(ALT 升高、黄疸等)、皮疹和发热等。间歇疗法应用高剂量(600～1200 mg/d)易产生免疫介导的流感样反应、溶血性贫血、进行肾衰竭和血小板减少症，一旦发生，应予以停药。

(3)吡嗪酰胺(pyrazinamide，PZA)：类似于 INH 的烟酸衍生物，但与 INH 之间无交叉耐药性。PZA 能杀灭巨噬细胞内尤其酸性环境中的结核菌，已成为结核病短程化疗中不可缺少的主要药物。胃肠道吸收好，全身各部位均可到达，包括中枢神经系统。PZA 由肾脏排泄。最常见的不良反应为肝毒性反应(ALT 升高和黄疸等)、高尿酸血症，皮疹和胃肠道症状少见。

(4)链霉素(streptomycin，SM)和其他氨基糖苷类：通过抑制蛋白质合成来杀灭结核菌。对于空洞内胞外结核菌作用强，pH 中性时起效。尽管链霉素具有很强的组织穿透力，而对于血-脑脊液屏障仅在脑膜炎时才能透入。主要不良反应为不可逆的第Ⅷ对脑神经损害，包括共济失调、眩晕、耳鸣、耳聋等。与其他氨基糖苷类相似，可引起肾脏毒性反应。变态反应少见。成人每天 15～20 mg/kg，或每天 0.75～1.0 g (50 岁以上或肾功能减退者可用 0.5～0.75 g)，分 1～2 次肌内注射。目前已经少用，仅用于怀疑 INH 初始耐药者。其他氨基糖苷类如阿米卡星(AMK)、卡那霉素(KM)也有一定抗结核作用，但不用作一线药物。

(5)乙胺丁醇(ethambutol，EMB)：通过抑制结核菌 RNA 合成发挥抗菌作用，与其他抗结核药物无交叉耐药性，且产生耐药性较为缓慢。成人与儿童剂量均为每天 15～25 mg/kg，开始时可以每天25 mg/kg，2 个月后减至每天 15 mg/kg。可与 INH、RFP 同时 1 次顿服。常见不良反应有球后视神经炎、变态反应、药物性皮疹和皮肤黏膜损伤等。球后视神经炎可用大剂量维生素 $B_1$ 和血管扩张药物治疗，必要时可采用烟酰胺球后注射治疗，大多能在 6 个月内恢复。

(6)对氨基水杨酸(para-aminosalicylic acid，PAS)：对结核菌抑菌作用较弱，仅作为辅助抗结核治疗药物。可能通过与对氨苯甲酸竞争影响叶酸合成，或干扰结核菌生长素合成，使之丧失摄取铁的作用而达到抑菌作用。成人 8～12 g/d，分 2～3 次口服。静脉给药一般用 8～12 g，溶于 5%葡萄糖液 500 mL 中滴注。本药需新鲜配制和避光静脉滴注。肾功能不全患者慎用。主要不良反应有胃肠道刺激、肝功能损害、溶血性贫血及变态反应(皮疹、剥脱性皮炎)等。

(7)其他:氨硫脲(thiosemicarbazone,TB1),卷曲霉素(capreomycin,CPM),环丝霉素(cycloserinum,CS),乙硫异烟胺(ethionamade,1314Th)和丙硫异烟胺(prothionamide,1321Th)为第二线抗结核药物,作用相对较弱,不良反应多,故目前仅用于MDR-TB。氟喹诺酮类抗菌药物(FQs)对结核分枝杆菌有良好的抑制作用。这些药物仅用于MDR-TB的治疗。

2.标准化治疗方案

(1)初治:肺结核(包括肺外结核)必须采用标准化治疗方案。对于新病例其方案分两个阶段,即2个月强化(初始)期和4～6个月的巩固期。强化期通常联合用3～4个杀菌药,约在2周之内传染性患者经治疗转为非传染性,症状得以改善。巩固期药物减少,但仍需灭菌药,以清除残余菌并防止复发。

(2)复治:有下列情况之一者为复治:①初治失败的患者;②规则用药满疗程后痰菌又转阳的患者;③不规则化疗超过1个月的患者;④慢性排菌患者。获得性耐药是复治中的难题,推荐强化期5药和巩固期3药的联合方案。强化期能够至少有2个仍然有效的药物,疗程亦需适当延长。

(3)MDR-TB的治疗:MDR-TB是被WHO认定的全球结核病疫情回升的第三个主要原因。治疗有赖于通过药敏测定筛选敏感药物。疑有多耐药而无药敏试验条件时可以分析用药史进行估计。强化期选用4～5种药物,其中至少包括3种从未使用过的药物或仍然敏感的药物如PZA、KM、CPM、1321Th、PAS(静脉)、FQs,推荐的药物尚有CS、氯苯酚嗪(clofazimine)等。强化期治疗至少3个月。巩固期减至2～3种药物,至少应用18个月。

**(二)手术治疗**

化疗的发展使外科治疗在肺结核治疗中的比重和地位显著降低。但对药物治疗失败或威胁生命的单侧肺结核病特别是局限性病变,外科治疗仍是可选择的重要治疗方法。其指征是:①化疗尤其是经过规则的强有力化疗药物治疗9～12个月,痰菌仍阳性的干酪样病灶、厚壁空洞、阻塞型空洞;②一侧毁损肺、支气管结核管腔狭窄伴远端肺不张或肺化脓症;③结核脓胸或伴支气管胸膜瘘;④不能控制的大咯血;⑤疑似肺癌或并发肺癌可能。这些患者大多病情严重、有过反复播散、病变范围广泛,因此是否适宜手术尚须参考心肺功能、播散灶控制与否等,就手术效果、风险程度及康复诸方面全面衡量,以作出合理选择。

**(三)症状治疗**

1.发热

随着有效抗结核治疗,肺结核患者的发热大多在1周内消退,少数发热不退者可应用小剂量非类固醇类退热剂。急性血行播散型肺结核和浆膜渗出性结核伴有高热等严重毒性症状或高热持续时,激素可能有助于改善症状,亦可促进渗液吸收、减少粘连,但必须在充分有效抗结核药物保护下早期应用,疗程1个月左右即应逐步撤停。

2.大咯血

大咯血是肺结核患者的重要威胁,应特别警惕和尽早发现窒息先兆征象,如咯血过程突然中断,出现呼吸急促、发绀、烦躁不安、精神极度紧张、有濒死感或口中有血块等。抢救窒息的主要措施是畅通气道(体位引流、支气管镜吸引气管插管)。止血药物治疗可以应用神经垂体后叶素。对于药物难以控制而肺结核病变本身具备手术指征且心肺功能可胜任者,手术治疗可以显著降低大咯血病死率。对于不能耐受手术和病变不适宜手术的大咯血,支气管动脉栓塞止血有良效。

**(四)食疗**

1.食疗原则

对结核病治疗用药物攻邪,用食物补益形体,以祛邪、恢复正气。故给予高能量、高蛋白质、高维生素,适量矿物质和微量元素的平衡饮食。要注意食物色、香、味、形和患者个人喜好,并照顾其消化和吸收功能,随时调节饮食食物质和量。能量每天按 167.2～209.9 kJ(40～50 kcal)/kg,蛋白质为 1.5～2 g/kg,可多选食蛋白质营养价值高的肉类、蛋类和奶类,但应避免过分甘肥油腻,以妨碍食物消化吸收。滋阴和补益精气食品,如鳗鱼、黑鱼、甲鱼、猪肝、猪肺、猪瘦肉、鸡蛋、鸭蛋、牛肉、羊肉等都富含优质蛋白质。蔬菜类,如青菜、胡萝卜、土豆等。豆类,特别是黄豆及其制品。果品类如柿、梨、橘子、苹果、番茄、百合、莲子、藕、菱、荸荠等,芡实、银耳等也都可选用。结核患者应忌烟、酒及辛辣等生痰助火食物,因食用之后可能使病情加重,甚至引起大咯血等意外并发症。

2.食疗方选

(1)潮热:取鳗鱼数条清水洗净,先在锅中煮沸清水,再将活鳗投入,加盖煮 2～3 小时,鳗油浮于水面,捞取鳗油后加食盐适量,每次服 10 mL,1 天 2 次,饭后服用。或将鳗鱼切成寸段,放于铁皮筒内,一端用泥封固,另一端用铁丝绕成团塞住,铁皮筒在炭火上烧烤,塞铁丝端向下,筒口用碗承接,待烧至鳗鱼焦时,鳗油即自下端流入碗中,烧至油尽鳗枯成炭为止;鳗油可用,同时可将鳗炭研细,每天服 2 次,每服 3～6 g。初期低热,用枸杞根 15 g;或嫩苗及叶常煎服,代茶饮用,对退潮热有益。如加用枸杞子,则更有补肾强壮作用。

用啤酒花 10～12 g,泡水代茶饮用,可促进食欲并能退虚热;也有用鲜李子,捣汁冷饮以治骨蒸劳热,但多食可生痰,脾胃虚弱者不宜多食。五汁蜜膏为去核鸭梨、白萝卜各 1 000 g,生姜 250 g,洗净切碎,分别以洁净纱布绞汁。取梨汁和萝卜汁放入锅中,先用大火烧开,后以小火煎熬成膏状,加入姜汁及炼乳、蜂蜜各 250 g 搅匀,继续加热至沸,停火冷却,装瓶备用。服用时每次 20 mL,以沸水冲化,或再加黄酒适量饮服,每天 2 次。可治虚劳、肺结核、低热、久咳不止等症。

(2)盗汗:以蛤蜊肉加韭菜做成菜肴,用韭黄更好;常食可治疗肺结核盗汗。或者以牡蛎壳 30～60 g 煎汤;用于治疗盗汗。甲鱼 1 只取血,用热黄酒适量冲服,应当天服完,持续服用。未熟桃干称为碧桃干,用其 15 g,加水煎服。

(3)咳嗽咯血:木瓜 15 g,草 30 g,甘草 6 g 同煎,可治肺结核咳嗽,若用鱼腥草 30～40 g 代替茜草,其清肺热效果更为显著。咳嗽剧烈,可每天用生梨加冰糖蒸食,或常含化柿霜饼。如有咯血,用鲜百合 2～3 个洗净,捣汁以温开水冲服,每天 2 次。也可喝藕汁或以生藕片蘸糖吃或用乌贼骨 12 g,藕节 15 g,白及 10 g,水煎去渣,加蜂蜜调服,1 天 3 次,饮服。紫皮大蒜瓣 15～20 片,去皮后放入沸水中煮 1～2 分钟,取出备用。用煮蒜水与糯米 50 g 煮成稀粥,然后将原蒜瓣放入粥内拌匀食用。在食粥同时,可加白及粉3 g,早晚各 1 次,连吃 10～15 天,停 3 天后再食。治肺结核、胸膜炎、咯血。油浸白果是传统单方,将去外皮带壳鲜白果放于瓶内,加入菜油,以浸没为度,将瓶密封埋于土中,5 个月后取用,以越陈越好,每次取白果 1 枚剥取其肉,温水送服,可治肺结核咳嗽,并有平喘作用。

(4)食少便溏:用生山药 120 g 切片煮汁 1 000 mL,当茶饮用;或用山药粉 20～30 g 以凉水调于锅内,不时以筷搅拌,煮 2～3 沸即成粥,或在山药粥中加熟鸡蛋黄 3 枚调入后用,均可治疗阴虚且损及脾胃者。称等量薏苡仁、芡实、淮山药,加水后煮食。本方适用于肺病久咳、脾虚、大便不实者。

(5)腰酸膝软无力:取 2 500 g 黄精熬制成 500 g 浸膏,每天 4 次,每次 10 mL,每 1 mL 相当于黄精5 g,治疗浸润型肺结核。不加用西药,可使部分患者病灶完全吸收,大部分症状好转,并有体重增加和症状改善。脾胃虚寒者不宜食用。取适量鲍鱼做成菜肴,每天食用,可治肺结核低热、盗汗、骨蒸,且有滋阴壮体功能。以乌龟壳烧存性研细末,用枣泥或炼蜜为丸。每次服 6 g,每天 2 次,通常连服 1～2 个月后,可显示效果,复查时病灶可见钙化现象提早出现。用于治疗小儿骨结核,效果更佳。

**(五)心理治疗**

心理社会因素在肺结核的发生、发展中有一定影响。早在 20 世纪初就已注意到这种传染病的心理因素。Racamier 观察了 150 名肺结核患者,发现他们存在着孤独与深深的不安全感,童年早期存在与父母的情感关系障碍,其中 2/3 是怀疑,1/3 是溺爱。Brautigam 在强调患者存在对联络的敏感性以及自尊的易变性。同年 Melytr 用罗夏墨迹图测得结核病患者精神稳定性低,对情感及自我中心方面激惹性强,患者需要更多的理解,还存在受压抑的冲突、深藏的恐惧以及感情易变、烦躁,自我约束减退。有学者对结核患者做 MMPI 测定,发现 74%D 分高(抑郁分值)、36%Hs 分高(疑病分高)、27%Hy 分高(癔症患者得分高)。近年来通过 HAD 测得 142 例肺结核住院患者有焦虑或抑郁可疑症状者 73 人,有明显症状者43 人,无症状者 26 人,这说明肺结核患者心理压力较大,进而会导致免疫功能低水平,易于发病。临床资料证实,肺结核伴焦虑、抑郁明显者植物血凝素皮肤试验反应低于无情绪障碍者;淋巴细胞转化率低于无情绪症状者;有情绪症者 IgG 偏低($P<0.05$)。

曾经写过《心身医学》这一古典名著的作者亚历山大(Alex ander)认为,结核病也属于心身医学的一种疾病,他说:“如果只考虑是由结核分枝杆菌引起的是不够的,还应考虑到机体本身具有的特异的、非特异的免疫力和机体对感染的抵抗力的问题,此外,情感因素也是构成结核病的一部分原因。”

结核分枝杆菌含有类脂质、蛋白质和多糖类。在人体内类脂质引起淋巴细胞浸润而形成结核结节;蛋白质引起变态反应;多肽与多糖复合物与免疫的产生有关。结核病的发生、发展与转归取决于结核菌入侵的数量、毒力和人体免疫力、变态反应的高低。当人体免疫力低下,抵抗力处于劣势时,结核病就容易发生;反之,感染后不易发病,即使发病也较轻而且容易康复。情感因素也是构成结核病的一个重要原因。根据现代心理免疫学理论,情绪压抑时,淋巴细胞的致敏性和巨噬细胞的吞噬作用严重削弱,T 细胞与绵羊红细胞结合呈现玫瑰花环反应大大减弱,而受植物血凝素(PHA)刺激后转化为母细胞的能力也明显减退,这就是说,机体的细胞免疫能力处于低下状态,因而结核病易罹性显著增强。

结核病的治疗已历经了四个阶段,从历史回顾的角度可分为卫生营养疗法阶段、人工气胸腹疗法阶段、综合治疗阶段以及崭新化疗阶段。其中抗结核化学药物治疗对结核病的控制起着决定性的作用,可使病灶愈合、症状消除并防止复发,但卫生营养疗法也决非无足轻重,它作为一种基础疗法日益显得重要。世界上的事物总是波浪式前进、螺旋式上升的,如今,卫生营养疗法应从心理治疗的高度重新认识与评价。结核病常用的心理疗法如下。

1.简易精神疗法

通过接受、支持、保证三步骤使患者明确:随着社会的进步、科学的发展、诊治疾病手段的先进,总体上讲结核病处于少见与散发状态,结核病患病率、发病率和死亡率分别不超过千分之一、万分之一、十万分之一。经近 30 年推行合理化疗以来，疗程一再缩短、治愈率超过 95%，治愈后五年复发率仅为 1%～2%，并防止了耐药性的产生，从而使患者增强信心，促进早日康复。

2.认知疗法

结核病是人类最古老的传染病之一，人类与之斗争了数千年，但由于各地区疫情控制尚不平衡、不规则用药或管理不善以及难民、移民、民工的流动性与特殊性，一旦发病通常难以接受合理治疗，因此结核病疫情仍然相当严重，流行形势也相当严峻，以至 WHO 向全世界宣布全球处于结核病紧急状态，并将每年的 3 月 24 日定为世界抗结核日。其实只要理智地认识到结核病病因明确、治有方法、防有措施，只要认真做好治疗、管理、预防及检查的各个环节的工作，只要高度关注结核病的疫情，切实做到查出必治、治必彻底，就完全可能使结核病流行情况改善，直至控制。

3.行为指导法

患者应注意适当休息疗养、生活起居合理、丰富的营养、必要的日光浴以及克服多愁善感、郁郁寡欢等易感性人格。

4.心理疗法

想象 T 细胞与结核分枝杆菌浴血大战并战而胜之；想象玫瑰花环试验明显增强；想象淋巴细胞转化能力增强。

5.气功疗法

肺结核中医辨证多属肺阴虚，先做放松功，行三线放松 2～3 个循环，再行内养功，意守丹田形成腹式呼吸，肺气虚者与气阴两虚患者也大同小异，在进行气功疗法的同时还应适当进行体育锻炼、增强体质、提高自然免疫力。

6.音乐疗法

(1)音乐安神法：本法以清幽柔绵、怡情悦志之曲，消除肺结核患者的焦虑烦躁状态。代表乐曲有梁代古曲《幽兰》、晋代古曲《梅花三弄》等。此外门德尔松的《小提琴协奏曲》，充满了甜美感情和温馨，可让思绪安定而平静；尤其是门德尔松的《乘着那歌声的翅膀》，这首歌曲充满了迷人的色彩，让人沉浸在“甜蜜、幸福的梦”之中。

(2)音乐开郁法：本法以爽快鲜明、激情洋溢之曲，疏泄患者的抑郁与忧虑。代表乐曲如春秋古曲《高山流水》、唐代古曲《阳关三迭》等，再如南派笛奏《姑苏行》、广东音乐《彩云追月》以及老约翰的《拉德斯基进行曲》、贝多芬的《欢乐颂》等。

(3)音乐激励法：本法以激昂悲壮、荡气回肠之曲治疗患者的忧思郁结。代表乐曲有汉代琵琶曲《十面埋伏》、宋元词曲《满江红》以及贝多芬《命运交响曲》、俄罗斯民歌《三套车》等。

(4)音乐愉悦法：本法以轻松喜悦、优美动人之曲排遣患者的悲哀郁闷。代表乐曲有唢呐独奏《百鸟朝凤》、民乐合奏曲《春江花月夜》以及小约翰的《蓝色多瑙河》、莫扎特《G 大调弦乐小夜曲》等。

(5)名曲情绪转变法：本法是日本山本直纯所著《音乐灵药》中介绍的方法，本法令人在不知不觉中身心好转，可以让音乐创造 24 小时的快乐。如巴赫名曲让人在早晨头脑清醒地醒来；午休后听舒伯特的《军队进行曲》振奋精神；以斯特拉文斯基的音乐缓解焦虑；以贝多芬的交响曲对抗抑郁；以勃拉姆斯的音乐安抚失落等。上述名曲有助于克服肺结核患者多愁善感、郁郁寡欢的易感性人格。

(6)辨证施乐法：肺结核中医辨证多属肺阴虚患者，患者免疫力差，常有咳嗽、盗汗、乏力等症状，易患外感病，而音乐能增强免疫功能与抵抗力，有助于肺结核的康复。乐曲应选气息宽广、刚劲有力、旋律明快坚定、节奏富有弹性的乐曲，如二胡曲《光明行》《听松》，广东音乐《旱天雷》《金蛇狂舞》等。还要注意对肺结核的音乐调理，以早晨进行较好。

## 九、预防

### (一)DOTS 战略

WHO 结核病对策部总结近 20 余年来的经验，将 DOTS 上升为一种保证结核病控制对策获得成功的战略，主要是：①政府的支持和承诺。②通过对因症就诊进行痰涂片镜检发现患者。③对涂阳患者给予标准短程化疗(6～8 个月)并至少初治两个月在直接督视下服药。④保证抗结核药物供应。⑤可以用来评估治疗效果和全部规划实施的标准化病例登记和报告系统。DOTS 是当今降低和防止结核菌感染、结核病死亡、控制耐多药结核病最有效、最可能实施的战略。DOTS 的核心是规则、全程治疗。目标是有效地治疗患者，大幅度降低传染源密度，从而有效降低感染率和减少发病，防治结合，“寓预防于治疗”。

### (二)卡介苗接种

机体获得性特异性免疫只产生在活菌感染之后。卡介苗(bacillus calmette-guérin，BCG)是一种无毒牛型结核菌活菌疫苗，接种后机体反应与低毒结核菌原发感染相同，产生变态反应同时获得免疫力。目前比较普遍的看法是 BCG 尚不足以预防感染，但可以显著降低儿童发病及其严重性，特别是结核性脑膜炎等严重结核病减少，并可减少此后内源性恶化的可能性。WHO 已将 BCG 列入儿童扩大免疫计划。我国推行 BCG 接种仍规定新生儿出生时即接种 BCG，每隔 5 年左右对结素转阴者补种，直至 15 岁。

### (三)治疗潜伏结核感染(化学预防)

任何年龄结素新近转阳者第一年发病危险性是 3.3%，5 年内为 5%～15%。业已证明 INH 可以有效预防感染者的发病。在低感染率的发达国家主张对潜伏结核感染进行 INH 化学预防。方法为INH 300 mg/d，持续 9 个月，适用于所有潜伏结核感染，包括 HIV 感染者和孕妇；INH 900 mg，每周2 次，疗程 9 个月；以及 RFP 600 mg/d，持续 4 个月方案，在选择性对象亦可使用，但前者需要督导，后者不够经济。INH 联合 PZA 方案可缩短疗程至 2 个月，因不良反应发生率高，不予推荐。

(明　晓)

# 第三节　结核性胸膜炎

结核性胸膜炎(Ⅴ型)虽非肺部病变，但在临床上因与肺结核关系密切，在结核病防治工作中同样实行治疗管理。故此，结核病新分类法中仍将该病单独列为一型。本病为常见病。

## 一、病因及发病机制

结核性胸膜炎是由结核菌及其代谢产物进入正处于高度过敏状态的机体胸膜腔中所引起的胸膜炎症。为儿童和青少年原发感染或继发结核病累及胸膜的后果。此时肺内可同时有或无明显结核病灶发现。结核菌到达胸膜腔的途径有三种方式。

**(一)病变直接蔓延**

邻近胸膜的结核病变,如胸膜下干酪病变、胸壁结核或脊柱结核等病灶破溃皆可使结核菌及其代谢产物直接进入胸膜腔。

**(二)淋巴播散**

肺门及纵隔淋巴结结核,由于淋巴结肿胀,淋巴引流发生障碍,结核菌通过淋巴管逆流至胸膜或直接破溃于胸膜腔。

**(三)血行播散**

急性或亚急性血行播散型结核感染也可造成胸膜炎,多为双侧及并发腹膜等浆膜腔炎症。

结核性胸膜炎往往在结核菌素阳转后的数周或数月发生,因此,机体变态反应性增强是结核性胸膜炎发病的重要因素之一。当机体处于高度变态反应状态,结核菌及其代谢产物侵入胸膜,则引起渗出性胸膜炎,当机体对结核菌变态反应较低,则只形成局限性纤维素性胸膜炎(即干性胸膜炎)。少数患者由干性胸膜炎进展为渗出性胸膜炎。胸膜炎症早期先有胸膜充血、水肿和白细胞浸润占优势,随后淋巴细胞转为多数,胸膜内皮细胞脱落,其表面有纤维蛋白渗出,继而浆液渗出,形成胸腔积液,胸膜常有结核结节形成。

## 二、临床表现

结核性胸膜炎多发生于儿童和 40 岁以下的青壮年。按病理解剖可分为干性胸膜炎和渗出性胸膜炎两大类,临床表现各异。

**(一)干性胸膜炎**

干性胸膜炎可发生于胸膜腔的任何部分。其症状轻重不一,有些患者很少或完全没有症状,而且可以自愈。有的患者起病较急,有畏寒,轻度或中度低热,但主要症状是局限性针刺样胸痛。胸痛系因壁层和脏层胸膜互相贴近摩擦所致,故胸痛多位于胸廓呼吸运动幅度最大的腋前线或腋后线下方,深呼吸和咳嗽时胸痛更著。如病变发生于肺尖胸膜,胸痛可沿臂丛放射,使手疼痛和知觉障碍;如在膈肌中心部,疼痛可放射到同侧肩部;病变在膈肌周边部,疼痛可放射至上腹部和心窝部。由于胸痛患者多不敢深吸气,故呼吸急促而表浅,当刺激迷走神经时可引起顽固性咳嗽。查体可见呼吸运动受限,局部有压痛,呼吸音减低。触到或听到胸膜摩擦音,此音不论呼气或吸气时均可听到而咳嗽后不变为其特点。此时,胸膜摩擦音为重要体征。

**(二)结核性渗出性胸膜炎**

病变多为单侧,胸腔内有数量不等的渗出液,一般为浆液性,偶见血性或化脓性。

按其发生部位可分为肋胸膜炎(又称典型胸膜炎)、包裹性胸膜炎、叶间胸膜炎、纵隔胸膜炎、膈胸膜炎和肺尖胸膜炎。

典型渗出性胸膜炎起病多较急,有中度或高度发热、乏力和盗汗等结核中毒症状,发病初期有胸痛,多为刺激性剧痛,随胸腔积液出现和增多,因阻碍壁层和脏层胸膜的互相摩擦,胸痛反而减轻或消失。但可出现不同程度的气短和呼吸困难,病初多有刺激性咳嗽,痰量通常较少,转移体位因胸液刺激胸膜可引起反射性干咳。体征随胸腔积液多少而异,少量积液可无明显体征;如果急性大量积液,因肺、心和血管受压,呼吸面积减少,心搏出量减少,患者可出现呼吸困难、端坐呼吸和发绀。患侧胸廓饱满,肋间隙增宽,呼吸运动减弱,气管纵隔向健侧移位;叩诊积液部位呈浊音或实音,其顶点位于腋后线上,由此向内、向下形成弧线,构成上界内侧低外侧高的反抛物线(Ellis 线)。如胸腔积液位于右侧则肝浊音界消失,如位于左侧则 Traube 氏鼓音区下降。听诊呼吸音减弱或消失。由于接近胸腔积液上界的肺被压缩，在该部听诊可发现呼吸音并不减弱反而增强。在压缩的肺区偶可听到湿啰音。积液吸收后，往往遗留胸膜粘连或增厚；此时，患侧胸廓下陷，呼吸运动受限，轻度叩浊，呼吸音减弱。

纵隔胸膜炎常和典型胸膜炎并存，除一般结核中毒症状外，大量积液可引起压迫症状，如胸骨区疼痛、咳嗽、呼吸困难、吞咽困难、心悸、胃痛、呕吐和肩痛等。膈胸膜炎（肺底积液）右侧多于左侧，偶见于双侧，常有低热、气短、咳嗽、胸痛、肩痛、上腹痛或腰痛等。

## 三、X 线特点

干性胸膜炎：胸透时可见患侧横膈运动受限；病变局限时胸片无明显异常，纤维蛋白渗出物至 2～3 mm厚度时，可见肺野透亮度减低。

渗出性胸膜炎：可因部位、积液量多少不同，而有不同的 X 线表现。

### （一）典型胸膜炎

X 线表现为游离性胸腔积液。

1.小量积液

液体首先积聚于横膈后坡下部及后肋膈角，故站立后前位检查难以发现，需采取多轴透视，转动患者体位，使患者向患侧倾斜 60°；行立位透视，肋隔角或侧胸壁下缘液体可易显示，或采取患侧在下的侧卧位进行水平投照，方能发现液体沿胸壁内缘形成窄带状均匀致密阴影。待积液增至 300 mL 以上时，可使外侧肋膈角变浅、变钝或填平。透视下液体可随呼吸及体位的变化而移动。此点可与轻微的胸膜粘连相鉴别。

2.中量积液

由于液体的重力作用而积聚于胸腔下部肺的四周，表现为均匀致密阴影，肋膈角完全消失。后前位片上有从外上方向内下方呈斜行外高内低的弧形线，膈影界限不清。

3.大量积液

液体上缘可达第二肋间或一侧胸腔完全呈均匀致密阴影；此外，纵隔向健侧移位，肋间隙增宽及膈下降等征象。

### （二）包裹性胸膜炎

胸膜炎时，脏层与壁层胸膜的粘连使积液局限于胸腔的某一部位，称为包裹性积液。多发生于侧后胸壁，偶尔发生于前胸壁及肺尖部。切线位表现为自胸壁向肺野突出，大小不等的半圆形或梭形致密影，密度均匀，边缘光滑锐利。若靠近胸壁，其上下缘与胸壁夹角呈钝角。

### （三）叶间积液

叶间积液可以是单纯局限于叶间隙的积液或有时与游离性积液并存。可发生于水平裂与斜裂。右水平裂有积液时，后前位见水平裂增宽，略呈梭状影。斜裂有积液时，正位 X 线诊断较困难，可呈圆形或片状阴影，边缘模糊，似肺内病变。侧位、前弓位检查易于识别，则见典型之梭状阴影，密度均匀，边缘光滑，梭状影的两尖端延伸与叶间隙相连。液体量多时可呈球形阴影。游离性积液进入叶间裂时常在斜裂下部，表现为尖端向上的三角形阴影。

### （四）肺底积液

聚积在肺底与膈肌之间的积液称为肺底积液。右侧多见，偶见于双侧。X 线可见下肺野密度增高，与膈影相连，由于液体将肺下缘向上推移，可呈现向上突出的圆弧状影，易误认为膈肌升高。正位 X 线检查时，正常横膈顶的最高部位在内侧 1/3 处，而肺底积液时，形似“横膈”阴影的最高点偏于外侧 1/3 处，边缘较光滑。胸透时，当晃动患者可见积液阴影波动；若使患者向患侧倾斜 60°，可使积液流入侧胸壁而显露膈肌并可见膈肌活动，另可见同侧下肺纹理呈平直且变密集。侧位胸片可见积液呈密度均匀的下弦月状；若采用平卧前后位，肺底的液体流到后背部胸腔，表现为患侧肺野密度均匀增高，"横膈抬高"现象消失而较直；立起时，液体又回到肺底，肺野亮度恢复正常。如侧卧于患侧行横照，积液与侧胸壁显示一清晰带状阴影，此法对诊断积液量少的流动型病例较敏感。A 超或 B 超检查有助于本病的诊断。如肺底面胸膜粘连而液体不能流出，可采用人工气腹确定诊断。

**（五）纵隔胸腔积液**

常与典型胸膜炎并存，可发生于上、下、前、后纵隔旁腔隙。上纵隔少量积液时，呈带状三角形致密影，位于纵隔两旁，基底向下，外缘锐利，向内上可达胸膜顶部。积液多时，外形可呈弧形突出或分叶状。下纵隔积液时，X 线表现为尖端向上，基底向下的三角形致密影。前下纵隔积液可鼓出于心影旁，似心脏扩大或心包积液。后纵隔脊柱旁区的纵隔积液，正位可显示一片密度较淡，边缘模糊的阴影，但当转到侧后斜位，使 X 线方向与积液的边缘一致时，则积液边缘清晰，呈现为沿脊柱旁的三角形或带状阴影，类似椎旁脓肿或扩张的食管。但定位时，下部比上部宽为其特征。

## 四、诊断

(1)多见于儿童及青少年。多数患者发病较急，有发热、干咳和胸痛，或先有结核中毒症状，大量胸腔积液时有呼吸困难。部分患者有结核接触史或既往史。

(2)胸膜摩擦音和胸腔积液的体征。

(3)血液白细胞计数正常或稍高，红细胞沉降率快。胸腔积液为渗出液，多为草黄色，少数患者也可呈血性，其中以淋巴细胞为主。乳酸脱氢酶常增高，抗结核抗体阳性。胸腔积液中不易找到结核菌，结核菌培养约 1/5 为阳性。但胸腔积液 TBG PCR 及 TEG Ab 阳性率高。

(4)胸部 X 线检查可见有胸腔积液的影像。

(5)结核菌素试验呈阳性反应。

(6)B 超检查可见积液征象。

(7)应排除其他原因引起的胸腔积液，必要时可行胸膜穿刺活检，穿刺取胸腔积液进行 TB-RNA、TB-DNA联合检测，或基因芯片法检测。

## 五、治疗

结核性胸膜炎的治疗原则：①早期正规应用抗结核药物；②积极抽液；③适当使用皮质激素。使其尽量减少胸膜肥厚粘连，减轻肺功能的损害，防止成为脓胸，预防肺内、肺外结核病的发生或发展。

化疗方案及疗程：可根据患者肺内有无结核病灶，以及初治或初治失败的复治患者的具体情况选用不同的方案。

胸腔穿刺抽液：少量胸腔积液一般不需抽液，或只做诊断性穿刺。但有中量积液应积极抽液，以减轻中毒症状，解除对肺及心血管的压迫，使肺复张，纵隔复位，防止胸膜肥厚粘连而影响肺功能。一般，每周可抽液 2～3 次，直到积液甚少不易抽出为止。胸穿抽液偶尔并发"胸膜反应"，患者表现头晕出汗，面色苍白，心悸脉细，四肢发凉，血压下降，应立即停止抽液，让患者平卧，多能自行缓解。必要时可皮下注射 0.1%的肾上腺素 0.5 mL,呼吸兴奋剂,吸氧等措施,密切观察神志、血压变化,注意防止休克的发生。抽液应缓慢,抽液量应视患者耐受情况而定,初次抽液可在 1 000 mL 内,后酌情增加抽液量。抽液过多过快可使胸腔压力骤减,发生"肺复张后肺水肿"及循环障碍。肺水肿患者表现为咳嗽、气促及咳大量泡沫状痰,双肺遍布湿啰音,$PaO_2$下降,X 线显示肺水肿征。应立即吸氧,酌情使用大量糖皮质激素和利尿剂,控制入水量,注意纠正酸碱平衡。胸腔抽液后,抗结核药物不必胸腔内注入,因全身用药后,胸腔积液药物已达有效浓度。

关于皮质激素的应用:糖皮质激素有抗炎、抗过敏、降低机体敏感性、减少胸腔积液渗出、促进吸收、防止胸膜粘连和减轻中毒症状等作用。在有急性渗出、症状明显和积液量多时,可在有效化疗和抽液的同时使用泼尼松。待体温正常,积液日渐吸收后,逐渐减量,一般疗程为 4~6 周。减量过程中须密切注意中毒症状和积液的反跳回升。

单纯的结核性脓胸可在全身应用抗结核药物的情况下,定期胸腔穿刺抽液,并以 2%~4%碳酸氢钠溶液或生理盐水反复冲洗胸腔,然后向胸腔注入抗结核药物和抗生素。少数脓胸有时需采用开放引流法。对有支气管胸膜瘘者不宜冲洗胸腔,以免细菌播散或引起窒息。必要时可考虑外科手术。

### 六、预后

化疗时代以前,大约 25%渗出性胸膜炎患者在 2 年内发生进行性肺结核,或有的发生肺外结核。进入化疗时代后,结核性胸膜炎预后一般良好。只要早期合理治疗,可使渗液完全吸收,不发生以上继发症。但若发现过晚或治疗不当,仍可形成广泛胸膜肥厚粘连,影响肺功能,或转为结核性脓胸,或发生肺结核,肺外结核病等。

(明　晓)

## 第四节　纵隔淋巴结结核

### 一、定义

纵隔淋巴结结核为结核分枝杆菌侵入纵隔内多组淋巴结引起的慢性疾病。受累的淋巴结多为最上纵隔淋巴结、气管旁淋巴结、气管支气管淋巴结和隆突下淋巴结等。过去,本病多见于儿童,但现有资料证明,成人原发性结核病仍有 25.0%~35.7%的发病率。近年来,原发性结核病的发病年龄后移,成人原发性结核病有增多趋势。临床上常见于成人原发性结核,少数为原发复合征表现。由于本病早期临床表现酷似多种疾病,影像学检查又缺乏特异征象,所以较易误诊,延误治疗。

### 二、病因和发病机制

结核分枝杆菌经由呼吸道感染后,在肺内形成炎性病灶,称为原发灶,病灶直径 2~3 mm,在其炎症阶段结核分枝杆菌沿淋巴管流入肺门淋巴结及纵隔淋巴结引起多组淋巴结炎性肿大或干酪样坏死,尤其是幼儿淋巴结对各种感染具有强烈的反应。此时,若机体免疫功能较强,侵入的结核分枝杆菌数量少、毒力弱，则一般不发病，肿大的淋巴结内病灶逐渐吸收或形成钙化；若机体免疫力低下，或者入侵的结核分枝杆菌数量多、毒力强，又未能及时治疗，则病情迅速发展恶化，肿大淋巴结干酪样变性坏死、液化，形成纵隔增殖性淋巴结核或结核性脓肿，肿大的淋巴结或脓肿压迫毗邻组织器官，产生相应的症状及体征。

## 三、病理变化

纵隔淋巴结结核从病理上可分为 4 期。

### (一)第 1 期

第 1 期为淋巴组织样增生，形成结核结节和肉芽肿，大量淋巴细胞、类上皮细胞和朗格汉斯巨细胞。

### (二)第 2 期

第 2 期淋巴结中央出现干酪样坏死，淋巴结包膜破坏，但其周围的脂肪层尚存在。

### (三)第 3 期

第 3 期为淋巴结干酪样坏死范围扩大，淋巴结包膜破坏，多个淋巴结融合，其周围的脂肪层消失。

### (四)第 4 期

第 4 期为干酪样坏死物质破裂进入周围软组织，形成融合性脓腔。

## 四、临床表现

纵隔淋巴结结核一般起病缓慢，少数患者可急性发病，主要症状为结核病中毒表现及纵隔肿大的淋巴结压迫症状。

### (一)中毒表现

慢性起病者可有低热、乏力和盗汗等常见的结核病中毒表现，急性发病则可出现寒战、高热，体温可达 40 ℃，伴有头痛、周身酸痛等症状，此时往往被误诊为上感、流感等，抗炎及抗病毒治疗无效。

### (二)压迫症状及体征

纵隔淋巴结结核可产生不同程度的压迫症状。气管旁、主支气管旁淋巴结肿大可压迫气管和主支气管引起呼吸困难，尤其是幼儿症状更明显，表现为吸气性呼吸困难，发绀，重者出现三凹征。气管及支气管长期受压，局部黏膜充血、水肿，气管壁缺血、软化和坏死，或淋巴结脓肿直接穿破气管壁而形成气管、支气管淋巴瘘；若瘘口较小表现为刺激性咳嗽，可咳出干酪样坏死物，瘘口较大，大量干酪样物质溃入气管可引起窒息。食管旁淋巴结肿大压迫食管可引起吞咽困难，食管吞钡检查为外压性狭窄，长期压迫可发生食管穿孔，干酪样坏死物经食管排出后，压迫症状随之缓解。肿大的淋巴结压迫喉返神经可引起同侧声带麻痹，出现声音嘶哑；压迫膈神经出现顽固性呃逆；压迫交感神经则出现 Horner 综合征；压迫大血管可出现上腔静脉压迫综合征；压迫主动脉可形成假性动脉瘤，严重者可并发主动脉穿孔；有时纵隔淋巴结结核可向上蔓延引起颈部淋巴结结核；脓肿穿破纵隔胸膜可形成脓胸，穿破胸骨或剑突下皮肤形成慢性窦道，经久不愈。

## 五、影像学表现

### (一)X 线表现

(1)肿块多位于中纵隔，常为单侧，以右侧多见，可能为右气管旁淋巴结接受引流较左侧多，以及右侧纵隔组织松软，病变易向右侧发展所致。

(2)肿块多呈分叶或结节状，部分患者肿块内有钙化。

(3)常伴有肺部结核病灶。

(4)上纵隔淋巴结肿大:在后前位片上表现为纵隔影增宽增浓，边缘呈波浪状。

(5)气管支气管淋巴结肿大时肿块呈半圆形、椭圆形或梭形突向肺野，纵径常大于横径，密度高且均匀，少见钙化灶。

(6)隆突下淋巴结肿大时，在断层片上可见支气管分叉角度增大，隆突变钝，主支气管受压变钝等征象。

由于多种疾病均可引起纵隔淋巴结肿大，故凭 X 线影像学诊断纵隔淋巴结结核较为困难，若同时伴有肺部结核病灶或纵隔肿块内存在钙化，则有利于纵隔淋巴结结核的诊断，必要时应行肺 CT 检查。

**(二)胸部 CT 检查**

胸部 CT 检查是诊断纵隔淋巴结结核的重要方法。纵隔淋巴结结核多累及气管周围，尤以右侧 2R、4R 区多见，其次为气管隆突下 7 区。根据不同的病理分期可有不同的 CT 表现。

(1)第 1 期表现为肿大的淋巴结边缘较为模糊，密度较为均匀，增强 CT 可见明显强化，病理基础为淋巴结周围炎性反应，增殖性淋巴结含毛细血管较丰富，淋巴细胞浸润明显，干酪坏死区较少且小，此种强化淋巴结直径一般在 2.0 cm 以下。

(2)第 2 期平扫表现为肿大的淋巴结中央局限性密度略减低，边缘大多清晰。强化扫描通常呈薄壁环形强化或厚壁环形强化，中央局限性密度减低区。肿大的淋巴结一般直径在 3～5 cm 大小。此为纵隔淋巴结结核特征性表现。

(3)第 3 期表现为肿大的淋巴结多发密度减低区，边缘部分清晰。强化扫描通常呈分隔样环形强化，是由于相邻淋巴结相融合而成。肿大的淋巴结一般直径在 3～5 cm 大小。也为纵隔淋巴结结核特征性表现。

(4)第 4 期表现为巨大的淋巴结内广泛密度减低区，似巨大脓肿。此期较为少见，肿大的淋巴结直径可达 5 cm。

## 六、其他辅助检查

**(一)支气管镜检查**

当纵隔淋巴结结核肿块压迫气管支气管或形成淋巴支气管瘘时，支气管镜下通常以支气管腔的外压性狭窄或嵴突的增宽为主要表现，少数也可表现为支气管腔内“新生物阻塞”“黏膜粗糙”表现，易引起误诊。若合并淋巴气管瘘则在管壁上可见干酪样坏死物，用活检钳将干酪样物质清除后多能见瘘口存在。通过支气管镜刷检和活检可找到结核病的证据。

**(二)经支气管针吸活检术**

近年来经支气管针吸活检(transbronchialneedleaspiration，TBNA)在纵隔淋巴结结核中的诊断应用已越来越广泛。所有操作均在常规的气管镜检查过程中进行，患者术前准备同常规气管镜检查。按术前根据 CT 扫描所定的穿刺点，在管腔内明确相应点，活检针经气管镜活检通道进入气道，推出活检部，将穿刺针刺入气管壁，调整气管镜，使穿刺针尽可能与气管壁垂直，综合利用各种穿刺技术直至穿刺针透过气道壁，穿刺针尾端接一空注射器，抽吸至 30 mL，持续 20 秒左右。期间操作者在维持穿刺针不退出气道黏膜的状态下，以尽可能快的速度和尽可能大的力度来回抽动穿刺针，每个穿刺点均先用细胞学穿刺针，无血液抽出，则再用组织学穿刺针获取组织学标本。拔出穿刺针，直接将标本喷涂在玻片上，涂匀后送检找抗酸杆菌及癌细胞，组织学标本用福尔马林固定后做病理切片，所有患者均予以2个以上部位的穿刺。有学者对纵隔及肺门淋巴结进行活检，75%纵隔及肺门淋巴结结核患者可获得满意的标本，得到明确的病理学诊断。有学者认为，支气管针吸活检术可对气管、支气管旁及肺门的病变进行活检，检查范围较广，为诊断纵隔及肺门淋巴结结核提供了一个简单、方便的手段。

### （三）纵隔镜检查

纵隔镜检查主要用于观察气管旁、隆突下及两主支气管开始部分的淋巴结肿大，对于前或后纵隔肿块不易作此项检查。此检查主要用于活检取得病理学诊断依据，对已形成寒性脓肿的患者还可借助纵隔镜切口引流治疗。纵隔镜检查的长处在于直视下取材，所获取的组织块较大，为确保病理诊断的准确提供了保证，这是穿刺活检难以做到的；该检查创伤小，操作时间短，较安全，是明确纵隔淋巴结肿大性质最好的检查手段。但该检查需要在全麻下进行，从而限制了它在临床上的应用。

## 七、诊断与鉴别诊断

### （一）诊断

以下几点有助于纵隔淋巴结结核的诊断。

（1）具有结核病中毒症状，如低热、乏力和盗汗等。

（2）同时伴有肺内结核病灶或肺外结核病变。

（3）CT强化扫描呈环形强化，中央密度减低区。可有钙化灶。

（4）PPD试验强阳性或阳性。

（5）穿刺取胸腔积液进行TB-RNA、TB-DNA联合检测，准确度高。

（6）取患者痰标本涂片进行GeneXpert Mtb/RIF检测，快速且敏感度高，尤其对耐药结核分枝杆菌能快速筛查，可提高病原学检出率，更好辅助临床医师进行诊断。

（7）取患者痰标本涂片进行TB-LAMP法检测，阳性率高，快速、费用低。

（8）基因芯片法检测胸腔积液标本，阳性率较高，且耗时短、准确性高，可为快速诊断结核性胸膜炎提供依据。

（9）罗氏培养法和BACTEC MGIT960也是临床常用检测技术，但是罗氏培养法需要周期相对较长，BACTEC MGIT960检测对死亡的MTB、休眠MTB、MTB-L等无法进行药敏检测，

### （二）鉴别诊断

纵隔淋巴结核好发于中、青年，以气管周围特别是右侧和隆突下淋巴结累及多见，肿大淋巴结边缘清或不清，可有融合，中心密度减低，可有钙化等有助于诊断，但尚需和以下疾病进行鉴别。

1.恶性淋巴瘤

恶性淋巴瘤好发于前中纵隔，常有不规则发热，浅表淋巴结呈无痛性进行性增大，CT检查纵隔肿块呈双侧性，融合成团块，边缘直或僵硬，呈花环状，肿块密度均匀，无密度减低或钙化，强化扫描多为均一性增强，轻度强化。PPD试验和抗结核抗体常为阴性，常伴有肝、脾大，骨髓检查及浅表淋巴结活检可明确诊断。

2.肺癌纵隔淋巴结转移

影像学可表现为肺门阴影增大及纵隔增宽，多为单侧，以肺门淋巴结肿大为主，肺内可见原

发病灶，肿大的淋巴结多有强化。PPD 试验多为阴性或弱阳性，痰脱落细胞学检查可发现癌细胞，纤维支气管镜检查可明确诊断。

3.胸内结节病

结节病是原因不明的多器官系统的肉芽肿性疾病，分为全身多器官结节病和胸内结节病，后者Ⅰ、Ⅱ期的 X 线典型表现为双侧肺门淋巴结肿大，呈“马铃薯”样肿块，边界清楚，常同时伴有右气管旁淋巴结

和左主动脉弓下淋巴结肿大，CT 增强扫描肿大的淋巴结强化明显，CT 值可增加 100 HU 左右。可伴有肺内网状、结节状阴影。实验室检查可有血清血管紧张素转换酶(SACE)活性增高，高血钙，高尿钙，KveimG Siltzbach 皮肤试验阳性，PPD 阴性，浅表淋巴结活检、纤维支气管镜或纵隔镜活检可明确诊断。

4.纵隔良性肿瘤

纵隔良性肿瘤主要有神经纤维瘤、胸腺瘤、畸胎瘤和胸内甲状腺肿等。纵隔良性肿瘤多分布于前、后纵隔，病情发展缓慢，肿块边界清楚，密度均匀，强化扫描增强不明显，无纵隔淋巴结肿大。PPD 试验、抗结核抗体阴性。

## 八、治疗

### (一)化学药物治疗

纵隔淋巴结结核的化学药物治疗方案推荐为 3HREZ/9～15 HRE，由于肿大的淋巴结内有大量的干酪样坏死，3HREZ/9～15 HRE 在坏死的酸性环境中可发挥强大的杀菌作用且对耐药结核分枝杆菌具有杀菌活性，因此必要时强化期可适当延长至半年。经过 2～3 个月抗结核治疗后若淋巴结继续增大或液化坏死范围扩大，可采取静脉强化抗结核治疗，药物包括 Am、INH、Pas、RFP、喹诺酮类药物等。

### (二)外科手术治疗

纵隔淋巴结结核出现下列情况者需考虑手术治疗。

(1)重度气管、支气管压迫征：肿大的淋巴结压迫气管或支气管造成呼吸困难，经内科治疗 3 个月无效者应考虑手术，尤其是儿童形成淋巴气管瘘后，随时有发生窒息的危险，应急诊手术。

(2)食管压迫征：肿大的淋巴结压迫食管引起吞咽困难经抗结核治疗 3 个月无好转，应考虑手术治疗。

(3)纵隔淋巴结结核形成结核性脓肿穿破胸膜形成脓胸，或穿破皮肤形成慢性窦道，经引流及换药处理无效者，应考虑手术行病灶清除。

## 九、预后

纵隔淋巴结结核如能得到早期诊断，给予及时的抗结核治疗，常能获得较好的效果，预后良好。少数患者存在耐药结核病可能，对抗结核治疗反应差，易合并其他并发症如结核性脓胸、胸壁结核等，预后较差。

(明　晓)

# 第六章

# 感染性疾病

## 第一节　急性气管-支气管炎

急性气管-支气管炎是由生物、物理、化学刺激或过敏等因素引起的急性气管-支气管黏膜的急性炎症。多为散发，年老体弱者易感。临床上主要表现为咳嗽、咳痰，一般为自限性，最终痊愈并恢复功能。

### 一、病因和发病机制

**(一)感染**

本病常发生于普通感冒或鼻、咽喉及气管、支气管的其他病毒感染之后，常伴有继发性细菌感染。引起急性支气管炎的病毒主要有腺病毒、冠状病毒、副流感病毒、呼吸道合胞病毒和单纯疱疹病毒，常见的细菌有流感嗜血杆菌、肺炎链球菌，支原体和衣原体也可引起急性感染性支气管炎。

**(二)理化因素**

各种粉尘、强酸、氨、某些挥发性有机溶剂、氯、硫化氢、二氧化硫及吸烟等均可刺激气管-支气管黏膜，引起急性损伤和炎症反应。

**(三)变态反应**

常见的变应原包括花粉、有机粉尘、真菌孢子、动物皮毛等，寄生虫卵在肺内移行也可以引起气管-支气管急性炎症。

### 二、病理

早期气管、支气管黏膜充血，之后出现黏膜水肿，黏膜下层白细胞浸润，伴有上皮细胞损伤，腺体肥大增生。

### 三、临床表现

**(一)症状**

急性起病。开始时表现为干咳，但数小时或数天后出现少量黏痰，随后出现较多的黏液或黏液脓性痰，明显的脓痰则提示合并细菌感染。部分患者有烧灼样胸骨后痛，咳嗽时加重。患者一般全身症状较轻，可有发热。咳嗽、咳痰一般持续 2～3 周。少数患者病情迁延不愈，可演变成慢性支气管炎。

**(二)体征**

如无并发症，急性支气管炎几乎无肺部体征，少数患者可能闻及散在干、湿啰音，部位不固定。持续存在的胸部局部体征则提示支气管肺炎的发生。

## 四、实验室和其他检查

血液白细胞计数多正常。由细菌感染引起者，则白细胞计数及中性粒细胞百分比增高，红细胞沉降率加快。痰培养可发现致病菌。X 线胸片常有肺纹理增强，也可无异常表现。

## 五、诊断

通常根据症状和体征，结合血常规和 X 线胸片，可做出诊断。痰病毒和细菌检查有助于病因诊断。应注意与流行性感冒、急性上呼吸道感染鉴别。

## 六、治疗

**(一)一般治疗**

多休息，发热期间应鼓励患者饮水，一般应至 3～4 L/d。

**(二)对症治疗**

1.祛痰镇咳

咳嗽无痰或少痰的患者，可给予右美沙芬、喷托维林等镇咳药。有痰而不易咳出的患者，可选用盐酸氨溴索、溴己新化痰，也可进行雾化吸入。棕色合剂兼有镇咳和化痰两种作用，在临床上较为常用。也可选用中成药镇咳祛痰。

2.退热

发热可用解热镇痛药，如阿司匹林每次口服 0.3～0.6 g，3 次/天，必要时每 4 小时 1 次。或对乙酰氨基酚每次口服 0.5～1.0 g，3～4 次/天，1 天总量不超过 2 g。

3.抗菌药物治疗

抗生素只在有细菌感染时使用，可首选新大环内酯类或青霉素类，也可选用头孢菌素类或喹诺酮类。如症状持续、复发或病情异常严重时，应根据痰培养及药敏试验选择抗生素。

## 七、健康指导

增强体质，预防上呼吸道感染。治理空气污染，改善生活环境。

## 八、预后

绝大部分患者预后良好，少数患者可迁延不愈。

**(周孟恩)**

## 第二节 慢性支气管炎

慢性支气管炎是由于感染或非感染因素引起气管、支气管黏膜及其周围组织的慢性非特异性炎症。临床上以慢性咳嗽、咳痰或气喘为主要症状。疾病不断进展,可并发阻塞性肺气肿、肺源性心脏病,严重影响劳动和健康。

### 一、病因和发病机制

病因尚未完全清楚,一般认为是多种因素长期相互作用的结果,这些因素可分为外因和内因两个方面。

**(一)吸烟**

大量研究证明吸烟与慢性支气管炎的发生有密切关系。吸烟时间越长,量越多,患病率也越高。戒烟可使症状减轻或消失,病情缓解,甚至痊愈。

**(二)理化因素**

理化因素包括刺激性烟雾、粉尘、大气污染(如二氧化硫、二氧化氮、氯气、臭氧等)的慢性刺激。这些有害气体的接触者慢性支气管炎患病率远较不接触者为高。

**(三)感染因素**

感染是慢性支气管炎发生、发展的重要因素,病毒感染以鼻病毒、黏液病毒、腺病毒和呼吸道合胞病毒为多见。细菌感染常继发于病毒感染之后,如肺炎链球菌、流感嗜血杆菌等。这些感染因素造成气管、支气管黏膜的损伤和慢性炎症。感染虽与慢性支气管炎的发病有密切关系,但目前尚无足够证据说明为首发病因。只认为是慢性支气管炎的继发感染和加剧病变发展的重要因素。

**(四)气候**

慢性支气管炎发病及急性加重常见于冬天寒冷季节,尤其是在气候突然变化时。寒冷空气可以刺激腺体,增加黏液分泌,使纤毛运动减弱,黏膜血管收缩,有利于继发感染。

**(五)过敏因素**

主要与喘息性支气管炎的发生有关。在患者痰液中嗜酸性粒细胞数量与组胺含量都有增高倾向,说明部分患者与过敏因素有关。尘埃、尘螨、细菌、真菌、寄生虫、花粉及化学气体等,都可以成为过敏因素而致病。

**(六)呼吸道局部免疫功能减低及自主神经功能失调**

为慢性支气管炎发病提供内在的条件。老年人常因呼吸道的免疫功能减退,免疫球蛋白的减少,呼吸道防御功能退化等导致患病率较高。副交感神经反应增高时,微弱刺激即可引起支气管收缩痉挛,分泌物增多,而产生咳嗽、咳痰、气喘等症状。

综上所述,当机体抵抗力减弱时,呼吸道在不同程度易感性的基础上,有一种或多种外因的存在,长期反复作用,可发展成为慢性支气管炎。如长期吸烟损害呼吸道黏膜,加上微生物的反复感染,可发生慢性支气管炎。

## 二、病理

由于炎症反复发作，引起上皮细胞变性、坏死和鳞状上皮化生，纤毛变短，参差不齐或稀疏脱落。黏液腺泡明显增多，腺管扩张，杯状细胞也明显增生。支气管壁有各种炎性细胞浸润、充血、水肿和纤维增生。支气管黏膜发生溃疡，肉芽组织增生，严重者支气管平滑肌和弹性纤维也遭破坏以致机化，引起管腔狭窄。

## 三、临床表现

### （一）症状

起病缓慢，病程长，常反复急性发作而逐渐加重。主要表现为慢性咳嗽、咳痰、喘息。开始症状轻微，气候变冷或感冒时，则引起急性发作，这时患者咳嗽、咳痰、喘息等症状加重。

1.咳嗽

主要由支气管黏膜充血、水肿或分泌物积聚于支气管腔内而引起咳嗽。咳嗽严重程度视病情而定，一般晨间和晚间睡前咳嗽较重，有阵咳或排痰，白天则较轻。

2.咳痰

痰液一般为白色黏液或浆液泡沫性，偶可带血。起床后或体位变动可刺激排痰，因此，常以清晨排痰较多。急性发作伴有细菌感染时，则变为黏液脓性，咳嗽和痰量也随之增加。

3.喘息或气急

喘息性慢性支气管炎可有喘息，常伴有哮鸣音。早期无气急。反复发作数年，并发阻塞性肺气肿时，可伴有轻重程度不等的气急，严重时生活难以自理。

### （二）体征

早期可无任何异常体征。急性发作期可有散在的干、湿啰音，多在背部及肺底部，咳嗽后可减少或消失。喘息型可听到哮鸣音及呼气延长，而且不易完全消失。并发肺气肿时有肺气肿体征。

## 四、实验室和其他检查

### （一）X 线检查

早期可无异常。病变反复发作，可见两肺纹理增粗、紊乱，呈网状或条索状、斑点状阴影，以下肺野较明显。

### （二）呼吸功能检查

早期常无异常。如有小呼吸道阻塞时，最大呼气流速-容积曲线在 75％和 50％肺容量时，流量明显降低，它比第 1 秒用力呼气容积更为敏感。发展到呼吸道狭窄或有阻塞时，常有阻塞性通气功能障碍的肺功能表现，如第 1 秒用力呼气量占用力肺活量的比值减少（＜70％），最大通气量减少（低于预计值的 80％）；流速-容量曲线减低更为明显。

### （三）血液检查

慢支急性发作期或并发肺部感染时，可见白细胞计数及中性粒细胞增多。喘息型者嗜酸性粒细胞可增多。缓解期多无变化。

### （四）痰液检查

涂片或培养可见致病菌。涂片中可见大量中性粒细胞，已破坏的杯状细胞，喘息型者常见较多的嗜酸性粒细胞。

## 五、诊断和鉴别诊断

### (一)诊断标准

根据咳嗽、咳痰或伴喘息，每年发病持续 3 个月，连续 2 年或以上，并排除其他引起慢性咳嗽的心、肺疾病，可做出诊断。如每年发病持续不足 3 个月，而有明确的客观检查依据(如 X 线片、呼吸功能等)也可诊断。

### (二)分型、分期

1.分型

可分为单纯型和喘息型两型。单纯型的主要表现为咳嗽、咳痰；喘息型者除有咳嗽、咳痰外尚有喘息，伴有哮鸣音，喘鸣在阵咳时加剧，睡眠时明显。

2.分期

按病情进展可分为 3 期。急性发作期是指“咳”“痰”“喘”等症状任何一项明显加剧，痰量明显增加并出现脓性或黏液脓性痰，或伴有发热等炎症表现 1 周之内。慢性迁延期是指有不同程度的“咳”“痰”“喘”症状迁延 1 个月以上者。临床缓解期是指经治疗或临床缓解，症状基本消失或偶有轻微咳嗽少量痰液，保持 2 个月以上者。

### (三)鉴别诊断

慢性支气管炎需与下列疾病相鉴别。

1.支气管哮喘

常于幼年或青年突然起病，一般无慢性咳嗽、咳痰史，以发作性、呼气性呼吸困难为特征。发作时两肺布满哮鸣音，缓解后可无症状。常有个人或家族过敏性疾病史。喘息型慢性支气管炎多见于中、老年，一般以咳嗽、咳痰伴发喘息及哮鸣音为主要症状，感染控制后症状多可缓解，但肺部可听到哮鸣音。典型病例不难区别，但哮喘并发慢性支气管炎和(或)肺气肿则难以区别。

2.咳嗽变异性哮喘

以刺激性咳嗽为特征，常由受到灰尘、油烟、冷空气等刺激而诱发，多有家族史或过敏史。抗生素治疗无效，支气管激发试验阳性。

3.支气管扩张

具有咳嗽、咳痰反复发作的特点，合并感染时有大量脓痰，或反复咯血。肺部以湿啰音为主，可有杵状指(趾)。X 线检查常见下肺纹理粗乱或呈卷发状。支气管造影或 CT 检查可以鉴别。

4.肺结核

多有发热、乏力、盗汗、消瘦等结核中毒症状，咳嗽、咯血等以及局部症状。经 X 线检查和痰结核菌检查可以明确诊断。

5.肺癌

患者年龄常在 40 岁以上，特别是有多年吸烟史，发生刺激性咳嗽，常有反复发生或持续的血痰，或者慢性咳嗽性质发生改变。X 线检查可发现有块状阴影或结节状影或阻塞性肺炎。用抗生素治疗，未能完全消散，应考虑肺癌的可能，痰脱落细胞检查或经纤维支镜活检一般可明确诊断。

6.肺尘埃沉着病(尘肺)

有粉尘等职业接触史。X 线检查肺部可见硅结节，肺门阴影扩大及网状纹理增多，可做出诊断。

## 六、治疗

在急性发作期和慢性迁延期应以控制感染和祛痰、镇咳为主。伴发喘息时，应予解痉平喘治疗。对临床缓解期宜加强锻炼，增强体质，提高机体抵抗力，预防复发为主。

### (一)急性发作期的治疗

1.控制感染

根据致病菌和感染严重程度或药敏试验选择抗生素。轻者可口服，较重患者用肌内注射或静脉滴注抗生素。常用的有喹诺酮类、头孢菌素类、大环内酯类、β内酰胺类或磺胺类口服，如左氧氟沙星 0.4 g，1 次/天；罗红霉素 0.3 g，2 次/天；阿莫西林 2～4 g/d，分 2～4 次口服；头孢呋辛 1.0 g/d，分 2 次口服；复方磺胺甲噁唑 2 片，2 次/天。能单独应用窄谱抗生素应尽量避免使用广谱抗生素，以免二重感染或产生耐药菌株。

2.祛痰、镇咳

可改善患者症状，迁延期仍应坚持用药。可选用氯化铵合剂 10 mL，3 次/天；也可加用溴己新8～16 mg，3 次/天；盐酸氨溴索 30 mg，3 次/天。干咳则可选用镇咳药，如右美沙芬、那可丁等。中成药镇咳也有一定效果。对年老体弱无力咳痰者或痰量较多者，更应以祛痰为主，协助排痰，畅通呼吸道。应避免应用强的镇咳药，如可卡因等，以免抑制中枢，加重呼吸道阻塞和炎症，导致病情恶化。

3.解痉、平喘

主要用于喘息明显的患者，常选用氨茶碱 0.1 g，3 次/天，或用茶碱控释药；也可用特布他林、沙丁胺醇等 $β_2$ 激动药加糖皮质激素吸入。

4.气雾疗法

对于痰液黏稠不易咳出的患者，雾化吸入可稀释气管内的分泌物，有利排痰。目前主要用超声雾化吸入，吸入液中可加入抗生素及痰液稀释药。

### (二)缓解期治疗

(1)加强锻炼，增强体质，提高免疫功能，加强个人卫生，注意预防呼吸道感染，如感冒流行季节避免到拥挤的公共场所，出门戴口罩等。

(2)避免各种诱发因素的接触和吸入，如戒烟、脱离接触有害气体的工作岗位等。

(3)反复呼吸道感染者可试用免疫调节药或中医中药治疗，如卡介苗、多糖核酸、胸腺素等。

**(周孟恩)**

# 第三节　弥漫性泛细支气管炎

弥漫性泛细支气管炎(diffuse panbronchiolitis，DPB)是以两肺弥漫性呼吸性细支气管及其周围慢性炎症为特征的独立性疾病。目前认为 DPB 是东亚地区所特有的人种特异性疾病。DPB 的病理学特点为以呼吸性细支气管为中心的细支气管炎及细支气管周围炎，因炎症累及呼吸性细支气管壁的全层，故称之为弥漫泛细支气管炎。临床表现主要为慢性咳嗽、咳痰、活动后呼吸困难。胸部听诊可闻及间断性啰音。80%以上的 DPB 患者合并或既往有慢性鼻旁窦炎。

胸部X线可见两肺弥漫性颗粒样结节状阴影，尤其胸部CT扫描显示两肺弥漫性小叶中心性颗粒样结节状阴影对协助诊断具有重要意义。肺功能检查主要为阻塞性通气功能障碍，但早期出现低氧血症，而弥散功能通常在正常范围内。实验室检查血清冷凝集试验效价升高，多在1∶64以上。本病是一种可治性疾病，治疗首选红霉素等大环内酯类，疗效显著。

## 一、病因

DPB的病因至今不明，但可能与以下因素有关。

### (一)遗传因素

近年研究表明DPB发病有明显的人种差别，且部分患者有家族发病。此外，84.8%的DPB患者合并有慢性鼻旁窦炎或家族内鼻旁窦炎支气管综合征(sino bronchial syndrome，SBS)，因此有学者推测遗传因素可能是DPB及其与慢性鼻旁窦炎相关性的发病基础。目前认为DPB可能是一种具有多基因遗传倾向的呼吸系统疾病。最近研究结果表明，DPB与人体白细胞抗原(HLA)基因密切相关，日本DPB患者与HLA-B54(尤其是HLA-B54)基因有高度的相关性；而在韩国DPB患者与HLA-A11，有高度的相关性。有报道我国DPB患者可能与HLA-$B_{54}$及HLA-A11有一定相关性。Keicho等认为DPB的易感基因存在于第6染色体短臂上的HLA-B位点和A位点之间，距离B位点300 kb为中心的范围内。最近研究推测DPB发病可能与TAP(transporter associated with antIgen processing)基因、白细胞介素-8(IL-8)基因、CETR基因以及与黏蛋白基因(MUC5B)有关。

### (二)慢性气道炎症与免疫系统异常

部分DPB患者支气管肺泡灌洗液(BALF)中中性粒细胞、IL-8及白三烯B4等均明显升高提示本病存在慢性气道炎症病变。此外，以下因素提示本病可能与免疫系统功能障碍有关：①血冷凝集试验效价升高以及部分患者IgA增高；②病理检查显示呼吸性细支气管区域主要为淋巴细胞、浆细胞浸润和聚集；③DPB患者BALF中CD8淋巴细胞总数增高；④部分DPB患者与类风湿关节炎、成人T细胞白血病、非霍奇金淋巴瘤等并存。

### (三)感染

DPB患者常合并铜绿假单胞菌感染，但铜绿假单胞菌是DPB的病因还是继发感染尚不清楚。有报道应用铜绿假单胞菌接种到动物气道内可成功建立DPB动物模型。也有人认为由于细菌停滞于气道黏膜上，引起由铜绿假单胞菌产生的弹性硬蛋白酶和一些炎症介质的生成，可能是造成DPB气道上皮细胞的损伤和气道炎症的原因。

## 二、病理

DPB的病理学特征为以两肺呼吸性细支气管为中心的细支气管炎及细支气管周围炎。因炎症病变累及两肺呼吸性细支气管的全层，故称为弥漫性泛细支气管炎。

大体标本肉眼观察肺表面及切面均可见弥漫性分布的浅黄色或灰白色2～3 mm的小结节，结节大小较均匀，位于呼吸性细支气管区域，以两肺下叶多见。通常显示肺过度充气。镜下可见在呼吸性细支气管区域有淋巴细胞、浆细胞、组织细胞等圆形细胞的浸润，导致管壁增厚，常伴有淋巴滤泡增生。由于息肉样肉芽组织充填于呼吸性细支气管腔内，导致管壁狭窄或闭塞；呼吸性细支气管壁及周围的肺间质、肺泡隔、肺泡腔内可见吞噬脂肪的泡沫细胞聚集。病情进展部分患者可见支气管及细支气管扩张和末梢气腔的过度膨胀。有日本学者提出以下DPB病理诊断标准:①病变为累及两肺的弥漫性慢性气道炎症;②慢性炎症以细支气管及肺小叶中心部为主;③呼吸性细支气管壁、肺泡壁及肺泡间质泡沫细胞聚集和淋巴细胞浸润。

## 三、临床表现

本病常隐匿缓慢发病。发病可见于任何年龄,但多见于40～50岁的成年人。发病无性别差异。临床表现如下。

### (一)症状

主要为慢性咳嗽、咳痰、活动后呼吸困难。首发症状常为咳嗽、咳痰,逐渐出现活动后呼吸困难。患者常在疾病早期反复合并有下呼吸道感染,咳大量脓性痰,而且痰量异常增多,每天咳痰量可达数百毫升。如不能及时治疗,病情呈进行性进展,可发展为继发性支气管扩张、呼吸衰竭、肺动脉高压和肺源性心脏病。

### (二)体征

胸部听诊可闻及间断性湿啰音或粗糙的捻发音,有时可闻及干啰音或哮鸣音,尤以两下肺明显。啰音的多少主要决定于支气管扩张及气道感染等病变的程度。祛痰药物或抗生素治疗后,啰音均可减少。部分患者因存在支气管扩张可有杵状指。

### (三)合并慢性鼻窦炎

80%以上 DPB 患者都合并有或既往有慢性鼻旁窦炎,部分患者有鼻塞、流脓涕或嗅觉减退等,但有些患者无症状,仅在进行影像学检查时被发现。如疑诊为 DPB 患者,应常规拍摄鼻窦 X 线或鼻窦 CT。

## 四、辅助检查

### (一)胸部 X 线/肺部 CT 检查

胸部 X 线可见两肺野弥漫性散在分布的边缘不清的颗粒样结节状阴影,直径在 2～5 mm,多在2 mm以下,以两下肺野显著,常伴有肺过度膨胀。随病情进展,常可见肺过度膨胀及支气管扩张的双轨征。

肺部 CT 或胸部高分辨 CT(HRCT)特征:①两肺弥漫性小叶中心性颗粒状结节影;②结节与近端支气管血管束的细线相连形成"Y"字形树芽征;③病情进展细小支气管扩张呈小环状或管状影,伴有管壁增厚。HRCT 的这种特征性改变是诊断 DPB 非常重要的影像学依据。影像学显示的颗粒样小结节状阴影为呼吸性细支气管区域的炎性病变所致,随着病情加重或经大环内酯类抗生素治疗后,小结节状阴影可扩大或缩小乃至消失。

### (二)肺功能检查及血气分析

肺功能主要为阻塞性通气功能障碍,病情进展可伴有肺活量下降,残气量(率)增加,但通常弥散功能在正常范围内。部分患者可伴有轻、中度的限制性通气功能障碍或混合性通气功能障碍。一秒用力呼气容积与用力肺活量比值($FEV_1/FVC$)<70%,肺活量占预计值的百分比(VC%)<80%。残气量占预计值的百分比(RV%)>150%或残气量占肺总量的百分比(RV/TLC%)>45%。在日本早期的 DPB 诊断指标中,曾要求在以上肺功能检查中至少应具备三项,但弥散功能和肺顺应性通常在正常范围内,这对于我国临床诊断 DPB 患者有一定的参考价值。动脉血氧分压($PaO_2$)<10.7 kPa(80 mmHg),发病初期就可以发生低氧血症,进展期可有高碳酸血症。

### (三)实验室检查

日本 DPB 患者 90%血清冷凝集试验效价升高,多在 1∶64 以上,但支原体抗体多为阴性。我国患者冷凝集试验阳性率较低。部分患者可有血清 IgA、IgM 和血 CD4/CD8 比值增高,γ 球蛋白增高,红细胞沉降率增快,类风湿因子阳性,但非特异性。部分患者可有血清 $HLA\text{-}B_{54}$ 或 $HLA\text{-}A_{11}$ 阳性。痰细菌学检查可发现起病初期痰中多为流感嗜血杆菌及肺炎链球菌,晚期多为铜绿假单胞菌感染。

### (四)慢性鼻旁窦炎的检查

可选择鼻窦 X 线或鼻窦 CT 检查,以确定有无鼻旁窦炎。受累部位可为单侧或双侧上颌窦、筛窦、额窦等。

### (五)病理检查

病理检查是确诊 DPB 的“金标准”。如果肺活检能发现典型的 DPB 病理学改变即可确诊。经支气管镜肺活检(TBLB)方法简便且安全,但常因标本取材少,而且不一定能取到呼吸性细支气管肺组织,有一定的局限性。如欲提高检出率,应在 TBLB 检查时,取 3~5 块肺组织,如仍不能确诊,应行胸腔镜下肺活检或开胸肺活检,可提高本病的确诊率。

## 五、诊断标准

### (一)临床诊断标准

日本首次推出 DPB 诊断标准后,厚生省进行了修改,之后其再次对 DPB 临床诊断标准进行了重新修改。目前日本和我国均使用厚生省二次修改的临床诊断标准。DPB 临床诊断标准如下。

1.必要条件

(1)持续咳嗽、咳痰、活动后呼吸困难。

(2)影像学确定的慢性鼻旁窦炎或有明确的既往史。

(3)胸部 X 线可见弥漫性分布的两肺颗粒样结节状阴影或胸部 CT 见两肺弥漫性小叶中心性颗粒样结节状阴影。

2.参考条件

(1)胸部间断性湿啰音。

(2)第 1 秒用力呼气容积与用力肺活量比值($FEV_1/FVC\%$)<70%以及动脉血氧分压($PaO_2$)<10.7 kPa(80 mmHg)。

(3)血清冷凝集试验效价>1∶64。

3.临床诊断

(1)临床确诊,符合全部必要条件加参考条件中的 2 项以上。

(2)临床拟诊,符合全部必要条件。

(3)临床疑似诊断,符合必要条件前 2 项。

### (二)病理确诊

肺组织病理学检查是诊断 DPB 的“金标准”。肺活检如能发现前述典型的 DPB 病理学改变即可确诊。

### (三)鉴别诊断

本病应与慢性支气管炎和慢性阻塞性肺气肿、支气管扩张症、阻塞性细支气管炎(BO)、肺间质纤维化、支气管哮喘、囊性纤维化、尘肺、粟粒肺结核、支气管肺泡癌等相鉴别。

1.慢性阻塞性肺疾病

本病主要临床特点为长期咳嗽、咳痰或伴有喘息，晚期有呼吸困难，在冬季症状加重。患者多有长期较大量吸烟史。多见于老年男性。胸部X线可出现肺纹理增多、紊乱，呈条索状、斑点状阴影，以双下肺野明显。晚期肺充气过度，肺容积扩大，肋骨平举，肋间隙增宽，横膈低平下移，心影呈垂滴形，部分患者有肺大疱。胸部CT检查可确定小叶中心型或全小叶型肺气肿。肺功能检查为阻塞性通气功能障碍，$FEV_1/FVC\%$下降和残气量(RV)增加更为显著，弥散功能可有降低。COPD的病理改变为终末细支气管远端气腔持续性不均、扩大及肺泡壁的破坏，而DPB病理为局灶性肺充气过度，极少有肺泡破坏。80%以上的DPB患者存在慢性副鼻旁窦炎，大部分患者血清冷凝集试验效价增高，而且DPB患者的肺弥散功能和顺应性通常在正常范围，此外，DPB影像学胸部X线可见弥漫性分布两肺的颗粒样结节状阴影或胸部CT可见两肺弥漫性小叶中心性颗粒样结节状阴影也与COPD不同，可资鉴别。

2.支气管扩张症

本病主要症状为慢性咳嗽、咳痰和反复咯血。肺部可闻及固定性持续不变的湿啰音。本病胸部HRCT可见多发囊状阴影及明确均匀的壁，然而支气管扩张的囊状阴影一般按支气管树分布，位于肺周围者较少，囊壁较厚，同时可见呈轨道征或迂曲扩张的支气管阴影。DPB患者一般无咯血，晚期患者胸部X线可有细支气管扩张改变，但DPB影像学主要表现为两肺弥漫性分布的颗粒样结节状阴影。对可疑患者应进一步检查有无慢性副鼻旁窦炎和血清冷凝集试验效价等，以除外在DPB的基础上合并继发性支气管扩张症。

3.阻塞性细支气管炎(BO)

本病是一种小气道疾病。临床表现为急速进行性呼吸困难，肺部可闻及高调的吸气中期干鸣音；X线提示肺过度通气，但无浸润影，也很少有支气管扩张；肺功能显示阻塞性通气功能障碍，而弥散功能正常；肺组织活检显示直径为1～6 mm的小支气管和细支气管的瘢痕狭窄和闭塞，管腔内无肉芽组织息肉，而且肺泡管和肺泡正常。DPB患者起病缓慢，先有慢性咳嗽、咳痰史，活动时呼吸困难逐渐发生。胸部听诊多为间断性湿啰音。胸部X线检查可见弥漫性分布的两肺颗粒样结节状阴影，HRCT可见两肺弥漫性小叶中心性颗粒样结节阴影，与BO不同。此外，病理改变也与阻塞性细支气管炎不同，故可以鉴别。

4.肺间质纤维化

本病最主要的症状是进行性加重的呼吸困难，其次为干咳。体征上本病有半数以上的患者双肺可闻及Velcro啰音。胸片主要为间质性改变，早期可有磨玻璃样阴影，此后可出现细结节样或网状结节影，易与DPB混淆，但肺间质纤维化有肺容积的缩小和网状、蜂窝状阴影。此外，肺间质纤维化有明显的肺弥散功能降低，而且病理可以与DPB不同，可资鉴别。

## 六、治疗

日本工滕翔二等发现红霉素等大环内酯类药物治疗DPB具有显著疗效。目前红霉素、克拉霉素及罗红霉素等大环内酯类药物已成为DPB的基本疗法。大环内酯类药物阿奇霉素可能也有效，但尚需更多病例观察来证实。本病一旦确诊后应尽早开始治疗。之后，日本厚生省重新修改了DPB的治疗指南。

**(一)治疗方案**

1.一线治疗

日本方案:红霉素 400～600 mg/d,分 2 次口服。我国红霉素剂型不同于日本,具体方案:红霉素250 mg,每天口服 2 次。用药期间应注意复查肝功能等。如果存在以下情况可选用二线治疗药物:①存在红霉素的不良反应;②药物相互拮抗作用;③使用红霉素治疗 1～3 个月无效者。

2.二线治疗

日本方案:克拉霉素 200～400 mg/d,或服用罗红霉素 150～300 mg/d,每天口服 1～2 次。我国具体方案:克拉霉素 250～500 mg/d,每天口服 1～2 次;罗红霉素 150～300 mg/d,每天口服 1～2 次。用药期间应监测肝功能等不良反应。

**(二)疗效评估及疗程**

在用药后 1～3 个月,评估临床症状并行肺功能、动脉血气分析及胸部影像学检查,以确定是否有效。如有效(临床症状、肺功能、血气分析及胸部影像学改善),可继续使用红霉素或克拉霉素或罗红霉素,用药至少需要 6 个月。服药 6 个月后如果仍有临床症状应继续服用以上药物2 年。如应用以上药物治疗 3 个月以上仍无效者应考虑是否为 DPB 患者,应谨慎排除其他疾病的可能。

**(三)停药时间**

(1)早期 DPB 患者,经 6 个月治疗后病情恢复正常者可考虑停药。

(2)进展期 DPB 患者,经 2 年治疗后病情稳定者可以停药。停药后复发者再用药仍有效。

(3)DPB 伴有严重肺功能障碍或广泛支气管扩张或伴有呼吸衰竭的患者,需长期给药,疗程不少于 2 年。

**(四)DPB 急性发作期治疗**

如果 DPB 患者出现发热、咳脓痰、痰量增加等急性加重情况时,多为铜绿假单胞菌等细菌导致支气管扩张合并感染,此时应加用其他抗生素,如 β 内酰胺类/酶抑制药或头孢第三代或氟喹诺酮类抗生素等,或根据痰培养结果选择抗生素。

**(五)其他辅助治疗**

包括使用祛痰药和支气管扩张药,有低氧血症时进行氧疗。

**(周孟恩)**

# 第四节　肺炎球菌肺炎

## 一、定义

肺炎球菌肺炎是由肺炎链球菌感染引起的急性肺部炎症,为社区获得性肺炎中最常见的细菌性肺炎。起病急骤,临床以高热、寒战、咳嗽、血痰及胸痛为特征,病理为肺叶或肺段的急性表现。近来,因抗生素的广泛应用,典型临床和病理表现已不多见。

## 二、病因

致病菌为肺炎球菌,革兰氏阳性,有荚膜,复合多聚糖荚膜共有 86 个血清型。成人致病菌多为1型、5型。为口咽部定植菌，不产生毒素（除Ⅲ型），主要靠荚膜对组织的侵袭作用而引起组织的炎性反应，通常在机体免疫功能低下时致病。冬春季因带菌率较高（40%～70%）为本病多发季节。青壮年男性或老幼多见。长期卧床、心力衰竭、昏迷和手术后等易发生肺炎球菌性肺炎。常间诱因有病毒性上呼吸道感染史或受寒、酗酒、疲劳等。

## 三、诊断

### （一）临床表现

因患者年龄、基础疾病及有无并发症，就诊是否使用过抗生素等影响因素，临床表现差别较大。

（1）起病：多急骤，短时寒战继之出现高热，呈稽留热型，肌肉酸痛及全身不适，部分患者体温低于正常。

（2）呼吸道症状：起病数小时即可出现，初起为干咳，继之咳嗽，咳黏性痰，典型者痰呈铁锈色，累及胸膜可有针刺样胸痛，下叶肺炎累及膈胸膜时疼痛可放射至上腹部。

（3）其他系统症状：食欲缺乏、恶心、呕吐以及急腹症消化道状。老年人精神萎靡、头痛，意识朦胧等。部分严重感染的患者可发生周围循环衰竭，甚至早期出现休克。

（4）体检：急性病容，呼吸急促，体温至39～40 ℃，口唇单纯疱疹，可有发绀及巩膜黄染，肺部听诊为实变体征或可听到啰音，累及胸膜时可有胸膜摩擦音甚至胸腔积液体征。

（5）并发症及肺外感染表现：①脓胸（5%～10%），治疗过程中又出现体温升高、白细胞计数增高时，要警惕并发脓胸和肺脓肿的可能。②脑膜炎，可出现神经症状或神志改变。③心肌炎或心内膜炎，心率快，出现各种心律失常或心脏杂音，脾大，心力衰竭。

（6）败血症或毒血症（15%～75%）：可出现皮肤、黏膜出血点，巩膜黄染。

（7）感染性休克：表现为周围循环衰竭，如血压降低、四肢厥冷、心动过速等，个别患者起病既表现为休克而呼吸道症状并不明显。

（8）麻痹性肠梗阻。

（9）罕见DIC、ARDS。

### （二）实验室检查

1.血常规

白细胞（10～30）$\times 10^9$/L，中型粒细胞增多80%以上，分类核左移并可见中毒颗粒。酒精中毒、免疫力低下及年老体弱者白细胞总数可正常或减少，提示预后较差。

2.病原体检查

（1）痰涂片及荚膜染色镜检，可见革兰氏染色阳性双球菌，2～3次痰检为同一细菌有意义。

（2）痰培养加药敏可助确定菌属并指导有效抗生素的使用，干咳无痰者可做高渗盐水雾化吸入导痰。

（3）血培养致病菌阳性者可做药敏试验。

（4）脓胸者应做胸腔积液菌培养。

（5）对重症或疑难病例，有条件时可采用下呼吸道直接采样法做病原学诊断。如防污染毛刷采样（PSB）、防污染支气管-肺泡灌洗（PBAL）、经胸壁穿刺肺吸引（LA）、环甲膜穿刺经气管引（TTA）。

**(三)胸部X线**

(1)早期病变肺段纹理增粗、稍模糊。

(2)典型表现为大叶性、肺段或亚肺段分布的浸润、实变阴影,可见支气管气道征及肋膈角变钝。

(3)病变吸收较快时可出现浓淡不均假空洞征。

(4)吸收较慢时可出现机化性肺炎。

(5)老年人、婴儿多表现为支气管肺炎。

## 四、鉴别诊断

**(一)干酪样肺炎**

常有结核中毒症状,胸部X线表现肺实变、消散慢,病灶多在肺尖或锁骨下、下叶后段或下叶背段,新旧不一、有钙化点、易形成空洞并肺内播散。痰抗酸菌染色可发现结核菌,PPD试验常阳性,青霉素G治疗无效。

**(二)其他病原体所致肺炎**

(1)多为院内感染,金黄色葡萄球菌肺炎和克雷伯菌肺炎的病情通常较重。

(2)多有基础疾病。

(3)痰或血的细菌培养阳性可鉴别。

**(三)急性肺脓肿**

早期临床症状相似,病情进展可出现可大量脓臭痰,查痰菌多为金黄色葡萄球菌、克雷伯菌、革兰氏阴性杆菌、厌氧菌等。胸部X线可见空洞及液平。

**(四)肺癌伴阻塞性肺炎**

常有长期吸烟史、刺激性干咳和痰中带血史,无明显急性感染中毒症状;痰脱落细胞可阳性;症状反复出现;可发现肺肿块、肺不张或肿大的肺门淋巴结;胸部CT及支气管镜检查可帮助鉴别。

**(五)其他**

ARDS、肺梗死、放射性肺炎和胸膜炎等。

## 五、治疗

**(一)抗菌药物治疗**

首先应给予经验性抗生素治疗,然后根据细菌培养结果进行调整。经治疗不好转者,应再次复查病原学及药物敏感试验进一步调整治疗方案。

1.轻症患者

(1)首选青霉素:青霉素每天240万单位,分3次肌内注射。或普鲁卡因青霉素每天120万单位,分2次肌内注射,疗程5~7天。

(2)青霉素过敏者:可选用大环内酯类。红霉素每天2 g,分4次口服,或红霉素每天1.5 g,分次静脉滴注;或罗红霉素每天0.3 g,分2次口服或林可霉素每天2 g,肌内注射或静脉滴注;或克林霉素每天0.6~1.8 g,分2次肌内注射;或克林霉素每天1.8~2.4 g,分次静脉滴注。

2.较重症患者

青霉素每天120万单位,分2次肌内注射,加用丁胺卡那每天0.4 g,分次肌内注射;或红霉素每天1.0～2.0 g，分2～3次静脉滴注；或克林霉素每天0.6～1.8 g，分3～4次静脉滴注；或头孢菌素（先锋霉素Ⅰ）每天2～4 g，分3次静脉注射。

疗程2周或体温下降3天后改口服。老人、有基础疾病者可适当延长。8%～15%青霉素过敏者对头孢菌素类有交叉过敏应慎用。如为青霉素速发性变态反应则禁用头孢菌素。如青霉素皮试阳性而头孢菌素皮试阴性者可用。

3.重症或有并发症患者（如胸膜炎）

青霉素每天1 000万～3 000万单位，分4次静脉滴注；头孢唑啉钠（先锋霉素Ⅴ），每天2～4 g，2次静脉滴注。

4.极重症者如并发脑膜炎

头孢曲松每天1～2 g分次静脉滴注；碳青霉素烯类如亚胺培南-西司他丁（泰能）每天2 g，分次静脉滴注；或万古霉素每天1～2 g，分次静脉滴注并加用第3代头孢菌素；或亚胺培南加第3代头孢菌素。

5.耐青霉素肺炎链球菌感染者

近来，耐青霉素肺炎链球菌感染不断增多，通常最小抑制浓度（MIC）≥1.0 mg/L为中度耐药，MIC≥2.0 mg/L为高度耐药。临床上可选用以下抗生素：克林霉素每天0.6～1.8 g，分次静脉滴注；或万古霉素每天1～2 g，分次静脉滴注；或头孢曲松每天1～2 g，分次静脉滴注；或头孢噻肟每天2～6 g，分次静脉滴注；或氨苄西林/舒巴坦、替卡西林/棒酸、阿莫西林/棒酸。

**（二）支持疗法**

包括卧床休息、维持液体和电解质平衡等。应根据病情及检查结果决定补液种类。给予足够热量以及蛋白和维生素。

**（三）对症治疗**

胸痛者止痛；刺激性咳嗽可给予可待因，止咳祛痰可用氯化铵或棕色合剂，痰多者禁用止咳剂；发热物理降温，不用解热药；呼吸困难者鼻导管吸氧。烦躁、谵妄者服用地西泮5 mg或水合氯醛1～1.5 g灌肠，慎用巴比妥类。鼓肠者给予缸管排气，胃扩张给予胃肠减压。

**（四）并发症的处理**

1.呼吸衰竭

机械通气、支持治疗（面罩、气管插管、气管切开）。

2.脓胸

穿刺抽液必要时肋间引流。

**（五）感染性休克的治疗**

1.补充血容量

右旋糖酐-40和平衡盐液静脉滴注，以维持收缩压12.0～13.3 kPa（90～100 mmHg）。脉压＞4.0 kPa（30 mmHg），尿量＞30 mL/h，中心静脉压0.6～1.0 kPa（4.4～7.4 mmHg）。

2.血管活性药物的应用

输液中加入血管活性药物以维持收缩压12.0～13.3 kPa（90～100 mmHg）以上。为升高血压的同时保证和调节组织血流灌注，近年来主张血管活性药物为主，配合收缩性药物，常用的有多巴胺、间羟胺、去甲肾上腺素和山莨菪碱等。

3.控制感染

及时、有效地控制感染是治疗中的关键。要及时选择足量、有效的抗生素静脉并联合给药。

4.糖皮质激素的应用

病情或中毒症状重及上述治疗血压不恢复者，在使用足量抗生素的基础上可给予氢化可的松 100～200 mg 或地塞米松 5～10 mg 静脉滴注，病情好转立即停药。

5.纠正水、电解质和酸碱平衡紊乱

严密监测血压、心率、中心静脉压、血气、水、电解质变化，及时纠正。

6.纠正心力衰竭

严密监测血压、心率、中心静脉压、意识及末梢循环状态，及时给予利尿及强心药物，并改善冠状动脉供血。

（周孟恩）

# 第五节 肺炎克雷伯菌肺炎

## 一、概述

肺炎克雷伯菌肺炎（旧称肺炎杆菌肺炎），是最早被认识的革兰氏阴性杆菌肺炎，并且仍居当今社区获得性革兰氏阴性杆菌肺炎的首位，医院获得性革兰氏阴性杆菌肺炎的第二位或第三位。肺炎克雷伯菌是克雷伯菌属最常见菌种，约占临床分离株的 95%。肺炎克雷伯菌又分肺炎、臭鼻和鼻硬结 3 个亚种，其中又以肺炎克雷伯菌肺炎亚种最常见。根据荚膜抗原成分的不同，肺炎克雷伯菌分 78 个血清型，引起肺炎者以 1～6 型为多。由于抗生素的广泛应用，肺炎克雷伯菌耐药率明显增加，特别是它产生超广谱 β 内酰胺酶（ESBLs），能水解所有第 3 代头孢菌素和单酰胺类抗生素。目前不少报道肺炎克雷伯菌中产 ESBLs 比率高至 30%～40%，并可引起医院感染暴发流行，正受到密切关注。该病好发于原有慢性肺部疾病、糖尿病、手术后和酒精中毒者，以中老年为多见。

## 二、诊断

### （一）临床表现

多数患者起病突然，部分患者可有上呼吸道感染的前驱症状。主要症状为寒战、高热、咳嗽、咳痰、胸痛、呼吸困难和全身衰弱。痰色如砖红色，被认为是该病的特征性表现，可惜临床上甚为少见；有的患者咳痰呈铁锈色，或痰带血丝，或伴明显咯血。体检患者呈急性病容，常有呼吸困难和发绀，严重者有全身衰竭、休克和黄疸。肺叶实变期可发生相应实变体征，并常闻及湿啰音。

### （二）辅助检查

1.一般实验室检查

周围血白细胞总数和中性粒细胞比例增加，核型左移。若白细胞数不高或反见减少，提示预后不良。

2.细菌学检查

经筛选的合格痰标本(鳞状上皮细胞<10 个/低倍视野或白细胞>25 个/低倍视野),或下呼吸道防污染标本培养分离到肺炎克雷伯菌,且达到规定浓度(痰培养菌量≥$10^6$ cfu/mL、防污染样本毛刷标本菌是≥$10^3$ cfu/mL),可以确诊。据报道 20%～60%病例血培养阳性,更具有诊断价值。

3.影像学检查

X 线征象,包括大叶实变、小叶浸润和脓肿形成。右上叶实变时重而黏稠的炎性渗出物,使叶间裂呈弧形下坠是肺炎克雷伯肺炎具有诊断价值的征象,但是并不常见。在慢性肺部疾病和免疫功能受损患者,患该病时大多表现为支气管肺炎。

## 三、鉴别诊断

该病应与各类肺炎包括肺结核相鉴别,主要依据病原体检查,并结合临床作出判别。

## 四、治疗

### (一)一般治疗

与其他细菌性肺炎治疗相同。

### (二)抗菌治疗

轻、中症患者最初经验性抗菌治疗,应选用β内酰胺类联合氨基糖苷类抗生素,然后根据药敏试验结果进行调整。若属产 ESBL 菌株,或既往常应用第 3 代头孢菌素治疗,或在 ESBL 流行率高的病区(包括 ICU),或临床重症患者最初经验性治疗应选择碳青霉烯类抗生素(亚胺培南或美罗培南),因为目前仅有该类抗生素对 ESBLs 保持高度稳定,没有耐药。哌拉西林/三唑巴坦、头孢吡肟对部分 ESBLs 菌株体外有效,还有待积累更多经验。

(周孟恩)

# 第六节　肺炎支原体肺炎

## 一、定义

肺炎支原体肺炎是由肺炎支原体引起的急性呼吸道感染和肺部炎症,即“原发性非典型肺炎”,占社区获得性肺炎的 15%～30%。

## 二、病因

支原体是介于细菌与病毒之间能独立生活的最小微生物,无细胞壁,仅有 3 层膜组成细胞膜,共有30 余种,部分可寄生于人体,但不致病,至目前为止,仅肯定肺炎支原体能引起呼吸道病变。当其进入下呼吸道后,一般并不侵入肺泡内,当存在超免疫反应时,可导致肺炎和神经系统、心脏损害。

## 三、诊断

### (一)临床表现

1.病史

本病潜伏期 2～3 周,儿童、青年发病率高,以秋冬季为多发,以散发为主,多由患者急性期飞沫经呼吸道吸入而感染。

2.症状

起病较细菌性肺炎和病毒性肺炎缓慢,约半数患者并无症状。典型肺炎表现者仅占 10%,还可以咽炎、支气管炎、大泡性耳鼓膜炎形式出现。开始表现为上呼喊道感染症状,咳嗽、头痛、咽痛、低热继之出现中度发热,顽固的刺激性咳嗽常为突出表现,也可有少量黏痰或少量脓性痰。

3.体征

胸部体检可无胸部体征或仅有少许湿啰音。其临床症状轻,体征轻于胸片 X 线表现是其特点之一。

4.肺外表现

极少数患者可伴发肺外其他系统的病变,出现胃肠炎、溶血性贫血、心肌炎、心包炎、肝炎。少数还伴发周围神经炎、脑膜炎以及小脑共济失调等神经系统症状。

本病的症状一般较轻,发热持续 1～3 周,咳嗽可延长至 4 周或更久才消失。极少数伴有肺外严重并发症时可能引起死亡。

### (二)胸部 X 线表现

胸片表现多样化,但无特异性,肺部浸润多呈斑片状或均匀的模糊阴影,中、下肺野明显,有时呈网状、云雾状、粟粒状或间质浸润,严重者中、下肺结节影,少数病例可有胸腔积液。

### (三)实验室检查

血常规显示白细胞总数正常或轻度增加,以淋巴细胞为主。红细胞沉降率加快。痰、鼻分泌物和咽拭子培养可获肺炎支原体,但检出率较低。目前诊断主要靠血清学检查。可通过补体结合试验、免疫荧光试验、酶联免疫吸附试验测定血清中特异性抗体。补体结合抗体于起病 10 天后出现,在恢复期滴度高于或>1∶64,抗体滴度呈 4 倍增长对诊断有意义。应用免疫荧光技术、核酸探针及 PCR 技术直接检测抗原有更高的敏感性、特异性及快速性。

### (四)诊断依据

肺炎支原体肺炎的诊断需结合临床症状、胸部影像学检查和实验室资料确诊。

## 四、鉴别诊断

### (一)病毒性肺炎

发病以冬春季节多见。免疫力低下的儿童和老年人是易感人群。不同病毒可有其特征性表现。麻疹病毒所致口腔黏膜斑,从耳后开始逐渐波及全身的皮疹。疱疹病毒性肺炎可同时伴发有皮肤疱疹。巨细胞病毒所致伴有迁移性关节痛,肌肉痛的发热。本病肺实变体征少见,这种症状重而体征少胸部 X 线表现轻不对称性是病毒性肺炎的特点之一。用抗生素治疗无效。确诊有赖于病原学和血清学检查。

### (二)肺炎球菌肺炎

起病急骤,先有寒战,继之高热,体温可为 39～41 ℃,多为稽留热,早期有干咳,渐有少量黏痰、脓性痰或典型的铁锈色痰。常有肺实变体征或胸部 X 线改变,痰中可查到肺炎链球菌。

**(三)军团菌肺炎**

本病多发生在夏秋季,中老年发病多,暴发性流行,持续性高热,发热约半数超过 40 ℃,1/3 有相对缓脉。呼吸系统症状相对较少,而精神神经系统症状较多,约 1/3 患者出现嗜睡、神志模糊、谵语、昏迷、痴呆、焦虑、惊厥、定向障碍、抑郁、幻觉、失眠、健忘、言语障碍、步态失常等。早期部分患者有早期消化道症状,尤其是水样腹泻。从痰、胸液、血液中可直接分离出军团菌,血清学检查有助于诊断。

**(四)肺结核**

起病缓慢,有结核接触史,病变位于上肺野,短期内不消失,痰中可查到结核分枝杆菌,红霉素治疗无效。

### 五、治疗

(1)抗感染治疗:支原体肺炎主要应用大环内酯类抗生素,红霉素为首选,剂量为 1.5～2.0 g/d,分 3～4 次服用,或用交沙霉素 1.2～1.8 g/d,克拉霉素 0.5 g/次,2 次/天,疗程 10～14 天。新型大环内酯类抗生素,如克拉霉素和阿奇霉素对肺炎支原体感染效果良好。克拉霉素 0.5 g,2 次/天;阿奇霉素第 1 天 0.5 g,后 4 天每次 0.25 g,1 次/天。也可应用氟喹诺酮类抗菌药物,如氧氟沙星、环丙沙星或左氧氟沙星等;病情重者可静脉给药,但不宜用于 18 岁以下的患者和孕妇。

(2)对症和支持:如镇咳和雾化吸入治疗。

(3)出现严重肺外并发症,应给予相应处理。

(周孟恩)

## 第七节　衣原体肺炎

衣原体是一组专性细胞内寄生物。目前已发现衣原体有 4 种:沙眼衣原体、鹦鹉热衣原体、肺炎衣原体和牲畜衣原体。其中与肺部感染关系最大的是鹦鹉热衣原体和肺炎衣原体,下面分别介绍由这两种衣原体引起的肺炎。

### 一、鹦鹉热肺炎

鹦鹉热是由鹦鹉热衣原体引起的急性传染病。这种衣原体寄生于鹦鹉、鸽、鸡、野鸡、火鸡、鸭、鹅、孔雀等百余种鸟类体内。由于最先是在鹦鹉体内发现的,并且是最常见的宿主,故得此名。

病原体吸入后首先在呼吸道局部的单核、巨噬细胞系统中繁殖,之后经血液循环播散到肺内及其他器官。肺内病变常位于肺门,并向外周扩散引起小叶性和间质性肺炎,以下垂部位的肺叶、肺段为主。早期肺泡内充满中性粒细胞及渗出液,其后为单核细胞。病变部位可发生突变、小量出血,严重时发生肺组织坏死,或者黏稠的明胶样黏液分泌物阻塞支气管引起严重缺氧。此外本病也可累及肝、脾、心、肾、消化道和脑、脑膜。

### (一)临床表现

本病潜伏期多为 7～15 天。起病多隐袭。少数无症状,起病轻者如流感样,中重度者急性起病,寒战、高热,第一周体温可高达 40 ℃。头痛、乏力、肌肉痛、关节痛、畏光、鼻出血。1 周之后咳嗽、少量黏痰,重症者出现精神症状,如嗜睡、谵妄、木僵、抽搐,并出现缺氧、呼吸窘迫。此外还可出现一些消化道症状,如食欲下降、恶心、呕吐、腹痛。主要体征:轻症者只有咽部充血;中、重度者出现类似伤寒的玫瑰疹,相对缓脉,肺部可闻及湿啰音;重症者可出现肺实变体征,此外还可出现黄疸、肝脾大、浅表淋巴结肿大。

### (二)辅助检查

血白细胞多正常,红细胞沉降率增快。将患者血及支气管分泌物接种到鸡胚、小白鼠或组织培养液中,可分离到衣原体。特异性补体结合试验或凝集试验呈阳性,急性期与恢复期(发病后 2～3 周)双份血清补体试验滴度增加 4 倍有诊断意义。X 线检查显示从肺门向外周放射状浸润病灶,下叶为多,呈弥漫性支气管肺炎或间质性肺炎表现,偶见粟粒样结节或实变影,偶有少量胸腔积液。

### (三)诊断与鉴别诊断

参照禽类接触史、症状、体征、辅助检查结果进行诊断。由于本病临床表现、胸部 X 线检查无特异性,故应注意与各种病毒性肺炎、细菌性肺炎、真菌性肺炎,以及伤寒、布鲁氏杆菌病、传染性单核细胞增多症区别。

### (四)治疗

四环素 2～3 g/d,分 4～6 次口服,连服 2 周,或退热后再继续服 10 天。必要时吸氧及其他对症处理,重症者可给予支持疗法。如发生急性呼吸窘迫综合征(ARDS),应迅速采取相应措施。

### (五)预后

轻者可自愈。重症未经治疗者病死率可达 20%～40%,近年来应用抗生素治疗后病死率明显下降到 1%。

## 二、肺炎衣原体肺炎

肺炎衣原体目前已经成为社区获得性肺炎的第 3 位或第 4 位最常见的致病菌,在社区获得性肺炎住院患者中由肺炎衣原体致病的占 6%～10%。研究发现肺炎衣原体感染流行未找到鸟类引起传播的证据,提示肺炎衣原体是一种人类致病源,属于人与人传播,可能主要是通过呼吸道的飞沫传染,无症状携带者和长期排菌状态者(有时可长达 1 年)可促进传播。该病潜伏期 10～65 天。年老体弱、营养不良、COPD、免疫功能低下者易被感染。据报道近一半的人一生中感染过肺炎衣原体。肺炎衣原体易感性与年龄有关,儿童抗体检出率较低,5 岁者抗体检出率<5%,10 岁时<10%,而青少年时期迅速升高至30%～40%,中老年检出率仍高达 50%。有人报道肺炎衣原体感染分布呈双峰型,第 1 峰在 8～9 岁,第 2 峰从 70 岁开始。感染的性别差异在儿童时期不明显,但进入成年期则男性高于女性,到老年期更明显。肺炎衣原体感染一年四季均可发生,通常持续 5～8 个月。感染在热带国家多见,既可散发也可呈暴发流行(社区或家庭内)。感染后免疫力很弱,易于复发,每隔 3～4 年可有一次流行高峰,持续 2 年左右。

### (一)临床表现

肺炎衣原体主要引起急性呼吸道感染,包括肺炎、支气管炎、鼻旁窦炎、咽炎、喉炎、扁桃体炎，临床上以肺炎为主。起病多隐袭，早期表现为上呼吸道感染症状，与支原体肺炎颇为相似，通常症状较轻，发热、寒战、肌痛、咳嗽、肺部可听到湿啰音。发生咽喉炎者表现为咽喉痛、声音嘶哑，有些患者可表现为两阶段病程：开始表现为咽炎，经对症处理好转，1～3 周后又发生肺炎或支气管炎，此时咳嗽加重。少数患者可无症状。肺炎衣原体也可使患有其他疾病的老年住院患者、大手术后患者、严重外伤者罹患肺炎，往往为重症感染。原有 COPD、心力衰竭患者感染肺炎衣原体时症状较重、咳脓痰、呼吸困难，甚或引起死亡。肺炎衣原体感染时也可伴有肺外表现，如中耳炎、结节性红斑、心内膜炎、急性心肌梗死、关节炎、甲状腺炎、脑炎、格林-巴利综合征等。

**（二）辅助检查**

血白细胞正常或稍高，红细胞沉降率加快，由于本病临床表现缺乏特异性，所以其诊断主要依据是有关病因的特殊实验室检查，包括病原体分离和血清学检测。

1.病原体分离培养

可从痰、咽拭子、扁桃体隐窝拭子、咽喉分泌物、支气管肺泡灌洗液中直接分离肺炎衣原体。采集标本后立即置于转运保存液中，在 4 ℃下送到实验室进行分离培养。肺炎衣原体培养较困难，培养基包括鸡胚卵黄囊、HeLa229 细胞、HL 细胞等。最近认为 HEP-2 细胞株可以促进肺炎衣原体生长，使临床标本容易分离。

2.酶联免疫吸附法（ELISA）

测定痰标本中肺炎衣原体抗原。其原理是用属特异性脂多糖单克隆抗体对衣原体抗原进行特异性检测，然后用沙眼衣原体种特异性主要外膜蛋白（MOMP）的单克隆抗体对沙眼衣原体进行直接衣原体显像。如果特异性衣原体抗原检测阳性，而沙眼衣原体种特异性检测阴性，则该微生物为肺炎衣原体或鹦鹉热衣原体；如标本对所有检测均呈阳性，则为沙眼衣原体。

3.应用 PCR 技术检测肺炎衣原体

按照 MOMP 基因保守区序列设计的引物可检测各种衣原体，按可变区肺炎衣原体种特异性的核酸序列设计的引物可以特异性地检测肺炎衣原体。PCR 检测需要注意质量控制，避免出现较多假阳性。

4.血清学实验

有两种，即 TWAR 株原体抗原的微量免疫荧光（MIF）抗体试验和补体结合（CF）抗体试验。前者是一种特异性检查方法，可用于鉴别 3 种衣原体；后一种试验属于非特异性，对所有衣原体均可发生反应。MIF 抗体包括特异性 IgG 和 IgM，可以鉴别新近感染或既往感染，初次感染或再感染。IgG 抗体阳性但效价不高，提示为既往感染。因为 IgM 和 CF 抗体通常在感染后 2～6 个月逐渐消失，而 IgG 抗体可持续存在。所以 IgG 抗体可用来普查肺炎衣原体感染。急性感染的抗体反应有两种形式：①初次感染或原发感染后免疫反应，多见于年轻人，早期衣原体 CF 抗体迅速升高，而 MIF 抗体出现较慢。其中 IgM 发病后 3 周才出现，IgG 发病后 6～8 周才出现。②再次感染或重复感染后免疫反应，多见于年龄较大的成年人，IgG 抗体常在 1～2 周出现，效价可以很高，往往没有衣原体 CF 抗体及 IgM 抗体出现，或其效价很低。目前制订的血清学阳性反应诊断标准是：MIF 抗体急性感染期双份血清效价升高 4 倍以上，或单次血清标本 IgM ≥1∶16，和（或）单次血清标本 IgG≥1∶512。既往感染史时 IgG<1∶512，但是≥1∶16，衣原体 CF 抗体效价升高 4 倍以上，或≥1∶64。重复感染者多有 CF 抗体和 IgM 抗体。大多数老年人多为再次感染，常无 CF 抗体反应。如果 CF 抗体效价升高，常提示为肺炎支原体感染。

5.X 线胸片

多显示肺叶或肺部浸润病灶，可见于双肺任何部位，但多见于下叶。

**(三)诊断和鉴别诊断**

当肺炎患者应用β内酰胺类抗生素治疗无效，患者仍旧干咳时应警惕肺炎衣原体感染。由于目前临床上缺乏特异性诊断肺炎衣原体感染的方法，所以确诊主要依靠实验室检查。应注意与肺炎支原体肺炎相鉴别。

**(四)治疗**

对于肺炎衣原体有效的抗生素有米诺环素、多西环素、红霉素。另外，利福平、罗比霉素(RKM)、罗红霉素(RXM)、克拉霉素(CAM)等效果也很好。喹诺酮类如氧氟沙星、妥舒沙星也有效。通常成人首选四环素，孕妇和儿童首选红霉素。剂量稍大，疗程应充分，如四环素或红霉素 2 g/d，10～14 天，或 1 g/d 连用 21 天。

(张国军)

# 第八节 军团菌肺炎

## 一、定义

军团菌肺炎是由革兰氏染色阴性的嗜肺军团杆菌引起的一种以肺炎为主的全身感染性疾病，是军团菌病(LD)的一种临床类型。

## 二、病因

军团菌是一种无荚膜、不产气、对热耐力强的胞内寄生革兰氏阴性杆菌，广泛存在于人工和天然水环境中。菌株有 50 个种、70 个血清型，其中 50%对人有致病性。其中 90%军团菌肺炎由嗜肺军团杆菌引起。嗜肺军团菌包括 16 个血清型，其中血清Ⅰ型是引起军团菌肺炎最常见的致病菌。

## 三、流行病学

在蒸馏水、河水和自来水的存活时间分别为 3～12 个月、3 个月、1 年。静止水源或沉积物浓度高的水源为军团菌生长繁殖的理想场地。可经供水系统、空调或雾化吸入进入呼吸道引起感染。易感人群包括年老体弱，慢性心、肺、肾病，糖尿病、恶性肿瘤、血液病、艾滋病或接受免疫抑制剂治疗者。军团菌流行高峰为每年夏秋，全年均可发病，传染途径有两种：呼吸道吸入，以及误饮含军团菌的水。潜伏期 2～10 天。军团菌肺炎的危险因素包括近期旅游、接触不洁水流、肝肾衰竭、糖尿病、恶性肿瘤，其他的有高龄、免疫功能下降，特别是 AIDS、血液系统肿瘤，以及终末期肾脏病患者中发病率明显增高。

## 四、发病机制、病理

军团菌进入呼吸道后可被单核细胞吞噬，在细胞内增生逃脱宿主免疫。军团菌与宿主的相互作用结果决定是否致病。病理改变为急性纤维蛋白化脓性肺炎。病变多实变或呈小叶分布，严重者形成小脓肿。显微镜下可见肺泡上皮、内皮弥漫急性损伤，透明膜形成。病灶内可见中性粒细胞、巨噬细胞、红细胞和纤维素样渗出。直接免疫荧光或银染可见军团菌，病变可侵犯血管和淋巴管。肺外病变可见间质性肾炎、血管炎、心肌炎、化脓性心包炎、肌溶解等。

## 五、临床表现

临床表现差异很大，可无症状至多器官损伤。潜伏期 2～10 天。典型患者常为亚急性起病，发热(>39 ℃，弛张热)、畏寒、寒战、头痛、无力、肌肉疼痛。

### (一)肺部表现

90%的患者有咳嗽，非刺激性干咳，可有少量非脓性痰；40%的患者胸痛，多呈胸膜样胸痛，较为剧烈；17%的患者可出现咯血，痰中带血丝为主；94%的患者有不同程度的呼吸困难。

### (二)肺外表现

1.神经系统

发生率为 50%，常见神经状态改变，意识模糊、额部头痛、嗜睡、定向力障碍，偶见谵妄。神经系统异常严重程度与发热、低氧、代谢紊乱无明显相关性。脑脊液检查多正常，可有淋巴细胞或蛋白轻度增高。脑电图可呈典型弥漫慢波，偶见颈项强直。

2.消化系统

多在病初发生，25%有恶心、呕吐，30%有腹泻或稀便。多为糊状或水样便，无脓血和黏液便。可有肝功能异常。肝大、腹膜炎、胰腺炎、直肠周围脓肿等和阑尾脓肿罕见。

3.肾脏

25%～30%的患者可出现镜下血尿和蛋白尿，极少数可偶见肌红蛋白尿、急性间质性肾炎、肾盂肾炎、肾脓肿、肾小球肾炎，近 10%可发生急性肾衰竭。

4.心脏、血液系统

可出现相对缓脉，偶可出现心肌炎、心包炎、白细胞和血小板计数减少。

### (三)体征

查体可见呼吸加快，相对性缓脉，可出现低血压。肺部听诊可闻及湿啰音，部分可闻及哮鸣音；随着疾病的进展出现肺部实变体征；1/3 的患者有少量胸腔积液。严重患者有明显呼吸困难和发绀。

### (四)肺外表现

军团菌病常有明显的肺外症状。早期出现的消化道症状，约半数有腹痛、呕吐、腹泻，多为水样便，无脓血便。神经症状也较常见，如焦虑、神志迟钝、谵妄。患者可有肌肉疼痛及关节疼痛。部分患者有心包炎、心肌炎和心内膜炎，偶可合并急性肾衰竭、休克和 DIC。

## 六、实验室检查

### (一)非特异性检查

白细胞数中度升高、红细胞沉降率增快、低钠血症常见，可有碱性磷酸酶升高、高氮质血症；部分重症患者有肝功能和肾功能损害的表现，出现蛋白尿、显微镜下血尿或转氨酶异常。

### (二)胸部 X 线

无特异性，常表现为进展迅速的非对称、边缘不清的肺实质性浸润阴影。呈肺叶或肺段分布，下叶多见，部分患者出现心包积液、胸腔积液，免疫低下人群可出现空洞，甚至肺脓肿。胸部病灶吸收缓慢，可至1～2个月，有时临床治疗有效的情况下胸部X线仍然呈进展表现。

**（三）特异性检查**

1.分离和培养

痰液、血液、胸腔积液、气管抽取物、肺活检材料均可作为军团菌培养标本。军团菌在普通培养基上不能生长。需要在活性炭酵母浸液琼脂（BCYE）在2.5%～5% $CO_2$ 环境下培养1周。大多数嗜肺军团菌出现阳性结果需3～7天，非嗜肺军团菌阳性需要10天以上。培养是军团菌诊断的"金标准"。敏感性可达60%，特异性可达100%。

2.直接免疫荧光抗体（DFA）

敏感性为50%～70%，特异性为96%～99%。该方法与其他细菌包括脆弱杆菌、假单胞菌、产黄杆菌属等有交叉反应。

3.尿抗原测定

尿抗原主要检测的抗原是军团菌细胞壁脂多糖成分。具有热稳定性及抗胰蛋白酶活性。最早可在出现症状后1天内检测到，可持续到有效抗生素治疗后数天或数周。尿抗原敏感性与疾病严重程度相关。因采用的俘获抗体是嗜肺军团菌血清Ⅰ型特异的，因此对于检测Ⅰ型军团菌敏感性为70%～100%，特异性接近100%。对于非Ⅰ型军团菌阳性率较低，为14%～69%。

4.血清抗体测定

特异性IgM抗体在感染后1周左右出现。IgG在发病2周开始升高，1个月左右达峰。①间接免疫荧光试验（IFA）：双份血清测定，急性期与恢复期血清抗体滴度呈4倍或4倍以上增高，且效价≥1∶128，可作为军团菌诊断依据；单份血清测定：抗体滴度≥1∶256，提示军团菌感染。②微量凝集试验（MAA）与试管凝集试验（TAT）：军团菌全菌为抗原，检测患者血中抗体。起病4周和8周分别采血1次，抗体滴度4倍以上升高为阳性。③酶联免疫吸附试验（ELISA）：常用于流行病学调查。

## 七、诊断

军团菌肺炎的诊断应结合患者状况综合判断。典型病例有持续高热、寒战、刺激性干咳、胸痛、相对缓脉。胸片表现为下肺为主的非对称性浸润影。病程早期出现腹泻、ALT升高、低磷血症、尿蛋白阳性、少量红细胞，提示军团菌肺炎的诊断。

诊断标准：①临床表现有发热、寒战、咳嗽、胸痛症状；②胸部X线具有浸润性阴影伴胸腔积液；③呼吸道分泌物、痰、血液、胸腔积液BCYE培养基上有军团菌生长；④呼吸道分泌物荧光抗体检查军团菌抗体阳性；⑤血间接免疫荧光法检查急性期和恢复期两次军团菌抗体4倍或4倍以上增高；⑥尿Ⅰ型军团菌抗原阳性。凡是具有①～②条加③～⑥条任何一项可诊断。

## 八、鉴别诊断

**（一）肺炎支原体肺炎**

儿童及青年人居多，冷凝集试验阳性。血清支原体IgM抗体阳性。

**（二）肺炎球菌肺炎**

冬季与初春季发病，不引起原发组织坏死或形成空洞，早期抗生素治疗效果好。

### (三)肺部真菌感染

特有生态史,如潮湿发霉环境。广泛使用抗生素、糖皮质激素、细胞毒药物,痰、咽拭子,胸腔积液涂片发现真菌菌丝或孢子,培养有真菌生长。

### (四)病毒性肺炎

冬季多见,前驱症状如上呼吸道感染、皮疹。白细胞数降低多见,特定病毒抗体有助于诊断,抗生素治疗无效。

## 九、治疗

### (一)针对军团菌治疗

首选大环内酯类抗生素和喹诺酮类。疗程依据临床表现不同而有所不同,大多数患者为7～14 天,对于有肺脓肿、脓胸和肺外感染的患者需要适当延长疗程至 3 周以上。对于合并细菌感染的患者可同时应用覆盖球菌的药物并根据病原学调整用药(表 6-1)。

表 6-1 针对军团菌治疗

| 抗生素 | 用量 | 用法 |
|---|---|---|
| 大环内酯类 | | |
| 红霉素 | 2～4 g/d | 静脉滴注或口服 |
| 阿奇霉素 | 500 mg/d | 静脉滴注或口服 |
| 氟喹诺酮类 | | |
| 环丙沙星 | 每 8～12 小时 400 mg | 静脉滴注 |
| 加替沙星 | 200～400 mg/d | 静脉滴注或口服 |
| 左氧氟沙星 | 500～750 mg/d | 静脉滴注或口服 |
| 莫西沙星 | 400 mg/d | 静脉滴注或口服 |

### (二)对症支持治疗

止咳、化痰、退热、纠正水电解质紊乱等对症治疗。

## 十、预后

对于呼吸衰竭、需要气管插管及高龄、合并恶性肿瘤、合并其他细菌感染的患者预后差。肾脏受累患者预后更差。

(张国军)

# 第九节 病毒性肺炎

病毒性肺炎是由不同种类病毒侵犯肺脏引起的肺部炎症,通常是由于上呼吸道病毒感染向下呼吸道蔓延所致。临床主要表现为发热、头痛、全身酸痛、干咳等。本病一年四季均可发生,但冬春季更为多见。肺炎的发生除与病毒的毒力、感染途径及感染数量有关外,还与宿主年龄、呼吸道局部和全身免疫功能状态有关。通常小儿发病率高于成人,婴幼儿发病率高于年长儿童。据报道在非细菌性肺炎中病毒性肺炎占 25%～50%,婴幼儿肺炎中约 60%为病毒性肺炎。

## 一、流行病学

罹患各种病毒感染的患者为主要传染源，通常以空气飞沫传播为主，患者和隐性感染者说话、咳嗽、打喷嚏时可将病毒播散到空气中，易感者吸入后即可被感染。其次通过被污染的食具、玩具及与患者直接接触也可引起传播。粪-口传播仅见于肠道病毒。此外，也可以通过输血和器官移植途径传播，在新生儿和婴幼儿中母婴间的垂直传播也是一条重要途径。

病毒性肺炎以婴幼儿和老年人多见，流感病毒性肺炎则好发于原有心肺疾病和慢性消耗性疾病患者。某些免疫功能低下者，如艾滋病患者、器官移植者，肿瘤患者接受大剂量免疫抑制剂、细胞毒药物及放射治疗(简称放疗)时，病毒性肺炎的发生率明显升高。据报道骨髓移植患者中约50%可发生弥漫性间质性肺炎，其中约半数为巨细胞病毒(CMV)所致。肾移植患者中约30%发生CMV感染，其中40%为CMV肺炎。

病毒性肺炎一年四季均可发生，但以冬春季节为多，流行方式多表现为散发或暴发。一般认为，在引起肺炎的病毒中以流感病毒最多见。根据近年来我国北京、上海、广州、河北、新疆等地区病原学监测，小儿下呼吸道感染中腺病毒和呼吸道合胞病毒引起者分别占第1位、第2位。北方地区发病率普遍高于南方，病情也比较严重。此外，近年来随着器官移植的广泛开展，CMV肺炎的发生率有明显增高趋势。

## 二、病因

### (一)流感病毒

流感病毒属正黏液病毒科，是单股RNA类病毒，有甲、乙、丙三型，流感病毒性肺炎多由甲型流感病毒引起，由乙型和丙型引起者较少。甲型流感病毒抗原变异比较常见，主要是血凝素和神经氨酸酶的变异。当抗原转变产生新的亚型时可引起大流行。

### (二)腺病毒

腺病毒为无包膜的双链DNA病毒，主要在细胞核内繁殖，耐湿、耐酸、耐脂溶剂能力较强。现已分离出41个与人类有关的血清型，其中容易引起肺炎的有3、4、7、11、14和21型。我国以3、7型最为多见。

### (三)呼吸道合胞病毒(RSV)

RSV系具有包膜的单股RNA病毒，属副黏液病毒科肺病毒属，仅1个血清型。RSV极不稳定，室温中两天内效价下降100倍，为下呼吸道感染的重要病原体。

### (四)副流感病毒

副流感病毒属副黏液病毒科，与流感病毒一样表面有血凝素和神经氨酸酶。与人类相关的副流感病毒分为1、2、3、4四型，其中4型又分为A、B两个亚型。在原代猴肾细胞或原代人胚肾细胞培养中可分离出本病毒。近年来，在我国北京和南方一些地区调查结果表明引起婴幼儿病毒性肺炎的病原体排序中副流感病毒仅次于合胞病毒和腺病毒，居第3位。

### (五)麻疹病毒

麻疹病毒属副黏液病毒科，仅有1个血清型。电镜下呈球形或多形性。外壳小突起中含血凝素，但无神经氨酸酶，故与其他副黏液病毒不同。该病毒在人胚和猴肾细胞中培养5～10天后可出现多核巨细胞和核内包涵体。本病毒经上呼吸道和眼结膜侵入人体引起麻疹。肺炎是麻疹最常见的并发症，也是引起麻疹患儿死亡的主要原因。

### （六）水痘-带状疱疹病毒（VZV）

VZV 为双链 DNA 病毒，属疱疹病毒科，仅对人有传染性。其在外界环境中生存力很弱，可被乙醚灭活。该病毒在被感染的细胞核内增生，存在于患者疱疹的疱浆、血液及口腔分泌物中。接种人胚羊膜等组织内可产生特异性细胞病变，在细胞核内形成包涵体。成人水痘患者发生水痘肺炎的较多。

### （七）鼻病毒

鼻病毒属微小核糖核酸病毒群，为无包膜单股 RNA 病毒，已发现 100 多个血清型。鼻病毒是人类普通感冒的主要病原，也可引起下呼吸道感染。

### （八）巨细胞病毒（CMV）

CMV 属疱疹病毒科，是在宿主细胞核内复制的 DNA 病毒。CMV 具有很强的种族特异性。人的 CMV 只感染人。CMV 通常是条件致病源。除可引起肺炎外还可引起全身其他脏器感染。

此外，EB 病毒、冠状病毒及柯萨奇病毒、埃可病毒等也可引起肺炎，只是较少见。

## 三、发病机制与病理

病毒性肺炎通常是由于上呼吸道病毒感染向下蔓延累及肺脏的结果。正常人群感染病毒后并不一定发生肺炎，只有在呼吸道局部或全身免疫功能低下时才会发病。上呼吸道发生病毒感染时常损伤上呼吸道黏膜，屏障和防御功能下降，造成下呼吸道感染，甚至引起细菌性肺炎。

单纯病毒性肺炎的主要病理改变为细支气管及其周围炎和间质性肺炎。细支气管病变包括上皮破坏、黏膜下水肿，管壁和管周可见以淋巴细胞为主的炎性细胞浸润，在肺泡壁和肺泡间隔的结缔组织中有单核细胞浸润，肺泡水肿，被覆着含有蛋白和纤维蛋白的透明膜，使肺泡内气体弥散距离增大。严重时出现以细支气管为中心的肺泡组织片状坏死，在坏死组织周边可见包涵体。在由合胞病毒、麻疹病毒、CMV 引起的肺炎患者的肺泡腔内还可见到散在的多核巨细胞。腺病毒性肺炎患者常可出现肺实变，以左下叶最多见，实质以外的肺组织可有明显过度充气。

继发细菌性肺炎时肺泡腔可见大量的以中性粒细胞为主的炎性细胞浸润。严重者可形成小脓肿，或形成纤维条索性、化脓性胸膜炎及广泛性出血。

## 四、临床表现

病毒性肺炎通常起病缓慢，绝大部分患者开始时均有咽干、咽痛，其后打喷嚏、鼻塞、流涕、发热、头痛、食欲减退、全身酸痛等上呼吸道感染症状，病变进一步向下发展累及肺脏发生肺炎时则表现为咳嗽，多为阵发性干咳，并有气急、胸痛、持续高热。此时体征尚不明显，有时可在下肺区闻及细湿啰音。病程多为2 周左右，病情较轻。婴幼儿及免疫缺陷者罹患病毒性肺炎时病情多比较严重，除肺炎的一般表现外，还多有持续高热、剧烈咳嗽、血痰、气促、呼吸困难，发绀、心悸等。体检可见三凹征和鼻翼翕动。在肺部可闻及广泛的干、湿啰音和哮鸣音，也可出现急性呼吸窘迫综合征（ARDS）、心力衰竭、急性肾衰竭、休克。胸部 X 线检查主要为间质性肺炎，两肺呈网状阴影，肺纹理增粗、模糊。严重者两肺中下野可见弥漫性结节性浸润，但大叶性实变少见。胸部 X 线改变多在 2 周后逐渐消退，有时可遗留散在的结节状钙化影。

流感病毒性肺炎多见于流感流行时，慢性心肺疾病患者及孕妇为易感人群。起病前流感症状明显，多有高热，呼吸道症状突出，病情多比较严重，病程达 3～4 周，病死率较高。腺病毒感染所致肺炎表现突然高热，体温至 39～40 ℃，呈稽留热，热程较长。约半数以上患者出现呕吐、腹胀、腹泻,可能与腺病毒在肠道内繁殖有关。合胞病毒性肺炎绝大部分为 2 岁以内儿童,多有一过性高热,喘憋症状明显。麻疹病毒性肺炎为麻疹并发症,起病初期多有上呼吸道感染症状,典型者表现为起病 2～3 天后,首先在口腔黏膜出现麻疹斑,1～2 天后从耳后发际开始出皮疹,以后迅速扩展到颜面、颈部、躯干、四肢。麻疹肺炎可发生于麻疹的各个病期,但以出疹后一周内最多见。因此在患儿发疹期,尤其是疹后期发热持续不退,或退热后又发热,同时呼吸道症状加重,肺部出现干湿啰音,提示继发肺炎。水痘是由水痘-带状疱疹病毒引起的一种以全身皮肤水疱疹为主要表现的急性传染病。成人水痘并发肺炎较为常见。原有慢性疾病和(或)免疫功能低下者水痘并发肺炎的机会多。水痘肺炎多发生于水痘出疹后 1～6 天,高热、咳嗽、血痰,两肺可闻及湿啰音和哮鸣音,很少有肺实变。

## 五、实验室检查

### (一)血液及痰液检查

病毒性肺炎患者白细胞总数一般多正常,也可降低,红细胞沉降率往往正常。继发细菌感染时白细胞总数增多和中性粒细胞增高。痰涂片所见的白细胞以单核细胞为主,痰培养多无致病细菌生长。

### (二)病原学检查

1.病毒分离

由于合胞病毒、流感病毒、单纯疱疹病毒等对外界温度特别敏感,故发病后应尽早用鼻咽拭子取材,或收集鼻咽部冲洗液、下呼吸道分泌物,取材后放置冰壶内尽快送到实验室。如有可能最好床边接种标本,通过鸡胚接种、人胚气管培养等方法分离病毒。上述方法可靠、重复性好、特异性强,但操作烦琐费时,对急性期诊断意义不大。但对流行病学具有重要作用。

2.血清学检查

血清学诊断技术包括补体结合试验、中和试验和血凝抑制试验等。比较急性期和恢复期双份血清抗体滴度,效价升高 4 倍或 4 倍以上即可确诊。本法主要为回顾性诊断,不适合早期诊断。采用急性期单份血清检测合胞病毒、副流感病毒的特异性 IgM 抗体,其敏感性和特异性比较高,可作为早期诊断指标。

3.特异性快速诊断

(1)电镜技术:用于合胞病毒、副流感病毒、单纯疱疹病毒及腺病毒之诊断。由于检查耗时、技术复杂、费用昂贵,难以推广使用。

(2)免疫荧光技术:其敏感性和特异性均与组织培养相近。其合胞病毒抗原检测的诊断准确率为 70%～98.9%,具有快速、简便、敏感、特异性高等特点。

(3)酶联免疫吸附试验及酶标组化法:广泛用于检测呼吸道病毒抗原,既快速又简便。

4.包涵体检测

CMV 感染时可在呼吸道分泌物,包括支气管肺泡灌洗液和经支气管肺活检标本中发现嗜酸性粒细胞核内及胞质内含包涵体的巨细胞,可确诊。

## 六、诊断

病毒性肺炎的诊断主要依据是其临床表现及相关实验室检查。由于各型病毒性肺炎缺乏明显的特征,因而最后确诊往往需要凭借病原学检查结果。当然某些病毒原发感染的典型表现,如麻疹早期颊黏膜上的麻疹斑、水痘时典型皮疹均可为诊断提供重要依据。

## 七、鉴别诊断

主要需与细菌性肺炎进行鉴别。病毒性肺炎多见于小儿，常有流行，发病前多有上呼吸道感染和全身不适等前驱表现，外周血白细胞总数正常或偏低，分类中性粒细胞不高。而细菌性肺炎以成人多见，无流行性，白细胞总数及中性粒细胞明显增高。X线检查时病毒性肺炎以间质性肺炎为主，肺纹理增粗，而细菌性肺炎多以某一肺叶或肺段病变为主，显示密度均匀的片状阴影。中性粒细胞碱性磷酸酶试验、四唑氮盐还原试验、C反应蛋白水平测定及疫苗培养和病毒学检查均有助于两种肺炎的鉴别。需要注意的是呼吸道病毒感染基础上容易继发肺部细菌感染，其中以肺炎链球菌、金黄色葡萄球菌、流感嗜血杆菌及溶血性链球菌为多见，通常多发生于原有病毒感染热退1～4天后患者再度畏寒、发热，呼吸道症状加剧，咳嗽、咳黄痰、全身中毒症状明显。

此外病毒性肺炎尚需与病毒性上呼吸道感染、急性支气管炎、支原体肺炎、衣原体肺炎和某些传染病的早期进行鉴别。

## 八、治疗

目前缺少特效抗病毒药物，因而仍以对症治疗为主。

### （一）一般治疗

退热、止咳、祛痰、维持呼吸道通畅、给氧，纠正水和电解质、酸碱失衡。

### （二）抗病毒药物

金刚烷胺，成人0.1 g，每天2次；小儿酌减，连服3～5天。早期应用对防治甲型流感有一定效果。利巴韦林对合胞病毒、腺病毒及流感病毒性肺炎均有一定疗效，每天用量为10 mg/kg，口服或肌内注射。近来提倡气道内给药。年龄<2岁者每次10 mg，2岁以上的每次20～30 mg，溶于30 mL蒸馏水内雾化吸入，每天2次，连续5～7天。由CMV、疱疹病毒引起的肺炎患者可用阿昔洛韦、阿糖腺苷等治疗。

### （三）中药

板蓝根、黄芪、金银花、大青叶、连翘、贯仲、菊花等可能有一定效果。

### （四）生物制剂

有报道肌内注射干扰素γ治疗小儿呼吸道病毒感染，退热快、体征恢复迅速、缩短疗程、无明显不良反应。雾化吸入从初乳中提取的SIgA治疗婴幼儿RSV感染也取得良好效果。此外还可试用胸腺素、转移因子等制剂。继发细菌性肺炎时应给予敏感的抗生素。

## 九、预后

大多数病毒性肺炎预后良好，无后遗症。但是如系流感后发生重症肺炎，或年老体弱、原有慢性病者感染病毒性肺炎后易继发细菌性肺炎，预后较差。另外CMV感染者治疗也颇为棘手。

## 十、预防

接种流感疫苗、水痘疫苗和麻疹疫苗对于预防相应病毒感染有一定效果，但免疫功能低下者禁用麻疹减毒活疫苗。口服3、4、7型腺病毒减毒活疫苗对预防腺病毒性肺炎有一定效果。早期较大剂量注射丙种球蛋白对于麻疹和水痘的发病有一定预防作用。应用含高滴度CMV抗体免疫球蛋白被动免疫对预防CMV肺炎也有一定作用。对于流感病毒性肺炎、CMV肺炎、水痘疱疹病毒性肺炎患者应予隔离，减少交叉感染。

(周孟恩)

# 第十节 葡萄球菌肺炎

## 一、定义

葡萄球菌肺炎是致病性葡萄球菌引起的急性化脓性肺部炎症，主要为原发性(吸入性)金黄色葡萄球菌肺炎和继发性(血源性)金黄色葡萄球菌肺炎。临床上化脓坏死倾向明显，病情严重，细菌耐药率高，预后较凶险。

## 二、易感人群和传播途径

多见于儿童和年老体弱者，尤其是长期应用糖皮质激素、抗肿瘤药物及其他免疫抑制剂者，慢性消耗性疾病患者，如糖尿病、恶性肿瘤、再生障碍性贫血、严重肝病、急性呼吸道感染和长期应用抗生素的患者。金黄色葡萄球菌肺炎的传染源主要有葡萄球菌感染病灶，特别是感染医院内耐药菌株的患者，其次为带菌者。主要通过接触和空气传播，医务人员的手、诊疗器械、患者的生物用品及铺床、换被褥都可能是院内交叉感染的主要途径。细菌可以通过呼吸道吸入或血源播散导致肺炎。目前因介入治疗的广泛开展和各种导管的应用，为表皮葡萄球菌的入侵提供了更多的机会，其在院内感染性肺炎中的比例也在提高。

## 三、病因

葡萄球菌为革兰氏阳性球菌，兼性厌氧，分为金黄色葡萄球菌、表皮葡萄球菌、腐生葡萄球菌，其中金黄色葡萄球菌致病性最强。血浆凝固酶可以使纤维蛋白原转变成纤维蛋白，后者包绕于菌体表面，从而逃避白细胞的吞噬，与细菌的致病性密切相关。凝固酶阳性的细菌，如金黄色葡萄球菌，凝固酶阴性的细菌，如表皮葡萄球菌、腐生葡萄球菌。但抗甲氧西林金黄色葡萄球菌(MRSA)和抗甲氧西林凝固酶阴性葡萄球菌(MRSCN)的感染日益增多，同时对多种抗生素耐药，包括喹诺酮类、大环内酯类、四环素类、氨基糖苷类等。近年来，国外还出现了耐万古霉素金黄色葡萄球菌(VRSA)的报道。目前MRSA分为两类，分别是医院获得性MRSA(HA-MRSA)和社区获得性MRSA(CA-MRSA)。

## 四、诊断

### (一)临床表现

(1)多数急性起病，血行播散者常有皮肤疖痈史，皮肤黏膜烧伤、裂伤、破损，一些患者有金黄色葡萄球菌败血症病史，部分患者找不到原发灶。

(2)通常全身中毒症状突出，衰弱、乏力、大汗、全身关节肌肉酸痛、急起高热、寒战、咳嗽、由咳黄脓痰演变为脓血痰或粉红色乳样痰、无臭味儿、胸痛和呼吸困难进行性加重、发绀，重者甚至出现呼吸窘迫及血压下降、少尿等末梢循环衰竭的表现。少部分患者肺炎症状不典型，可亚急性起病。

(3)血行播散引起者早期以中毒性表现为主，呼吸道症状不明显。有时虽无严重的呼吸系统症状和高热，而患者已发生中毒性休克，出现少尿、血压下降。

(4)早期呼吸道体征轻微与其严重的全身中毒症状不相称是其特点之一，不同病情及病期体征不同，典型大片实变少见，如有则病侧呼吸运动减弱，局部叩诊浊音，可闻及管样呼吸音。有时可闻及湿啰音，双侧或单侧。合并脓胸、脓气胸时，视程度不同可有相应的体征。部分患者可有肺外感染灶、皮疹等。

(5)社区获得性肺炎中，若出现以下情况需要高度怀疑 CA-MRSA 的可能：流感样前驱症状；严重的呼吸道症状伴迅速进展的肺炎，并发展为 ARDS；体温超过 39 ℃；咯血；低血压；白细胞计数降低；X 线显示多叶浸润阴影伴空洞；近期接触 CA-MRSA 的患者；属于 CA-MRSA 寄殖群体；近 6 个月来家庭成员中有皮肤脓肿或疖肿的病史。

**(二)实验室及辅助检查**

外周血白细胞在 $20\times10^9/L$ 左右，可高达 $50\times10^9/L$，重症者白细胞可低于正常。中性粒细胞数增高，有中毒颗粒、核左移现象。血行播散者血培养阳性率可达 50%。原发吸入者阳性率低。痰涂片革兰氏染色可见大量成堆的葡萄球菌和脓细胞，白细胞内见到球菌有诊断价值。普通痰培养阳性有助于诊断，但有假阳性，通过保护性毛刷采样定量培养，细菌数量 $>10^3$ cfu/mL 时几乎没有假阳性。

血清胞壁酸抗体测定对早期诊断有帮助，血清滴度≥1∶4 为阳性，特异性较高。

**(三)影像学检查**

肺浸润、肺脓肿、肺气囊肿和脓胸、脓气胸是金黄色葡萄球菌感染的四大 X 线征象，在不同类型和不同病期以不同的组合表现。早期病变发展，金黄色葡萄球菌最常见的胸片异常是支气管肺炎伴或不伴脓肿形成或胸腔积液。原发性感染者早期胸部 X 线表现为大片絮状、密度不均的阴影，可呈节段或大叶分布，也呈小叶样浸润，病变短期内变化大，可出现空洞或蜂窝状透亮区，或在阴影周围出现大小不等的气肿大泡。血源性感染者的胸部 X 线表现呈两肺多发斑片状或团块状阴影或多发性小液平空洞。

## 五、鉴别诊断

**(一)其他细菌性肺炎**

如流感嗜血杆菌、克雷伯菌、肺炎链球菌引起的肺炎，典型者可通过发病年龄、起病急缓、痰的颜色、痰涂片、胸部 X 线等检查加以初步鉴别。各型不典型肺炎的临床鉴别较困难，最终的鉴别均需病原学检查。

**(二)肺结核**

上叶金黄色葡萄球菌肺炎易与肺结核混淆，尤其是干酪性肺炎，也有高热、畏寒、大汗、咳嗽、胸痛，X 线胸片也有相似之处，还应与发生在下叶的不典型肺结核鉴别，通过仔细询问病史及相关的实验室检查大多可以区别，还可以观察治疗反应帮助诊断。

## 六、治疗

**(一)对症治疗**

休息、祛痰、吸氧、物理或化学降温、合理饮食、防止脱水和电解质紊乱，保护重要脏器功能。

### (二)抗菌治疗

1.经验性治疗

治疗的关键是尽早选用敏感有效的抗生素，防止并发症。可根据金黄色葡萄球菌感染的来源(社区还是医院)和本地区近期药敏资料选择抗生素。社区获得性感染考虑为金黄色葡萄球菌感染，不宜选用青霉素，应选用苯唑西林和头孢唑林等第一代头孢菌素，若效果欠佳，在进一步病原学检查时可换用糖肽类抗生素治疗。怀疑医院获得性金黄色葡萄球菌肺炎，则首选糖肽类抗生素。经验性治疗中，尽可能获得病原学结果，根据药敏结果修改治疗方案。

2.针对病原菌治疗

治疗应依据痰培养及药物敏感试验结果选择抗生素。对青霉素敏感株，首选大剂量青霉素治疗，过敏者，可选大环内酯类、克林霉素、半合成四环素类、SMZco 或第一代头孢菌素。甲氧西林敏感的产青霉素酶菌仍以耐酶半合成青霉素治疗为主，如甲氧西林、苯唑西林、氯唑西林，也可选头孢菌素(第一代或第二代头孢菌素)。对 MRSA 和 MRSCN 首选糖肽类抗生素。①万古霉素：1～2 g/d，(或去甲万古霉素1.6 g/d)，但要将其血药浓度控制在 20 μg/mL 以下，防止其耳毒性、肾毒性的发生；②替考拉宁：0.4 g，首3 剂每12 小时 1 次，以后维持剂量为 0.4 g/d，肾功能不全者应调整剂量。疗程不少于 3 周。MRSA、MRSCN还可选择利奈唑胺，静脉或口服用药，一次 600 mg，每 12 小时 1 次，疗程 10～14 天。

### (三)治疗并发症

如并发脓胸或脓气胸时可行闭式引流，抗感染时间可延至 8～12 周。合并脑膜炎时，最好选用脂溶性强的抗生素，如头孢他啶、头孢哌酮、万古霉素及阿米卡星等，疗程要长。

### (四)其他治疗

避免应用可导致白细胞数减少的药物和糖皮质激素。

## 七、临床路径

(1)详细询问近期有无皮肤感染、中耳炎、进行介入性检查或治疗，有无慢性肝肾疾病、糖尿病病史，是否接受放化疗或免疫抑制剂治疗。了解起病急缓、痰的性状及演变，有无胸痛、呼吸困难、程度及全身中毒症状，尤应注意高热、全身中毒症状明显与呼吸系统症状不匹配者。

(2)体检要注意生命体征，皮肤黏膜有无感染灶和皮疹，肺部是否有实变体征，还要仔细检查心脏有无新的杂音。

(3)进行必要的辅助检查，包括血常规、血培养(发热时)、痰的涂片和培养(用抗生素之前)、胸部 X 线检查，并动态观察胸部影像学变化，必要时可行支气管镜检查及局部灌洗。

(4)处理：应用有效的抗感染治疗，加强对症支持，防止并积极治疗并发症。

(5)预防：增强体质，防止流感，可进行疫苗注射。彻底治疗皮肤及深部组织的感染，加强年老体弱者的营养支持，隔离患者和易感者，严格抗生素的使用规则，规范院内各项操作及消毒制度，减少交叉感染。

(张金芳)

# 第十一节　铜绿假单胞菌肺炎

铜绿假单胞菌是自然界普遍存在的革兰氏阴性需氧菌，分布广泛，几乎在任何有水的环境中均可生长，包括土壤、水的表面、植物、食物等。铜绿假单胞菌无芽孢，菌体一端单毛或多毛，有动力，能产生蓝绿色水溶性色素而形成绿色脓液。通过黏附和定植于宿主细胞，局部侵入及全身扩散而感染机体。其感染途径为皮肤、消化道、呼吸道、泌尿生殖道、骨关节、各种检查等。

## 一、易感因素

由于铜绿假单胞菌是人体的正常菌群之一，很少引起健康人的感染，而多发生于有基础疾病的患儿，包括严重心肺疾病、早产儿、烧伤、中性粒细胞缺乏、原发性免疫缺陷病、支气管扩张症、恶性肿瘤等。接受免疫抑制和长期（至少 7 天）广谱抗生素治疗、外科手术和机械通气后的儿童患铜绿假单胞杆菌肺炎的概率增加。故铜绿假单胞菌是院内获得性感染的重要病原菌。最近的研究表明在院内获得性肺炎中铜绿假单胞菌占 21%，是继金黄色葡萄球菌之后的第 2 位常见病原菌。沙特阿拉伯在 PICU 的一项研究表明，呼吸机相关肺炎中铜绿假单胞菌感染占56.8%。虽然铜绿假单胞菌是院内获得性感染的常见病原菌，但 1.5%～5%社区获得性肺炎是铜绿假单胞菌感染引起的。

## 二、发病机制

铜绿假单胞菌的主要致病物质为铜绿假单胞菌外毒素 A（pseudomonas exotoxin A，PEA）及内毒素，后者包括脂多糖及原内毒素蛋白（original endotoxin protein，OEP），OEP 具有神经毒作用。PEA 对巨噬细胞吞噬功能有抑制作用。铜绿假单胞菌肺炎的发病机制较复杂，引起感染的原因包括微生物及宿主两方面。而宿主的局部和全身免疫功能低下为主要因素。当人体细胞损伤或出现病毒感染时有利于铜绿假单胞菌的黏附。感染的严重程度依赖于细菌致病因子和宿主的反应。铜绿假单胞菌可以仅仅是定植，存在于碳水化合物的生物被膜中，偶尔有少数具有免疫刺激作用的基因表达。但也可以出现侵袭性感染，附着并损害上皮细胞，注射毒素，快速触发编程性细胞死亡和上皮细胞的完整性。上皮细胞在防御铜绿假单胞菌感染中起重要作用，中性粒细胞是清除细菌的主要吞噬细胞，肺泡巨噬细胞通过激活细胞表面受体产生细胞因子而参与宿主的炎症应答。许多细胞因子在铜绿假单胞菌感染宿主的免疫应答中起重要作用，包括 TNF-α、IL-4 和 IL-10。

由于抗生素的广泛应用可以引起铜绿假单胞菌定植，由于机械通气、肿瘤、前驱病毒感染，使患者气道受损，引起定植在气道的铜绿假单胞菌感染，出现肺炎、脓毒症甚至死亡。囊性纤维化（cystic fibrosis，CF）患者存在气道上皮和黏液下腺跨膜传导调节蛋白功能缺陷，因此 CF 患者对铜绿假单胞菌易感，而且可以引起逐渐加重的肺部疾病。美国对 CF 患者的研究数据表明 58.7%患者存在铜绿假单胞菌感染。反复铜绿假单胞菌感染引起的慢性气道炎症是 CF 患者死亡的主要原因。在一项对儿童 CF 患者的纵列研究中表明，到 3 岁时 97% CF 儿童气道存在铜绿假单胞菌定植。接受免疫抑制剂治疗、中性粒细胞缺乏和 HIV 患者，由于丧失黏膜屏障、减少细菌的清除而感染。

当健康人暴露于严重污染的烟雾、水源时也可以感染，引起重症社区获得性肺炎。

## 三、病理

一些动物试验的研究表明，铜绿假单胞菌感染的家兔肺部早期病理改变为出血、渗出、中性粒细胞浸润、肺小脓肿形成等急性炎症反应。随着细菌反复吸入，逐渐出现较多的慢性炎症及在慢性炎症基础上急性发作的病理改变，如细支气管纤毛倒伏、部分脱落，管腔有脓栓形成，肺泡间隔增宽，炎细胞浸润以淋巴细胞为主。当停止吸入菌液后，这种慢性炎症改变持续存在，长时间不消失。

## 四、临床表现

铜绿假单胞杆菌肺炎是一种坏死性支气管肺炎。表现为寒战、中等度发热，早晨比下午高，感染中毒症状重、咳嗽、胸痛、呼吸困难和发绀；咳出大量绿色脓痰，可有咯血；脉搏与体温相对缓慢；肺部无明显大片实变的体征，有弥漫性细湿啰音及喘鸣音；如合并胸腔积液可出现病变侧肺部叩浊音，呼吸音减低或出现胸膜摩擦音；可有低血压、意识障碍、多系统损害表现，出现坏疽性深脓疱病、败血症、感染中毒性休克、DIC。一半患者有吸入病史。

在北京儿童医院收治的铜绿假单胞菌肺炎患儿中部分是社区获得性感染，往往为败血症的一部分。部分患儿存在基础疾病。是否存在感染性休克与肺出血对预测铜绿假单胞菌感染的预后至关重要。根据北京儿童医院对 8 例社区获得性铜绿假单胞菌败血症的研究发现，5 例死亡患儿均死于感染性休克，或合并肺出血。

## 五、实验室检查

多数患者白细胞轻至中度增高，但 1/3 患者白细胞计数可减少，并可见贫血、血小板计数减少及黄疸。根据北京儿童医院临床观察铜绿假单胞菌感染患儿外周血白细胞数最高可达 $71.9\times10^9/L$，最低 $1.0\times10^9/L$，血小板最低 $24\times10^9/L$。CRP 显著增高，大部分患儿＞100 mg/L；痰或胸腔积液中可找到大量革兰氏阴性杆菌，培养阳性。部分患儿血培养阳性。

## 六、影像学表现

胸部 X 线和 CT：可见结节状浸润阴影及许多细小脓肿，后可融合成大脓肿；一侧或双侧出现，但以双侧或多叶病变为多，多伴有胸腔积液或脓胸。

Winer-Muram 等对呼吸机相关铜绿假单胞菌肺炎的影像学研究显示：83％有肺内局限性透光度降低，多为多部位或双侧弥漫性病变；89.7％有胸腔积液，其中约 1/4 为脓胸；10.3％出现肺气肿；23％患者出现空洞，可单发或多发，可以是薄壁空洞或厚壁空洞，以大空洞（直径＞3 cm）多见。Shah 等对铜绿假单胞菌肺炎的胸部 CT 研究显示：肺内实变见于所有患者，82％为多叶病变或上叶病变；50％为结节状病变，32％呈小叶中心芽孢状分布，18％为随机分布的大结节；31％可见毛玻璃样改变，57％为支气管周围渗出病变，46％双侧、18％单侧胸腔积液，29％为坏死病变（图 6-1、图 6-2、图 6-3）。

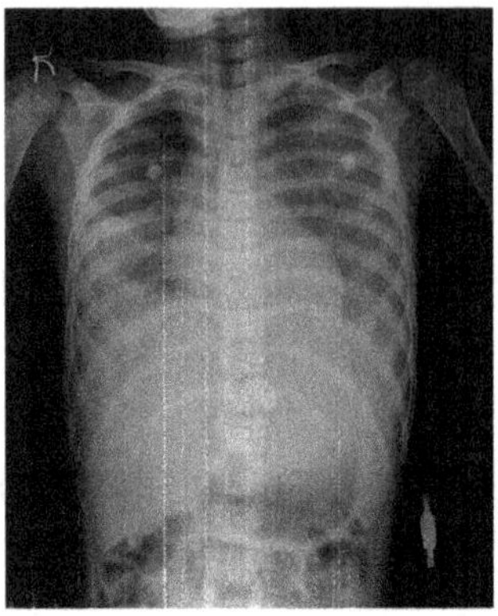

图 6-1　铜绿假单胞菌肺炎胸部 X 线(一)

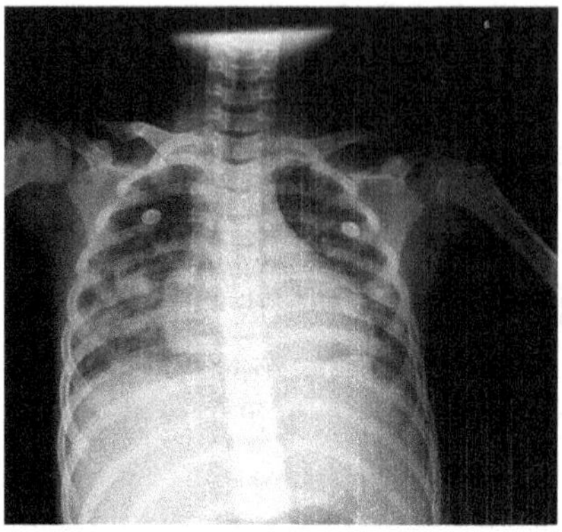

图 6-2　铜绿假单胞菌肺炎胸部 X 线(二)

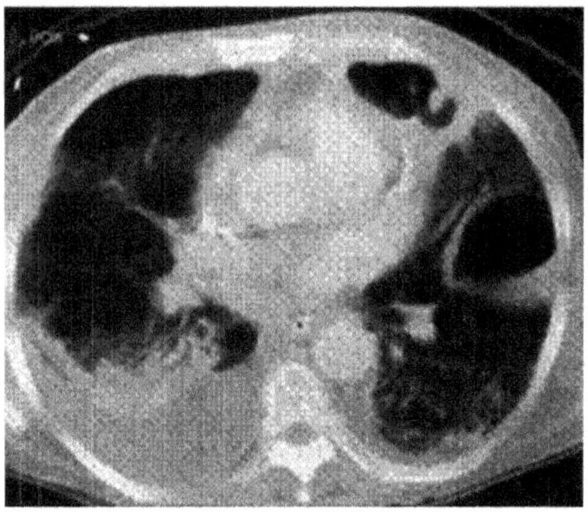

图 6-3　胸部 CT

肺内实变，毛玻璃样改变，左舌、下叶空洞，右侧胸腔积液和右下叶肺不张

## 七、鉴别诊断

(1)其他细菌性肺炎：临床和影像学表现与其他细菌性肺炎相似。但如果在高危人群中出现上述表现，应考虑到铜绿假单胞菌肺炎，确诊需要依靠痰、胸腔积液或血培养。

(2)小叶性干酪性肺炎。

## 八、治疗

提倡早期、及时应用敏感抗生素联合治疗，保护重要脏器功能和加强支持治疗。

美国胸科学会(ATS)发表的关于《成人医院获得性肺炎经验性治疗指南》，推荐对于有铜绿假单胞菌感染可能的患者使用：氨基糖苷类(阿米卡星、庆大霉素或妥布霉素)或氟喹诺酮类(环丙沙星或左氧氟沙星)，联合以下药物中的一种：抗假单胞菌的头孢菌素(头孢吡肟或头孢他啶)或抗假单胞菌的碳青霉烯类(亚胺培南或美罗培南)或 β 内酰胺类加酶抑制剂(哌拉西林/他唑巴坦)，作为经验性治疗的抗生素选择。但由于喹诺酮类和氨基糖苷类抗生素不良反应严重或可以引起未成熟动物的软骨发育不良，在儿童患者中慎用或禁用。

由于铜绿假单胞菌在自然界普遍存在，具有天然和获得性耐药性，目前耐药菌株有随抗生素使用频率的增加而逐年增多的趋势，存在较严重的交叉耐药现象，因此常给治疗带来困难。有研究表明静脉使用多黏菌素 E 治疗多重耐药铜绿假单胞菌感染效果良好(有效率 61%)。对铜绿假单胞菌无抗菌活性的罗红霉素与β内酰胺类药物联合治疗后疗效明显增强。阿奇霉素也可以在治疗铜绿假单胞菌生物被膜感染中对亚胺培南起到协同作用。

在成人患者中有雾化吸入妥布霉素和多黏菌素E预防和治疗多重耐药铜绿假单胞菌感染的研究，但缺乏儿童中安全性和有效性的研究。

对铜绿假单胞菌感染的免疫治疗越来越被重视，静脉注射丙种球蛋白可提高重症患者的治愈率。

### 九、预后

本病的预后与机体的免疫状态、是否存在基础疾病、细菌的接种量、对抗生素的敏感性及是否早期使用有效抗生素治疗有关。社区获得性铜绿假单胞菌肺炎病死率相对较低，约8%，院内获得性感染死亡率较高，铜绿假单胞菌引起的呼吸机相关肺炎的病死率为50%～70%。免疫缺陷患者中铜绿假单胞菌肺炎的死亡率高达40%。

（张金芳）

## 第十二节 肺 脓 肿

肺脓肿是由化脓性病原体引起肺组织坏死和化脓，导致肺实质局部区域破坏的化脓性感染。通常早期呈肺实质炎症。后期出现坏死和化脓。如病变区和支气管交通则有空洞形成（通常直径＞2 cm），内含由微生物感染引致的坏死碎片或液体，其外周环绕炎症肺组织。和一般肺炎相比，其特点是引致的微生物负荷量多（如急性吸入），局部清除微生物能力下降（如气道阻塞），以及受肺部邻近器官感染的侵及。如肺内形成多发的较小脓肿（直径＜2 cm）则称为坏死性肺炎。肺脓肿和坏死性肺炎病理机制相同，其分界是人为的。

肺脓肿通常由厌氧、需氧和兼性厌氧菌引起，也可由非细菌性病原体，如真菌、寄生虫等所致。应注意类似的影像学表现也可由其他病理改变产生，如肺肿瘤坏死后空洞形成或肺囊肿内感染等。

在抗生素出现前，肺脓肿自然病程常表现为进行性恶化，死亡率曾达50%，患者存活后也往往遗留明显的临床症状，需要手术治疗，预后不理想。自有效抗生素应用后，肺脓肿的疾病过程得到显著改善。但近年来随着肾上腺皮质激素、免疫抑制药以及化疗药物的应用增加，造成口咽部内环境的改变，条件致病的肺脓肿发病率又有增多的趋势。

### 一、病因和发病机制

化脓性病原体进入肺内可有几种途径，最主要的途径是口咽部内容物的误吸。

#### （一）呼吸道误吸

口腔、鼻腔、口咽和鼻咽部隐匿着复杂的菌群，形成口咽微生态环境。健康人唾液中的细菌含量约$10^8$/mL，半数为厌氧菌。在患有牙病或牙周病的人群中厌氧菌可增加1 000倍，易感个体中还可有多种需氧菌株定植。采用放射活性物质技术显示，45%健康人睡眠时可有少量唾液吸入气道。在各种因素引起的不同程度神智改变的人群中，约75%在睡眠时会有唾液吸入。

临床上特别易于吸入口咽分泌物的因素有全身麻醉、过度饮酒或使用镇静药物、头部损伤、脑血管意外、癫痫、咽部神经功能障碍、糖尿病昏迷或其他重症疾病，包括使用机械通气者。呼吸机治疗时，虽然人工气道上有气囊保护，但在气囊上方的积液库内容物常有机会吸入到下呼吸道。当患者神智状态进一步受到影响时，胃内容物也可吸入，酸性液体可引起化学性肺炎，促进细菌性感染。

牙周脓肿和牙龈炎时，因有高浓度的厌氧菌进入唾液可增加吸入性肺炎和肺脓肿的发病。相反，仅 10%～15%厌氧菌肺脓肿可无明显的牙周疾病或其他促使吸入的因素。没有吸入因素者常需排除肺部肿瘤的可能性。

误吸后肺脓肿形成的可能性取决于吸入量、细菌数量、吸入物的 pH 和患者的防御机制。院内吸入将涉及革兰菌，特别是在医院获得的抗生素耐药菌株。

**(二)血液循环途径**

通常由在体内其他部位的感染灶，经血液循环播散到肺内，如腹腔或盆腔及牙周脓肿的厌氧菌感染可通过血液循环播散到肺。

感染栓子也可起自于下肢和盆腔的深静脉的血栓性静脉炎或表皮蜂窝织炎，或感染的静脉内导管，吸毒者静脉用药也可引起。感染性栓子可含金黄色葡萄球菌、化脓性链球菌或厌氧菌。

**(三)其他途径**

其他途径比较少见。

(1)慢性肺部疾病者，可在下呼吸道有化脓性病原菌定植，如支气管扩张症、囊性纤维化，而并发症肺脓肿。

(2)在肺内原有空洞基础上(肿胀或陈旧性结核空洞)合并感染，不需要有组织的坏死，空洞壁可由再生上皮覆盖。局部阻塞可在周围肺组织产生支扩或肺脓肿。

(3)邻近器官播散，如胃肠道。

(4)污染的呼吸道装置，如雾化器有可能携带化脓性病原体进入易感染着肺内。

(5)先天性肺异常的继发感染，如肺隔离症、支气管囊肿。

## 二、病原学

肺脓肿可由多种病原菌引起，多为混合感染.厌氧菌和需氧菌混合感染占 90%。社区获得性感染和院内获得性感染的细菌出现频率不同。社区获得性感染中，厌氧菌为 70%，而在院内获得性感染中，厌氧菌和铜绿假单胞菌起重要作用。

**(一)厌氧菌**

厌氧菌是正常菌群的主要组成部分，但可引起身体任何器官和组织感染。近年来由于厌氧菌培养技术的改进，可以及时得到分离和鉴定。在肺脓肿感染时，厌氧菌是常见的病原体。

引起肺脓肿感染的致病性厌氧菌主要指专性厌氧菌。专性厌氧菌只能在无氧或低于正常大气氧分压条件下才能生存或生长。厌氧菌分为革兰氏阳性厌氧球菌、革兰氏阴性厌氧球菌、革兰氏阳性厌氧杆菌、革兰氏阴性厌氧杆菌。其中革兰氏阴性厌氧杆菌包括类杆菌属和梭杆菌属，类杆菌属是最主要的病原菌，以脆弱类杆菌和产黑素类杆菌最常见。革兰氏阳性厌氧球菌主要为消化球菌属和消化链球菌属。革兰氏阴性厌氧球菌主要为产碱韦荣球菌。革兰氏阳性厌氧杆菌中产芽孢的有梭状芽孢杆菌属和产气荚膜杆菌；不产芽孢的为放线菌属、真杆菌属、丙酸杆菌属、乳酸杆菌属和双歧杆菌属。外源性厌氧菌肺炎较少见。

### (二)需氧菌

需氧菌常形成坏死性肺炎，部分区域发展成肺脓肿，因而其在影像学上比典型的厌氧菌引起的肺脓肿病变分布弥散。

金黄色葡萄球菌是引起肺脓肿的主要革兰氏阳性需氧菌，是社区获得的呼吸道病原菌之一。通常健康人在流感后可引起严重的金黄色葡萄球菌肺炎，导致肺脓肿形成，并伴薄壁囊性气腔和肺大疱，后者多见于儿童。金黄色葡萄球菌是儿童肺脓肿的主要原因，也是老年人在基础疾病上并发院内获得性感染的主要病原菌。金黄色葡萄球菌也可由体内其他部位的感染灶经血液循环播散，在肺内引起多个病灶，形成血源性肺脓肿，有时很像是肿瘤转移。其他可引起肺脓肿的革兰氏阳性菌是化脓性链球菌(甲型链球菌、乙型 B 溶血性链球菌)。

最常引起坏死性肺炎伴肺脓肿的革兰氏阴性需氧菌为肺炎克雷伯菌，这种肺炎形成一到多个脓肿者占 25%，同时常伴菌血症。但需注意有时痰培养结果可能是口咽定植菌，该病病死率高，多见于老年人和化疗患者，肾上腺皮质激素应用者，糖尿病患者也多见。铜绿假单胞菌也影响类似的人群，如免疫功能低下患者、有严重并发症者。铜绿假单胞菌在坏死性过程中形成多发小脓肿。

其他由流感嗜血杆菌、大肠埃希菌、鲍曼不动杆菌、变形杆菌、军团菌等所致坏死性肺炎引起脓肿则少见。

## 三、病理

肺脓肿时，细支气管受感染物阻塞，病原菌在相应区域形成肺组织化脓性炎症，局部小血管炎性血栓形成、血供障碍，在实变肺中出现小区域散在坏死，中心逐渐液化，坏死的白细胞及死亡细菌积聚，形成脓液，并融合形成 1 个或多个脓肿。当液化坏死物质通过支气管排出，形成空洞、形成有液平的脓腔，空洞壁表面残留坏死组织。当脓肿腔直径达到 2 cm，则称为肺脓肿。炎症累及胸膜可发生局限性胸膜炎。如果在早期及时给予适当抗生素治疗，空洞可完全愈合，胸部 X 线片可不留下破坏残余或纤维条索影。但如治疗不恰当，引流不畅，炎症进展，则进入慢性阶段。脓肿腔有肉芽组织和纤维组织形成，空洞壁可有血管瘤。脓肿外周细支气管变形和扩张。

## 四、分类

肺脓肿可按病程分为急性和慢性，或按发生途径分为原发性和继发性。急性肺脓肿通常少于6 周，病程迁延 3 个月以上则为慢性肺脓肿。大多数肺脓肿是原发性，通常有促使误吸的因素，或由正常宿主肺炎感染后在肺实质炎症的坏死过程演变而来。而继发性肺脓肿则为原有局部病灶基础上出现的并发症，如支气管内肿瘤、异物或全身性疾病引起免疫功能低下所致。细菌性栓子通过血液循环引致的肺脓肿也为继发性。膈下感染经横膈直接通过淋巴管或膈缺陷进入胸腔或肺实质，也可引起肺脓肿。

## 五、临床表现

肺脓肿患者的临床表现差异较大。由需氧菌(金黄色葡萄球菌或肺炎克雷伯菌)所致的坏死性肺炎形成的肺脓肿病情急骤、严重，患者有寒战、高热、咳嗽、胸痛等症状。儿童在金黄色葡萄球菌肺炎后发生的肺脓肿也多呈急性过程。一般原发性肺脓肿患者首先表现吸入性肺炎症状，有间歇发热、畏寒、咳嗽、咳痰、胸痛、体重减轻、全身乏力、夜间盗汗等，和一般细菌性肺炎相似，但病程相对慢性化，症状较轻，可能和其吸入物质所含病原体致病力较弱有关。甚至有的起病隐匿，到病程后期多发性肺坏死、脓肿形成，与支气管相交通，则可出现大量脓性痰，如为厌氧菌感染则伴有臭味。但痰无臭味并不能完全排除厌氧菌感染的可能性，因为有些厌氧菌并不产生导致臭味的代谢终端产物，也可能是病灶尚未和气管支气管交通。咯血常见，偶尔可为致死性的。

继发性肺脓肿先有肺外感染症状（如菌血症、心内膜炎、感染性血栓静脉炎、膈下感染），然后出现肺部症状。在原有慢性气道疾病和支气管扩张的患者则可见痰量显著改变。

体格检查无特异性，阳性体征出现与脓肿大小和部位有关。如脓肿较大或接近肺的表面，则可有叩诊浊音，呼吸音降低等实变体征，如涉及胸膜则可闻及胸膜摩擦音或胸腔积液体征。

## 六、诊断

肺脓肿诊断的确立有赖于特征性临床表现及影像学和细菌学检查结果。

### （一）病史

原发性肺脓肿有促使误吸因素或口咽部炎症和鼻窦炎的相关病史。继发性肺脓肿则有肺内原发病变或其他部位感染病史。

### （二）症状与体征

由需氧菌等引起的原发性肺脓肿呈急性起病，如以厌氧菌感染为主者则呈亚急性或慢性化过程，脓肿破溃与支气管相交通后则痰量增多，出现脓痰或脓性痰，可有臭味，此时临床诊断可成立。体征则无特异性。

### （三）实验室检查

1.血常规检查

血白细胞和中性粒细胞升高，慢性肺脓肿可有血红蛋白和红细胞减少。

2.胸部影像学检查

影像学异常开始表现为肺大片密度增深、边界模糊的浸润影，随后产生 1 个或多个比较均匀低密度阴影的圆形区。当与支气管交通时，出现空腔，并有气液交界面（液平面），形成典型的肺脓肿。有时仅在肺炎症渗出区出现多个小的低密度区，表现为坏死性肺炎。需氧菌引起的肺脓肿周围常有较多的浓密炎性浸润影，而以厌氧菌为主的肺脓肿外周肺组织则较少见浸润影。

病变多位于肺的低垂部位和发病时的体位有关，侧位胸 X 线片可帮助定位。在平卧位时吸入者 75％病变见于下中位背段及后基底段，侧卧位时则位于上叶后外段（由上叶前段和后段分支形成，又称腋段）。右肺多于左肺，这是受重力影响吸入物最易进入的部位。在涉及的肺叶中，病变多分布于近肺胸膜处，室间隔鼓出常是肺炎克雷伯菌感染的特征。病变也可引起胸膜反应、脓胸或气胸。

当肺脓肿愈合时，肺炎性渗出影开始吸收，同时脓腔壁变薄，脓腔逐渐缩小，最后消失。在 71 例肺脓肿系列观察中，经适当抗生素治疗，13％脓腔在 2 周消失，44％为 4 周，59％为 6 周，3 个月内脓腔消失可达 70％，当有广泛纤维化发生时，可遗留纤维条索影。慢性肺脓肿脓腔周围有纤维组织增生，脓腔壁增厚，周围细支气管受累，继发变形或扩张。

血源性肺脓肿则见两肺多发炎性阴影，边缘较清晰，有时类似转移性肿瘤，其中可见透亮区和空洞形成。

胸部 CT 检查对病变定位，坏死性肺炎时肺实质的坏死、液化的判断，特别是对引起继发性肺脓肿的病因诊断均有很大的帮助。

3.微生物学监测

微生物学监测的标本包括痰液、气管吸引物、经皮肺穿刺吸引物和血液等。

(1)痰液及气管分泌物培养:在肺脓肿感染中,需氧菌所占比例正在逐渐增加,特别是在院内感染中。虽然有口咽菌污染的机会,但重复培养对确认致病菌还是有意义的。由于口咽部厌氧菌内环境,痰液培养厌氧菌无意义,但脓肿性痰标本培养阳性,而革兰氏染色却见到大量细菌,且形态较一致,则可能提示厌氧菌感染。

(2)应用防污染技术对下呼吸道分泌物标本采集:是推荐的方法,必要时可采用。厌氧菌培养标本不能接触空气,接种后应放入厌氧培养装置和仪器以维持厌氧环境。气相色谱法检查厌氧菌的挥发脂肪酸,迅速简便,可用于临床用药选择的初步参考。

(3)血液标本培养:因为在血源性肺脓肿时常可有阳性结果,需要进行血培养,但厌氧菌血培养阳性率仅5%。

4.其他

(1)CT引导下经胸壁脓肿穿刺吸引物厌氧菌及需氧菌培养,以及其他无菌体腔标本采集及培养。

(2)纤维支气管镜检查,除通过支气管镜进行下呼吸道标本采集外,也可用于鉴别诊断,排除支气管肺癌、异物等。

## 七、鉴别诊断

### (一)细菌性肺炎

肺脓肿早期表现和细菌性肺炎相似,但除由一些需氧菌所致的肺脓肿外,症状相对较轻,病程相对慢性化。后期脓肿破溃与支气管相交通后则痰量增多,出现脓痰或脓性痰,可有臭味,此时临床诊断则可成立。胸部影像学检查,特别是CT检查,容易发现在肺炎症渗出区出现多个小的低密度区。当与支气管交通时,出现空腔,肝有气液交界面(液平面),形成典型的肺脓肿。

### (二)支气管肺癌

在50岁以上男性出现肺空洞性病变时,肺癌(通常为鳞癌)和肺脓肿的鉴别常需考虑。由支气管肺癌引起的空洞性病变(癌性空洞),无吸入病史,其病灶也不一定发生在肺的低垂部位。而肺脓肿则常伴有发热、全身不适、脓性痰、血白细胞和中性粒细胞升高,对抗生素治疗反应好。影像学上显示偏心空洞,空洞壁厚,内壁不规则,则常提示恶性病变。痰液或支气管吸引物的细胞学检查以及微生物学涂片和培养对鉴别诊断也有帮助。如对于病灶的诊断持续存在疑问,情况允许时,也可考虑手术切除病灶及相应肺叶。其他肺内恶性病变,包括转移性肺癌和淋巴瘤也可形成空洞病变。

需注意的是肺癌和肺脓肿可能共存,特别在老年人中。因为支气管肿瘤可使其远端引流不畅,分泌物潴留。引起阻塞性肺炎和肺脓肿。一般病程较长,有反复感染史,脓痰量较少。纤维支气管镜检查对确定诊断很有帮助。

### (三)肺结核

空洞继发感染肺结核常伴空洞形成,胸部X线检查空洞壁较厚,病灶周围有密度不等的散在结节病灶。合并感染时空洞内可有少量液平面,临床出现黄痰,但整个病程长,起病缓慢,常有午后低热、乏力、盗汗、慢性咳嗽、食欲缺乏等慢性症状,经治疗后痰中常可找到结核分枝杆菌。

### （四）局限性脓胸

局限性脓胸常伴支气管胸膜漏和肺脓肿有时在影像学上不易区别。典型的脓胸在侧位胸片呈“D”字阴影，从后胸壁向前方鼓出。CT对疑难病例有帮助，可显示脓肿壁有不同厚度，内壁边缘和外表面不规则；而脓胸腔壁则非常光滑，液性密度将增厚的壁层胸膜和受压肺组织下的脏层胸膜分开。

### （五）大疱内感染

患者全身症状较胸部X线片显示状态要轻。在平片和CT上常可见细而光滑的大疱边缘，和肺脓肿相比其周围肺组织清晰。以往胸片将有助于诊断。大疱内感染后有时可引起大疱消失，但很少见。

### （六）先天性肺病变继发感染

支气管脓肿及其他先天性肺囊肿可能无法和肺脓肿鉴别，除非有以往胸部X线片进行比较。支气管囊肿未感染时，也不和气管支气管交通，但囊肿最后会出现感染，形成和气管支气管的交通，气体进入囊肿，形成含气囊肿，可呈单发或多发含气空腔，壁薄而均一；合并感染时，其中可见气液平面。如果患者一开始就表现为感染性支气管囊肿，通常清晰的边界就会被周围肺实质炎症和实变所遮掩。囊肿的真正本质只有在周围炎症或渗血消散吸收后才能显示出来。

先天性肺隔离症感染也会同样出现鉴别诊断困难，可通过其所在部位（多位于下叶）及胸部CT扫描和磁共振成像（MRI）及造影剂增强帮助诊断，并可确定异常血管供应来源，对手术治疗有帮助。

### （七）肺挫伤血肿和肺撕裂

胸部刺伤或挤压伤后，影像学可出现空洞样改变，临床无典型肺脓肿表现，有类似的创伤病史常提示此诊断。

### （八）膈疝

通常在后前位胸部X线片可显示“双重心影”，在侧位上在心影后可见典型的胃泡，并常有液平面。如有疑问可进行钡剂及胃镜检查。

### （九）包囊肿和其他肺寄生虫病

包囊肿可穿破，引起复合感染，曾在羊群牧羊分布的区域居住者需考虑此诊断。乳胶凝聚试验，补体结合和酶联免疫吸附试验，也可检测血清抗体，帮助诊断。寄生虫中如肺吸虫也可有类似症状。

### （十）真菌和放线菌感染

肺脓肿并不全由厌氧菌和需氧菌所致，真菌、放线菌也可引起肺脓肿。临床鉴别诊断时也需考虑。

### （十一）其他

易和肺脓肿混淆的还有空洞型肺栓塞、Wegener肉芽肿、结节病等，偶尔也会形成空洞。

## 八、治疗

肺脓肿的治疗应根据感染的微生物种类以及促使产生感染的有关基础或伴随疾病而确定。

### （一）抗感染治疗

抗生素应用已有半个世纪，肺脓肿在有效抗生素合理应用下，加上脓液通过和支气管交通向体外排出，因而大多数对抗感染治疗有效。

近年来，某些厌氧菌已产生β内酰胺酶，在体外或临床上对青霉素耐药，故应结合细菌培养及药敏结果，及时合理选择药物。但由于肺脓肿患者很难及时得到微生物学的阳性结果，故可根据临床表现，感染部位和涂片染色结果分析可能性最大的致病菌种类，进行经验治疗。由于大多数和误吸相关，厌氧菌感染起重要作用，因而青霉素仍是主要治疗药物，但近年来情况已有改变，特别是院内获得感染的肺脓肿。常为多种病原菌的混合感染，故应联合应用对需氧菌有效的药物。

1.青霉素G

(1)青霉素G为首选药物，对厌氧菌和革兰氏阳性球菌等需氧菌有效。

(2)用法：$24\times10^{5}$ U/d 肌内注射或静脉滴注；严重病例可加量至 $10\times10^{6}$ U/d 静脉滴注，分次使用。

2.克林霉素

(1)克林霉素是林可霉素的半合成衍生物，但优于林可霉素，对大多数厌氧菌有效，如消化球菌、消化链球菌、类杆菌梭形杆菌、放线菌等。目前有10%～20%的脆弱类杆菌及某些梭形杆菌对克林霉素耐药。主要不良反应是假膜性肠炎。

(2)用法：0.6～1.8 g/d，分2～3次静脉滴注，然后序贯改口服。

3.甲硝唑

(1)该药是杀菌药，对革兰厌氧菌，如脆弱类杆菌有作用。多为联合应用，不单独使用。通常和青霉素、克林霉素联合用于厌氧菌感染。

(2)对微需氧菌及部分链球菌如密勒链球菌效果不佳。

(3)用法：根据病情，一般6～12 g/d，可加量到24 g/d。

4.β内酰胺类抗生素

(1)某些厌氧菌如脆弱类杆菌可产生β内酰胺酶，故青霉素、羧苄西林、第三代头孢中的头孢噻肟、头孢哌酮效果不佳。对其活性强的药物有碳青霉烯类，替卡西林克拉维酸、头孢西丁等，加酶联合制剂作用也强，如阿莫西林克拉维酸或联合舒巴坦等。

(2)院内获得性感染形成的肺脓肿，多数为需氧菌，并行耐药菌株出现，故需选用β内酰胺抗生素的第二、三代头孢菌素，必要时联合氨基糖苷类。

(3)血源性肺脓肿致病菌多为金黄色葡萄球菌，且多数对青霉素耐药，应选用耐青霉素酶的半合成青霉素的药物，对耐甲氧西林的金黄色葡萄球菌(MRSA)，则应选用糖肽类及利奈唑胺等。

(4)给药途径及疗程尚未有大规模的循证医学证据，但一般先以静脉途径给药。

(5)和非化脓性肺炎相比，其发热呈逐渐下降，7天达到正常。如1周未能控制体温，则需再新评估。影像学改变时间长，有时达数周，并有残余纤维化改变。

(6)治疗成功率与治疗开始时症状、存在的时间以及空洞大小有关。对治疗反应不好者，还需注意有无恶性病变存在。总的疗程要4～6周，可能需要3个月，以防止反复。

**(二)引流**

(1)痰液引流对于治疗肺脓肿非常重要，体位，引流有助于痰液排出。纤维支气管镜除作为诊断手段，确定继发性脓肿原因外，还可用来经气道内吸引及冲洗，促进引流，利于愈合。有时脓肿大、脓液量多时，需要硬质支气管镜进行引流，以便于保证气道通畅。

(2)合并脓胸时，除全身使用抗生素外，应局部胸腔抽脓或肋间置入导管水封并引流。

**(三)外科手术处理**

内科治疗无效,或疑及有肿瘤者为外科手术适应证。其包括治疗 4～6 周脓肿不关闭、大出血、合并气胸、支气管胸膜瘘。在免疫功能低下、脓肿进行性扩大时也需考虑手术处理。有效抗生素应用后,目前需外科处理病例已减少,小于 10%,手术时要防止脓液进入对侧,麻醉时要置入双腔导管,否则可引起对侧肺脓肿和 ARDS。

## 九、预后

预后取决于基础病变或继发的病理改变,治疗及时、恰当者,预后良好。厌氧菌和革兰杆菌引起的坏死性肺炎,多表现为脓腔大(直径>6 cm),多发性脓肿,临床多发于有免疫功能缺陷,年龄大的患者。并发症主要为脓胸、脑脓肿、大咯血等。

## 十、预防

应注意加强个人卫生,保持口咽内环境稳定,预防各种促使误吸的因素。

**(周孟恩)**

# 第十三节　流感嗜血杆菌肺炎

## 一、定义

流感嗜血杆菌肺炎是由流感嗜血杆菌引起的肺炎,易发生于3 岁以下婴幼儿,近年成人发病逐渐增多,发病率仅次于肺炎链球菌肺炎,位居第二位。

## 二、病因

(1)人群中流感嗜血杆菌的带菌率很高,多寄生于上呼吸道(鼻咽部),为条件致病菌,通常并不致病,在 6 个月至 5 岁的婴幼儿和慢性肺部疾病患者中易诱发肺炎,秋冬季节为发病高峰季节,常发生于上呼吸道感染之后。

(2)流感嗜血杆菌肺炎的传染源为本病患者、恢复期患者及带菌者,主要通过呼吸道在人与人之间进行传播。

## 三、诊断

流感嗜血杆菌肺炎的临床表现及胸部 X 线征象与其他病原体引起的肺炎相似。因此,本病的诊断主要依据流感嗜血杆菌的分离。

**(一)病史**

(1)常见有慢性肺部疾病的患者或者有基础免疫缺陷的患者。

(2)有上呼吸道感染史。

**(二)临床表现**

(1)起病前多有上呼吸道感染,有高热、咳嗽、咳脓痰,伴气急、胸痛,偶有肌肉疼痛、关节痛。原有慢性阻塞性肺疾病的患者通常起病较为缓慢，表现为咳嗽、咳痰加重，可出现呼吸困难和发绀。严重患者有呼吸衰竭的临床表现。在免疫功能低下患者多数起病急，临床表现与肺炎链球菌肺炎相似。但本病并发脓胸较肺炎链球菌肺炎多见。75%可出现胸腔积液，少数患者并发脑膜炎、败血症。

(2)体征与一般肺炎相似，有实变时可有轻度叩诊浊音，听诊呼吸音减低，可闻及支气管呼吸音、散在或局限的干湿啰音，偶有胸膜摩擦音。

(3)胸部X线检查：3/4的患者可呈斑片状支气管肺炎表现，1/4的患者显示肺段或肺叶实变，很少形成脓肿，但可伴有类肺炎样胸腔积液，肺炎吸收后形成肺气囊。

### (三)实验室检查

1.血液检查

白细胞计数总数大多增高，重症患者白细胞计数可减低。

2.病原学检查

用痰液或胸腔积液做细菌培养，分离出流感嗜血杆菌可确诊。近年来，应用DNA探针与外膜蛋白特异性单克隆抗体技术检测流感嗜血杆菌，阳性率与特异性均较高。

## 四、鉴别诊断

### (一)肺炎链球菌肺炎

(1)起病急骤，寒战、高热、咳嗽、咳铁锈色痰。

(2)胸部X线表现大叶性，肺段或亚段分布的均匀密度增高阴影。

(3)病原菌检查：痰直接涂片染色，发现典型的革兰氏染色阳性、带荚膜的双球菌即可初步诊断。痰培养分离出典型的菌落是确诊的主要依据。

### (二)军团菌肺炎

(1)典型症状有高热、相对缓脉、肌肉痛、乏力。

(2)肺外表现：恶心、呕吐、腹痛、腹泻、头痛、嗜睡等神经系统症状及肾功能损害。

(3)胸部X线表现：肺外周的斑片状实质浸润阴影，可多叶受累，少数可有空洞形成。

(4)实验室检查：低钠血症，可有血肌酐、转氨酶及乳酸脱氢酶升高。

(5)抗体测定：血清军团菌抗体滴度升高达4倍或4倍以上。

(6)病原菌检查：痰培养，分离出军团杆菌，对本病诊断有决定意义。

## 五、治疗

### (一)抗生素治疗

(1)首选头孢噻肟、头孢曲松或其他第二、三代头孢菌素。

(2)次选大环内酯类、环丙沙星、氧氟沙星、左氧氟沙星、亚胺培南或美罗培南。

(3)对青霉素一般不敏感，非产β内酰胺酶者经典用药为氨苄西林6～12 g/d，分2～3次静脉滴注；或用阿莫西林1.5～3 g，分3次静脉滴注。

(4)β内酰胺类药物与β内酰胺酶抑制剂的复合制剂，如替卡西林-克拉维酸复合制剂(每次3.2 g，每天3～4次，静脉滴注)，对β内酰胺酶稳定，目前可作为优先选用的药物。

### (二)对症治疗

严重患者应卧床休息，高热者给予退热治疗，气急者给予吸氧，加强营养，维持水、电解质平衡。

(张金芳)

# 第十四节　肺奴卡菌病

## 一、定义及概况

肺奴卡菌病是由腐生性需氧的放线菌纲中的奴卡菌属病原体所引起的亚急性或慢性肺炎，是免疫受损宿主机会感染的主要原因。患者常因吸入病原体至肺部而致病，并可引起全身性播散。易感者以免疫功能受损者为主，其主要表现为咳嗽、咳痰、发热、食欲减退、体重减轻及乏力不适等，而呼吸困难、胸痛及咯血则相对少见。20%～45%的患者可出现肺外受累，并以中枢神经系统、皮肤及软组织多见。病程较长，一般持续1周到数周。本病相对较为少见，但由于严重细胞免疫缺陷患者的增多、器官移植的广泛开展、临床医师对其认识水平升高，以及对病原体检出能力的提高，有关该病的报道相关文献也在逐渐增多，应引起广泛的关注。

## 二、真菌学

奴卡菌为丝状分枝杆菌，属于原核生物界-厚壁细菌门-放线菌纲-放线菌目-奴卡菌科，广布于世界各地，主要存在于土壤之中，靠分解土壤中的有机物生存，大多需氧，少数厌氧。该菌的共同特性是可形成纤细的气生菌丝，直径0.5～1.0 μm，长10～20 μm。HE、PAS和常规抗酸染色不着色，但革兰、改良抗酸和乌洛托品染色阳性。在室温或37 ℃培养条件下，奴卡菌在血琼脂、普通琼脂、沙氏琼脂及肉骨汤等多种培养基中均易生长，但生长速度较慢，常需时5天至4周以上。由于奴卡菌呈丝状，形态和染色特征类似于真菌，同时，奴卡菌病呈慢性或亚急性，与许多真菌病相似，因而奴卡菌常常被归为真菌。但由于该菌无完整的核和细胞壁成分，对噬菌体及抗生素的反应也不同于真菌，因此，该菌实际上应属于细菌。

引起人类疾病的奴卡菌以星形奴卡菌最为多见，84%～94%奴卡菌病由该菌所致，但其常表现为机会性感染，一般在机体免疫功能降低时致病。现认为星形奴卡菌(N.aster-oides)为种属复合物，其包括sensu.Stricto星形奴卡菌、马鼻疽奴卡菌及新星奴卡菌(N.nova)。其他病原菌包括巴西奴卡菌(N.br asiliensis)、假巴西奴卡菌(N. pseudobrasilien-sis)、豚鼠耳炎奴卡菌(N.otitidiscaviarum，以前称为豚鼠奴卡菌)及南非奴卡菌(N.transvalensis)，其中巴西奴卡菌在所有致病性奴卡菌中其毒性最强，多引起原发性感染，并可引起暴发流行。

## 三、流行病学

有学者首次于患慢性鼻疽的病牛体内分离出鼻疽奴卡菌。Eppinger首次描述了表现为肺炎和脑脓肿的人类奴卡菌病。20世纪上半叶期间人类奴卡菌病少见报道，但此后有关该病的报道明显增加。奴卡菌病散发于世界各地。据Beaman等报道，美国每年诊断奴卡菌病的病例数在500～1 000例，其中85%为肺部和(或)全身受累，Beaman估计美国奴卡菌病的年发病率为$3.5/10^6$，这与澳大利亚皇后岛(约$4/10^6$)及法国(约$3.4/10^6$)的报道极其相似。我国于新疆、江苏、四川、北京、广州、上海、湖北等地也陆续有奴卡菌病的报道，总例数在34例以上。

奴卡菌病可发生于任何年龄，但成人多于儿童，男性多于女性，男性发病率比女性高2～

3 倍。无明显季节性。

伴一种或多种危险因素者患奴卡菌病的风险增加。细胞免疫缺陷患者，尤其是患淋巴瘤、获得性免疫缺陷及接受器官移植者发病风险明显增加。本病也与原发性肺泡蛋白沉着症、结核病及其他分枝杆菌病有关，同时，奴卡菌病在慢性阻塞性肺疾病、酒精中毒和糖尿病患者中也常有报道，但由于这些疾病很常见，因而很难证实它们与奴卡菌病是否具有明确相关性。

## 四、发病机制

大约半数的奴卡菌病发生在健康状况不佳的人群，尤其是机体免疫力低下者，同时，这部分人群并无奴卡菌暴露的增加，这说明完整的宿主防御功能对避免奴卡菌感染相当重要。目前的研究发现，有多种宿主防御机制参与阻止奴卡菌感染。研究发现，中性粒细胞可抑制奴卡菌，尽管其并不能如对普通细菌那样能有效杀灭之。细胞介导的免疫也相当重要，体外研究证实，激活的巨噬细胞能有效地抑制和杀灭奴卡菌，但未经激活的巨噬细胞则无此功能。T 淋巴细胞也能杀灭奴卡菌，同时其对激活巨噬细胞和其他宿主防御机制相当重要。患慢性肉芽肿性病变者极易发生奴卡菌感染，说明吞噬细胞的呼吸暴发也具相当的重要性，中性粒细胞对奴卡菌的抑制作用即源于呼吸暴发产生的溶酶体和其他阳离子蛋白。

另外，细菌的毒力也与宿主发病有关，毒力高的菌株能抑制巨噬细胞内的吞噬体，使溶酶体活力发生变化，从而有助于病原菌在细胞内存活。而奴卡菌的毒力又与其生长时期有关，当其呈丝状相时，毒力较强，并对吞噬细胞具有抵抗性。奴卡菌的毒力还与其能产生过氧化氢酶及超氧化物歧化酶有关，可能这正是导致奴卡菌对吞噬细胞的呼吸暴发产物极具抵抗力的原因之一。另外，体外研究发现，奴卡菌容易被诱导成 L-型，同时 L-型奴卡菌已从实验动物及复发的奴卡菌病患者体内分离到，但 L-型奴卡菌是否与肺奴卡病的持续和复发有关，尚不清楚。

此外，Bea man 尚发现，奴卡菌具有亲小鼠脑的特性，因此，阐明这种倾向性的机制有可能解释为什么播散性奴卡菌感染容易波及脑部。

## 五、病理学

肺脏为奴卡菌首先感染的部位，其典型病变为脓肿，常为多发性脓肿，脓肿大小不一，可互相融合，中心坏死明显，外围绕以肉芽组织形成脓肿壁，但纤维化及包裹较少见。病变可累及一个或多个肺叶，也可表现为肺叶实变、多发性粟粒状、结节状病变、空洞或粘连等。胸膜被累及时可出现纤维蛋白性胸膜炎、脓胸及胸膜粘连等。肺部病变还可引起代偿性肺气肿。约 50%肺奴卡菌病发生播散性感染，脑部为最常见播散部位，其他常见部位包括皮肤、肾、肌肉及骨骼等。脑脓肿常突入脑室或蛛网膜下腔，皮肤脓肿可形成窦道。镜下可见病灶内大量革兰氏染色阳性的分枝菌丝，直径 0.5～1.0 μm，长 10～20 μm，由中心的核向周围呈放射状扩展，菌丝末端常轻微膨大，但极少像放线菌菌丝那样扩大成明显的杵状。大量的炎症细胞，主要是中性粒细胞，排列在菌丝周围，有时也可见较多的淋巴细胞、浆细胞或成纤维细胞聚集其周围。

## 六、临床表现

星形奴卡菌病呈典型的亚急性或慢性过程，症状常持续 1 周到数周，伴免疫抑制的患者则起病较急。起病时表现为小叶或大叶性肺炎，以后逐渐演变为慢性过程，与肺结核的表现类似。主要表现为咳嗽、咳少许痰，典型痰液呈黏稠脓痰，但不伴恶臭，可有痰中带血；发热，体温 38～

40 ℃；食欲缺乏、体重减轻和全身不适也较常见。肺部空洞形成时，可有咯血，甚至出现大咯血，但较少见。呼吸困难和胸痛也少见。病变累及胸膜时，可出现胸膜增厚、胸腔积液或液气胸。肺部奴卡菌病还可直接波及邻近组织，引起心包炎、纵隔炎症及上腔静脉综合征等，但直接扩散到胸壁者少见，其发生率远低于放线菌病。奴卡菌还可侵入血循环而播散到其他部位，引起肺外症状和体征，此约见于50%的肺部奴卡菌病患者。最常见的播散部位为中枢神经系统，占25%左右，主要表现为小脑幕上脓肿，常为多个，引起头痛、恶心、呕吐及神志不清，除病程较慢外，其与一般的细菌性脑脓肿并无较大差别。脑膜炎较少见，约半数病例与脑脓肿合并存在。其他常见播散部位为皮肤、皮下组织、肾、骨及肌肉。腹膜炎和心内膜炎也有报道。典型的播散常累及少数部位，表现为亚急性或慢性脓肿，脓肿常保持稳定，很少或没有变化，但也可引起广泛的全身播散性脓肿。奴卡菌脓肿较少发生纤维化或窦道形成，此与放线菌脓肿不同。胸部体格检查：病变部位叩诊呈浊音，呼吸音减低，可闻及湿啰音。

## 七、实验室检查

### (一)影像学检查

胸部X线检查无特异性，可表现为中等密度以上的小片状或大片状肺部浸润性病变，单发或多发性结节及单个或多个肺脓肿。可出现空洞，并可伴肺门淋巴结肿大，但少有钙化。胸膜受累时可有胸膜增厚、胸腔积液、气胸或液气胸等表现。CT扫描常可发现比X线更多、更小的结节影。

### (二)真菌学检查

1.直接镜检

取痰液、脓液、脑脊液、尿液或组织块等标本经消化后再离心集菌，即可制片作直接镜检。奴卡菌用常规HE染色不着色，需进行革兰和改良抗酸染色。镜下见奴卡菌纤细，直径约1 μm，以二分裂方式增生，但单个细胞仍彼此黏附在一起，因而形成较长的分支菌丝。这些菌丝的革兰氏染色阳性部分在革兰氏染色阴性部分的点缀下，可形成特征性的串珠状外观。最后菌丝分裂成杵状或球菌样。用改良的Kinyoun法、Ziehl-Neelsen法或Fite-Faraco法进行弱酸脱色，绝大多数奴卡菌具有抗酸性，但实验室培养可使它们失去这一特性。放线菌和链霉菌革兰氏染色也呈阳性，但无抗酸特性。而使用一些抗酸染色方法，诸如Ziehl-Neelsen的Putt改良法，则放线菌仍可保持酚品红染色，从而表现抗酸性。因此，这类染色方法不能用于奴卡菌和放线菌的鉴别。

2.培养

将痰液、脓、血、尿液、脑脊液或其他组织标本进行需氧培养，培养基内避免加入抗生素。痰液宜多次送检，常规血培养常呈阴性，但如果采用两阶段培养瓶接种并进行需氧孵育30天以上，则可明显提高培养阳性率。脑脊液或尿液于培养前应进行浓缩，皮肤病损涂片及培养多呈阴性，故需进行活检。

奴卡菌在大多数非选择性介质，包括血琼脂、沙氏琼脂和普通琼脂、肉骨汤和硫乙醇酸盐肉汤中均易生长，但生长速度比大多数细菌缓慢，菌落一般于2～14天开始出现，而特征性的菌落则需4周以上方始出现。由于奴卡菌是较少的几种可利用石蜡作为其唯一碳源的需氧菌之一，因而对于较难诊断的病例，可采用石蜡诱饵法对其进行培养。接种后将固体石蜡置于琼脂表面，如为阳性标本，则可观察到奴卡菌生长。典型的菌落常硬而皱缩，可产生橘色、红色、粉色、黄色、奶油色或紫色色素。部分菌株可产生较深的棕绿色可溶性色素渗入到琼脂中。奴卡菌可产生气生菌丝，从而使菌落呈干的天鹅绒或粉色样外观。大多数菌株可产生特征性的泥土味。

3.鉴定

(1)传统鉴定法:包括酪蛋白、次黄嘌呤、黄嘌呤、淀粉、腺嘌呤等水解实验及糖利用、硝酸盐还原酶产生等。

(2)抗生素敏感性鉴定:体外实验证实,临床重要的奴卡菌的抗生素敏感性有所不同,因而已有人建议,对于较难诊断的病例,可将其作为该菌鉴别诊断的可行性推断实验。

(3)血清学检查:星形奴卡菌可产生特异的55 kD蛋白,用这种蛋白作抗原,采用酶免疫实验可对奴卡菌进行快速血清学诊断。该法敏感而特异,且不与结核患者血清起交叉反应。Augeles发现巴西奴卡菌及豚鼠奴卡菌也具有55 kD蛋白,并可用点印迹法作奴卡菌感染的诊断,即将含55 000硝酸纤维方块放入无菌培养皿中,加入孵育液,再加待检血清,置37 ℃孵育1小时,冲洗后立即用4-氯-1萘酚显色。5～10分钟后用蒸馏水代替溶液终止反应,在抗原位置处出现颜色反应为阳性,准确率可达100%。

(4)其他方法:近来有人用半巢式PCR方法检测血清和内脏的奴卡菌,该方法快速、敏感,并可用于不易在常规培养基介质中生长的L-型奴卡菌的检测,故明显优于培养法。其他还有用脉冲电子捕捉气液相色谱法检测奴卡菌病患者血清或脑脊液中奴卡菌代谢产物等方法,但皆处于试验阶段,且假阳性率高。

## 八、诊断与鉴别诊断

由于肺部奴卡菌病起病缓慢,症状和体征无特异性,常造成诊断的延迟。临床医师在考虑到该病可能前,往往已经给予患者短期的抗生素治疗,由此导致奴卡菌培养的阳性率降低,使该病的诊断难度增加。因此,在临床工作中,对于慢性肺炎伴免疫力减低的患者,如淋巴瘤、获得性免疫缺陷综合征、慢性肉芽肿疾病、接受器官移植或糖皮质激素治疗的患者,皆应警惕该病的可能。另外,由于约50%的肺部奴卡菌病伴有肺外播散,因而对上述患者中伴脑、皮肤或肾等感染性炎症而病原体不明者,尤其要考虑到该病的可能。同时,肺部奴卡菌病的确诊取决于实验室检查,病原菌阳性者方可确诊,故对疑为该病者,应进行多途径检查。

肺部奴卡菌病需与肺结核、肺部肿瘤、肺部细菌性脓肿及肺部放线菌病等进行鉴别。

## 九、治疗和预防

### (一)治疗

原则上应进行药敏实验,以选择敏感抗生素,但由于奴卡菌生长缓慢,易凝集及其他特点使其在许多重要检测条件方面皆与普通细菌有所不同,且很少有证据显示药敏检测对临床治疗具有指导意义,故除了药物治疗无效或因特殊原因不能用药的疑难病例外,一般根据临床经验选择有效抗生素。

磺胺药为首选药物,使用较广泛的磺胺类药物为磺胺嘧啶和磺胺甲噁唑,常用剂量为4～6 g/d,分4～6次使用。对疑难病例应监测血浆磺胺水平,使之维持在100～150 μg/mL。甲氧苄啶与磺胺具协同作用,可提高后者的疗效,复方磺胺甲噁唑[TMP 5～20 mg/(kg・d),SMZ 25～100 mg/(kg・d),分2～3次使用]治疗肺部奴卡菌病效果良好。

其他抗生素,米诺环素、环丝氨酸、氨苄西林对肺部奴卡菌病也有一定疗效,但多需与其他抗生素如磺胺等联用。推荐剂量分别为米诺环素100～200 mg/(kg・d),每天3次,氨苄西林1 g,每天4次。氨苄西林和红霉素500～750 mg,每天4次,也有一定疗效,红霉素单用对新星奴卡菌有一定效果。

经胃肠外给药的抗生素中使用最广泛者为阿米卡星，常用剂量为 0.4 g/d，对老年或肾功能减低需进行较长时间治疗者，应监测血浆浓度。β内酰胺类药物也有一定疗效，以亚胺培南最佳。此外，头孢噻肟、头孢曲松、头孢呋辛也具有较好抗菌活性，头孢唑林、头孢哌酮和头孢西丁等则抗菌活性较差。含β-内酰胺酶抑制剂的氨苄西林-克拉维酸也有一定疗效，但临床经验尚不多。

单用抗生素治疗对肺部脓肿效果良好，但对肺外病变则疗效欠佳，对这些病变，尤其是脑脓肿应进行手术治疗，可采用针吸、切除或引流，具体的方法取决于患者的个体情况。如诊断不清、脓肿较大、脓肿呈进行性发展或药物治疗无效者，皆应进行手术治疗。而对脓肿位于难以手术的部位等则应先尝试药物治疗，同时采用 CT 或 MRI 仔细监测脓肿大小。

由于奴卡菌感染易于复发，因而抗生素治疗疗程宜长，无免疫功能低下的肺部奴卡菌病患者，疗程宜至 6～12 个月，伴免疫功能低下或伴中枢神经系统感染者，宜持续 1 年。同时，在治疗结束后，应对患者进行随访，且随访期限应达到 6 个月。

**（二）预防**

在磺胺类药物问世之前，肺部和全身奴卡菌病几乎是致死性的，该类药物的应用则明显改善了奴卡菌病的预后。但也有研究发现：所有奴卡菌病患者的病率达到 61%，另有文献报道，所有接受过治疗的奴卡菌病患者，其死亡率为 21%，后来又有文献报道，奴卡菌病的死亡率明显取决于疾病的部位，局限于肺部者，死亡率仅为 7.6%，而伴有脑脓肿者则高达 48%。Simpson 和 Smego 等发现，奴卡菌病如能早期诊断并及时治疗，死亡率可降至 5%以下。

药物对奴卡菌病的预防作用，各家报道不一。但总的来说，该病难作特异性预防，关键在于增强人群体质，同时，医务人员应提高对本病的认识。对伴有免疫力低的患者，要警惕该病的发生，以早期诊断，及时治疗，从而改善其预后。

**（莫明芝）**

# 第七章

# 气道阻塞性疾病

## 第一节　支气管扩张症

支气管扩张症是支气管慢性异常扩张性疾病，直径>2 mm中等大小近端支气管及其周围组织慢性炎症及支气管阻塞，引起支气管组织结构较严重的病理性破坏所致。儿童及青少年多见，常继发于麻疹、百日咳后的支气管炎，迁延不愈的支气管肺炎等。主要症状为慢性咳嗽、咳大量脓痰和(或)反复咯血。

### 一、病因和发病机制

#### (一)支气管-肺组织感染

婴幼儿时期支气管肺组织感染是支气管扩张最常见的病因。由于婴幼儿支气管较细，且支气管壁发育尚未完善，管壁薄弱，易于阻塞和遭受破坏。反复感染破坏支气管壁各层组织，尤其是肌层组织及弹性组织的破坏，减弱了对管壁的支撑作用。支气管炎使支气管黏膜充血、水肿、分泌物堵塞引流不畅，从而加重感染。左下叶支气管细长且位置低，受心脏影响，感染后引流不畅，故发病率高。左舌叶支气管开口与左下叶背段支气管开口相邻，易被左下叶背段感染累及，因此两叶支气管同时扩张也常见。

支气管内膜结核引起管腔狭窄、阻塞、引流不畅，导致支气管扩张。肺结核纤维组织增生、牵拉收缩，也导致支气管变形扩张，因肺结核多发于上叶，引流好，痰量不多或无痰，所以称之为“干性”支气管扩张。其他如吸入腐蚀性气体、支气管曲霉菌感染、胸膜粘连等可损伤或牵拉支气管壁，反复继发感染，引起支气管扩张。

#### (二)支气管阻塞

肿瘤、支气管异物和感染均引起支气管腔内阻塞，支气管周围肿大淋巴结或肿瘤的外压可致支气管阻塞。支气管阻塞导致肺不张，失去肺泡弹性组织缓冲，胸腔负压直接牵拉支气管壁引起支气管扩张。右肺中叶支气管细长，有三组淋巴结围绕，因非特异性或结核性淋巴结炎而肿大，从而压迫支气管，引起右肺中叶肺不张和反复感染，又称“中叶综合征”。

#### (三)支气管先天性发育障碍和遗传因素

支气管先天发育障碍，如巨大气管-支气管症，可能是先天性结缔组织异常、管壁薄弱所致的扩张。因软骨发育不全或弹性纤维不足，导致局部管壁薄弱或弹性较差所致支气管扩张，常伴有鼻旁窦炎及内脏转位（右位心），称为 Kartagener 综合征。与遗传因素有关的肺囊性纤维化，由于支气管黏液腺分泌大量黏稠黏液，分泌物潴留在支气管内引起阻塞、肺不张和反复继发感染，可发生支气管扩张。遗传性 $\alpha_1$-抗胰蛋白酶缺乏症也伴有支气管扩张。

**（四）全身性疾病**

近年来发现类风湿关节炎、克罗恩病、溃疡性结肠炎、系统性红斑狼疮、支气管哮喘和泛细支气管炎等疾病可同时伴有支气管扩张。一些不明原因的支气管扩张，其体液和细胞免疫功能有不同程度的异常，提示支气管扩张可能与机体免疫功能失调有关。

## 二、病理

发生支气管扩张的主要原因是炎症。支气管壁弹力组织、肌层及软骨均遭到破坏，由纤维组织取代，使管腔逐渐扩张。支气管扩张的形状可为柱状或囊状，也常混合存在呈囊柱状。典型的病理改变为支气管壁全层均有破坏，黏膜表面常有溃疡及急、慢性炎症，纤毛柱状上皮细胞鳞状化生、萎缩，杯状细胞和黏液腺增生，管腔变形、扭曲、扩张，腔内含有多量分泌物。常伴毛细血管扩张，或支气管动脉和肺动脉的终末支扩张与吻合，进而形成血管瘤，破裂可出现反复大量咯血。支气管扩张发生反复感染，病变范围扩大蔓延，逐渐发展影响肺通气功能及肺弥散功能，导致肺动脉高压，引起肺心病、右心衰竭。

## 三、临床表现

本病多起病于小儿或青年，呈慢性经过，多数患者在童年期有麻疹、百日咳或支气管肺炎迁延不愈的病史。早期常无症状，随病情发展可出现典型临床症状。

**（一）症状**

（1）慢性咳嗽、大量脓痰：与体位改变有关，每天痰量可至 100～400 mL，支气管扩张分泌物积潴，体位变动时分泌物刺激支气管黏膜，引起咳嗽和排痰。痰液静置后分 3 层：上层为泡沫，中层为黏液或脓性黏液，底层为坏死组织沉淀物。合并厌氧菌混合感染时，则痰有臭味，常见病原体为铜绿假单胞菌、金黄色葡萄球菌、流感嗜血杆菌、肺炎链球菌和卡他莫拉菌。

（2）反复咯血：50%～70%的患者有不同程度的咯血史，从痰中带血至大量咯血，咯血量与病情严重程度、病变范围不一定成比例。部分患者以反复咯血为唯一症状，平时无咳嗽、咳脓痰等症状，称为干性支气管扩张，病变多位于引流良好的上叶支气管。

（3）反复肺部感染：特点为同一肺段反复发生肺炎并迁延不愈，此由于扩张的支气管清除分泌物的功能丧失，引流差，易于反复发生感染。

（4）慢性感染中毒症状：反复感染可引起发热、乏力、头痛、食欲减退等，病程较长者可有消瘦、贫血，儿童可影响生长发育。

**（二）体征**

早期或干性支气管扩张可无异常肺部体征。典型者在下胸部、背部可闻及固定、持久的局限性粗湿啰音，有时可闻及哮鸣音。部分慢性患者伴有杵状指（趾），病程长者可有贫血和营养不良，出现肺炎、肺脓肿、肺气肿、肺心病等并发症时可有相应体征。

## 四、实验室检查及辅助检查

### (一)实验室检查

白细胞总数与分类一般正常,急性感染时白细胞总数及中性粒细胞比例可增高,贫血患者血红蛋白下降,红细胞沉降率可增快。

### (二)X 线检查

早期轻症患者胸部平片可无特殊发现,典型 X 线表现为一侧或双侧下肺纹理增粗紊乱,其中有多个不规则的透亮阴影,或沿支气管分布的蜂窝状、卷发状阴影,急性感染时阴影内可出现小液平面。柱状支气管扩张的 X 线表现是“轨道征”,系增厚的支气管壁影。胸部 CT 显示支气管管壁增厚的柱状扩张,并延伸至肺周边,或成串、成簇的囊状改变,可含气液平面。支气管造影可确诊此病,并明确支气管扩张的部位、形态、范围和病变严重程度,为手术治疗提供资料。高分辨 CT 较常规 CT 具有更高的空间和密度分辨力,能够显示以次级肺小叶为基本单位的肺内细微结构,已基本取代支气管造影(图 7-1)。

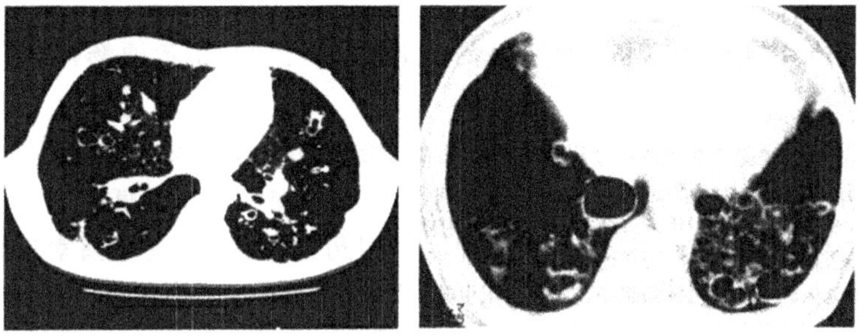

图 7-1 胸部 CT

### (三)支气管镜检

可发现出血、扩张或阻塞部位及原因,可进行局部灌洗、清除阻塞,局部止血,取灌洗液行细菌学、细胞学检查,有助于诊断、鉴别诊断与治疗。

## 五、诊断

根据慢性咳嗽、咳大量脓痰、反复咯血和肺同一肺段反复感染等病史,查体于下胸部及背部可闻及固定而持久的粗湿啰音、结合童年期有诱发支气管扩张的呼吸道感染病史,X 线显示局部肺纹理增粗、紊乱或呈蜂窝状、卷发状阴影,可做出初步临床诊断,支气管造影或高分辨 CT 可明确诊断。

## 六、鉴别诊断

### (一)慢性支气管炎

多发生于中老年吸烟者,于气候多变的冬春季节咳嗽、咳痰明显,多为白色黏液痰,感染急性发作时出现脓性痰,反复咯血症状不多见,两肺底散在的干湿啰音,咳嗽后可消失。胸片肺纹理紊乱,或有肺气肿改变。

### (二)肺脓肿

起病急,全身中毒症状重,有高热、咳嗽、大量脓臭痰,X 线检查可见局部浓密炎症阴影,其中有空洞伴气液平面，有效抗生素治疗炎症可完全吸收。慢性肺脓肿则以往有急性肺脓肿的病史。支气管扩张和肺脓肿可以并存。

**（三）肺结核**

常有低热、盗汗、乏力等结核中毒症状，干、湿啰音多位于上肺部，X线胸片和痰结核菌检查可做出诊断。结核可合并支气管扩张，部位多见于双肺上叶及下叶背段支气管。

**（四）先天性肺囊肿**

先天性肺囊肿是一种先天性疾病，无感染时可无症状，X线检查可见多个薄壁的圆形或椭圆形阴影，边界纤细，周围肺组织无炎症浸润，胸部CT检查和支气管造影有助于诊断。

**（五）弥漫性泛细支气管炎**

慢性咳嗽、咳痰，活动时呼吸困难，合并慢性鼻旁窦炎，胸片与胸CT有弥漫分布的边界不太清楚的小结节影。类风湿因子、抗核抗体、冷凝集试验可呈阳性，需病理学确诊。大环内酯类的抗生素治疗2个月以上有效。

## 七、治疗

支气管扩张的治疗原则是防治呼吸道反复感染，保持呼吸道引流通畅，必要时手术治疗。

**（一）控制感染**

控制感染是急性感染期的主要治疗措施。应根据病情参考细菌培养及药物敏感试验结果选用抗菌药物。轻者可选用氨苄西林或阿莫西林0.5 g，每天4次，或用第一、二代头孢菌素；也可用氟喹诺酮类或磺胺类药物。重症患者需静脉联合用药；如第三代头孢菌素加氨基糖苷类药物有协同作用。假单胞菌属细菌感染者可选用头孢他啶、头孢吡肟和亚胺培南等。若痰有臭味，多伴有厌氧菌感染，则可加用甲硝唑0.5 g，静脉滴注，每天2～3次；或替硝唑0.4～0.8 g，静脉滴注，每天2次。其他抗菌药物如大环内酯类、四环素类可酌情应用。经治疗后如体温正常，脓痰明显减少，则1周左右考虑停药。缓解期不必常规使用抗菌药物，应适当锻炼，增强体质。

**（二）清除痰液**

清除痰液是控制感染和减轻全身中毒症状的关键。

1.祛痰剂

口服氯化铵0.3～0.6 g，或溴己新8～16 mg，每天3次。

2.支气管舒张剂

由于支气管痉挛，部分患者痰液排出困难，在无咳血的情况下，可口服氨茶碱0.1～0.2 g，每天3～4次或其他缓解气道痉挛的药物，也可加用$\beta_2$-受体激动剂或异丙托溴铵吸入。

3.体位引流

体位引流是根据病变部位采取不同的体位，原则上使患处处于高位，引流支气管的开口朝下，以利于痰液排入大气道咳出，对于痰量多、不易咳出者更重要。每天2～4次，每次15～30分钟。引流前可行雾化吸入，体位引流时轻拍病变部位以提高引流效果。

4.纤维支气管镜吸痰

若体位引流痰液难以排出，可行纤维支气管镜吸痰，清除阻塞。可用生理盐水冲洗稀释痰液，并局部应用抗生素治疗，效果明显。

**（三）咯血的处理**

大咯血最重要的环节是防止窒息。若经内科治疗未能控制，可行支气管动脉造影，对出血的小动脉定位后注入吸收性明胶海绵或聚乙烯醇栓，或导入钢圈进行栓塞止血。

**(四)手术治疗**

适用于心肺功能良好，反复呼吸道感染或大咯血内科治疗无效，病变范围局限于一叶或一侧肺组织者。危及生命的大咯血，明确出血部位时部分病患需急诊手术。

### 八、预防及预后

积极防治婴幼儿麻疹、百日咳、支气管肺炎及肺结核等慢性呼吸道疾病，增强机体免疫及抗病能力，防止异物及尘埃误吸，预防呼吸道感染。

病变较轻者及病灶局限内科治疗无效手术切除者预后好；病灶广泛，后期并发肺心病者预后差。

(莫明芝)

## 第二节 支气管哮喘

### 一、病因和发病机制

**(一)病因**

支气管哮喘(也称哮喘)的病因还不十分清楚，大多认为是与多基因遗传有关的疾病，同时受遗传因素和环境因素的双重影响。

许多调查资料表明，哮喘的亲属患病率高于群体患病率，并且亲缘关系越近，患病率越高。哮喘患儿双亲大多存在不同程度气道反应性增高。目前，哮喘的相关基因尚未完全明确，但有研究表明存在有与气道高反应性、IgE 调节和特应性反应相关的基因，这些基因在哮喘的发病中起着重要的作用。

环境因素中主要包括某些激发因素，包括吸入物，如尘螨、花粉、真菌、动物毛屑、二氧化硫、氨气等各种特异和非特异性吸入物；感染，如细菌、病毒、原虫、寄生虫等；食物，如鱼、虾、蟹、蛋类、牛奶等；药物，如普萘洛尔(心得安)、阿司匹林等；气候变化、运动、妊娠等都可能是哮喘的激发因素。

**(二)发病机制**

哮喘的发病机制尚不完全清楚。多数人认为哮喘与变态反应、气道炎症、气道反应性增高及神经机制等因素相互作用有关。

1.变态反应

当变应原进入具有特应性体质的机体后，可刺激机体通过 T 细胞的传递，由 B 细胞合成特异性 IgE，并结合于肥大细胞和嗜碱性粒细胞表面的高亲和性的 IgE 受体($Fc\varepsilon R_1$)；IgE 也能结合于某些 B 细胞、巨噬细胞、单核细胞、嗜酸性粒细胞、NK 细胞及血小板表面的低亲和性 Fca 受体($Fc\varepsilon R_2$)，但是 $Fc\varepsilon R_2$ 与 IgE 的亲和力比 $Fc\varepsilon R_1$ 低 10～100 倍。若变应原再次进入体内，可与结合在 FcεR 上的 IgE 交联，使该细胞合成并释放多种活性介质导致平滑肌收缩、黏液分泌增加、血管通透性增高和炎症细胞浸润等。炎症细胞在介质的作用下又可分泌多种介质，使气道病变加重，炎症反应增加，产生哮喘的临床症状。根据变应原吸入后哮喘发生的时间，可分为速发型哮喘反应（IAR）、迟发型哮喘反应（LAR）和双相型哮喘反应（OAR）。IAR 几乎在吸入变应原的同时立即发生反应，15～30 分钟达高峰，2 小时后逐渐恢复正常。LAR 6 小时左右发病，持续时间长，可达数天。而且临床症状重，常呈持续性哮喘表现，肺功能损害严重而持久。LAR 的发病机制较复杂，不仅与 IgE 介导的肥大细胞脱颗粒有关，而且主要是气道炎症所致。现在认为哮喘是一种涉及多种炎症细胞和结构细胞相互作用，许多介质和细胞因子参与的一种慢性炎症疾病。LAR 是由于慢性炎症反应的结果。

2.气道炎症

气道慢性炎症被认为是哮喘的本质。表现为多种炎症细胞特别是肥大细胞、嗜酸性粒细胞和 T 细胞等多种炎症细胞在气道的浸润和聚集。这些细胞相互作用可以分泌出多种炎症介质和细胞因子，这些介质、细胞因子与炎症细胞和结构细胞相互作用构成复杂的网络，使气道反应性增高，气道收缩，黏液分泌增加，血管渗出增多。已知肥大细胞、嗜酸性粒细胞、中性粒细胞、上皮细胞、巨噬细胞和内皮细胞都可产生炎症介质。

3.气道高反应性（AHR）

表现为气道对各种刺激因子出现过强或过早的收缩反应，是哮喘患者发生和发展的另外一个重要因素。目前普遍认为气道炎症是导致气道高反应性的重要机制之一，当气道受到变应原或其他刺激后，由于多种炎症细胞、炎症介质和细胞因子的参与，气道上皮和上皮内神经的损害等而导致气道高反应性。AHR 常有家族倾向，受遗传因素的影响，AHR 为支气管哮喘患者的共同病理生理特征，然而出现 AHR 者并非都是支气管哮喘，如长期吸烟、接触臭氧、病毒性上呼吸道感染、慢性阻塞性肺疾病（COPD）等也可出现 AHR。

4.神经机制

神经因素也被认为是哮喘发病的重要环节。支气管受复杂的自主神经支配。除胆碱能神经、肾上腺素能神经外，还有非肾上腺素能非胆碱能（NANC）神经系统。支气管哮喘与 β 肾上腺素受体功能低下和迷走神经张力亢进有关，并可能存在有 α 肾上腺素神经的反应性增加。NANC 能释放舒张支气管平滑肌的神经介质如血管活性肠肽（VIP）、一氧化氮（NO），及收缩支气管平滑肌的介质如 P 物质、神经激肽，两者平衡失调，则可引起支气管平滑肌收缩。

## 二、病理

显微镜下可见纤毛上皮剥离、气道上皮下有肥大细胞、嗜酸性粒细胞、淋巴细胞与中性粒细胞浸润。气道黏膜下组织水肿，微血管通透性增加，杯状细胞增殖及支气管分泌物增加，支气管平滑肌痉挛等病理改变。若哮喘长期反复发作，表现为支气管平滑肌肌层肥厚，气道上皮细胞下纤维化、黏液腺增生和新生血管形成等，导致气道重构。

## 三、临床表现

几乎所有的支气管哮喘患者都有长期性和反复发作性的特点，哮喘的发作与季节、周围环境、饮食、职业、精神心理因素、运动和服用某种药物有密切关系。

### （一）主要临床表现

1.前驱症状

在变应原引起的急性哮喘发作前往往有打喷嚏、流鼻涕、眼痒、流泪、干咳或胸闷等前驱症状。

2.喘息和呼吸困难

哮喘的典型症状,喘息的发作往往较突然。呼吸困难呈呼气性,表现为吸气时间短,呼气时间长,患者感到呼气费力,但有些患者感到呼气和吸气都费力。当呼吸肌收缩克服气道狭窄产生的过高支气管阻力负荷时,患者即可感到呼吸困难。一般来说,呼吸困难的严重程度和气道阻力增高的程度呈正比。但有15%的患者当$FEV_1$下降到正常值的50%时仍然察觉不到气流受限,表明这部分患者产生了颈动脉窦的适应,即对持续的刺激反应性降低。这说明单纯依靠症状的严重程度来评估病情有低估的危险,需要结合其他的客观检查手段来正确评价哮喘病情的严重程度。

3.咳嗽、咳痰

咳嗽是哮喘的常见症状,由于气道的炎症和支气管痉挛引起。干咳常是哮喘的前兆,哮喘发作时,咳嗽、咳痰症状反而减轻,以喘息为主。哮喘发作接近尾声时,支气管痉挛和气道狭窄减轻,大量气道分泌物需要排出时,咳嗽、咳痰可能加重,咳出大量的白色泡沫样痰。有一部分哮喘患者,以刺激性干咳为主要表现,无明显的喘息症状,这部分哮喘称为咳嗽变异性哮喘(CVA)。

4.胸闷和胸痛

哮喘发作时,患者可有胸闷和胸部发紧的感觉。如果哮喘发作较重,可能与呼吸肌过度疲劳和拉伤有关。突发的胸痛要考虑自发性气胸的可能。

5.体征

哮喘的体征与哮喘的发作有密切的关系,在哮喘缓解期可无任何阳性体征。在哮喘发作期,根据病情严重程度的不同可有不同的体征。哮喘发作时支气管和细支气管进行性的气流受限可引起肺部动力学、气体交换和心血管系统一系列的变化。为了维持气道的正常功能,肺出现膨胀,伴有残气容积和肺总量的明显增加。由于肺的过度膨胀使肺内压力增加,产生胸腔内负压所需要的呼吸肌收缩力也明显增加。呼吸肌负荷增加的体征是呼吸困难、呼吸加快和辅助呼吸肌运动。在呼气时,肺弹性回缩压降低和气道炎症可引起显著的气道狭窄,在临床上可观察到喘息、呼气延长和呼气流速减慢。这些临床表现一般和第1秒用力呼气容积($FEV_1$)和呼气高峰流量(PEF)的降低相关。由于哮喘患者气流受限并不均匀,通气的分布也不均匀,可引起肺通气/血流比值的失调,发生低氧血症,出现发绀等缺氧表现。在吸气期间肺过度膨胀和胸腔负压的增加对心血管系统有很大的影响。右心室受胸腔负压的牵拉使静脉回流增加,可引起肺动脉高压和室间隔的偏移。在这种情况下,受压的左心室需要将血液从负压明显增高的胸腔射到体循环,产生吸气期间的收缩压下降,称为奇脉。

(1)一般体征:哮喘患者在发作时,精神一般比较紧张,呼吸加快、端坐呼吸,严重时可出现口唇和指(趾)发绀。

(2)呼气延长和双肺哮鸣音:在胸部听诊时可听到呼气时间延长而吸气时间缩短,伴有双肺如笛声的高音调,称为哮鸣音。这是小气道梗阻的特征。两肺满布的哮鸣音在呼气时较明显,称呼气性哮鸣音。很多哮喘患者在吸气和呼气都可闻及哮鸣音。单侧哮鸣音突然消失要考虑发生自发性气胸的可能。在哮喘严重发作,支气管发生极度狭窄,出现呼吸肌疲劳时,喘鸣音反而消失,称为寂静肺,是病情危重的表现。

(3)肺过度膨胀体征:即肺气肿体征。表现为胸腔的前后径扩大,肋间隙增宽,叩诊呈过清音,肺肝浊音界下降,心浊音界缩小。长期哮喘的患者可有桶状胸,儿童可有鸡胸。

(4)奇脉:重症哮喘患者发生奇脉是吸气期间收缩压下降幅度(一般不超过1.3 kPa即

10 mmHg)增大的结果。这种吸气期收缩压下降的程度和气流受限的程度相关，它反映呼吸肌对胸腔压波动的影响的程度明显增加。呼吸肌疲劳的患者不再产生较大的胸腔压波动，奇脉消失。严重的奇脉(不低于3.3 kPa，即 25 mmHg)是重症哮喘的可靠指征。

(5)呼吸肌疲劳的表现：表现为呼吸肌的动用，肋间肌和胸锁乳突肌的收缩，还表现为反常呼吸，即吸气时下胸壁和腹壁向内收。

(6)重症哮喘的体征：随着气流受限的加重，患者变得更窘迫，说话不连贯，皮肤潮湿，呼吸和心率增加。并出现奇脉和呼吸肌疲劳表现。呼吸频率不<25/min，心率不低于 110 次/分，奇脉不低于3.3 kPa是重症哮喘的指征。患者垂危状态时可出现寂静肺或呼吸乏力、发绀、心动过缓、意识恍惚或昏迷等表现。

**(二)重症哮喘的表现**

1.哮喘持续状态

哮喘持续状态指哮喘严重发作并持续 24 小时以上，通常被称为“哮喘持续状态”。这是指发作的情况而言，并不代表该患者的基本病情，但这种情况往往发生于重症的哮喘患者，而且与预后有关，是哮喘本身的一种最常见的急症。许多危重哮喘病例的病情常常在一段时间内逐渐加剧，所有重症哮喘患者在某种因素的激发下都有随时发生严重致命性急性发作的可能，而无特定的时间因素。其中一部分患者可能在哮喘急性发作过程中，虽经一段时间的治疗，但病情仍然逐渐加重。

2.哮喘猝死

有一部分哮喘患者在经过一段相对缓解的时期后，突然出现严重急性发作，如果救治不及时，可在数分钟到数小时内死亡，称为哮喘猝死。哮喘猝死的定义为哮喘突然急性严重发作、患者在 2 小时内死亡。哮喘猝死的原因可能与哮喘突然发作或加重，引起严重气流受限或其他心肺并发症导致心跳和呼吸骤停有关。

3.潜在性致死性哮喘

其包括以下几种情况：①长期口服糖皮质激素类药物治疗；②以往曾因严重哮喘发作住院抢救治疗；③曾因哮喘严重发作而行气管切开、机械通气治疗；④既往曾有气胸或纵隔气肿病史；⑤本次发病过程中需不断超常规剂量使用支气管扩张药，但效果不明显。在哮喘发作过程中，还有一些征象值得高度警惕，如喘息症状频发，持续甚至迅速加重，气促(呼吸频率超过 30 次/分)，心率超过 140 次/分，体力活动和言语受限，夜间呼吸困难显著，取前倾位，极度焦虑、烦躁、大汗淋漓，甚至出现嗜睡和意识障碍，口唇、指甲发绀等。患者的肺部一般可以听到广泛哮鸣音，但若哮鸣音减弱，甚至消失，而全身情况不见好转，呼吸浅快，甚至神志淡漠和嗜睡，则意味着病情危重，随时可能发生心跳和呼吸骤停。此时的血气分析对病情和预后判断有重要参考价值。若动脉血氧分压($PaO_2$)低于 8.0 kPa(60 mmHg)和(或)动脉二氧化碳分压($PaCO_2$)高于 6.0 kPa(45 mmHg)，动脉血氧饱和度($SaO_2$)低于 90%，pH<7.35，则意味患者处于危险状态，应加强监护和治疗。

4.脆性哮喘(BA)

正常人的支气管舒缩状态呈现轻度生理性波动，第 1 秒用力呼气容积($FEV_1$)和高峰呼气流量(PEF)在晨间降至最低(波谷)，午后达最大值(波峰)。哮喘患者这种变化尤其明显。有一类哮喘患者 $FEV_1$ 和 PEF 在治疗前后或一段时间内大幅度地波动，称为“脆性哮喘”。Ayres 在综合各种观点的基础上提出 BA 的定义和分型如下。

(1)Ⅰ型 BA：尽管采取了正规、有力的治疗措施，包括吸入糖皮质激素(如，吸入二丙酸倍氯米松1 500 μg/d以上)，或口服相当剂量糖皮质激素，同时联合吸入支气管舒张药，连续观察至少150 天，半数以上观察日的 PEF 变异率超过 40%。

(2)Ⅱ型 BA：在基础肺功能正常或良好控制的背景下，无明显诱因突然急性发作的支气管痉挛，3 小时内哮喘严重发作伴高碳酸血症，可危及生命，常需机械通气治疗。月经期前发作的哮喘往往属于此类。

**(三)特殊类型的哮喘**

1.运动诱发性哮喘(EIA)

EIA 也称为运动性哮喘，是指达到一定的运动量后，出现支气管痉挛而产生的哮喘。其发作大多是急性的、短暂的，而且大多能自行缓解。运动性哮喘并非说明运动即可引起哮喘，实际上短暂的运动可兴奋呼吸，使支气管有短暂的舒张，其后随着运动时间的延长，强度增加，支气管发生收缩。运动性哮喘特点为：①发病均发生在运动后；②有明显的自限性，发作后经一定时间的休息后即可逐渐恢复正常；③一般无过敏性因素参与，特异性变应原皮试阴性，血清 IgE 水平不高。

但有些学者认为，运动性哮喘常与过敏性哮喘共存，说明两者之间存在一些联系。临床上可进行运动诱发性试验来判断是否存在运动性哮喘。如果运动后 $FEV_1$ 下降 20%～40%，即可诊断为轻度运动性哮喘；$FEV_1$ 下降 40%～65%，即可诊断为中度运动性哮喘；$FEV_1$ 下降 65%以上可诊断为重度运动性哮喘。有严重心肺或其他影响运动疾病的患者不宜进行运动诱发性试验。

2.药物性哮喘

由于使用某种药物导致的哮喘发作。常见的可能引起哮喘发作的药物有阿司匹林、β受体阻滞剂、血管紧张素转换酶抑制药(ACEI)、局部麻醉药、添加剂(如酒石黄)、医用气雾剂中的杀菌复合物等。个别患者吸入支气管舒张药时，偶尔也可引起支气管收缩，可能与其中的氟利昂或表面活性剂有关。免疫血清、含碘造影剂也可引起哮喘发作。这些药物通常是以抗原、半抗原或佐剂的形式参与机体的变态反应过程，但并非所有的药物性哮喘都是机体直接对药物产生变态反应引起。例如β受体阻滞剂，它是通过阻断β受体，使 $\beta_2$ 受体激动药不能在支气管平滑肌的效应器上起作用，从而导致支气管痉挛。

阿司匹林是诱发药物性哮喘最常见的药物，某些患者可在服用阿司匹林或其他非甾体抗炎药数分钟或数小时内发生剧烈支气管痉挛。此类哮喘多发生于中年人，在临床上可分为药物作用相和非药物作用相。药物作用相指服用阿司匹林等解热镇痛药后引起哮喘持续发作的一段时间，潜伏期可为 5 分钟至2 小时，患者的症状一般很重，常见明显的呼吸困难和发绀，甚至意识丧失，血压下降，休克等。药物作用相的持续时间不等，从 2～3 小时至 1～2 天。非药物作用相阿司匹林性哮喘指药物作用时间之外的时间，患者可因各种不同的原因发作哮喘。阿司匹林性哮喘的发病可能与其抑制呼吸道花生四烯酸的环氧酶途径，使花生四烯酸的脂氧酶代谢途径增强，产生过多的白三烯有关。白三烯具有很强的支气管平滑肌收缩能力。近年来研制的白三烯受体拮抗药，如扎鲁斯特和孟鲁斯特可以很好地抑制口服阿司匹林导致的哮喘发作。

3.职业性哮喘

从广义上讲，凡是由职业性致喘物引起的哮喘统称为“职业性哮喘”。但从职业病学的角度，职业性哮喘应该有严格的定义和范围。

我国制定了职业性哮喘诊断标准，致喘物规定为异氰酸酯类、苯酐类、多胺类固化剂、铂复合盐、剑麻和青霉素。职业性哮喘的发生率往往与工业的发展水平有关，发达的工业国家，职业性哮喘的发病率较高，美国的职业性哮喘的发病率估计为15%左右。

职业性哮喘的病史有如下特点：①有明确的职业史，本病只限于与致喘物直接接触的劳动者；②既往（从事该职业前）无哮喘史；③自开始从事该职业至哮喘首次发作的“潜伏期”最少半年以上；④哮喘发作与致喘物的接触关系非常密切，接触则发病，脱离则缓解。

还有一些患者在吸入氯气、二氧化硫等刺激性气体时，出现急性刺激性干咳症状、咳黏痰、气急等症状，称为反应性气道功能不全综合征，可持续 3 个月以上。

## 四、实验室和其他检查

### （一）血液学检查

发作时可有嗜酸性粒细胞增高，但多不明显，如并发感染可有白细胞计数增高，分类中性粒细胞比例增高。

### （二）痰液检查

涂片在显微镜下可见较多嗜酸性粒细胞，可见嗜酸性粒细胞退化形成的尖棱结晶（Charcort-Leyden 结晶体），黏液栓（Curschmann 螺旋体）和透明的哮喘珠（Laennec 珠）。如合并呼吸道细菌感染，痰涂片革兰氏染色、细菌培养及药物敏感试验有助于病原菌诊断及指导治疗。

### （三）呼吸功能检查

在哮喘发作时有关呼气流量的全部指标均显著下降，第 1 秒用力呼气容积（$FEV_1$）、第 1 秒用力呼气容积占用力肺活量比值（$FEV_1/FVC\%$）、最大呼气中期流量（MMEF）、25%与 50%肺活量时的最大呼气流量（$MEF_{25}\%$、$MEF_{50}\%$）以及高峰呼气流量（PEF）均减少。缓解期可逐渐恢复。有效支气管舒张药可使上述指标好转。在发作时可有用力肺活量减少、残气容积增加、功能残气量和肺总量增加，残气容积占肺总量百分比增高。

### （四）动脉血气分析

哮喘严重发作时可有缺氧，$PaO_2$ 降低，由于过度通气可使 $PaCO_2$ 下降，pH 上升，表现为呼吸性碱中毒。如重症哮喘，病情进一步发展，气道阻塞严重，可有缺氧及二氧化碳潴留，$PaCO_2$ 上升，表现呼吸性酸中毒。如缺氧明显，可合并代谢性酸中毒。

### （五）胸部 X 线检查

早期在哮喘发作时可见两肺透亮度增加，呈过度充气状态；在缓解期多无明显异常。如并发呼吸道感染，可见肺纹理增加及炎性浸润阴影。同时要注意肺不张、气胸或纵隔气肿等并发症的存在。

### （六）支气管激发试验

用于测定气道反应性。哮喘患者的气道处于一种异常敏感状态，对某些刺激表现出一种过强和（或）过早的反应，称为气道高反应性（AHR）。如果患者就诊时 $FEV_1$ 或 PEF 测定值在正常范围内，无其他禁忌证时，可以谨慎地试行支气管激发试验。吸入激发剂后，$FEV_1$ 或 PEF 的下降超过 20%，即可确定为支气管激发试验阳性。此种检查主要价值见于以下几个方面。

1.辅助诊断哮喘

对于轻度、缓解期的支气管哮喘患者或患有变应性鼻炎而哮喘处于潜伏期的患者，气道高反应性可能是唯一的临床特征和诊断依据。早期发现气道高反应性对于哮喘的预防和早期治疗具有重要的指导价值，对于有职业刺激原反复接触史且怀疑职业性哮喘者，采用特异性支气管激发试验可以鉴别该刺激物是否会诱发支气管收缩，明确职业性哮喘的诊断很有意义。

2.评估哮喘严重程度和预后

气道反应性的高低可直接反映哮喘的严重程度，并对支气管哮喘的预后提供重要的参考资料。

3.判断治疗效果

气道反应轻者表示病情较轻，可较少用药，重者则提示应积极治疗。哮喘患者经长期治疗，气道高反应性减轻，可指导临床减药或停药，有学者提出将消除 AHR 作为哮喘治疗的最终目标。

**（七）支气管舒张试验**

测定气流受限的可逆性。对于一些已有支气管痉挛、狭窄的患者，采用一定剂量的支气管舒张药使狭窄的支气管舒张，以测定其舒张程度的肺功能试验，称为支气管舒张试验。若患者吸入支气管舒张药后，$FEV_1$ 或 PEF 改善率超过或等于 15%可诊断支气管舒张试验阳性。此项检查的应用价值在于以下几个方面。

1.辅助诊断哮喘

支气管哮喘的特征之一是支气管平滑肌的痉挛具有可逆性，故在支气管舒张试验时，表现出狭窄的支气管舒张。对一些无明显气流受限症状的哮喘患者或哮喘的非急性发作期，当其肺功能不正常时，经吸入支气管舒张药后肺功能指标有明显的改善，也可作为诊断支气管哮喘的辅助方法。对有些肺功能较差，如 $FEV_1$＜60%预计值患者，不宜做支气管激发试验时，可采用本试验。

2.指导用药

可通过本试验了解或比较某种支气管舒张药的疗效。有不少患者自述使用 $\beta_2$ 受体激动药后效果不佳，但如果舒张试验阳性，表示气道痉挛可逆，仍可据此向患者耐心解释，指导正确用药。

**（八）呼气高峰流量（PEF）的测定和监测**

PEF 是反映哮喘患者气流受限程度的一项客观指标。通过测定大气道的阻塞情况，对于支气管哮喘诊断和治疗具有辅助价值。由于方便、经济、实用、灵活等优点，可以随时进行测定，在指导偶发性和夜间哮喘治疗方面更有价值。哮喘患者 PEF 值的变化规律是凌晨最低，午后或晚上最高，昼夜变异率不低于 20%则提示哮喘的诊断。在相同气流受限程度下，不同患者对呼吸困难的感知能力不同，许多患者感觉较迟钝，往往直至 PEF 降至很低时才感到呼吸困难，往往延误治疗。对这部分患者，定期监测 PEF 可以早期诊断和预示哮喘病情的恶化。

**（九）特异性变应原检测**

变应原是一种抗原物质，能诱发机体产生 IgE 抗体。变应原检测可分为体内试验（变应原皮试）、体外特异性 IgE 抗体检测、嗜碱性粒细胞释放能力检测、嗜酸性粒细胞阳离子蛋白（ECP）检测等。目前常用前两种方法。变应原皮肤试验简单易行，但皮肤试验结果与抗原吸入气道反应并不一致，不能作为确定变应原的依据，必须结合临床发作情况或进行抗原特异性 IgE 测定加以评价。特异性 IgE 抗体（SIgE）是体外检测变应原的重要手段，灵敏度和特异性都很高，根据 SIgE 含量可确定患者变应原种类，可评价患者过敏状态，对哮喘的诊断和鉴别诊断都有一定的意义。

## 五、诊断

### (一)诊断标准

(1)反复发作喘息、气急、胸闷或咳嗽,多与接触变应原、冷空气、物理、化学性刺激以及病毒性上呼吸道感染、运动等有关。

(2)发作时在双肺可闻及散在或弥漫性、以呼气相为主的哮鸣音,呼气相延长。

(3)上述症状和体征可经治疗缓解或自行缓解。

(4)除外其他疾病所引起的喘息、气急、胸闷和咳嗽。

(5)临床表现不典型者(如无明显喘息或体征),应至少具备以下 1 项试验阳性:①支气管激发试验或运动激发试验阳性;②支气管舒张试验阳性 $FEV_1$ 增加超过 12%,且 $FEV_1$ 增加绝对值不低于 200 mL;③呼气流量峰值(PEF)日内(或 2 周)变异率不低于 20%。

符合(1)~(4)项或(4)、(5)项者,可以诊断为哮喘。

### (二)分期

根据临床表现支气管哮喘可分为急性发作期、慢性持续期和临床缓解期。慢性持续期是指每周均不同频度和(或)不同程度地出现症状(喘息、气急、胸闷、咳嗽等);临床缓解期系指经过治疗或未经治疗症状、体征消失,肺功能恢复到急性发作前水平,并维持 3 个月以上。

### (三)病情严重程度分级

1.病情严重程度的分级

主要用于治疗前或初始治疗时严重程度的判断,在临床研究中更有其应用价值(表 7-1)。

**表 7-1　哮喘病情严重程度的分级**

| 分级 | 临床特点 |
|---|---|
| 间歇状态(第 1 级) | 症状不足每周 1 次<br>短暂出现<br>夜间哮喘症状不超过每个月 2 次<br>$FEV_1$ 占预计值%达到 80%或 PEF 达到 80%个人最佳值,PEF 或 $FEV_1$ 变异率<20% |
| 轻度持续(第 2 级) | 症状达到每周 1 次,但不到每天 1 次<br>可能影响活动和睡眠<br>夜间哮喘症状每个月超过 2 次,但每周低于 1 次<br>$FEV_1$ 占预计值%达到 80%或 PEF 达到 80%个人最佳值,PEF 或 $FEV_1$ 变异率 20%~30% |
| 中度持续(第 3 级) | 每天有症状<br>影响活动和睡眠<br>夜间哮喘症状达到每周 1 次<br>$FEV_1$ 占预计值%60%~79%或 PEF 60%~79%个人最佳值,PEF 或 $FEV_1$ 变异率>30% |
| 重度持续(第 4 级) | 每天有症状<br>频繁出现<br>经常出现夜间哮喘症状<br>体力活动受限<br>$FEV_1$ 占预计值%<60%或 PEF<60%个人最佳值,PEF 或 $FEV_1$ 变异率>30% |

2.控制水平的分级

这种分级方法更容易被临床医师掌握，有助于指导临床治疗，以取得更好的哮喘控制(表 7-2)。

**表 7-2 哮喘控制水平分级**

| | 完全控制（满足以下所有条件） | 部分控制（在任何 1 周内出现以下 1～2 项特征） | 未控制（在任何 1 周内） |
|---|---|---|---|
| 白天症状 | 无(或不超过 2 次/周) | 超过 2 次/周 | 出现不低于 3 项部分控制特征 |
| 活动受限 | 无 | 有 | |
| 夜间症状/憋醒 | 无 | 有 | |
| 需要使用缓解药的次数 | 无(或不超过 2 次/周) | 超过 2 次/周 | |
| 肺功能(PEF 或 $FEV_1$) | 正常或不低于正常预计值/本人最佳值的 80% | 小于正常预计值(或本人最佳值)的 80% | |
| 急性发作 | 无 | 达到每年 1 次 | 在任何 1 周内出现 1 次 |

3.哮喘急性发作时的分级

哮喘急性发作是指喘息、气促、咳嗽、胸闷等症状突然发生，或原有症状急剧加重，常有呼吸困难，以呼气流量降低为其特征，常因接触变应原、刺激物或呼吸道感染诱发。其程度轻重不一，病情加重，可在数小时或数天内出现，偶尔可在数分钟内即危及生命，故应对病情作出正确评估，以便给予及时有效的紧急治疗。哮喘急性发作时病情严重程度的分级，见表 7-3。

**表 7-3 哮喘急性发作时病情严重程度的分级**

| 临床特点 | 轻度 | 中度 | 重度 | 危重 |
|---|---|---|---|---|
| 气短 | 步行、上楼时 | 稍事活动 | 休息时 | |
| 体位 | 可平卧 | 喜坐位 | 端坐呼吸 | |
| 讲话方式 | 连续成句 | 单词 | 单字 | 不能讲话 |
| 精神状态 | 可有焦虑，尚安静 | 时有焦虑或烦躁 | 常有焦虑、烦躁 | 嗜睡或意识模糊 |
| 出汗 | 无 | 有 | 大汗淋漓 | |
| 呼吸频率 | 轻度增加 | 增加 | 常超过 30 次/分 | |
| 辅助呼吸肌活动及三凹征 | 常无 | 可有 | 常有 | 胸腹矛盾运动 |
| 哮鸣音 | 散在，呼吸末期 | 响亮、弥漫 | 响亮、弥漫 | 减弱乃至无 |
| 脉率(次/分) | <100 | 100～120 | >120 | 脉率变慢或不规则 |
| 奇脉 | 无，<1.3 kPa (10 mmHg) | 可有，1.3～3.3 kPa (10～25 mmHg) | 常有，>3.3 kPa(25 mmHg)(成人) | 无，提示呼吸肌疲劳 |
| 最初支气管扩张药治疗后 PEF 占预计值或个人最佳值% | >80% | 60%～80% | <60%或<100 L/min 或作用持续时间<2 小时 | |
| $PaO_2$(吸空气) | 正常 | 不低于 8.0 kPa (60 mmHg) | <8.0 kPa(60 mmHg) | <8.0 kPa (60 mmHg) |
| $PaCO_2$ | <6.0 kPa (45 mmHg) | 不超过 6.0 kPa (45 mmHg) | >6.0 kPa(45 mmHg) | |
| $SaO_2$(吸空气，%) | >95 | 91～95 | 不超过 90 | 不超过 90 |
| pH | | | | 降低 |

只要符合某一严重程度的某些指标，而不需满足全部指标，及可提示为该级别的急性发作。

## 六、鉴别诊断

### (一)心源性哮喘

心源性哮喘常见于左心衰竭,发作时的症状与哮喘相似,但心源性哮喘多有高血压、冠状动脉粥样硬化性心脏病、风湿性心脏病和二尖瓣狭窄等病史和体征。阵发性咳嗽,常咳出粉红色泡沫样痰,两肺可闻及广泛的湿啰音和哮鸣音,左心界扩大,心率增快,心尖部可闻及奔马律。病情许可行胸部X线检查时,可见心脏增大,肺淤血征,有助于鉴别。若一时难以鉴别,可雾化吸入$\beta_2$肾上腺素受体激动药或静脉注射氨茶碱缓解症状后,进一步检查,忌用肾上腺素或咖啡,以免造成危险。

### (二)喘息型慢性支气管炎

实际上为慢支合并哮喘,多见于中老年人,有慢性咳嗽史,喘息长年存在,有加重期。有肺气肿体征,两肺可闻及湿啰音。

### (三)支气管肺癌

中央型肺癌由于肿瘤压迫导致支气管狭窄或伴发感染时,可出现喘鸣音或类似哮喘样呼吸困难、肺部可闻及哮鸣音。但肺癌的呼吸困难及喘鸣症状进行性加重,常无诱因,咳嗽可有血痰,痰中可找到癌细胞,胸部X线摄片、CT或MRI检查或支气管镜检查常可明确诊断。

### (四)肺嗜酸性粒细胞浸润症

见于热带性嗜酸性粒细胞增多症、肺嗜酸性粒细胞增多性浸润、外源性变态反应性肺泡炎等。致病原为寄生虫、花粉、化学药品、职业粉尘等,多有接触史,症状较轻,患者常有发热,胸部X线检查可见多发性、此起彼伏的淡薄斑片浸润阴影,可自行消失或再发。肺组织活检也有助于鉴别。

### (五)变态反应性支气管肺曲菌病

本病是一种由烟曲菌等致病真菌在具有特应性个体中引起的一种变态反应性疾病。其与哮喘的鉴别要点如下:①典型者咳出棕褐色痰块,内含多量嗜酸性粒细胞;②X线胸片呈现游走性或固定性浸润病灶;③支气管造影可以显示出近端支气管呈囊状或柱状扩张;④痰镜检或培养发现烟曲菌;⑤曲菌抗原皮试呈速发反应阳性;⑥曲菌抗原特异性沉淀抗体(IgG)测定阳性;⑦烟曲菌抗原皮试出现Arthus现象;⑧烟曲菌特异性IgE水平增高。

### (六)气管、支气管软化及复发性多软骨炎

由于气管支气管软骨软化,气道不能维持原来正常状态,患者呼气或咳嗽时胸膜腔内压升高,可引起气道狭窄,甚至闭塞,临床表现为呼气性喘息,其特点:①剧烈持续性、甚至犬吠样咳嗽;②气道断层摄影或CT显示气管、大气管狭窄;③支气管镜检查时可见气道呈扁平状,呼气或咳嗽时气道狭窄。

### (七)变应性肉芽肿性血管炎

本病主要侵犯小动脉和小静脉,常侵犯细小动脉,主要累及多器官和脏器,以肺部浸润和周围血管嗜酸性粒细胞浸润增多为特征,本病患者绝大多数可出现喘息症状,其与哮喘的鉴别要点如下:①除喘息症状外,常伴有副鼻旁窦炎(88%)、变应性鼻炎(69%)、多发性神经炎(66%~98%);②病理检查特征有嗜酸性粒细胞浸润、肉芽肿病变、坏死性血管炎。

## 七、治疗

### (一)脱离变应原

部分患者能找到引起哮喘发作的变应原或其他非特异刺激因素,应立即使患者脱离变应原

的接触。

**(二)药物治疗**

治疗哮喘的药物可以分为控制药物和缓解药物。①控制药物:是指需要长期每天使用的药物。这些药物主要通过抗炎作用使哮喘维持临床控制,其中包括吸入糖皮质激素(简称激素)、全身用激素、白三烯调节药、长效 $\beta_2$ 受体激动药(LABA,须与吸入激素联合应用)、缓释茶碱、色甘酸钠、抗 IgE 抗体及其他有助于减少全身激素剂量的药物等;②缓解药物:是指按需使用的药物。这些药物通过迅速解除支气管痉挛从而缓解哮喘症状,其中包括速效吸入 $\beta_2$ 受体激动药、全身用激素、吸入性抗胆碱能药物、短效茶碱及短效口服 $\beta_2$ 受体激动药等。

1.激素

激素是最有效的控制气道炎症的药物。给药途径包括吸入、口服和静脉应用等,吸入为首选途径。

(1)吸入给药:吸入激素的局部抗炎作用强;通过吸气过程给药,药物直接作用于呼吸道,所需剂量较小。通过消化道和呼吸道进入血液药物的大部分被肝灭活,因此全身性不良反应较少。研究结果证明吸入激素可以有效减轻哮喘症状、提高生命质量、改善肺功能、降低气道高反应性、控制气道炎症,减少哮喘发作的频率和减轻发作的严重程度,降低病死率。当使用不同的吸入装置时,可能产生不同的治疗效果。多数成人哮喘患者吸入小剂量激素即可较好地控制哮喘。过多增加吸入激素剂量对控制哮喘的获益较小而不良反应增加。由于吸烟可以降低激素的效果,故吸烟患者须戒烟并给予较高剂量的吸入激素。吸入激素的剂量与预防哮喘严重急性发作的作用之间有非常明确的关系,所以,严重哮喘患者长期大剂量吸入激素是有益的。

吸入激素在口咽部局部的不良反应包括声音嘶哑、咽部不适和念珠菌感染。吸药后及时用清水含漱口咽部,选用干粉吸入剂或加用储雾器可减少上述不良反应。吸入激素的全身不良反应的大小与药物剂量、药物的生物利用度、在肠道的吸收、肝首关代谢率及全身吸收药物的半衰期等因素有关。已上市的吸入激素中丙酸氟替卡松和布地奈德的全身不良反应较少。目前有证据表明成人哮喘患者每天吸入低至中剂量激素,不会出现明显的全身不良反应。长期高剂量吸入激素后可能出现的全身不良反应包括皮肤瘀斑、肾上腺功能抑制和骨密度降低等。已有研究证据表明吸入激素可能与白内障和青光眼的发生有关,但前瞻性研究没有证据表明与后囊下白内障的发生有明确关系。目前没有证据表明吸入激素可以增加肺部感染(包括肺结核)的发生率,因此伴有活动性肺结核的哮喘患者可以在抗结核治疗的同时给予吸入激素治疗。

气雾剂给药:临床上常用的吸入激素有 4 种(表 7-4)。包括二丙酸倍氯米松、布地奈德、丙酸氟替卡松等。一般而言,使用干粉吸入装置比普通定量气雾剂方便,吸入下呼吸道的药物量较多。

溶液给药:布地奈德溶液经以压缩空气为动力的射流装置雾化吸入,对患者吸气配合的要求不高,起效较快,适用于轻中度哮喘急性发作时的治疗。

吸入激素是长期治疗哮喘的首选药物。国际上推荐的每天吸入激素剂量,见表 7-4。我国哮喘患者所需吸入激素剂量比该表中推荐的剂量要小一些。

(2)口服给药:适用于中度哮喘发作、慢性持续哮喘吸入大剂量激素联合治疗无效的患者和作为静脉应用激素治疗后的序贯治疗。一般使用半衰期较短的激素(如泼尼松、泼尼松龙或甲泼尼龙等)。对于激素依赖型哮喘,可采用每天或隔天清晨顿服给药的方式,以减少外源性激素对下丘脑-垂体-肾上腺轴的抑制作用。泼尼松的维持剂量最好每天不超过 10 mg。

表 7-4　常用吸入型糖皮质激素的每天剂量与互换关系

| 药物 | 低剂量(μg) | 中剂量(μg) | 高剂量(μg) |
|---|---|---|---|
| 二丙酸倍氯米松 | 200～500 | 500～1 000 | >1 000～2 000 |
| 布地奈德 | 200～400 | 400～800 | >800～1 600 |
| 丙酸氟替卡松 | 100～250 | 250～500 | >500～1 000 |
| 环索奈德 | 80～160 | 160～320 | >320～1 280 |

长期口服激素可以引起骨质疏松症、高血压、糖尿病、下丘脑-垂体-肾上腺轴的抑制、肥胖症、白内障、青光眼、皮肤菲薄导致皮纹和瘀斑、肌无力。对于伴有结核病、寄生虫感染、骨质疏松、青光眼、糖尿病、严重忧郁或消化性溃疡的哮喘患者，全身给予激素治疗时应慎重并应密切随访。长期甚至短期全身使用激素的哮喘患者可感染致命的疱疹病毒应引起重视，尽量避免这些患者暴露于疱疹病毒是必要的。尽管全身使用激素不是一种经常使用的缓解哮喘症状的方法，但是对于严重的急性哮喘是需要的，因为它可以预防哮喘的恶化、减少因哮喘而急诊或住院的机会、预防早期复发、降低病死率。推荐剂量：泼尼松龙 30～50 mg/d，5～10 天。具体使用要根据病情的严重程度，当症状缓解或其肺功能已经达到个人最佳值，可以考虑停药或减量。地塞米松因对垂体-肾上腺的抑制作用大，不推荐长期使用。

(3) 静脉给药：严重急性哮喘发作时，应经静脉及时给予琥珀酸氢化可的松(400～1 000 mg/d)或甲泼尼龙(80～160 mg/d)。无激素依赖倾向者，可在短期(3～5 天)内停药；有激素依赖倾向者应延长给药时间，控制哮喘症状后改为口服给药，并逐步减少激素用量。

2.$\beta_2$ 受体激动药

通过对气道平滑肌和肥大细胞等细胞膜表面的 $\beta_2$ 受体的作用，舒张气道平滑肌、减少肥大细胞和嗜碱性粒细胞脱颗粒和介质的释放、降低微血管的通透性、增加气道上皮纤毛的摆动等，缓解哮喘症状。此类药物较多，可分为短效(作用维持 4～6 小时)和长效(维持 12 小时)$\beta_2$ 受体激动药。后者又可分为速效(数分钟起效)和缓慢起效(30 分钟起效)两种(表 7-5)。

表 7-5　$\beta_2$ 受体激动药的分类

| 起效时间 | 作用维持时间 | |
|---|---|---|
| | 短效 | 长效 |
| 速效 | 沙丁胺醇吸入剂<br>特布他林吸入剂<br>非诺特罗吸入剂 | 福莫特罗吸入剂 |
| 慢效 | 沙丁胺醇口服剂<br>特布他林口服剂 | 沙美特罗吸入剂 |

(1)短效 $\beta_2$ 受体激动药(简称 SABA)：常用的药物如沙丁胺醇和特布他林等。①吸入给药：可供吸入的短效 $\beta_2$ 受体激动药包括气雾剂、干粉剂和溶液等。这类药物松弛气道平滑肌作用强，通常在数分钟内起效，疗效可维持数小时，是缓解轻至中度急性哮喘症状的首选药物，也可用于运动性哮喘。如每次吸入 100～200 μg 沙丁胺醇或 250～500 μg 特布他林，必要时每 20 分钟重复 1 次。1 小时后疗效不满意者应向医师咨询或去急诊。这类药物应按需间歇使用，不宜长期、单一使用，也不宜过量应用，否则可引起骨骼肌震颤、低血钾、心律失常等不良反应。压力型

定量手控气雾剂(pMDI)和干粉吸入装置吸入短效 $\beta_2$ 受体激动药不适用于重度哮喘发作;其溶液(如沙丁胺醇、特布他林、非诺特罗及其复方制剂)经雾化泵吸入适用于轻至重度哮喘发作。②口服给药:如沙丁胺醇、特布他林、丙卡特罗片等,通常在服药后 15～30 分钟起效,疗效维持 4～6 小时。如沙丁胺醇 2～4 mg,特布他林 1.25～2.5 mg,每天 3 次;丙卡特罗 25～50 μg,每天 2 次。使用虽较方便,但心悸、骨骼肌震颤等不良反应比吸入给药时明显。缓释剂型和控释剂型的平喘作用维持时间可达8～12 小时,特布他林的前体药班布特罗的作用可维持 24 小时,可减少用药次数,适用于夜间哮喘患者的预防和治疗。长期、单一应用 $\beta_2$ 受体激动药可造成细胞膜 $\beta_2$ 受体的向下调节,表现为临床耐药现象,故应予避免。③注射给药:虽然平喘作用较为迅速,但因全身不良反应的发生率较高,国内较少使用。④贴剂给药:为透皮吸收剂型。现有产品有妥洛特罗,分为 0.5 mg、1 mg、2 mg 3 种剂量。由于采用结晶储存系统来控制药物的释放,药物经过皮肤吸收,因此可以减轻全身不良反应,每天只需贴敷 1 次,效果可维持 24 小时。对预防晨降有效,使用方法简单。

(2)长效 $\beta_2$ 受体激动药(简称 LABA):这类 $\beta_2$ 受体激动药的分子结构中具有较长的侧链,舒张支气管平滑肌的作用可维持 12 小时以上。目前,在我国临床使用的吸入型 LABA 有 2 种。①沙美特罗:经气雾剂或碟剂装置给药,给药后 30 分钟起效,平喘作用维持 12 小时以上。推荐剂量 50 μg,每天 2 次吸入。②福莫特罗:经吸入装置给药,给药后 3～5 分钟起效,平喘作用维持 8 小时以上。平喘作用具有一定的剂量依赖性,推荐剂量 4.5～9 μg,每天 2 次吸入。吸入 LABA 适用于哮喘(尤其是夜间哮喘和运动诱发哮喘)的预防和治疗。福莫特罗因起效相对较快,也可按需用于哮喘急性发作时的治疗。

近年来推荐联合吸入激素和 LABA 治疗哮喘。这两者具有协同的抗炎和平喘作用,可获得相当于(或优于)应用加倍剂量吸入激素时的疗效,并可增加患者的依从性、减少较大剂量吸入激素引起的不良反应,尤其适合于中至重度持续哮喘患者的长期治疗。不推荐长期单独使用 LABA,应该在医师指导下与吸入激素联合使用。

3.白三烯调节药

白三烯调节药包括半胱氨酰白三烯受体拮抗药和 5-脂氧化酶抑制药。除吸入激素外,是唯一可单独应用的长效控制药,可作为轻度哮喘的替代治疗药物和中重度哮喘的联合治疗用药。目前在国内应用主要是半胱氨酰白三烯受体拮抗药,通过对气道平滑肌和其他细胞表面白三烯受体的拮抗抑制肥大细胞和嗜酸性粒细胞释放出的半胱氨酰白三烯的致喘和致炎作用,产生轻度支气管舒张和减轻变应原、运动和二氧化硫($SO_2$)诱发的支气管痉挛等作用,并具有一定程度的抗炎作用。本品可减轻哮喘症状、改善肺功能、减少哮喘的恶化。但其作用不如吸入激素,也不能取代激素。作为联合治疗中的一种药物,本品可减少中至重度哮喘患者每天吸入激素的剂量,并可提高吸入激素治疗的临床疗效,联用本品与吸入激素的疗效比联用吸入LABA与吸入激素的疗效稍差。但本品服用方便。尤适用于阿司匹林哮喘、运动性哮喘和伴有过敏性鼻炎哮喘患者的治疗。本品使用较为安全。虽然有文献报道接受这类药物治疗的患者可出现 Churg-Strauss 综合征,但其与白三烯调节剂的因果关系尚未肯定,可能与减少全身应用激素的剂量有关。5-脂氧化酶抑制药齐留通可能引起肝损害,需监测肝功能。通常口服给药。白三烯受体拮抗药扎鲁司特20 mg,每天 2 次;孟鲁司特 10 mg,每天 1 次;异丁司特 10 mg,每天 2 次。

4.茶碱

具有舒张支气管平滑肌作用，并具有强心、利尿、扩张冠状动脉、兴奋呼吸中枢和呼吸肌等作用。有研究资料显示，低浓度茶碱具有抗炎和免疫调节作用。作为症状缓解药，尽管现在临床上在治疗重症哮喘时仍然静脉使用茶碱，但短效茶碱治疗哮喘发作或恶化还存在争议，因为它在舒张支气管，与足量使用的快速 $\beta_2$ 受体激动药对比，没有任何优势，但是它可能改善呼吸驱动力。不推荐已经长期服用缓释型茶碱的患者使用短效茶碱，除非该患者的血清中茶碱浓度较低或者可以进行血清茶碱浓度监测时。

(1)口服给药：包括氨茶碱和控(缓)释型茶碱。用于轻至中度哮喘发作和维持治疗。一般剂量为每天6～10 mg/kg。口服控(缓)释型茶碱后昼夜血药浓度平稳，平喘作用可维持 12～24 小时，尤其适用于夜间哮喘症状的控制。联合应用茶碱、激素和抗胆碱药物具有协同作用。但本品与 $\beta_2$ 受体激动药联合应用时，易出现心率增快和心律失常，应慎用并适当减少剂量。

(2)静脉给药：氨茶碱加入葡萄糖溶液中，缓慢静脉注射[注射速度不宜超过 0.25 mg/(kg・min)]或静脉滴注，适用于哮喘急性发作且近 24 小时内未用过茶碱类药物的患者。负荷剂量为 4～6 mg/kg，维持剂量为 0.6～0.8 mg/(kg・h)。由于茶碱的“治疗窗”窄，以及茶碱代谢存在较大的个体差异，可引起心律失常、血压下降，甚至死亡，在有条件的情况下应监测其血药浓度，及时调整浓度和滴速。茶碱有效、安全的血药浓度范围应在 6～15 mg/L。影响茶碱代谢的因素较多，如发热性疾病、妊娠，抗结核治疗可以降低茶碱的血药浓度；而肝脏疾病、充血性心力衰竭以及合用西咪替丁或喹诺酮类、大环内酯类等药物均可影响茶碱代谢而使其排泄减慢，增加茶碱的毒性作用，应引起临床医师的重视，并酌情调整剂量。多索茶碱的作用与氨茶碱相同，但不良反应较轻。双羟丙茶碱的作用较弱，不良反应也较少。

5.抗胆碱药物

吸入抗胆碱药物如溴化异丙托品、溴化氧托品和溴化泰乌托品等，可阻断节后迷走神经传出支，通过降低迷走神经张力而舒张支气管。其舒张支气管的作用比 $\beta_2$ 受体激动药弱，起效也较慢，但长期应用不易产生耐药，对老年人的疗效不低于年轻人。

本品有气雾剂和雾化溶液两种剂型。经 pMDI 吸入溴化异丙托品气雾剂，常用剂量为，每天 3～4 次；经雾化泵吸入溴化异丙托品溶液的常用剂量为 50～125 μg，每天 3～4 次。溴化泰乌托品系新近上市的长效抗胆碱药物，对 $M_1$ 和 $M_3$ 受体具有选择性抑制作用，仅需每天 1 次吸入给药。本品与 $\beta_2$ 受体激动药联合应用具有协同、互补作用。本品对有吸烟史的老年哮喘患者较为适宜，但对妊娠早期妇女和患有青光眼或前列腺肥大的患者应慎用。尽管溴化异丙托品被用在一些因不能耐受 $\beta_2$ 受体激动药的哮喘患者上，但是到目前为止尚没有证据表明它对哮喘长期管理方面有显著效果。

6.抗 IgE 治疗

抗 IgE 单克隆抗体可应用于血清 IgE 水平增高的哮喘患者。目前它主要用于经过吸入糖皮质激素和 LABA 联合治疗后症状仍未控制的严重哮喘患者。目前在 11～50 岁的哮喘患者的治疗研究中尚没有发现抗 IgE 治疗有明显不良反应，但因该药临床使用的时间尚短，其远期疗效与安全性有待进一步观察。价格昂贵也使其临床应用受到限制。

7.变应原特异性免疫疗法(SIT)

通过皮下给予常见吸入变应原提取液(如尘螨、猫毛、豚草等)，可减轻哮喘症状和降低气道高反应性，适用于变应原明确但难以避免的哮喘患者。其远期疗效和安全性尚待进一步研究与评价。变应原制备的标准化也有待加强。哮喘患者应用此疗法应严格在医师指导下进行。目前已试用舌下给药的变应原免疫疗法。SIT 应该是在严格的环境隔离和药物干预无效(包括吸入激素)情况下考虑的治疗方法。现在没有研究比较其和药物干预的疗效差异。现在还没有证据支持使用复合变应原进行免疫治疗的价值。

8.其他治疗哮喘药物

(1)抗组胺药物:口服第二代抗组胺药物($H_1$ 受体拮抗剂)如酮替芬、氯雷他定、阿司咪唑、氮䓬司丁、特非那丁等具有抗变态反应作用,在哮喘治疗中的作用较弱。可用于伴有变应性鼻炎哮喘患者的治疗。这类药物的不良反应主要是嗜睡。阿司咪唑和特非那丁可引起严重的心血管不良反应,应谨慎使用。

(2)其他口服抗变态反应药物:如曲尼司特、瑞吡司特等可应用于轻至中度哮喘的治疗。其主要不良反应是嗜睡。

(3)可能减少口服糖皮质激素剂量的药物:包括口服免疫调节药(甲氨蝶呤、环孢素、金制剂等)、某些大环内酯类抗生素和静脉应用免疫球蛋白等。其疗效尚待进一步研究。

(4)中医中药:采用辨证施治,有助于慢性缓解期哮喘的治疗。有必要对临床疗效较为确切的中(成)药或方剂开展多中心随机双盲的临床研究。

**(三)急性发作期的治疗**

哮喘急性发作的治疗取决于发作的严重程度以及对治疗的反应。治疗的目的在于尽快缓解症状、解除气流受限和低氧血症,同时还需要制定长期治疗方案以预防再次急性发作。

对于具有哮喘相关死亡高危因素的患者,需要给予高度重视,这些患者应当尽早到医疗机构就诊。高危患者包括:①曾经有过气管插管和机械通气的濒于致死性哮喘的病史;②在过去 1 年中因为哮喘而住院或看急诊;③正在使用或最近刚刚停用口服激素;④目前未使用吸入激素;⑤过分依赖速效 $\beta_2$ 受体激动药,特别是每月使用沙丁胺醇(或等效药物)超过 1 支的患者;⑥有心理疾病或社会心理问题,包括使用镇静药;⑦有对哮喘治疗计划不依从的历史。

轻度和部分中度急性发作可以在家庭中或社区中治疗。家庭或社区中的治疗措施主要为重复吸入速效 $\beta_2$ 受体激动药,在第 1 小时每 20 分钟吸入 2～4 喷。随后根据治疗反应,轻度急性发作可调整为每3～4 小时 2～4 喷,中度急性发作每 1～2 小时 6～10 喷。如果对吸入性 $\beta_2$ 受体激动药反应良好(呼吸困难显著缓解,PEF 占预计值＞80%或个人最佳值,且疗效维持 3～4 小时),通常不需要使用其他的药物。如果治疗反应不完全,尤其是在控制性治疗的基础上发生的急性发作,应尽早口服激素(泼尼松龙0.5～1 mg/kg或等效剂量的其他激素),必要时到医院就诊。

部分中度和所有重度急性发作均应到急诊室或医院治疗。除氧疗外,应重复使用速效 $\beta_2$ 受体激动药,可通过压力定量气雾剂的储雾器给药,也可通过射流雾化装置给药。推荐在初始治疗时连续雾化给药,随后根据需要间断给药(每 4 小时 1 次)。目前尚无证据支持常规静脉使用 $\beta_2$ 受体激动药。联合使用$\beta_2$ 受体激动药和抗胆碱能制剂(如异丙托溴铵)能够取得更好的支气管舒张作用。茶碱的支气管舒张作用弱于 SABA,不良反应较大,应谨慎使用。对规则服用茶碱缓释制剂的患者,静脉使用茶碱应尽可能监测茶碱血药浓度。中重度哮喘急性发作应尽早使用全身激素,特别是对速效 $\beta_2$ 受体激动药初始治疗反应不完全或疗效不能维持,以及在口服激素基础上仍然出现急性发作的患者。口服激素与静脉给药疗效相当,不良反应小。

推荐用法:泼尼松龙 30～50 mg 或等效的其他激素,每天单次给药。严重的急性发作或口服激素不能耐受时,可采用静脉注射或滴注,如甲基泼尼松龙 80～160 mg,或氢化可的松

400～1 000 mg，分次给药。地塞米松因半衰期较长，对肾上腺皮质功能抑制作用较强，一般不推荐使用。静脉给药和口服给药的序贯疗法有可能减少激素用量和不良反应，如静脉使用激素2～3天，继之以口服激素3～5天。不推荐常规使用镁制剂，可用于重度急性发作（$FEV_1$ 25%～30%）或对初始治疗反应不良者。

重度和危重哮喘急性发作经过上述药物治疗，临床症状和肺功能无改善甚至继续恶化者，应及时给予机械通气治疗，其指征主要包括：意识改变、呼吸肌疲劳、$PaCO_2$ 不低于 6.0 kPa（45 mmHg）等。可先采用经鼻（面）罩无创机械通气，若无效应及早行气管插管机械通气。哮喘急性发作机械通气需要较高的吸气压，可使用适当水平的呼气末正压（PEEP）治疗。如果需要过高的气道峰压和平台压才能维持正常通气容积，可试用允许性高碳酸血症通气策略以减少呼吸机相关肺损伤。

初始治疗症状显著改善，PEF 或 $FEV_1$ 占预计值的百分比恢复到或个人最佳值 60%者以上可回家继续治疗，PEF 或 $FEV_1$ 为 40%～60%者应在监护下回到家庭或社区继续治疗，治疗前 PEF 或 $FEV_1$ 低于 25%或治疗后低于 40%者应入院治疗。在出院时或近期的随访时，应当为患者制订一个详细的行动计划，审核患者是否正确使用药物、吸入装置和峰流速仪，找到急性发作的诱因并制订避免接触的措施，调整控制性治疗方案。严重的哮喘急性发作意味着哮喘管理的失败，这些患者应当给予密切监护、长期随访，并进行长期哮喘教育。

大多数哮喘急性发作并非由细菌感染引起，应严格控制抗菌药物的使用指征，除非有细菌感染的证据，或属于重度或危重哮喘急性发作。

**（四）慢性持续期的治疗**

哮喘的治疗应以患者的病情严重程度为基础，根据其控制水平类别选择适当的治疗方案。哮喘药物的选择既要考虑药物的疗效及其安全性，也要考虑患者的实际状况，如经济收入和当地的医疗资源等。要为每个初诊患者制订哮喘防治计划，定期随访、监测，改善患者的依从性，并根据患者病情变化及时修订治疗方案。哮喘患者长期治疗方案分为5级（表7-6）。

**表7-6　根据哮喘病情控制分级制订治疗方案**

| 第1级 | 第2级 | 第3级 | 第4级 | 第5级 |
| --- | --- | --- | --- | --- |
| 哮喘教育、环境控制 | | | | |
| 按需使用短效 $\beta_2$ 受体激动药 | 按需使用短效 $\beta_2$ 受体激动药 | | | |
| 控制性药物 | 选用1种 | 选用1种 | 加用1种或以上 | 加用1种或2种 |
| | 低剂量ICS | 低剂量的ICS加LABA | 中高剂量的ICS加LABA | 口服最小剂量的糖皮质激素 |
| | 白三烯调节药 | 中高剂量的ICS | 白三烯调节药 | 抗IgE治疗 |
| | | 低剂量的ICS加白三烯调节药 | 缓释茶碱 | |
| | | 低剂量的ICS加缓释茶碱 | | |

ICS：吸入糖皮质激素。

对以往未经规范治疗的初诊哮喘患者可选择第2级治疗方案，哮喘患者症状明显，应直接选择第3级治疗方案。从第2级到第5级的治疗方案中都有不同的哮喘控制药物可供选择。而在每一级中都应按需使用缓解药物，以迅速缓解哮喘症状。如果使用含有福莫特罗和布地奈德单一吸入装置进行联合治疗时，可作为控制和缓解药物应用。

如果使用该分级治疗方案不能够使哮喘得到控制，治疗方案应该升级直至达到哮喘控制为止。当哮喘控制并维持至少3个月后，治疗方案可考虑降级。建议减量方案：①单独使用中至高剂量吸入激素的患者，将吸入激素剂量减少50%；②单独使用低剂量激素的患者，可改为每天1次用药；③联合吸入激素和LABA的患者，将吸入激素剂量减少约50%，仍继续使用LABA联合治疗。当达到低剂量联合治疗时，可选择改为每天1次联合用药或停用LABA，单用吸入激素治疗。若患者使用最低剂量控制药物达到哮喘控制1年，并且哮喘症状不再发作，可考虑停用药物治疗。上述减量方案尚待进一步验证。通常情况下，患者在初诊后2～4周回访，以后每1～3个月随访1次。出现哮喘发作时应及时就诊，哮喘发作后2周至1个月内进行回访。

对于我国贫困地区或低经济收入的哮喘患者，视其病情严重度不同，长期控制哮喘的药物推荐使用：①吸入低剂量激素；②口服缓释茶碱；③吸入激素联合口服缓释茶碱；④口服激素和缓释茶碱。这些治疗方案的疗效与安全性需要进一步临床研究，尤其要监测长期口服激素可能引起的全身不良反应。

## 八、教育与管理

尽管哮喘尚不能根治，但通过有效的哮喘管理，通常可以实现哮喘控制。成功的哮喘管理目标：①达到并维持症状的控制；②维持正常活动，包括运动能力；③维持肺功能水平尽量接近正常；④预防哮喘急性加重；⑤避免因哮喘药物治疗导致的不良反应；⑥预防哮喘导致的死亡。

建立医患之间的合作关系是实现有效的哮喘管理的首要措施。其目的是指导患者自我管理，对治疗目标达成共识，制定个体化的书面管理计划，包括自我监测、对治疗方案和哮喘控制水平周期性评估、在症状和（或）PEF提示哮喘控制水平变化的情况下，针对控制水平及时调整治疗以达到并维持哮喘控制。其中对患者进行哮喘教育是最基本的环节。

### （一）哮喘教育

哮喘教育必须成为医患之间所有互助关系中的组成部分。对医院、社区、专科医师、全科医师及其他医务人员进行继续教育，通过培训哮喘管理知识，提高与患者沟通技巧，做好患者及家属教育。患者教育的目标是增加理解、增强技能、增加满意度、增强自信心、增加依从性和自我管理能力，增进健康减少卫生保健资源使用。

1.教育内容

（1）通过长期规范治疗能够有效控制哮喘。

（2）避免触发、诱发因素方法。

（3）哮喘的本质、发病机制。

（4）哮喘长期治疗方法。

（5）药物吸入装置及使用方法。

（6）自我监测，即如何测定、记录、解释哮喘日记内容、症状评分、应用药物、PEF，哮喘控制测试（ACT）变化。

（7）哮喘先兆、哮喘发作征象和相应自我处理方法，如何、何时就医。

（8）哮喘防治药物知识。

（9）如何根据自我监测结果判定控制水平，选择治疗。

（10）心理因素在哮喘发病中的作用。

2.教育方式

(1)初诊教育:是最重要的基础教育和启蒙教育,是医患合作关系起始的个体化教育,首先应提供患者诊断信息,了解患者对哮喘治疗的期望和可实现的程度,并至少进行以上(1)至(6)内容教育,预约复诊时间,提供教育材料。

(2)随访教育和评价:是长期管理方法,随访时应回答患者的疑问、评估最初疗效。定期评价、纠正吸入技术和监测技术,评价书面管理计划,理解实施程度,反复提供更新教育材料。

(3)集中教育:定期开办哮喘学校、学习班、俱乐部、联谊会进行大课教育和集中答疑。

(4)自学教育:通过阅读报纸、杂志、文章、看电视节目、听广播进行。

(5)网络教育:通过中国哮喘联盟网、全球哮喘防治创议网 GINA 等或互动多媒体技术传播防治信息。

(6)互助学习:举办患者防治哮喘经验交流会。

(7)定点教育:与社区卫生单位合作,有计划开展社区、患者、公众教育。

(8)调动全社会各阶层力量宣传普及哮喘防治知识。

哮喘教育是一个长期、持续过程,需要经常教育,反复强化,不断更新,持之以恒。

**(二)哮喘管理**

1.确定并减少危险因素接触

尽管对已确诊的哮喘患者应用药物干预,对控制症状和改善生活质量非常有效,但仍应尽可能避免或减少接触危险因素,以预防哮喘发病和症状加重。

许多危险因素可引起哮喘急性加重,被称为"触发因素",包括变应原、病毒感染、污染物、烟草烟雾、药物。减少患者对危险因素的接触,可改善哮喘控制并减少治疗药物需求量。早期确定职业性致敏因素,并防止患者进一步接触,是职业性哮喘管理的重要组成部分。

2.评估、治疗和监测

哮喘治疗的目标是达到并维持哮喘控制。大多数患者或家属通过医患合作制定的药物干预策略,能够达到这一目标,患者的起始治疗及调整是以患者的哮喘控制水平为依据,包括评估哮喘控制、治疗以达到控制,以及监测以维持控制这样一个持续循环过程(图 7-2)。

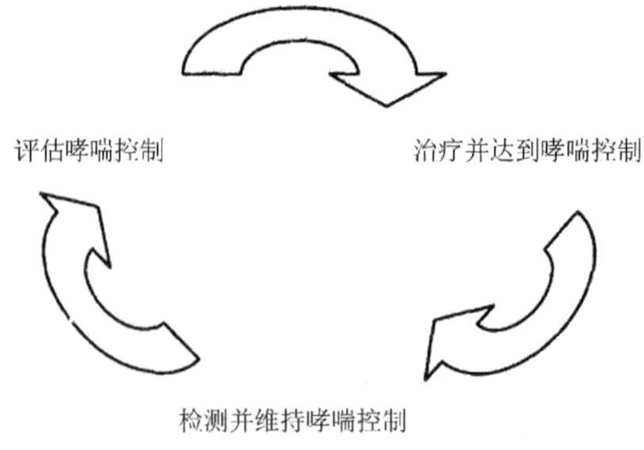


**图 7-2　哮喘长期管理的循环模拟图**

一些经过临床验证的哮喘控制评估工具如哮喘控制测试(ACT)、哮喘控制问卷(ACQ)、哮喘治疗评估问卷(ATAQ)等,也可用于评估哮喘控制水平。经国内多中心验证表明哮喘评估工具 ACT 不仅易学易用且适合中国国情。ACT 仅通过回答有关哮喘症状和生活质量的 5 个问题的评分进行综合判定,25 分为控制、20～24 分为部分控制、20 分以下为未控制,并不需要患者检查肺功能。这些问卷不仅用于临床研究，还可以在临床工作中评估患者的哮喘控制水平，通过长期连续检测维持哮喘控制，尤其适合在基层医疗机构推广，作为肺功能的补充，既适用于医师，也适用于患者自我评估哮喘控制，患者可以在家庭或医院，就诊前或就诊期间完成哮喘控制水平的自我评估。这些问卷有助于改进哮喘控制的评估方法并增进医患双向交流，提供了反复使用的客观指标，以便长期监测(表 7-7)。

**表 7-7　哮喘控制测试(ACT)**

| | | | | | | |
|---|---|---|---|---|---|---|
| 问题 1 | 在过去 4 周内，在工作、学习或家庭中，有多少时候哮喘妨碍您进行日常活动 | | | | | |
| | 所有时间 1 | 大多数时间 2 | 有些时候 3 | 很少时候 4 | 没有 5 | 得分 |
| 问题 2 | 在过去 4 周内，您有多少次呼吸困难？ | | | | | |
| | 每天不止 1 次 1 | 每天 1 次 2 | 每周 3 至 6 次 3 | 每周 1 至 2 次 4 | 完全没有 5 | 得分 |
| 问题 3 | 在过去 4 周内，因为哮喘症状(喘息、咳嗽、呼吸困难、胸闷或疼痛)，您有多少次在夜间醒来或早上比平时早醒 | | | | | |
| | 每周 4 晚或更多 1 | 每周 2 至 3 晚 2 | 每周 1 次 3 | 1 至 2 次 4 | 没有 5 | 得分 |
| 问题 4 | 在过去 4 周内，您有多少次使用急救药物治疗(如沙丁胺醇)？ | | | | | |
| | 每天 3 次以上 1 | 每天 1 至 2 次 2 | 每周 2 至 3 次 3 | 每周 1 次或更少 4 | 没有 5 | 得分 |
| 问题 5 | 您如何评价过去 4 周内，您的哮喘控制情况？ | | | | | |
| | 没有控制 1 | 控制很差 2 | 有所控制 3 | 控制很好 4 | 完全控制 5 | 得分 |

第 1 步：请将每个问题的得分写在右侧的框中。请尽可能如实回答，这将有助于与医师讨论您的哮喘；第 2 步：把每一题的分数相加得出总分；第 3 步：寻找总分的含义。25 分：完全控制；20～24 分：部分控制；低于 20 分：未得到控制。

在哮喘长期管理治疗过程中，必须采用评估哮喘控制方法，连续监测提供可重复的客观指标，从而调整治疗，确定维持哮喘控制所需的最低治疗级别，以便维持哮喘控制，降低医疗成本。

**(蒋　昱)**

# 第三节　上气道阻塞

上气道指鼻至气管隆突一段的传导性气道，通常以胸腔入口(体表标志为胸骨上切迹)为标志，分为胸腔外上气道和胸腔内上气道两部分。上气道疾病颇多，部分归入鼻咽喉科的诊治范围，也有不少就诊于呼吸内科，或者划界并不明确，如鼾症和睡眠呼吸暂停综合征。上气道疾病最常见和最具特征性的症状是上气道阻塞(upper airway obstruction，UAO)。本节用症状而不用疾病单独讨论旨在强调：①UAO 有别于下气道(或弥漫性气道)阻塞(如 COPD、哮喘)，需要注意鉴别，而临床常有将上气道阻塞长期误诊为哮喘者；②UAO 又分为急性和慢性，前者为呼吸急诊，需要紧急处理，不得丝毫延误；③UAO 具有特征性的肺功能流量-容积(F-V)环的变化，临床医师应当善于运用这项检查识别不同类型的 UAO。

## 一、上气道阻塞的原因

### (一)急性上气道阻塞

(1)异物吸入。

(2)水肿:过敏性、血管神经性、烟雾吸入。

(3)感染:扁桃腺炎、咽炎、会厌炎、咽后壁脓肿、急性阻塞性喉气管支气管炎、免疫抑制患者喉念珠菌病。

**(二)慢性上气道阻塞**

(1)声带:麻痹、功能障碍。

(2)气管异常:气管支气管软化、复发性多软骨炎、气管支气管扩大、骨质沉着性气管支气管病。

(3)浆细胞病变:气管支气管淀粉样变。

(4)肉芽肿性疾病:结节病(咽、气管/主支气管、纵隔淋巴结压迫)、结核(咽后壁脓肿,喉、气管/主支气管、纵隔淋巴结压迫)、韦格纳肉芽肿(声门下狭窄、溃疡性气管支气管炎)。

(5)气管狭窄:插管后、气管切开后、创伤、食管失弛缓症。

(6)气管受压/受犯:甲状腺肿、甲状腺癌、食管癌、纵隔肿瘤(淋巴瘤、淋巴结转移肿瘤)、主动脉瘤。

(7)肿瘤:咽/喉/气管(乳头瘤病)。

**(三)儿童上气道阻塞**

(1)急性:喉炎、免疫抑制儿童的喉部病变、白喉。

(2)慢性:Down 综合征(各种原因的多部位病变或狭窄)、小颏、先天性喉鸣、血管环(双主动脉弓畸形)压迫气管、先天性声、门下狭窄、黏多糖病。

## 二、病理生理和肺功能改变

胸外的上气道处于大气压下,胸内部分则在胸内压作用之下。气管内外两侧的压力差为跨壁压。当气管外压大于胸内压,跨壁压为正值,气道则趋于闭合;当跨壁压为负值时,即气管内压大于气管外压,气管通畅(图 7-3)。上气道阻塞主要使患者肺泡通气减少,弥散功能则多属正常。上气道阻塞的位置、程度、性质(固定型或可变型)以及呼气或吸气相压力的变化,引起患者出现不同的病理生理改变,产生吸气气流受限、呼气气流受限,抑或两者均受限。临床上,根据呼吸气流受阻的不同可将上气道阻塞分为三种,即可变型胸外上气道阻塞、可变型胸内上气道阻塞和固定型上气道阻塞。

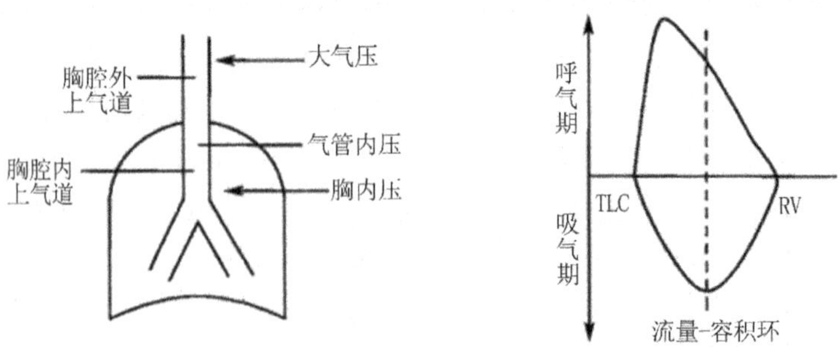


**图 7-3　与气道口径有关的压力及正常流量-容积环**

**(一)可变型胸外上气道阻塞**

可变型阻塞指梗阻部位气管内腔大小可因气管内外压力改变而变化的上气道阻塞,见于气管软化及声带麻痹等疾病的患者。正常情况下,胸外上气道外周的压力在整个呼吸周期均为大气压，吸气时由于气道内压降低，引起跨壁压增大，其作用方向为由管外向管内，导致胸外上气道倾向于缩小。存在可变型胸外上气道阻塞的患者，当其用力吸气时，由于 Ventuff 效应和湍流导致阻塞远端的气道压力显著降低，跨壁压明显增大，引起阻塞部位气道口径进一步缩小，出现吸气气流严重受阻；相反，当其用力呼气时，气管内压力增加，由于跨壁压降低，其阻塞程度可有所减轻。动态流量-容积环表现为吸气流速受限而呈现吸气平台，但呼气流速受限较轻则不出现平台，甚或呈现正常图形，50％肺活量用力呼气流速（$FEF_{50\%}$）与 50％肺活量用力吸气流速（$FIF_{50\%}$）之比（$FEF_{50\%}/FIF_{50\%}$）＞1.0，见图 7-4。

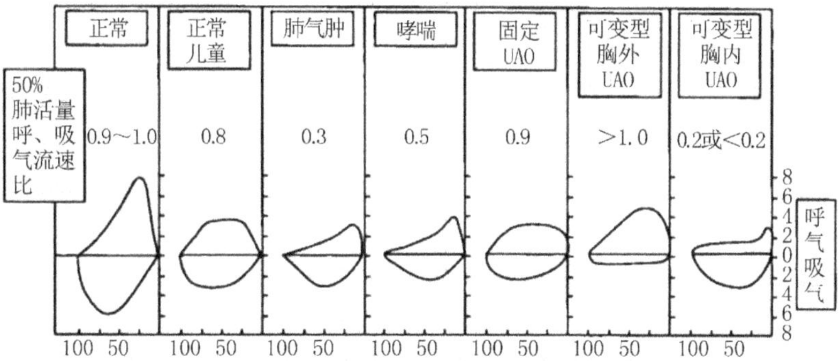


**图 7-4 动态流量-容积环**

**（二）可变型胸内上气道阻塞**

可变型胸内上气道阻塞，见于胸内气道的气管软化及肿瘤患者。由于胸内上气道周围的压力与胸内压接近，管腔外压（胸内压）与管腔内压相比为负压，跨壁压的作用方向由管腔内向管腔外，导致胸内气道倾向于扩张。当患者用力呼气时，Venturi 效应和湍流可使阻塞近端的气道压力降低，也引起阻塞部位气道口径进一步缩小，但出现呼气气流严重受阻。动态流量-容积环描记 $FEF_{50\%}/FIF_{50\%} \leqslant 0.2$，见图 7-4。

**（三）固定型上气道阻塞**

固定型上气道阻塞指上气道阻塞性病变部位僵硬固定，呼吸时跨壁压的改变不能引起梗阻部位的气道口径变化，见于气管狭窄和甲状腺肿瘤患者。这类患者，其吸气和呼气时气流均明显受限且程度相近，动态流量-容积环的吸气流速和呼气流速均呈现平台。多数学者认为，50％肺活量时呼气流速与吸气流速之比（$FEF_{50\%}/FIF_{50\%}$）等于 1 是固定型上气道阻塞的特征。但与阻塞病变邻近的正常气道可出现可变型阻塞，对 $FEF_{50\%}/FIF_{50\%}$ 有一定的影响，应予以注意。

## 三、临床表现

急性上气道阻塞通常呈现突发性严重呼吸困难，听诊可闻及喘鸣音。初起喘鸣音呈吸气性，随着病情进展可出现呼气鼾鸣声。严重者可有缺氧等急性呼吸衰竭的表现。慢性上气道阻塞早期症状不明显。逐渐出现刺激性干咳、气急。喘鸣音可以传导至胸，因而容易误判为肺部哮鸣音，误诊为哮喘或 COPD。因病因不同可有相应的症状或体征，如肿瘤常有痰中带血，声带麻痹则有声嘶和犬吠样咳嗽。

## 四、诊断

基本要点和程序包括：①对可疑患者的搜寻；②肺功能检测，特别要描记流量-容积曲线；

③影像学或鼻咽喉科检查，寻找阻塞及其定位；④必要时借助喉镜或纤维支气管镜进行活组织检查，确立病理学诊断。

## 五、呼吸内科涉及上气道阻塞(UAO)的主要疾病及治疗

从定位而言呼吸内科涉及的 UAO 指气管疾病，即胸内上气道阻塞。以下简要叙述除外肿瘤和感染的另几种重要气管疾病。

### (一)气管支气管软化

本病病因和病理生理不清楚。临床见于气管切开术后(尤其是儿童)、黏多糖综合征(黏多糖在气管壁沉积)，其他可能的原因有吸烟、老年性退化、过高气道压(可能继发于慢性下气道阻塞)、纤维组织先天性脆弱。气道软骨变软，弹力纤维丧失。肉眼观可分为两类，即“新月”型(后气道壁陷入管腔)和“刀鞘”型(侧壁塌陷)。主要症状是气急、咳嗽、咳痰、反复呼吸道感染和咯血。治疗方法主要有 3 种，即持续气道正压通气、气管切开和气管支架植入，可按病情严重程度参考其他相关因素进行选择。

### (二)复发性多软骨炎(relapsing polychondritis，RP)

本病是一种累及全身软骨的自身免疫性结缔组织病，Jackson Wartenhorst 首先描述。主要引起鼻、耳、呼吸道软骨的反复炎症与破坏，也有关节炎、巩膜炎以及主动脉、心脏、肾脏受累的报道。约 50%患者病变发生在气管和主支气管，与气管支气管软化非常相似，有作者认为 RP 是气管支气管软化的原因之一。临床表现咳嗽、声嘶、气急和喘鸣等。诊断的关键是医师在气急和喘鸣患者的临诊中熟悉和警惕本病。

肺功能流速-容量环描记、颈胸部高 KV 摄片、气管分层摄片均有助于发现上气道狭窄，最直接的诊断证据是纤维支气管镜检查显示气管软骨环消失和气道壁塌陷、狭窄。本病缺少实验室诊断标准。糖皮质激素、氨苯砜和非类固醇消炎药可能有一定治疗作用。威胁生命时需要气管切开。气管支架植入可能在一定时期内获益。

### (三)气管支气管淀粉样变

原发性淀粉样变累及气管支气管树比较少见。Thompson 和 Citron 将其分为 3 种类型：①气管支气管型(影响上气道或中心性气道)；②小结节性肺实质型(肺内单发或多发性小结节)；③弥漫性肺泡间隔型。后两型常误诊为肺肿瘤，经手术或尸检病理确诊。气管支气管淀粉样变表现为大气道肿块或弥漫性黏膜下斑块。支气管镜下可见气管支气管壁呈鹅卵石状，管壁显著增厚，可延及数级较小的支气管。临床症状无特异性。诊断有赖于纤维支气管镜活检、标本镜检和刚果红阳性染色。本病预后不良，但进展可以相当缓慢，少数患者可生存数十年。病变弥漫累及较小支气管者约 30%在 4～6 年死亡。治疗困难，激光凝灼、支架植入如果指征选择确当可以有一定效果。局部放疗偶尔也有帮助。最近有人提出可试用抗肿瘤化疗药物，但治疗反应很慢(6～12 个月)。

### (四)气管狭窄

气管狭窄相对常见，医源性(气管切开)为最常见原因，其他原因包括创伤、气道灼伤等。气管扩张术、支架植入和切除重建术可根据病情进行选择。气道灼伤引起的广泛狭窄治疗困难。

### (五)气管支气管扩大

一种先天性异常，表现为气管和主支气管萎缩、弹力纤维缺乏和气道肌层减少，气管和支气管变软，导致吸气时显著扩张，而呼气时狭窄陷闭。植入支架似乎是最好和唯一的治疗选择。

**(六)骨质沉着性气管支气管病**

本病是老年人气管支气管的退行性病变，表现为气管支气管黏膜下软骨性或骨性小结节，如息肉样。轻者无症状，严重和广泛病变患者可出现咳嗽、咯血、气急、反复呼吸道感染以及肺不张等。气管镜下摘除气道块状病灶可以有益。

**(蒋　昱)**

# 第四节　肺　不　张

肺不张不是一个独立的疾病，而是多种胸部疾病的并发症。肺不张分为先天性和后天获得性两类。先天性肺不张是指胎儿出生时肺泡内无气体充盈，临床表现有不同程度呼吸困难、发绀。X 线胸片中双侧肺野呈弥散的粟粒状模糊阴影，有如毛玻璃状，胎儿可因严重缺氧死亡。后天获得性肺不张系指在生命的不同时期，由于各种不同原因引起肺萎陷，肺泡内无气体填充而形成的肺不张。本节主要论述后天获得性肺不张。

## 一、定义

肺不张系指肺脏部分的或局限于一侧的完全无气而导致的肺萎陷。肺不张可发生在肺的一侧、一大叶、一段或亚段。

## 二、病因和发病机制

根据累及的范围，肺不张可分为段、小叶、叶或整个肺的不张，也可根据其发病机制分为阻塞性和非阻塞性，后者包括粘连性、被动性、压迫性、瘢痕性和坠积性肺不张。大多数肺不张由叶或段的支气管内源性或外源性的阻塞所致。阻塞远段的肺段或肺叶内的气体吸收，使肺组织皱缩，在胸片上表现为不透光区域，一般无支气管空气征，又称吸收性肺不张。若为多发性或周边型阻塞，可出现支气管空气征。非阻塞性肺不张通常由瘢痕或粘连引起，表现为肺容量的下降，多有透光度下降，一般有支气管空气征。瘢痕性肺不张来自慢性炎症，常伴有肺实质不同程度的纤维化。此种肺不张通常继发于支气管扩张、结核、真菌感染或机化性肺炎。

粘连性肺不张有周围气道与肺泡的塌陷，可为弥散性、多灶性或叶、段肺不张，其机制尚未完全明确，可能与缺乏表面活性物质有关。

压迫性肺不张系因肺组织受邻近的扩张性病变的推压所致，如肿瘤、肺气囊、肺大疱，而松弛性(被动性)肺不张由胸腔内积气、积液所致，常表现为圆形肺不张。盘状肺不张较为少见，其发生与横膈运动减弱或呼吸运动减弱有关。

**(一)气道腔内堵塞**

气管或支气管腔内梗阻为肺不张最常见的直接原因。梗阻的远侧肺组织气体被吸收，肺泡萎陷。梗阻物多为支气管癌或良性肿瘤、误吸的异物、痰栓、肉芽肿或结石等。

1.支气管管腔内肿瘤

除肺泡细胞癌外，支气管肺癌是引起肺不张最常见的原因。以鳞癌为最多见，也可见于大细胞癌、小细胞癌，少见于腺癌。其他肿瘤，如类癌、支气管腺瘤、多形性腺瘤等也可引起支气管腔内堵塞。造成肺不张的范围取决于堵塞的部位和发展速度，可由一个肺叶至一侧全肺不张。结节状或块状的肿瘤除引起远端肺不张外，常并发阻塞性肺炎。

2.吸入异物

吸入异物引起的肺不张最常见于婴幼儿，或带牙托的迟钝老人，或见于口含钉、针、麦秆之类物体工作的成年人。异物大多为食物，如花生米、瓜子、鱼刺或碎骨等；其他如义齿等物。其停留的部位常依异物的大小、形状和气道内气流的速度而定。较大的异物或在腔内存留较久的异物，使空气不能进入相应的肺内，当原有残气逐渐被吸收后，导致肺不张。误吸异物后引起突然的呛咳可为肺不张早期临床诊断的线索。但有时患者不能提供明确的吸入史，无症状期可以长短不一。当因阻塞引起继发性感染时，出现发热、咳痰，往往被误诊为气管炎或肺炎，而误漏异物吸入的诊断。异物吸入引起的体征变化不一。当其在管腔内呈瓣膜状时，出现哮鸣音，吸气时，气流通过，呼气时阻塞远端肺泡内的气体不能呼出，引起过度充气的局限性肺气肿，受损的肺过度充气，呼吸音降低，气管和心脏移向健侧。另一方面，当异物的瓣膜作用使气体易出而不易进时，肺不张很快形成，气管移向病侧。临床上见到的肺不张多属后一种情况。

胸部X线透视或摄片有助于异物吸入的诊断。有些异物可随体位变动，因此，X线片呈不同定位征象。有时不张的肺掩盖了支气管内异物影像，需加深曝光摄片进行观察。

3.痰栓

支气管分泌的黏液不能及时排出而在腔内浓缩成块状将管腔堵塞，出现肺叶或肺段不张。例如支气管哮喘急性发作，气管切开，手术时过长时间的麻醉，术后卧床未保持适当的引流体位，特别是原有慢性呼吸道疾病、重度吸烟史，或急性呼吸道感染者，这些因素均可促使肺不张发生。当患者于术后24～48小时出现发热、气促、无效咳嗽时应警惕肺不张发生。不张的肺区叩诊呈浊音，呼吸音低钝。当有效地排除痰栓后，不张肺可很快复张。

4.肉芽肿

有些肉芽肿性疾病在支气管腔内生长，形似肿块，引起管腔堵塞，其中以结核性肉芽肿最为常见。这类干酪性肉芽肿愈合后形成支气管内结石为肺不张少见的原因。

#### (二)压迫性肺不张

肺门、纵隔肿大的淋巴结，肺组织邻近的囊性或恶性肿瘤、血管瘤、心包积液等均可引起肺不张；如果正常胸腔的负压因胸腔内大量积液、积气而消失，则肺被压缩而导致压缩性肺不张，当这些压缩因素很快消失后，肺组织可以重新复张。

#### (三)肺组织弹性降低

肺组织非特异性炎症，引起支气管或肺结构破坏，支气管收缩狭窄。肺泡无气，皱缩，失去弹性，体积缩小，呈长期肺不张。例如右肺中叶综合征常为非特异性感染导致肺不张的结果。

#### (四)胸壁病变引起的肺不张

外伤引起多发性肋骨骨折，或因神经、呼吸肌麻痹无力引起呼吸障碍，也常为肺不张的原因。继发的呼吸道感染是其促进因素。一般为局限性，多发生于病侧的下叶，或呈盘状不张。

#### (五)肺组织代谢紊乱引起的肺不张

表面活性物质降低的各种因素均可导致肺不张。如成人呼吸窘迫综合征。

### 三、临床表现

肺不张的临床表现轻重不一，取决于不同的病因、肺不张的部位或范围以及有无并发症等。

急性大面积的肺不张，或合并感染时，可出现咳嗽、喘鸣、咯血、脓痰、畏寒和发热，或因缺氧出现口唇、甲床发绀。病肺区叩诊浊音，呼吸音降低。吸气时，如果有少量空气进入肺不张区，可以听到干或湿啰音。上叶肺不张因邻近气管有时听到支气管肺泡呼吸音。过大的心脏或动脉瘤压迫引起的肺不张往往听到血管杂音。缓慢发生的肺不张，在无继发感染时，往往无临床症状或阳性体征，特别是当肺受累的范围小，或周围肺组织能有效地代偿膨胀时尤其如此。一般常见于右肺中叶不张。

## 四、X 线检查主要征象

X 线胸片检查对肺不张具有非常重要的诊断价值。表现为肺不张的直接 X 线征象和间接 X 线征象如下。

### (一)肺不张的直接 X 线征象

1.密度增高

不张的肺组织透亮度降低，呈均匀致密的毛玻璃状。若肺叶不完全塌陷，尚有部分气体充盈于内时，其影像可能正常，或仅有密度增高。在肺不张的恢复期或伴有支气管扩张时，X 线影像欠均匀。

2.体积缩小

肺不张时一般在 X 线影像中可见到相应的肺叶体积缩小。但有时在亚段以下存在侧支通气，肺体积的缩小并不明显。

3.形态、轮廓或位置的改变

叶段肺不张一般呈钝三角形，宽而钝的面朝向肋膈胸膜面，尖端指向肺门，有扇形、三角形、带形、圆形等。

### (二)肺不张的间接 X 线征象

(1)叶间裂向不张的肺侧移位。

(2)肺纹理的分布异常：由于肺体积缩小，病变区的支气管与血管纹理聚拢，而邻近肺代偿性膨胀，致使血管纹理稀疏，并向不张的肺叶弓形移位。

(3)肺门影缩小和消失，向不张的病侧移位，或与肺不张的致密影像融合。

(4)纵隔、心脏、气管向患侧移位。有时健侧肺疝向患侧，而出现纵膈疝。

(5)横膈升高，胸廓缩小，肋间变窄。除了上述的肺不张直接或间接 X 线征象，有时肺不张在 X 线胸片上呈现的某些特征也可作为病原学诊断的参考。

## 五、诊断

### (一)肺不张的诊断

主要靠胸部 X 线所见。病因需结合病史。由于痰栓或手术后排痰困难所导致的肺不张，在临床密切观察下即可发现。

### (二)病因诊断

由于肺不张不是一个独立的疾病，而是多种胸部疾病的并发症。因此，不能仅满足于做出肺不张的诊断，而应力求明确病因。尤其应该首先排除肿瘤引起的肺不张。纤维支气管镜检查和选择性支气管造影有助于病因的诊断：①右上肺叶不张的肺裂呈反“S”形时常是肺癌的指征；②如纵隔向有大量胸腔积液的一侧移位，说明该侧存在着肺不张，这往往是肺癌的指征；③如不张的肺叶经支气管造影、体层成像、CT 或纤维支气管镜等检查证明并无支气管阻塞，则肿瘤引起的肺不张基本上可以排除；④如果同时有多肺叶或多肺段发生不张，且这些不张的肺叶肺段的支气管开口并不是彼此相邻的，则肺不张由肺癌引起的可能性很小。

**(三)各种类型的 X 线表现**

诊断肺不张采用标准的后前位胸片和侧位胸片为重要的手段。断层胸片可显示支气管腔内堵塞的部位。

1.右侧肺、叶、段不张的 X 线表现

(1)右侧全肺不张：有主支气管堵塞引起右侧全肺不张，右肺密度均匀增高，致密呈毛玻璃样，体积缩小移向肺门。气管、纵隔、心脏移向病侧，横膈升高，胸廓内陷，肋间变窄。对侧肺呈代偿性肺气肿。如堵塞为异物或痰栓引起，去除异物或痰栓后，不张的肺可以完全复张。如堵塞物为肿瘤或肿大的淋巴结压迫，常因纤维化改变，肺的复张较缓慢，或完全不能复张。胸腔内积聚大量气体、液体引起同侧胸内肺萎陷，其程度往往较支气管堵塞引起的肺不张轻，气管、纵隔和心脏移向对侧，肋间隙变宽，横膈下降，或上述改变不明显。

(2)右肺上叶不张：正位胸片即可显示，不张的肺向前上内侧收缩，呈折扇形致密影，尖端于肺门，基底贴胸壁，外缘呈斜直状由肺门伸向胸廓上方，常误认为纵隔增宽。肺门向上向外移位，水平裂向上收缩，有时上叶被压成扁平状类似胸膜顶尖帽。中叶和下叶代偿性肺气肿，血管纹理分散，肺动脉影由下斜位变为横位，横膈改变不明显。侧位观察：水平裂弓形上移，斜裂向前向上移位，右肺上叶不张常见于结核和肺癌。结核病变多引起上叶后段不张，而上叶前段不张应考虑肺癌。有时，因病变与周围胸膜粘连，使肺叶不能完全向上和向内收缩，呈凹面向下的弧形，右肺上叶不张的 X 线胸片，有时呈邻近横膈峰征，表现为边缘清晰的小尖峰，居横膈表面，或接近横膈圆顶的最高点。

(3)右肺中叶不张：中叶体积缩小，上下径变短，肺叶内缩，邻近的上下肺叶呈代偿性肺气肿。正位观察：有肺门下移，右心缘不清楚，水平叶间裂移向内下，纵隔、心脏、横膈一般无移位。前弓位观察：可见由肺门向外伸展的狭窄的三角形致密影，尖端达胸壁，基底向肺门，上下边缘锐利。侧位观察：自肺门区向前下斜行的带状致密影，基底宽，接近剑突与胸骨交界处。上缘为向下移位的水平裂，下缘为向前、向上移位的斜裂下部，尖端位于水平裂与斜裂交界处，形似三角。

(4)右肺下叶不张：正位观察，右肺下心缘旁呈一三角形向上的阴影，尖端指向肺门，基底与横膈内侧相贴，上窄下宽的狭长三角形致密影，向后向内收缩至胸椎旁，肺门向内下移位，横膈上升，心脏移向病侧，有时不张的下叶肺隐于其后。侧位相：右侧横膈部分闭塞，有一模糊的三角形楔状影，其前缘为后移的向后凸的斜裂，此征象可与向前凸的包裹性积液鉴别。右肺下叶不张除了前述的一般特征，有时在胸腔的上方内侧呈现三角形的影像，与纵隔相连接，尖端指向肺门。基底位于锁骨影之上。该三角形为正常纵隔软组织，包括前纵隔胸膜左右边界及锁骨上区。当右下叶肺不张发生后，体积缩小，该三角形由正常的部位拉向病侧。此征象具有重要的诊断意义，因为当下叶不张的肺隐蔽于心后时，或右下肺不张伴有胸腔积液时，不张的右肺下叶往往不易被发现，而肺上部三角形影像可作为其诊断的依据。当下叶肺不张与胸腔积液并存时，单以胸片鉴别有一定困难，可结合 B 超识别胸腔积液的存在。右肺下叶基底段不张后前位观察：右基底段浓密影。右侧位观察：横膈面仅见斜裂的小部分，基底段塌陷类似积液阴影，背段呈代偿性膨胀，充气的背段与不张的基底段之间边界不规整。

(5)右肺上叶和中叶不张：右纵隔旁和右心缘旁浓密影，周边渐淡，斜裂向前移位，类似左上肺叶不张。前纵隔可出现左肺疝。

(6)右肺中叶不张合并右肺下叶不张:根据右肺中叶合并右肺下叶不张的程度不同其表现也不一样,或为水平叶间裂下移,外侧下移更明显,充气的肺与不张的肺之间在侧位片上缺乏明显边界,类似胸腔积液;或为水平叶间裂稍向上凸起,类似膈肌升高或肺下积液。

2.左侧肺、叶、段不张的X线表现

(1)左肺上叶不张:左肺上叶不张常伴下叶代偿性肺气肿。不张的上叶呈翼状向前内收缩至纵隔,常与纵隔肿瘤混淆。下叶背段呈代偿性膨胀可达肺尖区。由于上叶肺组织较宽厚而舌叶较薄,从正位观察,上叶肺的内中带密度较高,下肺野相对透亮。左肺舌叶不张使左心缘模糊,显示不清。左侧位观察:斜裂向前移位,不张的肺叶体积缩小。

(2)左肺下叶不张:正位X线胸片呈平腰征,左心缘的正常凹面消失,心脏左缘呈平直状,不张的下叶呈三角形隐蔽于心后,使心影密度增高,左肺门下移,同侧横膈升高。左肺下叶基底段不张:正位胸片显示左基底弥漫性稠密影,横膈升高。侧位片观察:斜裂下部分起始于横膈,边界清晰。充气的背段与不张的基底段之间的界限不锐利。

3.其他类型肺不张

(1)圆形肺不张:多见于有胸腔积液存在时,其形态和部位有时不易确认,甚至被误认为肿瘤。所以,认识圆形肺不张很重要,可以避免不必要的创伤性检查和治疗。圆形肺不张一般局限于胸膜下,呈圆形或椭圆形,直径2.5~5 cm,其下方有血管或支气管连接影,形似彗星尾。不张的肺叶体积缩小,不张区底部有支气管气道影,周围组织呈代偿性气肿,损伤区邻近的胸膜增厚。

(2)盘状肺不张:从X线胸片观察,肺底部呈2~6 cm长的盘状或条形阴影,位于横膈上方,随呼吸上下移动。其发生与横膈运动减弱有关,常见于腹腔内积液,或因胸膜炎造成疼痛使呼吸运动幅度减弱。

(3)癌性肺不张:当癌组织向支气管腔外蔓延或局部淋巴结肿大时,X线胸片可见肿块和叶间裂移位同时出现,在右肺上叶的病变可呈不同程度的"S"形,或肺不张边缘呈"波浪形"。

(4)结核性肺不张:其特点是支气管梗阻部位多发生在2~4级支气管,支气管扭曲变形,或伴支气管播散病灶;其他肺野有时可见结核灶,或有明显的胸膜肥厚粘连。

## 六、鉴别诊断

### (一)肺实变

X线表现仅示肺叶或肺段的密度增高影,主要为实变而非萎陷,体积不缩小;无叶间裂、纵隔或肺门移位表现;邻近肺组织无代偿性肺气肿,实变阴影中可见气管充气相。

### (二)包裹性胸腔积液

位于胸膜腔下后方和内侧的包裹性积液有时和下叶不张相似,位于横裂或斜裂下部的积液有时和右中叶或舌叶不张相似。进行不同体位的X线检查,注意有无胸膜增厚存在以及阴影和肺裂的关系对鉴别诊断有一定的帮助。如叶间包裹性积液,侧位片见叶间裂部位的梭形致密影,密度均匀,梭形影的两尖端与叶间裂相连。胸部B超检查有助于区别不张与积液。

### (三)右中叶炎症

侧位相中叶体积不缩小,横膈和斜裂不移位。

## 七、治疗

肺不张的治疗依其不同的病因而采取不同的治疗手段。痰栓引起的肺不张,首先要有效地湿化呼吸道，在化痰的条件下，配合体位引流、拍背、深呼吸，加强肺叶的扩张，促使分泌物排出。如果 24 小时仍无效果，可行纤维支气管镜吸引。异物引起的肺不张，通过气管镜取出异物，如果异物在肺内存留过久，或因慢性炎症反应很难取出，必要时手术治疗。肿瘤引起的肺不张，依其细胞类型进行化疗、放疗或手术切除。由于支气管结核而引起的肺不张的治疗，除全身用抗结核治疗外，可配合局部喷吸抗结核药物。

（蒋　昱）

## 第五节　慢性阻塞性肺疾病

### 一、概述

如上所述，慢性阻塞性肺疾病与慢性支气管炎和肺气肿密切相关。当慢性支气管炎、肺气肿患者发展到一定程度，肺功能检查出现气流受限，并且不能完全可逆时，则可诊断为慢性阻塞性肺疾病。因此需通过肺功能的检查确定慢性阻塞性肺疾病的诊断。

### 二、临床表现

#### （一）症状

多隐匿起病，慢性病程，反复发作，逐渐加重，以致发展为慢性阻塞性肺疾病。主要症状为慢性咳嗽、咳痰或喘息。

1.咳嗽

长期、反复、逐渐加重的咳嗽是其特征性的表现；咳嗽常于冬春加重；晨起及睡前由于体位变化可使咳嗽加重并排痰，白天减轻。

2.咳痰

特点是白黏痰或泡沫样痰，清晨较多，合并感染时痰量增多，呈黏液脓性痰或黄色脓痰，偶带血。

2.呼吸困难

早期不明显或仅在劳动、运动时感到气短，随病情的发展，呼吸困难逐渐加重，以至稍活动或静息状态亦有气促。持久性的气促是肺气肿重要症状。

3.其他

乏力、体重下降、食欲减退、上腹胀满等。

#### （二）体征

1.视诊

典型肺气肿者胸廓前后径增大，呈桶状胸，肋间隙增宽，呼吸运动减弱。

2.触诊

双肺语颤减弱。

3.叩诊

双肺叩过清音、肺下界下降，心脏浊音界缩小，肝浊音界下移。

4.听诊

呼吸音减弱，有时可听到干、湿啰音，心率增快，心音低远，肺动脉瓣区第二心音亢进。

## 三、严重程度评估

需根据患者的症状、肺功能异常、是否存在并发症(呼吸衰竭、心力衰竭)等确定。

### (一)临床严重程度的肺功能分级

反映气流受限程度的第一秒用力呼气量($FEV_1$)下降对慢性阻塞性肺疾病严重程评估有重要参考意义。根据肺功能(吸入支气管舒张剂后)将慢性阻塞性肺疾病严重程度分为4级，即慢性阻塞性肺疾病临床严重程度的肺功能分级。

1.Ⅰ级(轻度慢性阻塞性肺疾病)

其特征为轻度气流受限($FEV_1/FVC<70\%$但$FEV_1\geqslant 80\%$预计值)，通常可伴有或不伴有咳嗽、咳痰。此时患者本人可能还没认识到自己的肺功能是异常的。

2.Ⅱ级(中度慢性阻塞性肺疾病)

其特征为气流受限进一步恶化($50\%\leqslant FEV_1<80\%$预计值)并有症状进展和气短，运动后气短更为明显。此时，由于呼吸困难或疾病的加重，患者常去医院就诊。

3.Ⅲ级(重度慢性阻塞性肺疾病)

其特征为气流受限进一步恶化($30\%\leqslant FEV_1<50\%$预计值)，气短加剧，并且反复出现急性加重，影响患者的生活质量。

4.Ⅳ级(极重度慢性阻塞性肺疾病)

为严重的气流受限($FEV_1<30\%$预计值)或者合并有慢性呼吸衰竭。此时，患者的生活质量明显下降，如果出现急性加重则可能有生命危险。

2.体重指数(BMI)下降

BMI等于体重(kg)除以身高(m)的平方，$BMI<21\ kg/m^2$的慢性阻塞性肺疾病患者病死率增加。

3.呼吸困难分级

呼吸困难在预测慢性阻塞性肺疾病生存率等方面有一定意义。

(1)0级：除非剧烈活动，无明显呼吸困难。

(2)1级：当快走或上缓坡时有气短。

(3)2级：由于呼吸困难比同龄人步行得慢，或者以自己的速度在平地上行走时需要停下来呼吸。

(4)3级：在平地上步行100 m或数分钟后需要停下来呼吸。

(5)4级：明显的呼吸困难而不能离开房屋或者当穿脱衣服时气短。

### (二)分期

按病程可分为急性加重期与稳定期。

(1)慢性阻塞性肺疾病急性加重期：在疾病过程中，患者短期内咳嗽、咳痰、气短和(或)喘息加重，痰量增多，呈脓性或黏脓性，可伴发热等炎症明显加重的表现。

(2)稳定期：则指患者咳嗽、咳痰、气短等症状稳定或症状轻微。

## 四、诊断与鉴别诊断

### (一)诊断依据

(1)慢性咳嗽、咳痰、呼吸困难等病史。

(2)肺功能测定:用支气管扩张剂后,$FEV_1/FVC<70\%$,可确定为不完全可逆的气流受限,是诊断慢性阻塞性肺疾病的金标准。

### (二)鉴别诊断

1.支气管哮喘

喘息型慢性支气管炎应与支气管哮喘相鉴别。哮喘常于幼年或青年时期发病,无慢性咳嗽、咳痰史,以发作性哮喘为特征。发作时两肺满布哮鸣音,缓解后可无症状。常有个人或家族过敏性疾病史;而喘息型慢性支气管多见于中老年人,一般以咳嗽、咳痰伴发喘息及哮鸣音为主要症状,感染控制后症状多可缓解,但肺部可听到哮鸣音。典型病例不难区别,但哮喘并发慢性支气管和(或)肺气肿则难于区别。

2.支气管扩张

具有咳嗽、咳痰反复发作的特点,合并感染时有大量脓痰,或有反复咯血史。肺部以湿啰音为主,多位于一侧下肺且固定。可伴杵状指(趾)。X 线、CT 检查有助于鉴别。

3.肺结核

肺结核患者多有结核中毒症状,如发热、乏力、盗汗、消瘦、咯血等,经 X 线检查和痰结核菌检查可以明确诊断。

4.肺癌

多见于 40 岁以上人群,患者常有多年吸烟史,出现刺激性咳嗽,伴痰中带血或血痰。X 线检查、痰脱落细胞及支气管镜活检一般可明确诊断。

## 五、治疗原则

### (一)稳定期的治疗

1.支气管舒张剂

可松弛支气管平滑肌、扩张支气管、缓解气流受限,是控制慢性阻塞性肺疾病症状的主要治疗措施。包括 $\beta_2$受体激动药、抗胆碱药及甲基黄嘌呤类,根据药物的作用及患者的治疗反应选用或联合用药。吸入剂不良反应较口服药物小,因此多首选吸入治疗。

(1)$\beta_2$受体激动药:主要有沙丁胺醇、特布他林等,为短效定量雾化吸入剂,数分钟内开始起效,15~30 分钟达到峰值,疗效持续 4~5 小时,每次剂量 100~200 μg(每喷 100 μg),24 小时内不超过 8 喷。主要用于缓解症状,按需使用。福莫特罗为长效定量吸入剂,作用持续12 小时以上,与短效 $\beta_2$受体激动药相比,维持作用时间更长。福莫特罗吸入后 1~3 分钟起效,常用剂量为 4.5~9 μg,每天 2 次。

(2)抗胆碱药:主要有异丙托溴铵气雾剂,开始作用时间比沙丁胺醇等短效 $\beta_2$受体激动药慢,但持续时间长,30~90 分钟达最大效果,维持 6~8 小时。剂量为 40~80 μg(每喷 20 μg),每天 3~4 次。该药不良反应小,长期吸入可改善慢性阻塞性肺疾病患者健康状况。噻托溴铵为长效抗胆碱药,作用长达 24 小时,吸入剂量为 18 μg,每天 1 次。长期吸入可增加深吸气量(IC),减低呼气末肺容积(EELV),进而改善呼吸困难,提高运动耐力和生活质量,也可降低急性加重频率。

(3)茶碱类药物:可解除气道平滑肌痉挛,广泛用于慢性阻塞性肺疾病的治疗。缓释型或控释型茶碱每天 1 次或 2 次口服可达稳定的血浆浓度,对慢性阻塞性肺疾病有一定效果。

2.糖皮质激素

长期规律的吸入糖皮质激素较适用于 $FEV_1$<50%预计值(Ⅲ级和Ⅳ级)并且有临床症状以及反复加重的慢性阻塞性肺疾病患者。这一治疗可降低急性加重频率,改善生活质量。联合吸入糖皮质激素和 $\beta_2$受体激动药,比各自单用效果好,目前已有布地奈德/福莫特罗、氟替卡松/沙美特罗两种联合制剂。对慢性阻塞性肺疾病患者不推荐长期口服糖皮质激素治疗。

3.其他药物

祛痰药(黏液溶解剂)、免疫调节剂、中医中药等。

4.氧疗

长期家庭氧疗应在Ⅳ级即极重度慢性阻塞性肺疾病患者应用,具体指征是:① $PaO_2$ ≤7.3 kPa(55 mmHg)或动脉血氧饱和度($SaO_2$)≤88%,有或没有高碳酸血症。② $PaO_2$ 7.3~8.0 kPa(55~60 mmHg),或 $SaO_2$<89%,并有肺动脉高压、心力衰竭水肿或红细胞增多症(血细胞比容>55%)。长期家庭氧疗一般是经鼻导管吸入氧气,流量 1.0~2.0 L/min,吸氧持续时间>15 h/d。

5.外科治疗

由医院专科医师决定,包括肺大疱切除术、肺减容术、肺移植术等。

**(二)急性加重期的治疗**

对于慢性阻塞性肺疾病加重早期,病情较轻的患者可以在院外治疗,但需注意病情变化,及时决定送医院治疗的时机。

1.支气管扩张剂

慢性阻塞性肺疾病加重期的院外治疗包括适当增加以往所用支气管舒张剂的剂量及频度。若未曾使用抗胆碱药物,可以用异丙托溴铵或噻托溴铵吸入治疗,直至病情缓解。

2.糖皮质激素

对更重患者可考虑口服糖皮质激素,泼尼松龙每天 30~40 mg,连用 7~10 天。也可用糖皮质激素联合长效 $\beta_2$受体激动药雾化吸入治疗。

3.抗生素

慢性阻塞性肺疾病症状加重,特别是咳嗽痰量增多并呈脓性时应积极给予抗生素治疗。抗生素选择应依据患者肺功能及常见的致病菌,结合患者所在地区致病菌及耐药流行情况,选择敏感抗生素。

## 六、转诊

慢性阻塞性肺疾病出现下列情况,提示急性加重病情严重者,需及时转诊住院治疗。

(1)症状显著加剧,如突然出现的静息状况下呼吸困难。

(3)出现新的体征或原有体征加重(如发绀、外周水肿)。

(3)新近发生的心律失常。

(4)有严重的伴随疾病。

(5)上述治疗效果欠佳。

(6)高龄慢性阻塞性肺疾病患者的急性加重。

(7)诊断不明确。

## 七、提示

慢性阻塞性肺疾病是最常见的慢性呼吸系统疾病，居全球死亡原因的第4位，提高医务人员对慢性阻塞性肺疾病的诊治水平，对降低其在我国的患病率与病死率起到很好的作用。更多的内容可参考慢性阻塞性肺疾病诊治指南。

(杨　娇)

# 第八章

# 弥漫性疾病

## 第一节　结　节　病

### 一、流行病学

结节病发生于世界各国，发病率因地域、人种及环境不同，差异较大，欧洲发病率最高，非洲及亚洲则较低，波动于 1/10 万～50/10 万。黑种人多于白种人，美国白种人发病率 10.9/10 万，而美国的黑种人发病率高达 35.5/10 万。寒冷地区发病率高，如日本的寒、温、亚热带地区发病率之比是4∶2∶1。近年来日本和我国的发患者数明显增多，中华结核和呼吸杂志编委会综合报道北京地区 129 例后，文献报道累计超过 3 000 例。结节病可发生于任何年龄，文献报道多见于青、中年，女性多于男性。在日本和斯堪的纳维亚的结节患者，50 岁以上的女性是发病的第二高峰。卫生健康委员会北京医院（以下简称北京医院）经病理确诊的胸内结节病121 例中，男性 37 例、女性 84 例。按确诊时统计，15 岁及 17 岁各 1 例。21～35 岁 24 例、36～49 岁 48 例、50～59 岁 27 例、60～70 岁 16 例、71～75 岁 4 例。35 岁以下青年占 21.5％、36～59 岁中年占 62％。

### 二、病因

结节病的病因迄今未明。目前认为遗传、感染、化学因素、环境及职业、自身免疫反应等均可能为本病的潜在病因，但缺乏确切证据说明它们与结节病发病有直接关系；其中遗传因素的客观证据较多；结节病的易感性及临床表现、自然病程、严重程度和预后，与人类白细胞组织相容性抗原（HLA）的不同等位基因具有相关性。如急性起病伴结节性红斑及关节炎者，$HLA_{B8}$ 出现频率高，结节病性眼葡萄膜炎患者的 $HLA_{B27}$，检出率较其他葡萄膜炎高。英国报道 10％结节病患者有家族遗传史，62 例患者中，含 5 对双胞胎（4 对为单卵孪生）。北京医院诊治过 6 例有血缘关系的结节病患者（同胞兄妹及同胞姐妹各 2 例、母女 2 例）。该 6 例发病前 5 年内分居两地，可排除环境职业因素。他们的 HLA 检测结果：仅姐妹俩人均被检出 $HLA_{A11}$，其余 4 例的 HLA 型分散无规律。结节病发病的种族差异和家族聚集现象均提示结节病的遗传倾向。但国内外有关报道差异较大，缺乏显著一致性。可能与 HLA 表型不同、易感基因呈多态性分布有关。总之，遗传因素在结节病发病中的作用，仍存在争议。

## 三、病理组织学改变

结节病的基本病理学改变是由类上皮细胞、巨噬细胞、散在的多核巨细胞（郎汉斯细胞及异物巨细胞）和淋巴细胞组成的境界清楚，无干酪样坏死的肉芽肿。有时巨细胞内可见两种包涵体。早期病变，结节形态结构单一、大小一致且分布均匀。晚期病变可见结节互相融合，并见纤维化及玻璃样变性。病理诊断采用排除性诊断方法，需排除一切与结节病相似的肉芽肿性疾病，如结核病、非典型分枝杆菌病、真菌感染、布鲁氏菌病及铍病等。结合临床特点，方能作出结节病诊断。病理标本应常规进行抗酸染色及免疫组化检查。

## 四、免疫学改变与发病机制

因结节病病因未明，很难用精辟简练的文字，阐明该病的发病机制。多数学者认为，当未知抗原进入人体后，被肺泡巨噬细胞（AM）吞噬，由抗原递呈细胞的溶酶体在细胞膜递呈抗原并持续存在，使细胞内代谢增强，产生一系列活性介质，如白细胞介素（IL）-12、IL-1、IL-2、干扰素 γ、氧自由基及花生四烯酸代谢产物等，参与细胞的激活和趋化。活化的 T 细胞（TLC）释放细胞因子如单核细胞趋化因子（MCF）和单核细胞移动抑制因子（MIF）等，使周围血液中的 T 抑制细胞（Ts）相对占优势，而 T 辅助细胞（Th）相对减少。在 BALF 中 Th 增多，Ts 细胞相对减少，这代表病变部位的 Th 细胞增多而 Ts 细胞减少。TLC、AM 和单核细胞等炎症细胞在肺内的聚集浸润，形成了结节病早期的肺泡炎阶段。T 细胞和巨噬细胞、肥大细胞和自然杀伤细胞等通过释放细胞因子、化学趋化、黏附分子和生长因子形成复杂的炎症反应。募集在炎症部位的单核细胞，分泌多种细胞因子，如 IL-1、IL-2、肿瘤坏死因子-α 及干扰素 γ 等参与激活、趋化自身和 TLC 并转化为类上皮细胞、多核巨细胞和郎汉斯巨细胞、构成无干酪坏死性肉芽肿。由上皮细胞、多核巨细胞和巨噬细胞产生的 ACE 抑制巨噬细胞移行，也促使肉芽肿形成。结节病患者的 AM 释放干扰素 γ 和 IL-1，产生纤维连接蛋白及分泌成纤维细胞生长因子。干扰素 γ 和 IL-1 及成纤维细胞生长因子促使成纤维细胞在肺部聚集和增生；纤维连接蛋白吸收大量成纤维细胞并和细胞外基层黏附。与此同时，周围的炎症细胞和免疫效应细胞进一步减少以致消失；胶原蛋白和基质蛋白产生。最终成纤维细胞慢性收缩，破坏了肺的正常结构使肺泡变形。这种肺实质细胞的修复反应，导致纤维化及瘢痕组织形成。

## 五、临床表现

结节病的全身症状无特异性，15%～60%的患者无症状，常在胸部 X 线检查时偶被发现双侧肺门淋巴结肿大而就医。自觉症状和体征取决于病变累及的脏器和部位，表现多种多样。北欧的斯堪的纳维亚、瑞典、爱尔兰及波多黎各的女性常以急性发病，病程在 2 年以内者称为亚急性，半数以上患者属此型。病程 2 年以上者称为慢性型，此型常伴不同程度的肺纤维化。我国的结节病以慢性及隐匿性起病为多，症状轻微者多见，急性起病者少见。

### （一）结节病对各脏器的受侵率

结节病是多系统肉芽肿性疾病，人体的任何器官、任何部位均可受累。由于受地区、人种不同、疾病自然发展过程的个体差异及研究者搜集患者的专业、时间、调查方式和研究深度不同等因素的影响，文献对各器官受侵率的报道差异较大。如欧洲一组眼科医师报道，眼结节病占结节病患者的 9%;另一组眼科医师将某医院各科住院患者进行眼科检查并结膜活检。确诊眼受侵率高达 54.1%。综合 WASOG 汇总的文献报道,受侵率最高的是肺门及纵隔淋巴结,依次是肺、眼、皮肤、肝、脾、表浅淋巴结、唾液腺、肾、神经系统、心脏、骨关节及骨骼肌、消化道、内分泌器官及生殖器。

**(二)胸内结节病**

1.症状

(1)全身症状:患者就诊时主诉疲劳、体重减轻各占 20%~30%、低热 15%~22%、盗汗 15%、眼症状 10%~20%、皮肤病变 10%~28%、关节症状 5%~17%、神经系统症状 2%~5%及心脏症状 1%~5%。北京医院曾见 2 例Ⅱ期肺结节病,主诉高热(39.2~39.4 ℃)住院。

(2)呼吸道症状:20%~40%患者有刺激性咳嗽或少量白痰、少数患者轻度胸痛、喘息及活动后呼吸困难。胸部影像改变显著而无症状或症状轻微者门诊屡见不鲜。国外一组报道 433 例肺结节病患者中,25 例咯血,占 6%;其中 19 例轻度咯血、4 例中度咯血、2 例大量咯血。咯血患者常合并曲霉菌感染、支气管扩张或肺囊肿。不足 5%患者单侧或双侧胸腔积液,包括胸膜增厚在内的胸膜受累占 3%~20%。国内报道 14 例胸腔积液均为渗出液。

(3)典型的 Löfgren 综合征:双侧对称性肺门淋巴结肿大,呈马铃薯状,常伴皮肤结节性红斑、发热及关节肿痛。可伴眼葡萄膜炎或虹膜炎,常为急性发病。此类患者 60%~80%在 2 年内自愈,预后良好。见图 8-1。

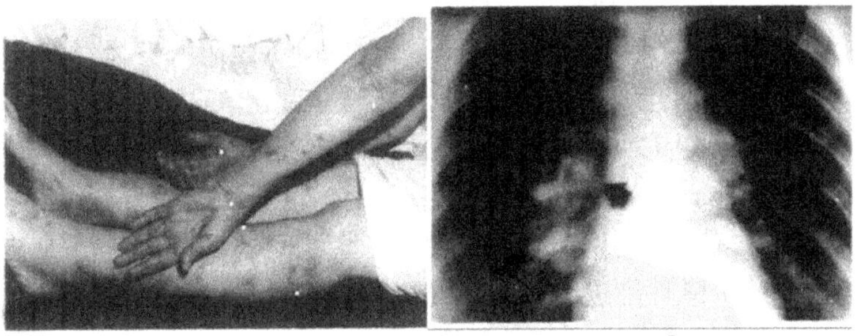

A B

**图** 8-1 Löfgren **综合征**

女性,30 岁。A.双上下肢结节性红斑;B.胸部正位片示双侧较对称的肺门淋巴结肿大

箭头所指显示肿大淋巴结与肺门之间有清晰的空隙。该患者结膜活检确诊结节病

(4)肺外脏器受累表现:常见者为眼部症状、皮肤结节性红斑、皮下结节、表浅淋巴结肿大、肝脾大等,肿大的纵隔淋巴结压迫食管时可出现吞咽困难。肺外结节病的临床表现与受累器官的关系详见表 8-1。

**表** 8-1 **结节病临床表现与受累器官的关系**

| 受累器官 | 临床表现 |
|---|---|
| 上呼吸道 | 呼吸困难、鼻黏膜充血及息肉致鼻塞不通气,喉肉芽肿、炎症致声音嘶哑 |
| 皮肤 | 丘疹、斑疹、皮下缩节、狼疮样皮损 |
| 眼 | 畏光、视物模糊、眼痛、低视力、泪腺肿大 |
| 关节及骨骼肌 | 结节病风湿病表现:多关节炎、单关节炎、肌病 |
| 神经系统 | 颅神经麻痹、常见面瘫、感觉异常、癫痫、脑病、颅内占位病灶(考虑做 MRI) |

续表

| 受累器官 | 临床表现 |
| --- | --- |
| 心脏 | 晕厥、呼吸困难、传导阻滞、心力衰竭、心律不齐、心肌梗死、猝死 |
| 消化系统 | 吞咽困难、腹痛、黄疸、肝脾大及肝功能异常血液系统淋巴结肿大、脾功能亢进(血小板计数减少、白细胞计数减少、贫血) |
| 肾脏 | 肾功能异常、肾衰竭、肾结石 |
| 内分泌代谢 | 尿崩症、高尿钙症、附睾炎 |

2.体征

(1)胸部阳性体征:多数患者无阳性发现。两肺弥散性纤维化时可听到爆裂音,约占20%。胸内淋巴结显著肿大时可出现压迫肺血管的征象,如肺动脉及肺静脉高压、左无名静脉受压时可致左侧胸腔积液。如心脏受累,可出现心动过速、心律不齐、传导阻滞、心包积液、心力衰竭等。

(2)胸外阳性体征:约1/4患者体重减轻、结节性红斑占16.3%。有些表现皮肤丘疹、冻疮样皮损及皮下结节。表浅淋巴结肿大均为孤立不融合、活动无压痛。杵状指(趾)罕见。约1/4患者肝脾大。

3.肺功能检查

肺功能检查在辅助结节病的诊断、病程的动态观察、使用皮质激素类药物的适应证、疗效判断、剂量调整及预后评估等诸方面均有重要价值,是诊治结节病不可缺少的检查。早期患者因支气管、细支气管和血管周围肉芽肿对气道及肺泡的影响,可出现阻塞性通气障碍或小气道功能障碍。严重的肺泡炎可出现弥散量(DLco)下降。肺纤维化常出现以限制为主的混合性通气功能障碍。特征性改变是肺活量(VC)、肺总量(TLC)和DLco下降。低氧血症和肺泡-动脉氧压差增加仅见于严重的肺纤维化。

肺功能异常与X线影像的范围与严重程度常呈一定相关性,但并非完全一致,可结合临床相互弥补。若多次DLco下降且呈进行性恶化的肺外结节病,虽X线影像无异常,仍应警惕早期肺泡炎的可能性。

4.实验室检查

(1)血液学改变:周围血中淋巴细胞显著下降是活动期结节病的特征之一。约50%患者血常规正常、CD8增高、CD4/CD8下降。Sweden报道181例结节病患者血常规结果:淋巴细胞减少占60%、白细胞计数下降占40%、血红素降低占30%,单核细胞增多占10%、血小板计数减少占10%,骨髓活检上皮细胞肉芽肿占0.3%~2.2%。

(2)SACE活性测定:活动期结节病患者的SACE活性增高,其特异性90.5%,敏感性57%~75%,因其他疾病(如粟粒结核、铍肺、淋巴瘤、戈谢病及甲状腺亢进等)也可表现SACE增高,故不能单凭SACE增高作为诊断结节病的指标。非活动期结节病患者的SACE可在正常范围,故SACE不高,不能作为排除结节病的指标。北京医院曾测定4例结节病胸腔积液的ACE活性,2/4例SACE和胸腔积液ACE均升高,而胸腔积液ACE明显高于同一天测定的SACE。

(3)血钙和尿钙测定:钙代谢紊乱是肾结节病常见特征之一。主要表现高钙血症、高尿钙症、泌尿系统结石和高钙性肾病。文献报道结节病合并高钙血症占10%~20%。因血钙增高,致肾小球滤液中钙浓度增加、甲状旁腺因高血钙的抑制使分泌减少,致肾小管对钙重吸收减少,尿钙排泄增加，故高尿钙症发生率为高钙血症的 3 倍。国内报道结节病合并高钙血症占 2%～10%。北京医院对结节病患者 98 例，1 个月内测血钙 2 次，血钙增高者仅占 4%。

(4)其他实验室检查：①红细胞沉降率增快占 30%～40%，可能与贫血或血清球蛋白增高有关。②高γ球蛋白血症占 25%。③急性期 IgM 和 IgA 升高。④慢性期 IgG 升高。少数患者血清溶菌酶、$β_2$ 微球蛋白及C 反应蛋白增高、类风湿因子阳性。血浆总胆固醇及高密度脂蛋白降低，这类改变在诊断中无确定性意义。肝损害可出现肝功能异常、骨破坏者可出现碱性磷酸酶增高。

## 六、影像学改变及分期

### (一)胸部 X 线片

胸部 X 线片异常，常是结节病的首要发现和就诊主要原因，主要表现如下。

1.肺门及纵隔淋巴结肿大

两侧肺门淋巴结对称性肿大是该病主要特征。典型者呈马铃薯状，边缘清楚、密度均匀，占 75%～90%。单侧肺门淋巴结肿大仅占 1%～3%，常以此与结核和淋巴瘤鉴别。在 Kirks 报道的150 例结节病患者中，两侧肺门淋巴结肿大(BHL)、BHL 伴一侧气管旁淋巴结肿大及 BHL 伴两侧气管旁淋巴结肿大各占 30%。后纵隔淋巴结肿大占 2%～20%。仅有气管旁或主动脉窗淋巴结肿大无 BHL 者少见。

2.肺内病变

(1)网结节型：多数结节伴有网影，称为网结节影，占 75%～90%；结节 1～5 mm；不足 2 mm 结节聚合一起常呈磨玻璃影。结节大多两侧对称，可分布在各肺野，以上中野居多。结节沿支气管血管束分布，为该病的特征之一。

(2)肺泡型(又称腺泡型)：典型者两侧多发性，边缘模糊不规则致密影 1～10 cm 大，以肺中野及周边部多见；2/3 患者以网结节及肺泡型共存，此型占 10%～20%。

(3)大结节型：0.5～5 cm 大，有融合倾向(图 8-2)，结节内可见支气管空气征，占2%～4%；结节可伴纵隔淋巴结肿大，少数结节可形成空洞。

(4)肺部浸润阴影呈小片状或融合成大片实变影占 25%～60%，由于肉芽肿聚集，也可致叶间裂胸膜增厚。

(5)两肺间质纤维化：结节病晚期两肺纤维化、肺大疱、蜂窝肺、囊性支气管扩张并可伴一般细菌或真菌感染，最终导致肺源性心脏病。

3.气道病变

结节病可侵犯气管、支气管和细支气管。肉芽肿阻塞支气管致阻塞性肺炎及肺不张，以中叶不张多见。大气道狭窄占 5%。纤维支气管镜发现气道内肉芽肿约占 60%。

4.胸膜病变

国外一组 3 146 例结节病资料中，胸腔积液发生率 2.4%，约 1/3 为双侧；多数是少量胸腔积液，右侧(49%)多于左侧(28%)，多数在 6 个月内吸收。20%残留胸膜肥大。自发气胸常因肺纤维化、肺大疱破裂所致，占 2%～3%。

5.结节病性心脏病

致心影增大者小于 5%。

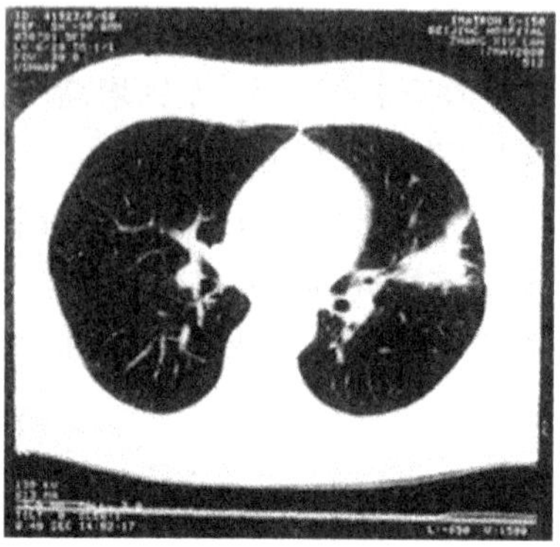

图 8-2　大结节型肺结节病

女性，60 岁，健康查体胸片左肺团块影，胸部 CT 左肺上叶舌段大结节 3.5 cm×2.1 cm，与一小结节融合，周围有毛刺，肺门及纵隔各区无肿大淋巴结，疑诊肺癌，开胸活检，病理诊断结节病

**（二）胸部 CT 和高分辨薄层胸部 CT（HRCT）**

CT 平扫，以淋巴结短径大于 1 cm 为淋巴结肿大的标准。CT 可提高纵隔内淋巴结肿大的检出率，如主动脉旁（6 区）、隆嵴下（7 区）和食管旁（8 区）的肿大淋巴结在胸片未能检出者，CT 可以检出。CT 和胸片对肿大淋巴结的检出率各为 78.1%和 65.6%。胸部 HRCT 对肺磨玻璃影、微结节、特别是间质病变的检出率比胸片明显提高。对疾病动态观察、疗效估价有重要意义。

**（三）胸外影像学阳性改变**

累及骨骼占 1%～13%，主要表现如下：①伴有骨小梁吸收的弥散性骨髓浸润，形成圆形或卵圆形骨质疏松区；②骨骼孔状病变；③骨皮质隧道状病变，形成囊肿状或骨折，多累及肋骨。

**（四）结节病分期**

目前，ATS/ERS/WASOG 均采用如下分期方法，即以胸部 X 线检查为依据，将结节病分为五期。①0 期：胸部 X 线检查正常；② Ⅰ 期：双侧肺门、纵隔或气管旁淋巴结肿大，肺野无异常，见图 8-3；③ Ⅱ 期：双侧肺门、纵隔或气管旁淋巴结肿大伴肺内病变，见图 8-4；④ Ⅲ 期：仅有肺内病变，不伴胸内淋巴结肿大，见图 8-5；⑤ Ⅳ 期：双肺纤维化，见图 8-6。

我国曾制定结节病分期为 0 期、Ⅰ 期、$Ⅱ_A$ 期、$Ⅱ_B$ 期和 Ⅲ 期，其中 $Ⅱ_A$ 期相当于上述 Ⅱ 期、$Ⅱ_B$ 期相当于上述 Ⅲ 期、Ⅲ 期相当于上述 Ⅳ 期。

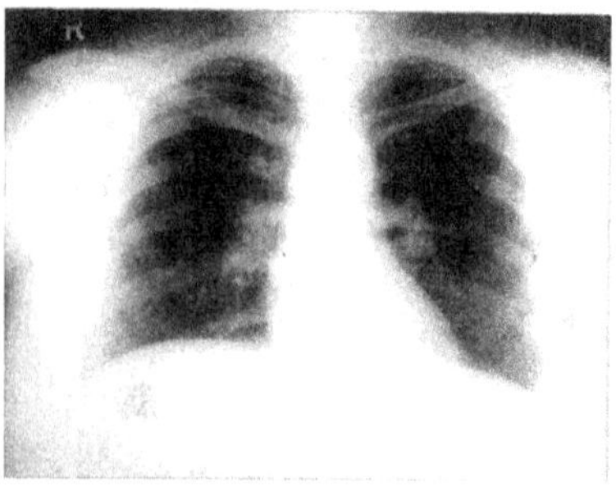

图 8-3　Ⅰ 期肺结节病

女性，36 岁。双侧肺门淋巴结对称性肿大。不伴肺内病变。右侧颈前斜角肌脂肪垫淋巴结活检确诊结节病

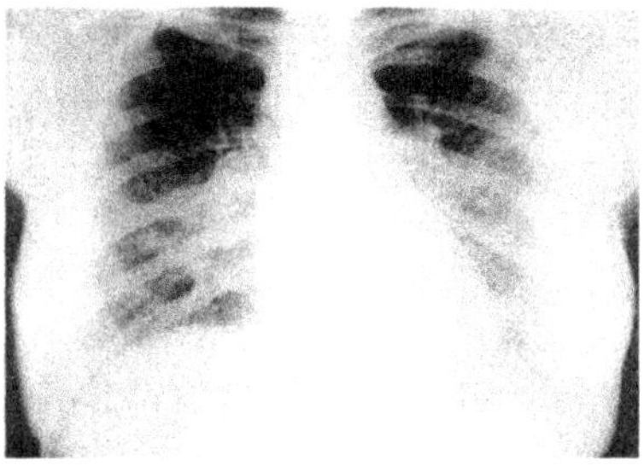

**图 8-4 Ⅱ期肺结节病**

女性，41 岁。双侧肺门淋巴结对称性肿大。两肺较密集的微结节，中下野多见。经纤维支气管镜支气管内膜活检确诊结节病

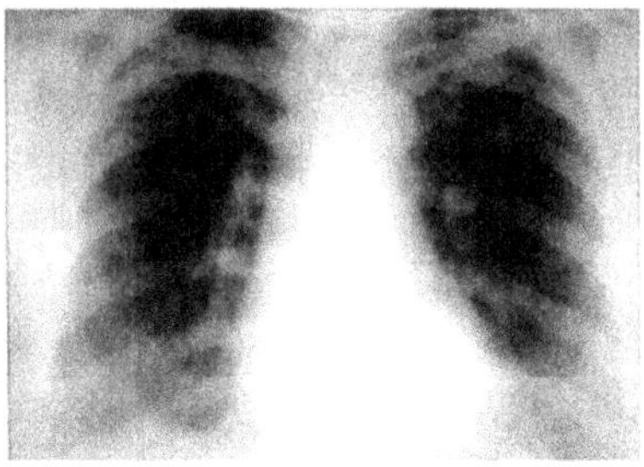

**图 8-5 Ⅲ期肺结节病**

女性，38 岁。两肺大小不等结节影，不伴肺门纵隔淋巴结肿大。颈部淋巴结及皮下结节活检病理诊断结节病

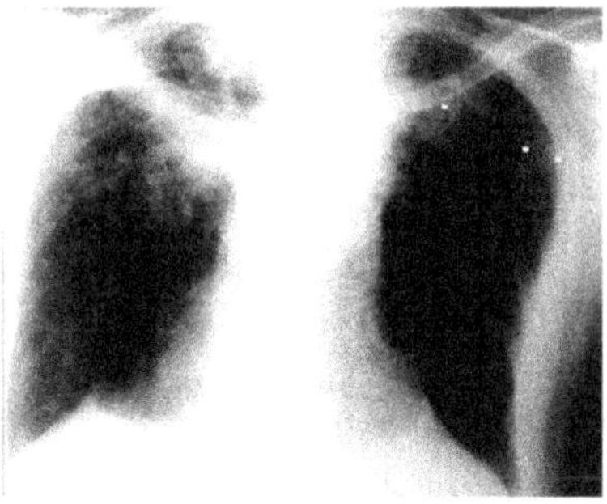

**图 8-6 Ⅳ期肺结节病**

女性，54 岁。患结节病 14 年，两肺容积减小，双肺纤维化。以限制为主的通气功能障碍、TLC 占预计值 61%。Kveim 皮试阳性

### （五）放射性核素$^{67}$Ga 显像

结节病患者肺门入影像征占 72%、腮腺和泪腺对$^{67}$Ga 对称性摄取增高时，其影像酷似熊猫头形，称熊猫征，占 79%。其特异性及敏感性均较低，不能依靠$^{67}$Ga 显像作为诊断结节病的主要手段。典型入影像征或熊猫征，可认为结节病活动表现。肉芽肿性血管炎引起的血管局部闭锁或破坏，可在核素扫描时表现为灌注缺损，但在胸部 X 线检查常无阳性表现。

## 七、诊断与鉴别诊断

### （一）诊断

当临床及 X 线征象符合结节病，OT 1∶2 000 或 PPD 5 U 皮试阴性或弱阳性、SACE 活性

增高或 BALF 中 C4/CD8 不低于 3.5 时，结节病的可能性很大，应积极争取活组织检查；如组织学证实为非干酪坏死性肉芽肿病变或 Kveim 皮试阳性，可排除其他肉芽肿性疾病，结节病诊断可以确立。遇到不典型患者时，强调临床、X 线影像结合病理组织学综合判断；必要时需进行两个以上部位的组织活检确定。

1.活体组织学检查

该检查是确诊结节病的必要手段。选择适宜的活检部位是获得阳性结果的关键。常采用的部位及其阳性率和注意事项参考表 8-2。

**表 8-2　选择性活检部位及其阳性率**

| 活检部位 | 阳性率(%) | 注意事项 |
|---|---|---|
| 皮肤黏膜 | 30～90 | 高出皮表，不规则斑丘疹或皮下、黏膜结节阳性率高。结节性红斑常为脂膜炎改变，不宜选择 |
| 表浅淋巴结 | 65～81 | |
| 颈前斜角肌脂肪垫淋巴结 | 40～86 | 如标本仅有脂肪垫，不含淋巴结，则无意义 |
| 眼睑、结膜、泪腺 | 21～75 | |
| 唾液腺 | 40～58 | 熊猫征者阳性率高 |
| 经纤维支气管镜膜活检(FOB) | 19～68 | 镜下见黏膜充血，有结节处阳性率高 |
| 经纤维支气管镜肺活检(TBLB) | 40～97 | 阳性率与活检块数成正比 |
| 胸腔镜 | 90 以上 | 切口小，并发症小于开胸活检 |
| 电视辅助下纵隔镜肺或淋巴结 | | |
| CT 引导下经皮肺活检 | 90 以上 | |
| 开胸肺或淋巴结活检 | 95 以上 | |
| 经皮肝穿刺 | 54～70 | |
| 经皮肾穿刺 | 15～40 | |

2.Kveim-Siltzbach 皮肤试验

以往，对于找不到可供活检病损部位的疑似结节病患者，该试验提供了确诊结节病的重要措施。当前诊断手段有较大进展，如 FOB 和 TBLB 方便易行，并可将 BAL、FOB 及 TBLB 一次完成。鉴于很难获得制作 Kveim 抗原的标本且皮试需 4～6 周时间方能完成，目前，很少采用 Kveim 皮试方法。

3.结节病活动性的判断指标

(1)新近出现的受累表现，如眼葡萄膜炎、结节性红斑、关节痛、肝脾大、心脏及神经系统受累表现等。

(2)SACE 增高或伴红细胞沉降率及免疫球蛋白增高。

(3)BALF 中淋巴细胞 20%以上或 CD4/CD8 不低于 3.5。

(4)胸部影像病变增加或$^{67}$Ga 显示入影像征或熊猫征。

(5)高血/尿钙症。

(6)肺功能 TLC 及 DLco 进行性下降。

**(二)鉴别诊断**

结节病需与多种疾病鉴别，Ⅰ期需与淋巴结核、淋巴瘤、中心型肺癌和肺门淋巴结转移癌鉴别。Ⅱ期应与肺结核、肺真菌感染及尘肺鉴别。Ⅲ期需与过敏性肺炎、感染性间质肺炎及嗜酸性粒细胞肺浸润等鉴别。Ⅳ期需与其他原因致肺纤维化鉴别。

1.肺门淋巴结核及肺结核

肺门淋巴结核常为单侧或不对称性两侧肺门淋巴结肿大见图 8-7。原发型肺结核儿童及青少年多见。67%的成年肺结核在胸片上可见陈旧结核灶。Ⅱ期结节病如两肺密集小结节影,需与粟粒结核鉴别,见图 8-8。活动性肺结核伴发热盗汗等中毒症状、红细胞沉降率快、OT 或 PPD 皮试阳性。病理组织学可见新旧不一、形态多样的干酪样坏死性肉芽肿、抗酸染色可找到分枝杆菌。胸部增强 CT 时,肿大淋巴结出现环形强化(CT 值 101～157 HU)、中心密度减低(CT 值 40～50 HU)时,提示淋巴结坏死液化,支持结核。反之,淋巴结均匀强化,则支持结节病诊断。由于增生性结核与结节病的病理组织学极为相似,同一张病理切片在某医院病理诊断为结核,而另一医院的病理诊断为结节病,此情况并非罕见。遇此现象时需临床、放射与病理多科室讨论,综合判断。

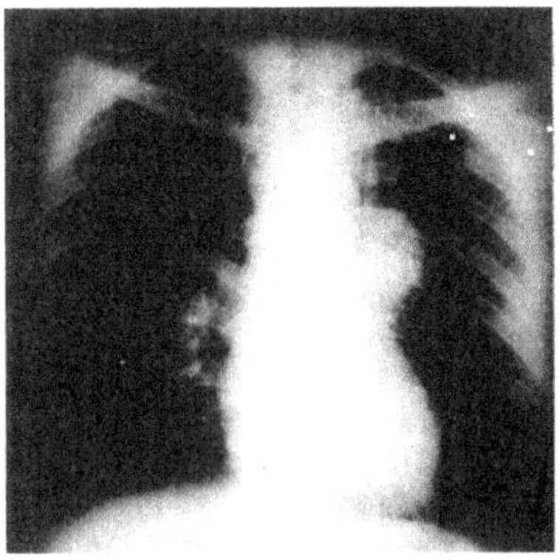

**图 8-7　左侧肺门淋巴结核**

男性,16 岁。低热 37.6 ℃,胸片左侧肺门淋巴结肿大。红细胞沉降率 78 mm/1 h,OT 试验 1∶2 000 强阳性。颈部淋巴结活检病理诊断结核,抗酸染色找到分枝杆菌

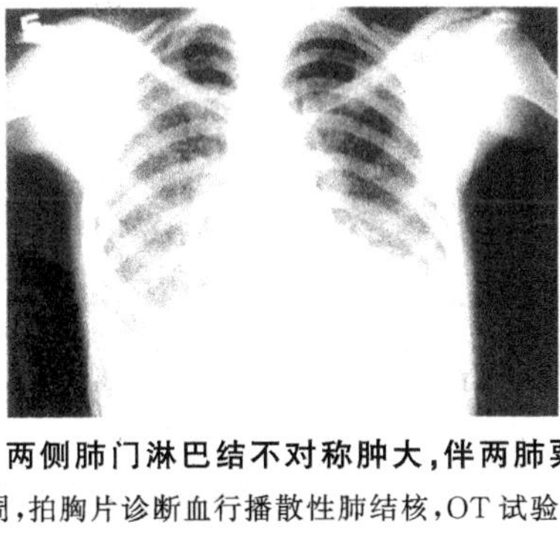

**图 8-8　两侧肺门淋巴结不对称肿大,伴两肺粟粒结节**

女性,26 岁。因刺激性干咳两周,拍胸片诊断血行播散性肺结核,OT 试验 1∶2 000 阳性,直至 1∶100 阴性,红细胞沉降率 21 mm/1 h,SACE 68 U,纤维支气管镜下支气管黏膜充血,有结节,活检诊断结节病

据文献报道,结节病合并结核占 2%～5%,日本全国普查中发现,Ⅰ～Ⅲ期结节病合并陈旧结核占 2%,Ⅳ期合并浸润型肺结核占 2.4%。中国为结核病发病率较高的国家,应给予足够的重视。

2.淋巴瘤

常为两侧不对称性肺门淋巴结肿大呈波浪状,反复高热、全身淋巴结肿大及肝脾大。病程进展快、预后差。骨髓活检可见 Read-stenberg 细胞,淋巴结活检可确诊,见图 8-9。

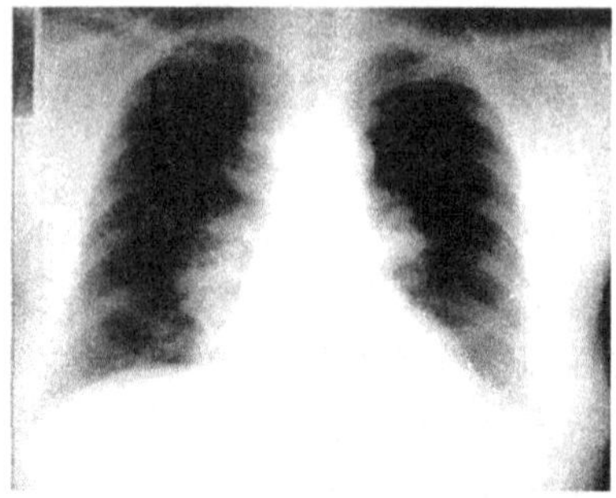

**图** 8-9　Hodgkin's **淋巴瘤**

男性，52 岁。不规则高热 20 天，双侧肺门淋巴结肿大，右侧肺内有浸润，骨髓活检找到 Reed-stenberg 细胞。SACE 正常。淋巴结活检确诊淋巴瘤

3.肺癌

中心型肺癌常见于 40 岁以上中老年，单侧肺门影肿大呈肿块状。同侧肺野可见原发病灶，痰、纤维支气管镜刷片或活检找到癌细胞可确诊，见图 8-10。肺泡型结节病的影像学酷似肺泡癌，需依靠活检病理确诊，见图 8-11。肺外癌瘤经淋巴管转移至肺门或纵隔的转移性肺癌，常为单侧或不对称性双侧肺门影增大伴有肺外肿瘤的相应表现，病情发展快，应寻找可疑病灶，争取活检病理确诊。

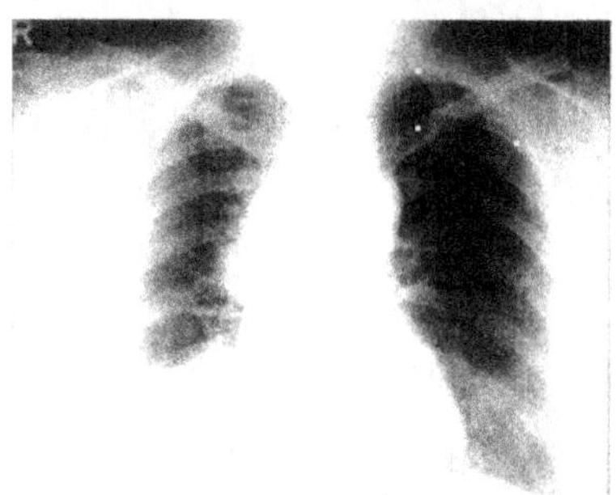

**图** 8-10　**小细胞肺癌**

男性，54 岁。因咯血、胸痛 1 周，拍胸部 X 线显示右侧肺门肿大。同侧有胸腔积液，心缘旁可见一肿块影，部分被胸腔积液掩盖，痰及胸腔积液中均找到癌细胞

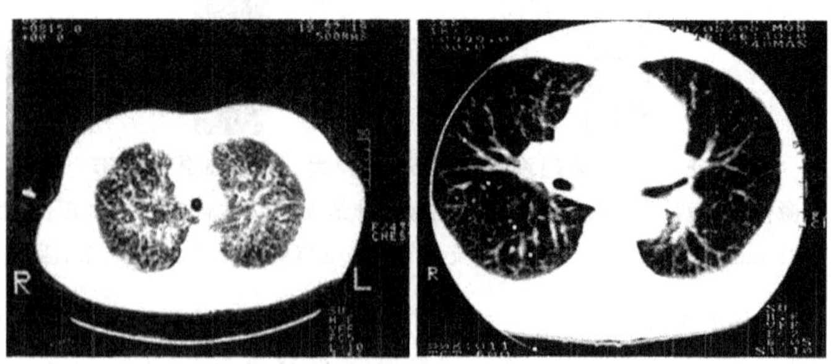


A　　　　　　　　B

**图** 8-11　**肺泡型结节病**

A.女性，51 岁。因活动后呼吸困难，拍胸部 X 线显示两肺浸润影及小结节影，胸部 CT 见片状浸润影与结节互相融合，某肿瘤医院诊断肺泡癌，肺活检确诊结节病；B.同一患者口服泼尼松 40 mg/d×2 个月，病变吸收，逐渐递减剂量。治疗后 7 个月复查 CT 两肺病灶明显吸收。右肺门淋巴结略肿大

4.肺真菌感染

以组织胞质菌病常见，胸部X线片与Ⅱ期结节病相似，有鸟禽、畜类排泄物接触史，SACE不增高、组织胞质菌抗原阳性或痰培养、组织活检找到真菌可确诊。

5.尘肺

胸部X线片显示两肺小结节伴不对称肺门淋巴结肿大，与Ⅱ期结节病相似。前者有长期粉尘接触史、长期咳嗽咳痰、渐进性呼吸困难，后期肺门淋巴结呈蛋壳样钙化，见图8-12。

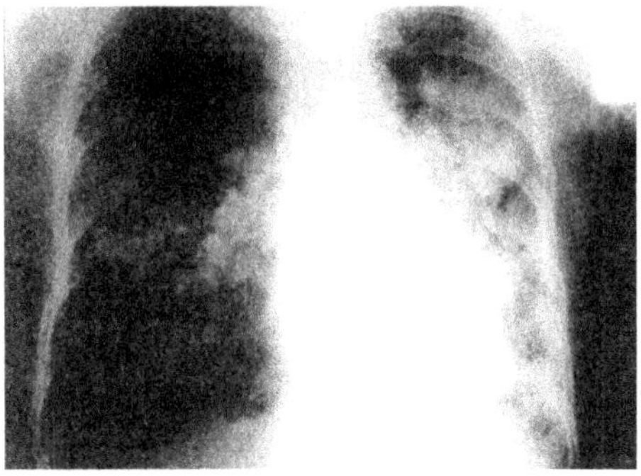

**图8-12 尘肺**

男性，58岁。接触粉尘32年。两肺小结节，两侧肺门不对称性淋巴结肿大。右侧肺门淋巴结呈典型的蛋壳样钙化

6.铍肺

胸部X线片显示两肺境界不清的结节影伴不对称性肺门淋巴结肿大、病理学改变与结节病相似，但从铍接触职业史、铍皮肤贴布试验阳性可与结节病鉴别。

7.肺组织细胞增多症

胸部X线改变与Ⅳ期结节病相似，呈蜂窝状及弥散性结节，如以囊状改变为主，则更像前者。SACE不高，组织活检可与结节病鉴别。

8.Wegener肉芽肿

该病非两侧对称性肺门淋巴结肿大，病情发展快，死亡率高，为多系统化脓性病变，抗中性粒细胞胞质抗体(ANCA)阳性，组织学改变为坏死性肉芽肿与多发性血管炎改变。

9.淋巴瘤样肉芽肿

该病可侵犯肺、皮肤、中枢神经系统和肾，无肺门淋巴结肿大，病理特征为血管壁淋巴网织细胞和嗜酸性粒细胞浸润，不是结节性肉芽肿。

10.变应性血管炎性肉芽肿

主要为肺浸润，偶有非对称性肺门淋巴结肿大。临床特征为哮喘、过敏体质、周围血液及病变部位嗜酸性粒细胞显著增多，组织学改变为肉芽肿性血管炎及广泛凝固性坏死。

11.支气管中心性肉芽肿

该病的胸部X线片仅有肺内浸润及结节、无肺门淋巴结肿大。临床表现为发热、哮喘及较重的咳嗽咳痰、周围血液及病变部位嗜酸性粒细胞增多，组织学改变除肉芽肿结节外，有广泛凝固性坏死。

12.特发性肺间质纤维化

该病无肺门淋巴结肿大病史，突出表现为进行性呼吸困难及低氧血症。杵状指(趾)阳性、两肺可闻及爆裂音、SACE不增高、应用排除诊断法，排除已知原因引起的肺纤维化，肺组织活检可确诊。

13.结缔组织病致肺部纤维化

从临床病史及免疫学检查,如抗免疫球蛋白抗体滴度升高、类风湿因子阳性、抗 DNA 抗体阳性、抗双链 DNA 和抗 Sm 核抗原抗体增高或找到 LE 细胞等有助于鉴别诊断。

14.莱姆病

该病和结节病均可出现结节性红斑、表浅淋巴结肿大、眼葡萄膜炎、多关节炎、脑及周围神经病变、束支传导阻滞及心包炎,且结节病患者血清抗布氏疏螺旋体抗体可呈阳性,需要鉴别。莱姆病无肺门淋巴结肿大及肺浸润,SACE 不高,根据流行病学及病原学不难鉴别。

## 八、治疗

结节病的病因未明,缺乏根治性特效治疗方法。应用皮质激素类药物治疗结节病已经很多年;多数学者认为,皮质激素类药物仍是治疗结节病的首选药物,用药后可在短期内减轻症状、改善肺功能及 X 线影像病变;但迄今无确凿证据,证明皮质激素类药物一定能够改变结节病的自然病程并预防肺纤维化及提高患者生存时间。相反,英国胸科协会报道,皮质激素类药物治疗无症状的肺结节病患者 185 例 10 年追随结果:胸片持续异常者多于非皮质激素类药物治疗组、停药后复发率高于非皮质激素类药物治疗组。鉴于皮质激素类药物的不良反应明显,故对结节病治疗适应证一直存在争议。近年来英国胸科协会及美国的多篇文献显示,对无症状的肺结节病(包括Ⅱ期及Ⅲ期),暂不给予皮质激素类药物治疗而严密观察,其中不少患者,病情可能自愈,避免了皮质激素类药物的不良反应。

### (一)皮质激素类药物治疗

1.适应证

胸内结节病。

(1)Ⅰ期(包括 Löfgren 综合征):无须皮质激素类药物治疗,可给予非甾体抗感染药及对症治疗。需观察症状、胸部 X 线、肺功能、SACE 及血/尿钙测定等。1～3 个月追随 1 次,至少观察 6 个月。

(2)无症状的Ⅱ期及Ⅲ期:暂不给予治疗,先观察 2～4 周,如病情稳定,继续观察。如出现症状并持续或胸部 X 线征象加重或肺功能 VC 及 DLco 下降超过 15%,应开始皮质激素类药物治疗。

(3)Ⅳ期伴活动性证据者,可试用皮质激素类药物。

(4)肺结节病伴肺外脏器损害,属多脏器结节病,应给予皮质激素类药物治疗。

2.皮质激素类药物的剂量、用法及疗程

一般首选短效泼尼松。Gianfranco Rizzato 报道 702 例肺结节病泼尼松治疗并追随 16 年结果显示:开始剂量 40 mg/d 足够,显著疗效出现在第 2～3 个月,如治疗 3 个月无效,提示该患者对皮质激素类药物无反应;即使加大剂量或延长治疗时间也无作用。当出现显著疗效后,应该逐渐递减剂量。递减至 10 mg/d 时,维持 6 个月以上者,复发率明显减低。减药剂量过快、疗程不足 1 年者,复发率 36.6%。一般主张开始剂量 20～40 mg/d[或 0.5 mg/(kg·d)]持续 1 个月后评估疗效,如效果不明显,原剂量继续 2～3 个月。如疗效显著,逐渐递减剂量,开始每 2 周减 5 mg/d,减至 15 mg/d 时,持续 2～3 个月后每 2 周减 2.5 mg/d,直至 10 mg/d 时,维持 3～6 个月;也可采用隔天 1 次日平均剂量。为避免复发,建议总疗程 18 个月,不少于 1 年。停药后或减少剂量后复发患者，应加大剂量至少是开始时的每天剂量。待病情明显好转后再递减剂量，递减速度应更缓慢。严重的心或脑结节病，开始剂量宜增至 60～80 mg/d。

3.皮质激素类药物吸入治疗

丹麦学者 Nils Milman 选择Ⅰ～Ⅲ期患者，没安慰剂双盲随机对照，治疗组吸入布地奈德 1.2～2.0 mg/d连续 6～12 个月后评估疗效：结果两组的症状、胸片、肺功能及生化指标均无显著性差异。但治疗组的肺容量明显增加。另一组的Ⅱ～Ⅲ期患者分成两组。试验组口服泼尼松 10 mg/d 加吸入布地奈德 1.2～2.0 mg/d 持续 6 个月；对照组单服泼尼松 10 mg/d，结果两组无显著性差异。ERS/ARS/BTS 均认为吸入皮质激素类药物不能作为结节病的常规治疗。可考虑在泼尼松维持最小剂量时，改用吸入治疗。也可考虑用于有呼吸道症状而不宜口服皮质激素类药物治疗者。

4.皮质激素类药物的不良反应

常见的是医源性肾上腺皮质功能亢进现象，如血压升高、水钠潴留、肥胖、低钾、血糖升高及骨质疏松等，应在治疗前开始监测体重、血压、电解质、血糖及骨密度等，直至治疗结束并做相应处理。

**(二)其他免疫抑制剂治疗**

甲氨蝶呤、羟氯喹、硫唑嘌呤、苯丁酸氮芥、环磷酰胺、环孢素 A 及沙利度胺等均可用于结节病，但不作为首选药。国外文献报道，当皮质激素类药物治疗有效，但因某种原因不能继续治疗时，可选用以上药物和小剂量皮质激素类药物联合治疗或皮质激素类药物无效时试用该类药物。适应证及剂量参考表 8-3。

**表 8-3 非皮质激素类药物类治疗结节病药物的适应证、剂量及毒副作用**

| 药物名称 | 适应证 | 剂量 | 常见毒副作用 | 监测内容 |
|---|---|---|---|---|
| 羟氯喹 | 急、慢性 | 200～400 mg/d | 视网膜损害，胃肠道反应，皮疹 | 眼科检查，6～12 个月 1 次 |
| 氯喹 | 急、慢性 | 250～500 mg/d | 以上不良反应较重 | 眼科检查 |
| 甲氨蝶呤 | 慢性、难治性 | 10～15 mg/w | 胃肠道反应，肝损害，骨髓抑制 | 血常规、肝肾功能 1～3 个月 1 次 |
| 硫唑嘌呤 | 慢性、难治性 | 50～200 mg/d | 肝功能异常，感染骨髓抑制 | 血常规、肝功能 1～3 个月 1 次 |
| 吗替麦考酚酯 | 慢性、难治性 | 每 500～3 000 mg/d | 恶心、腹泻，骨髓抑制，感染 | 血常规，肝功能 1～3 个月 1 次 |
| 环磷酰胺 | 难治性 | 每 2～4 周 500～2 000 mg | 骨髓抑制，感染，出血性膀胱炎，致癌 | 治疗前后血常规、肾功能、尿常规 1 个月 1 次。必要时膀胱镜检查 |
| 沙利度胺 | 慢性，难治性 | 50～200 mg，每晚一次 | 致畸、嗜睡、便秘、末梢神经炎 | 妊娠试验每月 1 次 |
| 米诺环素 | 急慢性 | 100～200 mg/d | 恶心、贫血、皮疹 | |
| 英利西单抗 | 慢性难治性 | 开始 2 周 3～5 mg/kg，以后 1～2 个月 3～5 mg/kg | 感染、变态反应，致畸 | 治疗前 PPD 皮试治疗期间观察有无血管渗漏 |

对急性单器官(神经或心)及多器官结节病,治疗方案见图 8-13。

对慢性结节病的治疗策略见图 8-14。

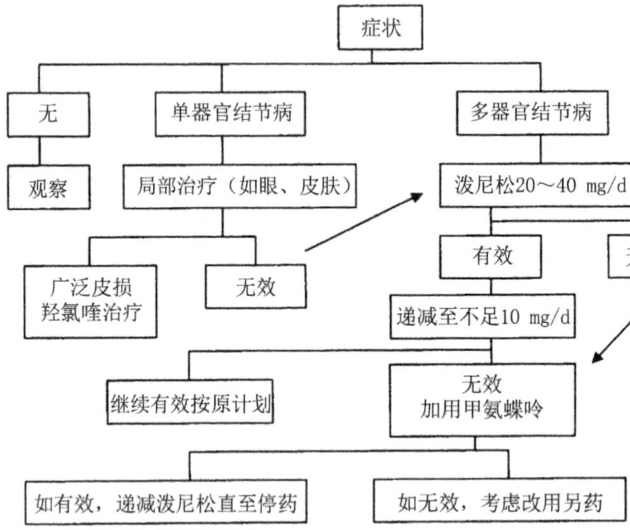


**图 8-13 急性单器官(神经或心)及多器官结节病的治疗**

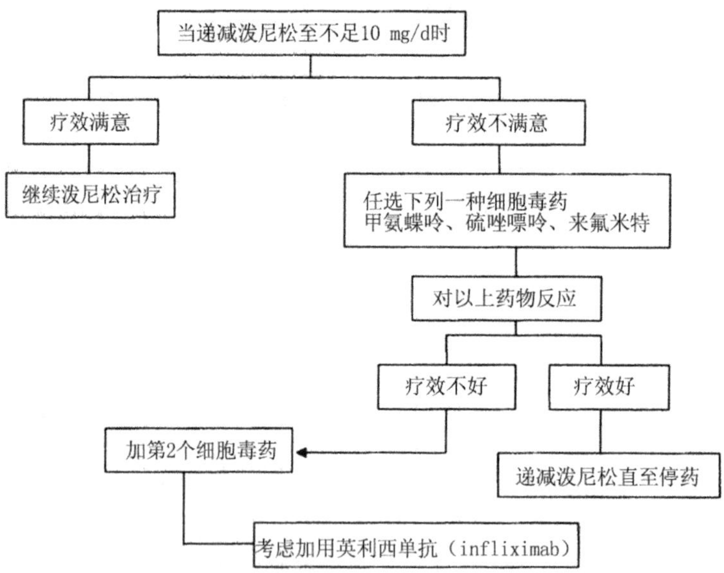


**图 8-14 慢性结节病的治疗策略**

### (三)高钙血症的治疗

血钙增高可用阿仑膦酸钠 10 mg/d,早餐前半小时口服,并大量饮水。防止日晒,限制钙和维生素 D 摄入。禁服噻嗪类利尿药。血钙浓度超过 3.7 mmol/L(15 mg/dL)并伴高钙血症状时,可用帕米二膦酸钠 15 mg 稀释于不含钙离子的生理盐水 125 mL 中,2 小时内滴完,同时监测血钙,调整剂量。

### (四)结节病合并肺结核的治疗

确诊为活动性肺结核,应首先抗结核治疗。如为皮质激素类药物治疗适应证的Ⅱ～Ⅳ期结节病，不能排除合并肺结核时，考虑皮质激素类药物与抗结核药联合治疗。

**（五）肺移植及心肺移植**

有报道Ⅳ期肺结节病行单肺、双肺及心肺移植后，患者症状缓解，心肺功能改善，排异现象同其他器官移植一样。移植后的肺约有2/3在15个月内出现复发性结节病，需皮质激素类药物治疗。

## 九、预后

多数结节病预后良好，总的自然缓解率60%～70%。各期自然缓解率不同，Ⅰ期60%～90%，Ⅱ期40%～70%，Ⅲ期10%～20%；Ⅳ期不会自然缓解。病死率各家报道不一致，总的死亡率1%～6%，肺结节病中，死于呼吸衰竭者占5%～10%，国内报道较少。北京医院1例Ⅳ期并肝结节病，胆汁淤积性肝硬化，消化道出血，最终死于多脏器功能衰竭。

（莫明芝）

# 第二节 特发性肺纤维化

## 一、概述

特发性肺纤维化（idiopathic pulmonary fibrosis，IPF）是病因未明的慢性进展型纤维化性间质性肺炎的一种特殊类型，好发于老年人，病变局限于肺部，组织病理学和（或）影像学表现具有普通型间质性肺炎（usual interstitial pneumonia，UIP）的特征。所有表现为原因不明的慢性劳力性呼吸困难，并且伴有咳嗽、双肺底爆裂音和杵状指的成年患者均应考虑IPF的可能性。其发病率随着年龄的增长而增加，典型症状一般在60～70岁出现，<50岁的IPF患者罕见。男性明显多于女性，多数患者有吸烟史。IPF发病率近几年呈现明显增长的趋势，美国总人口中IPF患病率为14.0/10万～42.7/10万，发病率为6.8/10万～16.3/10万。诊断IPF需要排除其他各种间质性肺炎，包括其他类型的特发性间质性肺炎及与环境暴露、药物或系统性疾病相关的间质性肺疾病。IPF是一种致死性疾病，尚缺乏有效的治疗药物。IPF的死亡率随着年龄的增长而增加，IPF中位生存期2～3年，但其自然病程变异很大，且无法预测，总体预后不良。

## 二、诊断

**（一）诊断依据**

IPF是病因未明的慢性进展性纤维化型间质性肺炎的一种特殊类型，好发于老年人，病变局限于肺部，组织病理学和（或）影像学表现具有UIP的特征。

对于成人患者，诊断间质性肺疾病（interstitial lung disease，ILD）和疑诊IPF的诊断需要符合：①排除其他已知病因的ILD（如家庭和职业环境暴露、结缔组织病和药物）；②未行外科肺活检的患者，HRCT呈现UIP型表现；③接受外科肺活检的患者，HRCT和肺活检组织病理类型符合特定的组合。通过有丰富ILD诊断经验的呼吸内科医师、影像科医师和病理科医师之间的多学科讨论，仔细排除其他可能的病因，是获得准确诊断最为重要的环节。在多学科讨论不可行的情况下，建议把患者推荐给对ILD有丰富经验的临床专家。由于有高质量证据表明，高分辨率CT(high resolution computed tomography，HRCT)表现对诊断UIP有高度的特异性，外科肺活检对于诊断IPF并非必要。结合一定的临床资料(包括完整的病史、职业和环境接触史、家族史、体格检查、肺功能测试和实验室检查)，若HRCT表现为典型的UIP型时足以诊断IPF。

1.临床表现

(1)所有表现为原因不明的慢性劳力性呼吸困难，并且伴有咳嗽、双肺底爆裂音和杵状指的成年患者均应考虑IPF的可能性。其发病率随年龄增长而增加，典型症状一般在60～70岁出现，<50岁的IPF患者罕见。男性明显多于女性，多数患者有吸烟史。起病隐袭，主要表现为干咳、进行性呼吸困难，活动后明显。本病少有肺外器官受累，但可出现全身症状，如疲倦、关节痛及体重下降等，发热少见。晚期出现发绀，偶可发生肺动脉高压、肺源性心脏病和右心功能不全等。

(2)IPF的急性加重：近期研究结果表明，每年5%～10%的IPF患者会发生急性呼吸功能恶化，这些急性发作可继发于一些常见的临床状况，如肺炎、肺栓塞、气胸或心力衰竭。在没有明确诱因下，这种急性呼吸功能恶化被称为IPF急性加重。目前尚不清楚IPF急性加重仅仅是一种隐匿的呼吸系统并发症的表现(如肺栓塞、感染)，还是IPF疾病本身的病理生理学变化导致的病情进展。

IPF急性加重的诊断标准包括1个月内出现不能解释的呼吸困难加重；存在低氧血症的客观证据；影像学表现为新近出现的肺部浸润影；排除其他诊断(如感染、肺栓塞、气胸或心力衰竭)。急性加重可在IPF病程的任何时候发生，有时还可是本病的首发症状；临床表现主要为咳嗽加重，发热，伴或不伴有痰量增加。有研究认为，胸部手术和支气管肺泡灌洗术可能诱发IPF急性加重，但尚不明确这种情况是真正的IPF急性加重还是与操作相关的并发症。

IPF急性加重的组织学表现为急性或机化性弥漫性肺泡损伤(diffuse alveolar damage，DAD)，少数患者表现为远离纤维化区域的相对正常肺组织内的机化性肺炎。极少数情况下，肺活检标本中仅有单纯的UIP或仅有DAD的机化期改变而无典型UIP型表现。

2.检查

(1)HRCT是IPF诊断流程中的重要组成部分。HRCT上UIP的特征为胸膜下和肺基底部的网格状阴影和蜂窝影，常伴有牵张性支气管扩张，尤其是蜂窝影对IPF的诊断有很重要的意义。HRCT上的蜂窝影指成簇的囊泡样气腔，蜂窝壁边界清楚。囊泡直径为3～10 mm，偶尔可大至25 mm。磨玻璃影常见，但病变范围少于网格状影。胸腔积液，则提示UIP型病变可能由其他疾病所致。HRCT上出现大量微结节、气体陷闭、非蜂窝样囊泡、大量磨玻璃样改变、肺实变或者病变以沿支气管血管束分布为主，应该考虑其他诊断。部分患者可伴纵隔淋巴结轻度增大(短径通常<1.5 cm)。

HRCT诊断UIP的阳性预测值为90%～100%。若HRCT无蜂窝影，但其他影像特征符合UIP标准，定义为可能UIP，需进行外科肺活检确诊。HRCT不符合UIP型的患者，外科肺活检的病理表现仍有可能是UIP型表现。

根据HRCT表现进行IPF诊断分级如下。

“典型UIP”(符合以下四项)：①病灶以胸膜下，基底部为主；②异常网状影；③蜂窝肺伴或不伴牵张性支气管扩张；④缺少第三级中任何一项(不符合UIP条件)。

“UIP可能”(符合以下三项)：①病灶以胸膜下，基底部为主；②异常网状影；③缺少第三级中任何一项(不符合 UIP 条件)。

"不符合 UIP"(具备以下七项中任何一项):①病灶以中上肺为主;②病灶以支气管周围为主;③广泛的毛玻璃影(程度超过网状影);④多量的小结节(两侧分布,上肺占优势);⑤囊状病变(两侧多发,远离蜂窝肺区域);⑥弥散性马赛克征/气体陷闭(两侧分布,3 叶以上或更多肺叶受累);⑦支气管肺段/叶实变。

(2)组织病理:UIP 的组织病理学特征和主要诊断标准:低倍镜下病变的不均一性,即瘢痕形成和蜂窝样改变的纤维化区域与病变轻微或正常的肺实质区域交替出现。病变主要位于胸膜下和间隔旁的肺实质,一般情况下炎症反应轻,表现为淋巴细胞和浆细胞在肺间质中的斑片状浸润伴Ⅱ型肺泡上皮细胞和细支气管上皮细胞增生。纤维化区域主要由致密胶原组成,伴上皮下散在的成成纤维细胞灶。蜂窝样改变区域由囊状纤维化气腔构成,这些气腔内衬细支气管上皮细胞,充满黏液和炎症细胞。纤维化和蜂窝样改变区域的间质内常有平滑肌上皮细胞化生。病理学上需要与 UIP 鉴别的疾病相对较少,尤其是病理学改变符合 UIP 型表现时。主要的鉴别诊断在于与其他可引起 UIP 样病变的疾病的鉴别,如结缔组织病、慢性外源性过敏性肺泡炎和尘肺(尤其是石棉肺)。"不可分类的纤维化"指肺活检标本镜下表现为纤维化,但不符合上述 UIP 型的诊断标准;若其镜下表现缺乏典型的某些疾病(如外源性过敏性肺泡炎、结节病等)的组织病理学特征,但有典型的 IPF 的临床表现和影像学表现时,经仔细的多学科讨论后仍有可能诊断为 IPF。

UIP 病理诊断标准分级:分为典型 UIP、可能 UIP、疑似 UIP 和非 UIP 4 个等级。①典型 UIP,满足以下 4 条:明显结构破坏和纤维化,伴或不伴胸膜下蜂窝样改变;肺实质呈现斑片状纤维化;现成纤维细胞灶;缺乏不支持 UIP 诊断特征(非 UIP);②可能 UIP,满足以下条件中的 3 条:明显结构破坏和纤维化,伴或不伴胸膜下蜂窝样改变;缺少斑片受累或成纤维细胞灶,但不能二者均无;缺乏不支持 UIP 诊断的特征(非 UIP);或仅有蜂窝肺改变。③疑似 UIP,满足以下 3 条:斑片或弥漫肺实质纤维化,伴或不伴肺间质炎症;缺乏典型 UIP 的其他标准;缺乏不支持 UIP 诊断的依据(非 UIP)。④非 UIP,满足以下任 1 条:透明膜形成;机化性肺炎;肉芽肿;远离蜂窝区有明显炎性细胞浸润;显著的气道中心性病变;支持其他诊断的特征。

(3)肺功能检查:IPF 的肺功能检测在判断、检测疾病进展、估计预后方面意义重大。典型肺功能改变为限制性通气功能障碍,表现为肺总量(TLC)、功能残气量(functional residual capacity,FRC)和残气量(residual volume,RV)下降。第 1 秒钟用力呼气容积/用力肺活量($FEV_1/FVC$)正常或增加。单次呼吸法一氧化碳弥散($DL_{CO}$)降低,即在通气功能和肺容积正常时,$DL_{CO}$也可降低。

(4)血气检测:IPF 的血气检测在判断、检测疾病进展、估计预后方面意义重大。IPF 患者的通气/血流比例失调,$PaO_2$、$PaCO_2$ 下降,肺泡动脉血氧分压差[$P(A-a)O_2$]增大。

(5)肺泡灌洗液检查:BAL 的细胞学分析可能有助于诊断某些特定类型的 ILD。对疑诊 IPF 的患者,BALF 最主要的作用是排除慢性外源性过敏性肺泡炎;BALF 中淋巴细胞增多(≥40%)时应该考虑慢性外源性过敏性肺泡炎的可能。因此,绝大多数 IPF 患者的诊断流程中不应该进行 BALF 细胞学分析,但可能适用于少数患者。

(6)经支气管镜肺活检(transbronchial lung biopsy,TBLB):TBLB 有助于某些疾病的诊断(例如结节病等肉芽肿性疾病),但 HRCT 表现为 UIP 型时,可以大致排除这些疾病。对于怀疑 UIP 而需要进行组织病理学分析的患者,TBLB 的特异度和阳性预测值尚不明确。虽然 TBLB

的标本有时可以见到 UIP 的组织学特征，但对 UIP 诊断的敏感度和特异度尚不明确，TBLB 的取材部位和取样数目也不明确。因此，绝大多数 IPF 患者的诊断评价中不应该使用经支气管镜肺活检，但可能适用于少数患者。

(7)结缔组织病相关血清学检查：关于血清学筛查对疑诊 IPF 患者的评估价值，目前尚无明确的研究结论。结缔组织病可以出现 UIP 型表现，绝大多数疑诊的 IPF 患者应该进行结缔组织病相关的血清学检测，但可能不适用于少数患者。

3.病因诊断

部分慢性外源性过敏性肺泡炎的表现与 IPF 很相似，需要特别注意通过全面评价来明确该患者是否有慢性外源性过敏性肺泡炎的可能。BALF 中淋巴细胞增多(≥40%)提示该病的存在，进一步调查患者的环境暴露因素，必要时安排外科肺活检。符合结缔组织病诊断标准的患者不能诊断 IPF。目前没有临床或血清学特征性表现的年轻患者，尤其是年轻女性，可能在以后的观察中逐渐表现出结缔组织病的临床特征。因此，对于较年轻(<50 岁)的患者，需高度警惕存在结缔组织病的可能。

4.诊断注意事项

IPF 需要与脱屑型间质性肺炎(desquamative interstitial pneumonia，DIP)、急性间质性肺炎(acute interstitial pneumonitis，AIP)、非特异性间质性肺炎(nonspecific interstitial pneumonia，NSIP)、慢性外源过敏性肺泡炎、特发性闭塞性机化性肺炎(bronchiolitis obliterans with organizing pneumonia，BOOP)鉴别。

(1)脱屑型间质性肺炎：男性多发，绝大多数为吸烟者。起病隐袭、干咳、进行性呼吸困难。半数患者有杵状指(趾)。肺功能呈限制性通气功能障碍，弥散功能降低，但不如 IPF/UIP 显著。RBILD 临床表现同 DIP，杵状指(趾)相对少见。DIP 最显著的病理学改变是肺泡腔内肺泡巨噬细胞(alveolar macrophage，AM)均匀分布，见散在多核巨细胞。与此相伴的是轻、中度肺泡间隔增厚，伴少量炎性细胞浸润，无明显的纤维化和成纤维细胞灶。低倍镜下病变均匀分布，时相一致，与 UIP 分布多样性形成鲜明对比。AM 聚积以细支气管周围气腔为主，而远端气腔不受累时，这一病理便称为 RBILD。影像学早期出现双肺磨玻璃样改变，后期出现线状、网状、结节状间质影像，通常不出现蜂窝样改变。RBILD 患者，HRCT 出现网状结节影，未见磨玻璃影。

(2)急性间质性肺炎：病因不明，起病急剧，临床表现为咳嗽、严重呼吸困难，很快进入呼吸衰竭。多数患者发病前有“感冒”样症状，半数以上患者发热。病理学表现为弥散性肺泡损伤(DAD)机化期改变。影像学表现为双侧弥散性网状、细结节及磨玻璃样阴影，急骤进展可融合成斑片乃至实变影。

(3)非特异性间质性肺炎：可发生于任何年龄，男多于女，主要表现为咳嗽、气短，少数患者有发热。病理学表现为肺泡壁明显增厚，呈不同程度的炎症和纤维化，病变时相一致，但缺乏 UIP、DIP 或 AIP 的特异性改变。肺泡结构破坏较轻，肺泡间隔内由淋巴细胞和浆细胞混合构成的慢性炎症细胞浸润是 NSIP 的特点。影像学显示双侧间质性浸润影，双肺斑片磨玻璃阴影是本病 CT 特征性所见。

(4)慢性外源性过敏性肺泡炎：急性期暴露于大量抗原物质后 4～6 小时后出现咳嗽、寒战和肌肉疼痛，症状可持续 8～12 小时，白细胞总数和嗜酸性粒细胞计数增加。亚急性期为吸入少量抗原后发生的亚急性过敏性肺泡炎，其临床症状极似慢性支气管炎。慢性期为长期暴露在抗原下，可发生不可逆的肺部纤维化。病理学改变主要累及肺泡、肺泡间隔、血管和终末细支气管，其病理学改变与病期有关。①急性期:肺泡壁和细支气管壁水肿,有大量淋巴细胞浸润,浆细胞也明显增加,尚有单核细胞、组织细胞,而嗜酸性粒细胞浸润较少。2 周左右水肿消退,大量瘤样上皮性肉芽肿和朗格汉斯细胞产生,许多肉芽肿被胶原纤维包裹。肺肉芽肿为急性期典型病变。②慢性期:以间质纤维化,肺泡壁淋巴细胞浸润,胶原纤维增生为主,尤其在细支气管和所属小动脉有时因肌纤维和内皮细胞增生而增厚,而肉芽肿病变此时基本消失。支气管肺泡灌洗显示中淋巴细胞比例增高,IgG 和 IgM 的比例也增高。血清学检查阴性患者,可做激发试验。肺功能典型改变为限制性通气障碍。影像学早期或轻症患者可无异常发现,有时临床表现和 X 线改变不相一致。典型患者急性期在中、下肺野见弥散性肺纹理增粗,或细小、边缘模糊的散在小结节影。病变可逆转,脱离接触后数周阴影吸收。慢性晚期,肺部呈广泛分布的网织结节状阴影,伴肺体积缩小。常有多发性小囊性透明区,呈蜂窝肺。怀疑本病因仔细询问接触史,行血清沉淀抗体测定,支气管肺泡灌洗,肺功能检查等进行综合分析,必要时行肺活检。

(5)特发性闭塞性机化性肺炎:多发于 40～60 岁,最常见症状是持续性干咳,其次为轻度呼吸困难和体重减轻。约有 1/3 的患者表现为咽痛、发热、乏力等流感样症状。约 2/3 的患者肺部可闻及爆裂音。病理学改变主要累及终末和呼吸性细支气管、肺泡管,管壁内常有单核细胞浸润,管腔内则可有水肿性肉芽组织充填,肉芽组织内常有巢状慢性炎症细胞浸润。肺功能主要表现为限制性通气功能障碍和弥散功能障碍,很少表现为阻塞性通气功能障碍。影像学检查表现无特异性,多种多样。典型改变是双侧斑片状或磨玻璃样肺泡性浸润影,可呈游走性,类似肺嗜酸性粒细胞增多症。有时也可呈孤立性肺炎型,或弥散性间质性肺炎型。开胸肺活检对确诊 BOOP 有重要价值。

**(二)临床分型**

IPF 临床无分型。根据静息状态下的肺功能结果和(或)影像学的病变程度,把 IPF 分为“轻度”“中度”“重度”及“早期”和“晚期”,但目前尚不明确上述分期是否与临床决策直接相关。

## 三、治疗

**(一)康复措施**

1.门诊治疗

患者临床症状轻,不影响生活与工作者,可采取门诊治疗。

2.住院治疗

有并发症或病情进行性加重的患者需住院治疗。

**(二)非药物治疗**

1.氧疗

有静息低氧血症的 IPF 患者应该接受长期氧疗。多数 IPF 患者应该接受肺康复治疗,但对于少数患者肺康复治疗可能是不合理的选择。多数 IPF 引起的呼吸衰竭应该接受机械通气,但对于少数患者机械通气可能是合理的选择。

2.外科治疗

某些合适的 IPF 患者应该接受肺移植治疗(强推荐,低质量级别),术前是否需要机械通气已成为判别肺移植后早期病死率的危险因素,因此呼吸机依赖已被许多中心认为是肺移植的相对或绝对禁忌证。

3.活动

适当活动,避免过度劳累。

4.饮食

无特殊要求。

**(三)药物治疗**

1.药物治疗原则

目前尚无治疗 IPF 的有效药物,但一些临床药物试验的结果提示某些药物可能对 IPF 患者有益。用于治疗 IPF 的药物有糖皮质激素类药物、免疫抑制剂、秋水仙碱、环孢素、干扰素、抗氧化药物(乙酰半胱氨酸)、抗凝药物和降低肺动脉压等。目前尚缺乏足够证据支持应该常规使用这些药物治疗。

2.药物选择

根据患者病情及委员会推荐级别,对一些治疗的推荐意见是弱反对,表明这些治疗的收益与风险尚不明确,还需要更高质量的研究结果来证实。弱反对的药物可能适用于一些特定的患者,对于充分知情并强烈要求药物治疗的患者,推荐选用这些弱反对的药物。

(1)IPF 患者不应该接受糖皮质激素类药物单药、秋水仙碱及环孢素治疗(强推荐,很低质量证据)。

(2)IPF 患者不应该接受糖皮质激素类药物与免疫抑制剂(如硫唑嘌呤、环磷酰胺)的联合治疗(强推荐,低质量证据)。

(3)多数 IPF 患者不应该接受糖皮质激素类药物、硫唑嘌呤及乙酰半胱氨酸联合治疗,不应该接受乙酰半胱氨酸单药治疗,但对于少数患者可能是合理的治疗措施(弱推荐,低质量证据)。

(4)PF 患者不应该接受干扰素 γ 治疗(强推荐,高质量证据)。

(5)IPF 患者不应该接受波生坦、益赛普治疗(强推荐,中等质量证据)。

(6)多数 IPF 患者不应该接受抗凝治疗,但对少数患者抗凝治疗可能是合理的选择(弱推荐,很低质量证据)。

(7)多数 IPF 患者不应该接受吡非尼酮治疗,但对少数患者该药物可能是合理的选择(弱推荐,低-中等质量证据)。

**(四)特发性肺纤维化复发的预防与治疗**

特发性肺纤维化因原因不明,可能的高危因素有吸烟、环境暴露、微生物感染、胃食管反流和遗传因素。因此,戒烟、避免危险环境暴露、避免反复感染、积极治疗反流性食管炎等可能有助于 IPF 的预防和急性加重。

**(五)特发性肺纤维化并发症和伴发疾病的治疗**

IPF 患者的常见并发症和伴发疾病越来越受到人们的关注,主要包括 IPF 急性加重、肺动脉高压、胃食管反流、肥胖、肺气肿和阻塞性睡眠呼吸暂停。目前尚不明确治疗这些伴发的疾病是否会影响 IPF 患者的预后。

1.IPF 急性加重

多数 IPF 急性加重时应该接受糖皮质激素类药物治疗,但对少数患者来说,糖皮质激素类药物治疗可能是不合理的选择(弱推荐,很低质量证据)。

2.IPF 合并肺动脉高压

多数 IPF 患者不应该接受针对肺动脉高压的治疗,但对少数患者来说可能是合理的选择

（弱推荐，很低质量证据）。

3.反流性食管炎

多数 IPF 患者应该接受针对无症状胃食管反流的治疗，但对少数患者来说可能是不合理的选择（弱推荐，很低质量证据）。

4.肥胖、肺气肿和阻塞性睡眠呼吸暂停

迄今为止尚无 IPF 患者伴发肥胖、肺气肿和阻塞性睡眠呼吸暂停治疗方面的研究资料，因此无法给予推荐意见。

**（六）特发性肺纤维化姑息治疗**

姑息治疗旨在减轻患者症状和减少痛苦，而不是治疗疾病。姑息治疗的目标是减轻患者生理与精神上的痛苦，为患者及其家属提供心理与精神上的支持。这些治疗措施均需个体化，是疾病辅助治疗的一部分。

IPF 患者咳嗽和呼吸困难等症状的恶化很常见且疗效差。有限的研究结果提示，糖皮质激素类药物和沙利度胺可能缓解 IPF 患者的慢性咳嗽；慢性阿片类药物可用于治疗严重呼吸困难和咳嗽，但需要严密监测药物不良反应。

**（明　晓）**

# 第三节　外源性过敏性肺泡炎

外源性过敏性肺泡炎（extrinsic allergic alveolitis，EAA）也称为过敏性肺炎（hypersensitivity pneumonitis，HP），是指易感个体反复吸入有机粉尘抗原后诱发的肺部炎症反应性疾病，以肺脏间质单核细胞性炎症渗出、细胞性细支气管炎和散在分布的非干酪样坏死性肉芽肿为特征性病理学改变。各种病因所致 EAA 的临床表现相同，可以是急性、亚急性或慢性。临床症状的发展依赖于抗原的暴露形式、强度、时间、个体敏感性及细胞和体液免疫反应程度。急性期以暴露抗原后 6～24 小时出现短暂发热、寒战、肌肉关节疼痛、咳嗽、呼吸困难和低氧血症，脱离抗原暴露后 24～72 小时症状消失为临床特征。持续抗原暴露将导致肺纤维化。

## 一、流行病学

随着对广泛存在的环境抗原认识，更加敏感的诊断手段的出现，越来越多的 EAA 被认识和诊断，因此近年来流行病学研究提示 EAA 是仅次于特发性肺纤维化（IPF）和结节病的一种常见的间质性肺疾病。由于抗原暴露强度、频率和时间不一样，可能也存在疾病诊断标准不一致和认识不够的宿主因素，EAA 在不同人群的患病率差异很大。农民肺在苏格兰农业地区的患病率是 2.3%～8.6%；美国男性患病率是 9%～12%。芬兰发病率是 44/10 万，瑞典是 23/10 万。在农作业工人中 EAA 症状的发生率远高于疾病的患病率。蘑菇工人中 20%严重暴露者有症状；嗜鸟者人群中估计的患病率是 0.5%～21%。一项爱鸽俱乐部人员的调查显示，鸽子饲养者（pigeon breeder's disease，PBD）的患病率是 8%～30%。有关化学抗原暴露的人群中 EAA 的流行病学资料很少。不同的 EAA，其危险人群和危险季节都不一样。农民肺发病高峰在晚冬和早春，患者多是男性，与他们在寒冷潮湿气候使用储存干草饲养牲口有关。PBD 没有明显的季节性，在欧洲和美国多发生于男性，而在墨西哥则多发生于女性。欧洲和美国的嗜鸟者肺主要发生于家里养鸟的人群，无明显的性别差异。日本夏季型 EAA 高峰在日本温暖潮湿地区的 6 月到 9 月间，多发生于无职业的家庭妇女。

80%～95%的 EAA 患者都是非吸烟者。这可能是因为吸烟影响了血清抗体的形成，抑制肺脏的免疫反应，但是相关机制不是很清楚。虽然现吸烟者患 EAA 的可能性小，但也不绝对。

人群对 EAA 的易感性也不一样。除了与暴露的不一样有关外，也与宿主的易感性（遗传或获得）有关。虽然早期的研究没有证实 EAA 患者和无 EAA 的暴露人群中 HLA 表型的明显差异，但是有研究证实 PBD 患者和无症状的暴露人群及普通人群的 HLA-DR 和 HLA-DQ 表型存在差异。肿瘤坏死因子-α 启动子在 PBD 患者较对照组增多，但是血清肿瘤坏死因子-α 水平无明显差异。

## 二、病因

许多职业或环境暴露可以引起 EAA，主要是这些环境中含有可吸入的抗原，包括微生物（细菌、真菌和它们的组成部分）、动物蛋白和低分子量化合物。最近研究提示有些引起 EAA 的暴露抗原是混合物，疾病并不总是由单一抗原所致。根据不同的职业接触和病因，EAA 又有很多具体的疾病命名。农民肺（farmer's lung disease，FLD）是 EAA 的典型形式，是农民在农作中吸入霉干草中的嗜热放线菌或热吸水链霉菌孢子所致。表 8-4 列出了不同名称的 EAA 及相关的环境抗原和可能的病因。在认识到 EAA 与职业环境或粉尘暴露的关系后，一些减少职业暴露的措施已经明显降低了许多职业环境中 EAA 的发生。虽然，现在由于传统职业所致的 EAA 已经不是像 20 多年前常见，但是，新的环境暴露抗原和疾病还在不断被认识，尤其家庭环境暴露引起的 HP 是目前值得重视的问题，如暴露于宠物鸟（鸽子、长尾鹦鹉）、污染的湿化器、室内霉尘都可以引起 EAA，而且居住环境的暴露很难识别。北京朝阳医院确诊的 31 例 EAA 中，27 例（87.09%）是宠物饲养或嗜好者（鸽子 20 例，鹦鹉 2 例，猫 2 例，狗 2 例，鸡 1 例），蘑菇种植者 1 例，制曲工 1 例，化学有机物 2 例（其中 1 例为染发剂，1 例为甲苯二氰酸酯）。另有 6 例（19.4%）为吸烟者。

**表 8-4　过敏性肺炎的常见类型和病因**

| 疾病 | 抗原来源 | 可能的抗原 |
|---|---|---|
| 微生物 | | |
| 农民肺 | 霉干草，谷物，饲料 | 嗜热放线菌<br>热吸水链霉菌 |
| 蔗尘肺 | 发霉的蔗渣 | 嗜热放线菌 |
| 蘑菇肺 | 发霉的肥料 | 嗜热放线菌 |
| 空调/湿化器肺 | 污染的湿化器、空调、暖气系统 | 嗜热放线菌、青霉菌、克雷伯菌 |
| 夏季过敏性肺泡炎 | 室内粉尘 | 皮肤毛孢子菌 |
| 软木尘肺 | 发霉的软木塞 | 青霉菌 |
| 麦芽工人肺 | 污染的大麦 | 棒曲霉 |
| 乳酪工人肺 | 发霉的乳酪 | 青霉菌 |
| 温室肺 | 温室土壤 | 青霉菌 |

续表

| 疾病 | 抗原来源 | 可能的抗原 |
|---|---|---|
| 动物蛋白 | | |
| 鸟饲养或爱好者肺(鸽子、鹦鹉) | 鸟分泌物、排泄物、羽毛等 | 蛋白 |
| 鸡饲养者肺 | 鸡毛 | 鸡毛蛋白 |
| 皮毛工人肺 | 动物皮毛 | 动物皮毛 |
| 垂体粉吸入者肺 | 垂体后叶粉 | 后叶升压素 |
| 化学物质 | | |
| 二异氢酸 | 二异氢酸酯 | 变性蛋白 |

## 三、发病机制

EAA 主要是吸入抗原后引起的肺部巨噬细胞-淋巴细胞性炎症并有肉芽肿形成，以 $CD8^+$ 淋巴细胞增生和 $CD4^+$ $Th_1$ 淋巴细胞刺激浆细胞产生大量抗体尤其是 IgG 为特征。在暴露早期 BALF 的 $CD4^+$ $Th_1$ 细胞增加，但是之后多数患者是以 $CD8^+$ 细胞增加为主。巨噬细胞和 $CD8^+$ 毒性淋巴细胞参与的免疫机制还没有完全阐明。

EAA 的急性期主要是吸入抗原刺激引起的巨噬细胞-淋巴细胞反应性炎症，涉及外周气道及其周围肺组织。亚急性期主要聚集的单核细胞成熟为泡沫样巨噬细胞，形成肉芽肿，但是在亚急性过程中，也形成包括浆细胞的淋巴滤泡，并伴携带 CD40 配体的 $CD4^+$ $Th_1$ 淋巴细胞增生，后者可以激活 B 细胞，提示部分抗体是在肺部局部形成。慢性阶段主要是肺纤维化。引起急性、亚急性和慢性的免疫机制相互重叠。

### (一)Ⅲ型免疫反应

早期认为 EAA 是由免疫复合物介导的肺部疾病，其理论依据包括以下几种：①一般于暴露后 2～9 小时开始出现 EAA 症状；②有血清特异沉淀抗体；③病变肺组织中发现抗原、免疫球蛋白和补体；④免疫复合物刺激 BAL 细胞释放细胞因子增加，激活巨噬细胞释放细胞因子。然而，进一步研究发现：①同样环境抗原暴露人群中，50％血清沉淀抗体阳性者没有发病，而且血清沉淀抗体与肺功能无关；②抗原吸入刺激后血清补体不降低；③抗原-抗体复合物介导的血管炎不明显。④EAA 也可发生于低球蛋白血症患者。

### (二)Ⅳ型(细胞)免疫反应

细胞免疫反应的特征是肉芽肿形成。EAA 的肺组织病理学改变特点之一是淋巴细胞性肉芽肿性炎症，肉芽肿是亚急性期 EAA 的主要病理学改变，而且抑制细胞免疫的制剂可以抑制实验性肉芽肿性肺炎。抗原吸入后刺激外周血淋巴细胞重新分布到肺脏，局部淋巴细胞增生，以及淋巴细胞凋亡减少使得肺脏淋巴细胞增多。因此抗原刺激几天后，局部免疫反应转向 T 细胞为主的肺泡炎，淋巴细胞占 60％～70％。在单核细胞因子，主要是 MIP-1 的激活下，幼稚巨噬细胞转化成上皮样细胞和多核巨细胞，形成肉芽肿。然而，这种单核细胞转化成多核巨细胞形成肉芽肿的生物学细节还不是很清楚。

### (三)细胞-细胞因子

目前认识到 EAA 的发生需要反复抗原暴露，宿主对暴露抗原的免疫致敏，免疫反应介导的肺部损害。然而，涉及 EAA 免疫机制的细胞之间的交互作用还不是十分清楚。抗原吸入后，可溶性抗原结合到 IgG,免疫复合物激活补体途径,通过补体 $C_5$ 激活巨噬细胞,巨噬细胞被 $C_5$ 激活或活化抗原颗粒激活后,释放趋化因子,包括白细胞介素-8(interleukin-8,IL-8)、巨噬细胞炎症蛋白-1α(macrophage inflammatory protein-1α,MIP-1α)、调节激活正常 T 细胞表达和分泌因子(regulated on activation normal T cell expressed and secreted,RANTES)和细胞因子,包括 IL-1、IL-6、IL-12、肿瘤坏死因子-α、转化生长因子(TGF-β)。首先趋化中性粒细胞,几个小时后趋化和激活循环 T 细胞和单核细胞移入肺脏。

IL-8 对淋巴细胞和中性粒细胞都有趋化性。MIP-1α 不仅对单核/巨噬细胞和淋巴细胞有趋化性,也促进 $CD4^+$ $Th_0$ 细胞转化成 $Th_1$ 细胞。IL-12 也促进 $Th_0$ 转化成 $Th_1$ 细胞。$CD4^+$ $Th_1$ 淋巴细胞产生干扰素 γ,促进肉芽肿形成。EAA 鼠模型证实 IFN-γ 是激活巨噬细胞发展形成肉芽肿的关键。IL-1 和干扰素 α 引起发热和其他急性反应,干扰素 α 促进其他因子如 IL-1、IL-8 及 MIP-1 的产生,促进细胞在肺内的聚集与激活及肉芽肿形成。EAA 患者 BALF 中可溶性肿瘤坏死因子 R1、肿瘤坏死因子 R2 和干扰素 α 水平增高,同时肺泡巨噬细胞的肿瘤坏死因子 R1 表达也增强,提示干扰素 α 及其受体在 EAA 的作用。IL-6 促进 B 细胞向浆细胞转化和 $CD8^+$ 细胞成熟为毒性淋巴细胞。激活的肺泡巨噬细胞分泌 TGF-β,可以促进纤维化形成和血管生成。

巨噬细胞除了通过释放细胞因子产生作用外,还通过增强表达附着分子促进炎症反应。激活的巨噬细胞增强表达 CD80 和 CD86,激活的 T 细胞增强表达 CD28。CD80/86(也称为 B-7)及其配体 CD28 是抗原呈递和 $CD4^+$ Th 细胞激活 B 细胞必需的共同刺激分子,阻止这种结合可以抑制鼠 HP 模型的炎症反应。内皮附着分子是炎症细胞进入肺组织的关键。激活的巨噬细胞不仅表达 CD18/11(ICAM-1 的配体),也增强表达 ICAM-1。抑制 ICAM-1 可以阻止淋巴细胞聚集。

EAA 患者 BALF 的自然杀伤细胞也增加,抗原暴露后肥大细胞增加,脱离抗原后 1～3 个月回到正常。大多数 EAA 的 BALF 肥大细胞具有结缔组织特征,与纤维化有关,而不是黏液型,如哮喘患者。虽然 EAA 没有组胺相关的症状,但是肥大细胞可能也产生细胞因子,参与单核细胞和淋巴细胞聚集和成熟,促进纤维化。EAA 早期 BALF 包括玻璃体结合蛋白、纤维连接蛋白、前胶原Ⅲ多肽,前胶原Ⅲ多肽与肥大细胞相关,EAA 鼠模型和患者资料都显示 BALF 的肥大细胞增加,而肥大细胞缺陷的鼠不发展成肺部炎症。

**(四)其他**

BAL 显示致敏宿主暴露抗原后 48 小时内中性粒细胞在肺脏聚集,这可能是气道内免疫复合物刺激,补体旁路途径的激活和吸入抗原的内毒素效应或蛋白酶效应。这些因素造成的肺损伤促进肺脏的抗原暴露,促进免疫致敏和进一步的肺损害。学者曾经通过热吸水链霉菌胞外蛋白酶诱发 EAA,48 小时内主要是肺脏中性粒细胞聚集,3 周后形成肉芽肿和慢性淋巴细胞性炎症。

吸烟和病毒感染也影响 EAA 肺炎的发展。现行吸烟者可以免得 EAA。而病毒感染可以增加患 EAA 的可能。呼吸道合胞病毒和仙台病毒增加小鼠的 EAA。这可能涉及抗原提呈细胞或 T 细胞共同刺激分子的变化和肺泡巨噬细胞抑制炎症的能力减低。有些患者虽然已经暴露多年,但只是在最近的急性呼吸道感染后出现。鼠 EAA 模型显示呼吸道合胞病毒感染增加肉芽肿形成和 IL-8 和 IFN-γ 的产生。然而,促进更加复杂的人类免疫反应机制发展的因素还不清楚。

只有不到10%的常规暴露人群发病,大多数暴露人群仅有正常的抗体反应。抗体单独存在不足以产生疾病,而是涉及 $CD8^+$ 细胞毒性淋巴细胞的迟发性变态反应共同参与。$CD8^+$ 激活需要T细胞受体结合到抗原提呈细胞的Ⅰ类MHC分子上,但是试图联系EAA与Ⅰ类MHC分子的研究结果是不一致的。

总之,临床研究和动物试验结果提示EAA是易感个体受到环境抗原刺激后通过Ⅲ型和Ⅳ型免疫反应引起的肺脏慢性炎症伴肉芽肿形成,然而,确切的免疫机制还不很清楚。此外,个体易感性差异、炎症吸收和纤维化的机制也不清楚。

## 四、病理学改变

EAA的特征性病理学改变包括以淋巴细胞渗出为主的慢性间质性肺炎,细胞性细支气管炎(气道中心性炎症)和散在分布的非干酪样坏死性小肉芽肿,但是依发病形式和所处的疾病阶段不同,组织病理学改变也有各自的特点。

急性期的组织病理特点,主要是肺泡间隔和肺泡腔内有淋巴细胞、肥大细胞、中性粒细胞、单核-巨噬细胞浸润。早期病变主要位于呼吸性细支气管周围,其后呈肺部弥散性改变。浸润的细胞大多数是淋巴细胞,聚集在肺泡腔内,多数淋巴细胞是 $CD8^+$ 的T细胞。常见中央无坏死的肉芽肿和多核巨细胞,可见局灶性闭塞性细支气管炎伴机化性肺炎样改变。

亚急性期主要组织学特点是非干酪样坏死性肉芽肿,主要由上皮样组织细胞、多核巨细胞和淋巴细胞组成的一种松散的边界不清楚的小肉芽肿病变,通常单个存在于细支气管或邻近肺泡腔。肉芽肿一般于抗原暴露后3周左右形成,避免抗原接触后3～4个月可消失。其次,组织学可见肺泡间隔和肺泡腔内有由淋巴细胞、浆细胞、肥大细胞等组成的炎性细胞渗出呈现时相一致的以细支气管为中心的非特异性间质性肺炎(NSIP)改变,虽然急性暴露后早期可以见到中性粒细胞,但是中性粒细胞和嗜酸性粒细胞通常不明显。急性期一般无纤维化改变。间质纤维化和蜂窝肺主要见于疾病晚期或慢性EAA。Reyes等对60例农民肺进行病理研究发现间质性肺炎占100%,肉芽肿占70%,机化性肺炎占65%,间质纤维化占65%,泡沫样细胞占65%,外源性异物占60%,孤立巨细胞占53%,细支气管炎占50%。闭塞性细支气管炎伴机化性肺炎占10%～25%。

慢性EAA或停止抗原暴露后数年,细支气管炎和肉芽肿病变可能消失,仅遗留间质性炎症和纤维化或伴蜂窝肺样改变,这种间质纤维化可能是气道中心性或与普通型间质性肺炎(UIP)难以鉴别。因此,EAA可能代表一部分病理证实的NSIP、BOOP、UIP。

引起EAA的环境也含有G一杆菌内毒素尘埃,急性暴露后出现发热和咳嗽;慢性暴露引起支气管炎和肺气肿。这种混合暴露的结果是工人可以患EAA,一种淋巴细胞性疾病,也可以患慢性阻塞性肺疾病,一种中性粒细胞性疾病,或二者都有。

## 五、临床表现

急性形式是最常见和具有特征的表现形式。一般在明确的职业或环境抗原接触后2～9小时开始出现"流感"样症状,如畏寒、发热、全身不适伴胸闷、呼吸困难和咳嗽,症状于6～24小时最典型。两肺底部可闻及细湿啰音或细小爆裂音,偶闻及哮鸣音。反应强度或临床表现与吸入抗原的量与暴露时间有关。如果脱离抗原接触,病情可于24～72小时恢复。如果持续暴露,接触和症状发作的关系可能不明显,反复急性发作导致几周或几个月内逐渐出现持续进行性发展的呼吸困难，伴咳嗽，表现为亚急性形式。

慢性形式是长期暴露于低强度抗原所致，也可以是反复抗原暴露导致急性或亚急性反复发作后的结果。主要表现为隐匿性发展的呼吸困难伴咳嗽和咳痰及体重减轻。肺底部可以闻及吸气末细小爆裂音，少数有杵状指。晚期有发绀、肺动脉高压及右心功能不全征象。

20%～40%的慢性 EAA 表现为慢性支气管炎的症状，如慢性咳嗽伴咳痰，有些甚至在普通胸部 X 线片上不能发现肺实质的病变。病理学研究证实了农民肺存在支气管炎症。嗜鸽者也经常表现支气管炎的症状和黏液纤毛清除系统功能降低。因为多数 EAA 患者是非吸烟患者，没有其他原因解释其慢性支气管炎的原因，因此，这可能是 EAA 本身的结果，与慢性 EAA 的气道高反应性相关。

## 六、胸部影像学

### (一)胸部 X 线

急性形式主要表现为以双侧中下肺野分布为主的弥散性分布的边界不清的小结节影，斑片磨玻璃影或伴实变(图 8-15，图 8-16)，病变倾向于下叶肺。在停止抗原暴露后 4～6 周急性期异常结节或磨玻璃影可以消失。因此急性发作缓解后的胸片可以无异常。影像学的变化与症状的关系不明显。

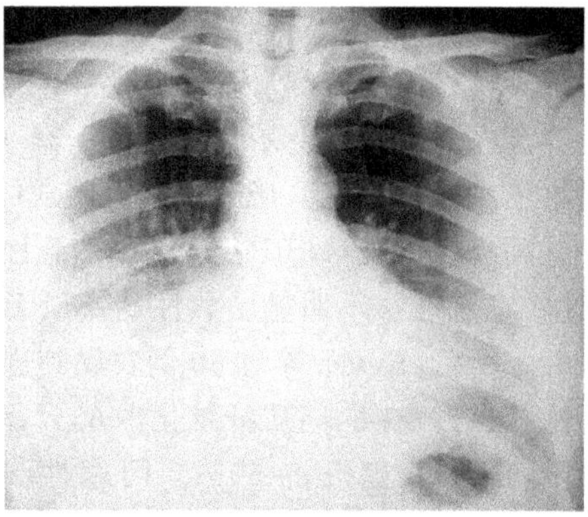

**图 8-15　急性期 EAA**

胸部 X 线显示双肺弥散性分布斑片磨玻璃影，下叶肺及外周分布为主

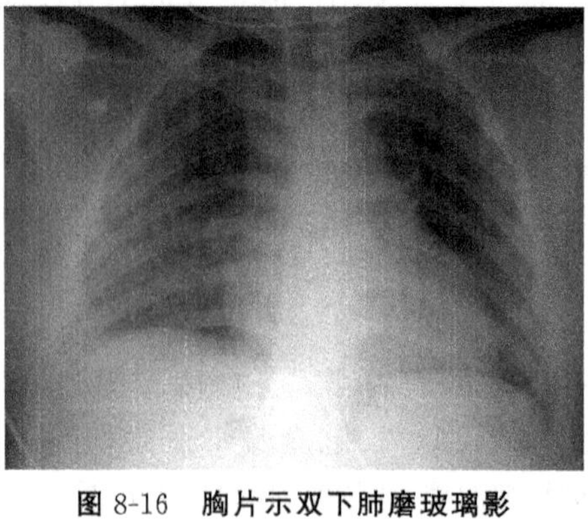

**图 8-16　胸片示双下肺磨玻璃影**

亚急性主要是细线条和小结节形成的网结节影(图 8-17)。慢性形式主要表现为以上中肺野分布为主的结节、粗线条或网状影(图 8-18),疾病晚期还有肺容积减小、纵隔移位及肺大疱形成或蜂窝肺。一些患者表现急性、亚急性和慢性改变的重合。罕见的异常包括胸腔积液、胸膜肥大、肺部钙化、空洞、肺不张、局限性阴影(如钱币样病变或肿块)及胸内淋巴结增大。

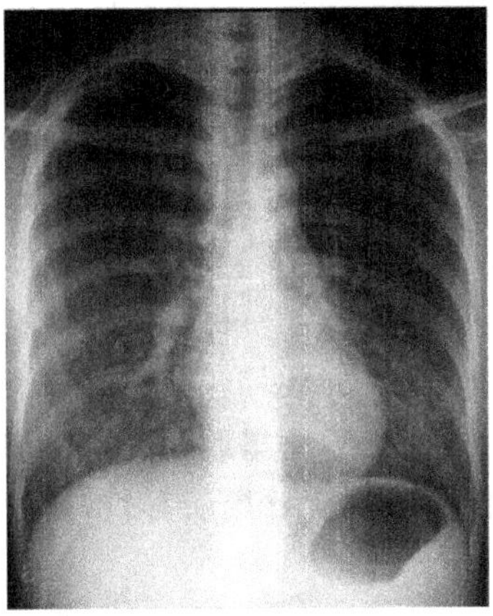

**图** 8-17 **亚急性期** EAA

胸部 X 线显示双肺弥散性分布的边界不清的小结节影,以中下叶肺明显

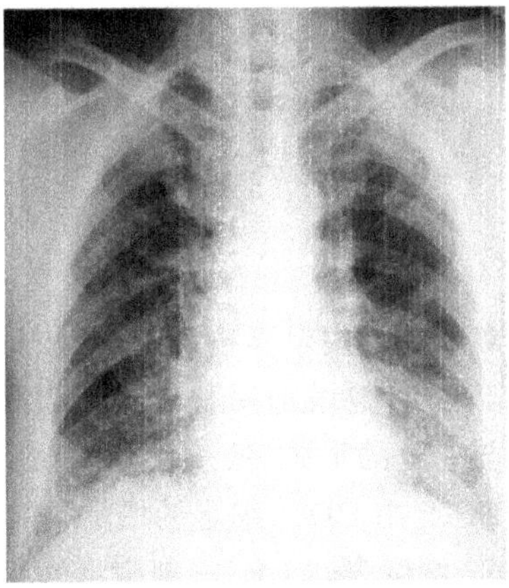

**图** 8-18 **慢性期** EAA

胸部 X 线显示双肺弥散性分布的网结节影,下肺磨玻璃影

**(二)胸部** CT/HRCT

急性形式的胸部 HRCT 表现为大片状或斑片性磨玻璃和气腔实变阴影,内有弥散性分布的边界难以区分的小结节影,直径<5 mm,沿小叶中心和细支气管周围分布;斑片性磨玻璃样变和肺泡过度充气交错形成马赛克征象。

亚急性形式主要显示弥散性分布的边界不清的小结节影沿小叶中心和细支气管周围分布,这些结节代表细支气管腔内肉芽组织或细胞性细支气管周围炎症。细支气管炎引起支气管阻塞从而使气体陷闭,形成小叶分布的斑片样过度充气区。

慢性形式主要表现小叶间隔和小叶内间质不规则增厚,蜂窝肺伴牵拉性支气管或细支气管扩张和肺大疱;间或混有斑片性磨玻璃样变。蜂窝肺见于 50%的慢性 EAA。肺气肿主要见于下肺野,见于亚急性和慢性非吸烟者,可能与细支气管炎或阻塞有关。这种改变类似于 IPF,不同的是前者的纤维化一般不影响肋膈角。轻度反应性纵隔淋巴结增大也比较常见。

## 七、辅助检查

### (一)血液化验

急性EAA的外周血白细胞(中性粒细胞)一过性和轻度增高,红细胞沉降率、C反应蛋白也经常升高。外周血嗜酸性粒细胞和血清IgE正常。一些EAA患者血清可以检测到针对特异性抗原的沉淀抗体(IgG、IgM和IgA)。由于抗原准备尚没有标准化,因此很难确认阴性的意义,除非抗原EAA患者进行过抗原检验或非EAA患者进行过血清检验,因此,商品EAA抗体组合试验阴性不能除外EAA的诊断。但是,血清特异性沉淀抗体阳性也见于无症状的抗原接触者,如30%~60%的无症状饲鸽者存在对鸽子抗原的抗体;2%~27%的农民的血清存在抗M.Faeni抗体。此外,停止暴露后血清沉淀抗体会消失,在停止抗原暴露后6年,50%的农民肺患者血清抗体转阴;50%的PBD或嗜鸟者肺在停止抗原暴露后2~3年,其血清沉淀抗体转阴。因此,这种特异抗体的存在只说明有变应原接触史,并无诊断特异性,反过来抗体阴性也不能排除诊断。

### (二)肺功能试验

疾病早期可能仅表现弥散功能障碍、肺泡-动脉氧分压差(A-a$DO_2$)增加和运动时低氧血症,随着疾病进展出现限制性通气功能障碍,肺容积降低,气流速度正常或增加,肺弹性回缩增加。也可以有轻度气道阻塞和气道阻力增加,这可能与细支气管炎或肺气肿有关。20%~40%的EAA患者存在非特异气道高反应性。5%~10%的EAA患者临床有哮喘发作。停止抗原暴露后,气道高反应性和哮喘减轻。北京朝阳医院的资料分析显示31例EAA患者中,92.9%有$DL_{CO}$降低,85.2%小气道病变,72.4%限制性通气功能障碍,50%有低氧血症,36.7%出现呼吸衰竭。

### (三)支气管肺泡灌洗

当支气管肺泡灌洗(BAL)距离最后一次暴露超过5天,40%~80%的患者BALF中T细胞数呈现2~4倍的增加,尤其是$CD8^+$细胞增加明显,导致$CD4^+/CD8^+<1$或正常,但是有时$CD4^+/CD8^+>1$或正常。这可能与暴露的形式、疾病的形式(急性或慢性)、BAL距离最后一次暴露的时间有关,有些研究提示BALF中$CD8^+$细胞的增加与肺纤维化相关。$CD4^+$细胞为主见于EAA的纤维化阶段。许多$CD8^+$细胞表达CD57(细胞毒性细胞的标记)和CD25(IL-2受体)及其他活性标记,当抗原暴露持续存在,这些活性标记细胞增加。BALF的淋巴细胞与持续的抗原暴露有关,不提示疾病和疾病的预后。此外,肺泡巨噬细胞也呈激活状态。当在暴露后48小时内进行BAL或吸入抗原后的急性期BALF的中性粒细胞的比例可以呈中度增加,表现一过性的中性粒细胞性肺泡炎。肥大细胞时有增加。

## 八、诊断与鉴别诊断

根据明确的抗原接触史,典型的症状发作与抗原暴露的明确关系,胸部影像学和肺功能的特征性改变,BAL检查显示明显增加的淋巴细胞(通常淋巴细胞>40%和$CD4^+/CD8^+<1$),可以做出明确的诊断。TBLB取得的合格病理资料将进一步支持诊断,一般不需要做外科肺活检。

由于抗原制备没有标准化,含有非特异成分,因此用可疑抗原进行的皮肤试验不再具有诊断价值。特异性抗原吸入激发试验难以标准化,并且有一定的危险性,也不常规采用。表8-5列出了建立外源性过敏性肺泡炎诊断的主要标准和次要标准,如果满足4个主要标准和2个次要标准或除外结节病、IPF 等，EAA 诊断可以确定。有时组织学提示 EAA 的胸片正常。但是正常 HRCT 降低了急性或慢性 EAA 的可能，但是 2 次急性发作之间的 HRCT 可能正常。正常 BALF 也有利于排除 EAA。

**表 8-5　建立外源性过敏性肺泡炎的诊断标准**

| 主要诊断标准 | 次要诊断标准 |
| --- | --- |
| EAA 相应的症状（发热、咳嗽、呼吸困难） | 两肺底吸气末爆裂音 |
| 特异性抗原暴露（病史或血清沉淀抗体） | DLOO 降低 |
| EAA 相应的胸部 X 线片或 HRCT 改变（细支气管中心结节，斑片磨玻璃影间或伴实变，气体陷闭形成的马赛克征象等） | 低氧血症 |
| BALF 淋巴细胞增加，通常＞40％ | |
| 相应的组织病理学变化（淋巴细胞渗出为主的间质性肺炎，细支气管炎，肉芽肿）（如果进行了活检） | |
| 自然暴露刺激阳性反应（暴露于可疑环境后产生相应症状和实验室检查异常）或脱离抗原接触后病情改善 | |

急性 EAA 需要与感染性肺炎（病毒、支原体等）鉴别，另外也需要与职业性哮喘鉴别。慢性 EAA 需要与各种其他原因所致的间质性肺炎、结节病和肺结核进行鉴别。

**（一）急性**

（1）急性气管支气管炎，支气管炎，肺炎。

（2）急性内毒素暴露。

（3）有机粉尘毒性综合征。

（4）变应性支气管肺曲霉菌病（ABPA）。

（5）反应性气道功能异常综合征。

（6）肺栓塞。

（7）吸入性肺炎。

（8）隐源性机化性肺炎（COP）。

（9）弥散性肺损害。

**（二）亚急性**

（1）反复肺炎。

（2）ABPA。

（3）肉芽肿性肺疾病。

（4）感染：结核、真菌。

（5）铍病。

（6）硅沉着病。

（7）滑石沉着病。

（8）朗格汉斯细胞组织细胞增生症。

（9）ChurgStrauss 综合征。

（10）韦格纳肉芽肿。

（11）结节病。

**(三)慢性**

(1)特发性肺纤维化(IPF)。

(2)慢性阻塞性肺疾病合并肺纤维化。

(3)支气管扩张。

(4)鸟型分枝杆菌肺疾病。

## 九、治疗

根本的预防和治疗措施是脱离或避免抗原接触。改善作业卫生、室内通风和空气污染状况,降低职业性有机粉尘和环境抗原的吸入可以有效预防 EAA 的发生。单纯的轻微呼吸道症状在避免抗原接触后可以自发缓解,不必特殊治疗。但对于急性重症和慢性进展的患者则需要使用糖皮质激素类药物,其近期疗效是肯定的,但是其远期疗效还没能确定。急性重症伴有明显的肺部渗出和低氧血症,经验性使用泼尼松 30～60 mg/d,1～2 周或直到临床、影像学和肺功能明显改善后减量,疗程 4～6 周。亚急性经验性使用泼尼松 30～60 mg/d,2 周后逐步减量,疗程 3～6 个月。如果是慢性,维持治疗时间可能需要更长。

## 十、预后

如果在永久性影像或肺功能损害出现之前完全脱离抗原暴露,EAA 的预后很好。但是如果持续暴露,10%～30%会进展成弥散性肺纤维化、肺源性心脏病,甚至死亡。农民肺的病死率是 0～20%,与发作的次数相关。虽然急性大量暴露导致死亡的报告也有几例,但是死亡多发生于症状反复发作 5 年以上者。预后与 EAA 的形式或抗原的种类不同、暴露的性质不同有关。长期低水平暴露似乎与不良预后有关,而短期间歇暴露的预后较好。如在美国和欧洲的 PBD 有好的预后,而墨西哥的 PBD 预后较差,5 年病死率达 30%。不幸的是许多慢性 EAA 表现肺纤维化和肺功能异常,停止暴露后也只能部分缓解,因此早期诊断 EAA,脱离或避免抗原的接触是改善预后的关键。

(张国军)

# 第四节　药源性肺部疾病

## 一、概述

药源性肺部疾病(drug-induced lung diseases,DILD)是药物不良反应的一种,指在正常使用药物进行诊断、治疗、预防疾病时,由所用药物直接或间接引起的肺部疾病。DILD 发病方式差异大,可表现为用药数天、数周后即有明显临床表现的急性或亚急性发病,也可以慢性隐匿发病,发现时已是不可逆转阶段,逐步进展至呼吸衰竭。有些药物所致病理生理变化为暂时的、可逆的,停药后即可消失,有的则可以造成肺组织的永久性损害,严重者甚至危及生命。

## 二、病因

药物性肺损害呈多样性，可导致药物性肺炎、肺纤维化、哮喘、肺水肿、肺栓塞、肺出血、肺癌、肺动脉高压、肺血管炎等疾病。DILD 所涉及的药物很多，包括细胞毒性药物、抗菌药、心血管药物、中枢神经系统药物、神经节阻滞剂、非甾体抗炎药、口服降糖药及其他类药物等。本节主要介绍药物引起的肺间质病变。

### （一）肺间质纤维化

能引起肺间质纤维化的药物众多，其中最常见的为细胞毒性药物，非细胞毒类药物主要有胺碘酮、呋喃妥因等。自从首例白消安引起肺纤维化报道以后，有关细胞毒药物引起肺毒性反应的报道逐渐增多。这些药物导致的肺弥散性纤维化发生的危险因素与用药频度、用药总量、合并用药、合并放疗、高浓度氧疗、原有肺部疾病、肺功能状况、肝肾功能不全及老年均有一定关系。

### （二）闭塞性细支气管炎伴机化性肺炎（BOOP）

可引起 BOOP 的常见药物有甲氨蝶呤、环磷酰胺、呋喃妥因、胺碘酮、卡马西平、苯妥英钠、柳氮磺吡啶、米诺环素等。

### （三）脱屑性间质性肺炎和淋巴细胞性间质性肺炎

到目前为止文献报道能导致脱屑性间质性肺炎的药物有白消安、干扰素 α、柳氮磺吡啶、呋喃妥因等。能导致淋巴细胞性间质性肺炎的药物有卡托普利、苯妥英钠等。

### （四）过敏性肺炎

如卡马西平、多西他赛、甲氨蝶呤、呋喃妥因、丙卡巴肼等可引起过敏性肺炎。

### （五）肺浸润伴嗜酸性粒细胞增多

许多药物可引起肺浸润伴肺嗜酸性粒细胞增多，β 内酰胺类、磺胺类、青霉素类、氟喹诺酮类、四环素类、大环内酯类抗生素、呋喃妥因、甲氨蝶呤、对氨基水杨酸、丙卡巴肼、异烟肼、氯磺丙脲、阿司匹林、呋喃唑酮、色甘酸钠、液状石蜡等。

### （六）弥散性肺钙化

到目前为止已有长期大剂量使用钙盐或维生素 D 导致肺部弥散性钙化的报道。

## 三、发病机制

有关药物性肺病的发病机制目前尚不十分清楚。其可能机制如下。

### （一）氧自由基损伤

氧自由基损伤被认为是一种重要的损伤途径之一。尤其在药物所致的急性肺损伤中，氧自由基损伤可能起着重要作用。以抗感染药物呋喃妥因为例，体外试验证明，呋喃妥因可以使肺内细胞产生过量的过氧化氢（$H_2O_2$）、氢氧离子（$OH^-$）、超氧阴离子（$O_2^-$）、和单原子氧（$1O_2$），这些氧自由基可对重要细胞的功能产生损害，导致肺泡弥散性损伤，肺泡上皮通透性增高，肺泡内有纤维素样渗出物、透明膜形成、出血、水肿，继之间质成纤维细胞增生，形成肺间质纤维化。

### （二）细胞毒药物对肺泡毛细血管内皮细胞的直接毒性作用

化疗药物对肺的损伤主要是通过对肺的直接损伤，抗肿瘤药物博来霉素导致的肺间质纤维化是典型代表，发病机制可能与博来霉素直接导致肺脏内细胞 DNA 断裂有关。

### (三)磷脂类物质在细胞内沉积

胺碘酮对肺的损伤主要是导致肺泡巨噬细胞和肺泡Ⅱ型上皮细胞内磷脂沉积。目前已有二十多种药物被确认可导致机体细胞,尤其是肺脏内细胞的磷脂沉积。据报道这些药物导致的磷脂沉积是由细胞内磷脂分解代谢障碍所致,但此作用是可逆的,停药后磷脂代谢可恢复正常。

### (四)免疫系统介导的损伤

药物通过免疫介导导致的机体损害,如药物性系统性红斑狼疮(SLE)是药物性肺病另一种发病机制。目前已知至少有 20 种药物可引起 SLE,归纳起来可分为 2 组:第一组可导致抗核抗体产生,但仅少数患者出现 SLE 症状;另一组虽然很少产生抗核抗体,但几乎都发生 SLE。由于这些药物本身无免疫源作用,因此有学者认为这些药物进入体内后可能起到佐剂或免疫刺激物的作用,使机体产生自身抗体。肺血管改变典型的病理学改变为血管中心性炎症和坏死,可能由Ⅲ型或Ⅳ型变态反应所致。

除此之外,肺脏不仅具有呼吸功能,还具有代谢功能,现已知肺脏参与了一些重要的血管活性物质,如前列腺素、血管紧张素、5-羟色胺和缓激肽等的代谢。但有关肺脏是否参与药物的代谢目前尚不清楚。

## 四、临床特征、分型与诊断

### (一)临床特征与分型

1.肺间质纤维化

其临床表现与特发性肺间质纤维化非常相似。患者的主要症状是咳嗽和进行性呼吸困难。体格检查通常可闻及吸气末啰音,杵状指有时可以见到。胸部 X 线检查可发现双下肺网状及结节状密度增高阴影,病变严重时可累及双侧全肺,少数患者胸部平片可以正常。肺功能检查可呈不同程度的限制性通气功能障碍和弥散功能降低。肺组织病理学检查可见非典型Ⅱ型肺泡上皮细胞增生、肺泡炎或肺间质炎症及不同程度的肺间质纤维化。

2.闭塞性细支气管炎伴机化性肺炎(BOOP)

BOOP 与感染、结缔组织病和骨髓、器官移植等引起的 BOOP 相似,临床上有咳嗽、呼吸困难、低热及红细胞沉降率增快等。体格检查通常可闻及吸气末啰音。闭塞性细支气管炎伴机化性肺炎(BOOP)胸部 X 线检查可发现双肺多发性斑片状浸润影。肺功能检查即可呈限制性通气功能障碍也可呈阻塞性通气功能障碍,皮质激素类药物治疗反应良好。

3.脱屑性间质性肺炎(DIP)和淋巴细胞性间质性肺炎(LIP)

其临床表现与特发性肺间质纤维化相似,诊断主要依靠病理学检查。

4.过敏性肺炎

临床表现为咳嗽、发热、呼吸困难,同时还伴有全身乏力、肌肉酸痛和关节疼痛等。约 40% 的患者可有不同程度的外周血嗜酸性粒细胞增多。过敏性肺炎胸部 X 线片可见腺泡结节样浸润,且病变多位于双肺外周。肺功能检测呈不同程度的限制性通气功能障碍和低氧血症。肺活检可见肺泡腔内有多形核白细胞或嗜酸性粒细胞及单核细胞浸润,肺间质纤维化则较为少见。

5.肺浸润伴嗜酸性粒细胞增

多临床特点为亚急性或逐渐起病,有气短、咳嗽、伴或不伴有发热及皮疹,周围血中嗜酸性粒细胞增多,肺泡中嗜酸性粒细胞及巨噬细胞浸润,其临床表现类似 Loeffler 综合征。肺浸润伴嗜酸性粒细胞增多,胸部 X 线片表现为斑片状肺浸润,常呈游走性。

#### (二)诊断

药源性肺病的诊断比较困难,原因是其肺部改变为非特异性,又缺少特异性检查手段,有些辅助检查,如免疫学检查、组织学检查和肺功能检查虽可有一定帮助,但无特异性,另外由于受到患者和医院条件的限制,并非所有患者都能进行上述检查。诊断最重要的是要有对药源性肺病的警惕性、可靠详细的用药史及临床医师对各种药物的不良反应有所了解等。故在用药过程中,一旦发现不良反应,应结合临床经过,做全面深入的分析,排除肺部其他疾病,做出正确的诊断。可疑患者及时停药后症状消失有助于诊断,但晚期患者的组织学变化常呈不可逆性,故停药后症状持续并不能排除药源性肺病的可能。

### 五、治疗原则与策略

对症治疗,如哮喘、呼吸衰竭、急性肺水肿、咯血、肺动脉高压等,应及时采取相应的治疗措施,避免症状进一步加重。可靠的也是最重要的治疗手段是停药,早期的药源性肺病大多数可以在停药后症状减轻,经一定时间后可以痊愈。皮质激素类药物治疗的疗效差异很大,有些药物性肺病患者对肾上腺皮质激素类药物治疗有效,闭塞性细支气管炎伴机化性肺炎(BOOP)皮质激素类药物治疗反应良好。红斑狼疮样改变停药后上述症状可以逐渐消退,激素治疗有效。常见的致肺间质纤维化药物白消安引起的肺毒性反应,预后较差,总的病死率在50%~80%。甲氨蝶呤导致的肺损伤治疗主要是使用皮质激素类药物,由甲氨蝶呤所致肺损伤的死亡率约10%。环磷酰胺引起的肺毒性预后较差,死亡率约在50%。阿糖胞苷导致的肺水肿往往可在治疗后7~21天逐渐好转,阿糖胞苷导致的肺损害死亡率6%~13%。

(张国军)

## 第五节 肺淋巴管平滑肌瘤病

### 一、定义

肺淋巴管平滑肌瘤病是一种主要发生于育龄期女性的罕见的肺部疾病。肺淋巴管平滑肌瘤病以慢性进展的双肺弥散性囊性病变为特征,其病理基础是异常增生的平滑肌样细胞和肺部囊性病变。肺淋巴管平滑肌瘤病的主要患病群体是年轻女性,平均诊断年龄为30~40岁,早期症状轻微,逐渐出现活动后呼吸困难,病程中可以反复发生气胸和乳糜胸,常合并肾脏血管肌脂瘤等肺外表现,随着疾病的进展和肺功能的恶化,后期发展到呼吸衰竭,有适应证的患者需要接受肺移植治疗。

### 二、病因

肺淋巴管平滑肌瘤病以不典型平滑肌样细胞的过度增生为特征,病因不明。由于肺淋巴管平滑肌瘤病发生于育龄期女性,推测其与雌激素有一定的关系。近年来发现肺淋巴管平滑肌瘤病的病变组织中 *TSC2* 基因突变,导致其下游蛋白哺乳类西罗莫司(雷帕霉素)靶蛋白(mTOR)异常活化,导致平滑肌样细胞的过度增生。除了散发的肺淋巴管平滑肌瘤病,肺淋巴管平滑肌瘤病也见于结节性硬化症(TSC)的女性患者。TSC 为遗传性疾病,*TSC*1 或 *TSC*2 基因突变,在其成年女性中,1/3 可以检测到肺部肺淋巴管平滑肌瘤病病变。

## 三、高危人群筛查

(1)女性气胸患者。对于女性患者在第一次发生自发性气胸时,需要检查肺部高分辨 CT(HRCT)。

(2)TSC 成年女性患者,不管是否有症状,肺部 HRCT 应该作为基本筛查项目。

(3)弥散性肺部囊性病变。

(4)原因不明的呼吸困难,有不少患者长期被诊断为哮喘或慢性阻塞性肺疾病。

(5)肺外病变,如肾脏血管肌脂瘤、血管周上皮细胞样细胞瘤(PEComa)等,需要筛查肺部是否有受累。

## 四、诊断

(1)病史肺淋巴管平滑肌瘤病几乎均发生于育龄期女性,偶尔也发生于绝经后妇女,男性患者极其罕见。平均诊断年龄为 30～40 岁。肺淋巴管平滑肌瘤病起病隐匿,呼吸道症状无特征性,由于肺功能受损,在临床出现症状前可能已有活动耐力下降的表现,随着疾病的进展,呼吸困难症状出现并进行性加重。

(2)肺淋巴管平滑肌瘤病常见的肺部并发症为自发性气胸和乳糜胸,气胸和乳糜胸常为肺淋巴管平滑肌瘤病的首发症状,并可反复发生。其他症状有咳嗽、咯血、咳乳糜样痰液和胸痛等。

(3)肺淋巴管平滑肌瘤病的肺外表现无特异性,也可伴有腹胀和腹痛等。腹部和盆腔 CT 检查可发现淋巴结肿大、腹膜后淋巴管肌瘤,部分患者可出现乳糜腹水。半数以上患者有血管肌脂瘤,主要发生于肾脏,有时出现于肝和胰腺等部位。

(4)影像学检查:如无气胸和乳糜胸,胸部 X 线片表现为透亮度增高,也可有网状结节影和毛玻璃样改变。胸部 HRCT 的典型表现为双肺弥散性薄壁囊性改变。直径在数毫米至数厘米。其他改变有气胸、乳糜胸、淋巴结肿大及心包积液等。

(5)肺功能检查:初期肺功能检查正常,逐渐出现阻塞性或混合性通气障碍,残气量增加,弥散功能下降。动脉血气分析提示低氧血症。

(6)血清血管内皮细胞增长因子-D(VEGF-D)检查:具有较高的诊断敏感性和特异性。

(7)病理学检查是肺淋巴管平滑肌瘤病诊断的金标准。获取病理标本的途径有经支气管镜肺活检及手术肺活检(小开胸或胸腔镜下肺活检)。

## 五、诊断标准和鉴别诊断

(1)临床确诊标准:①具有特征性的肺 HRCT 表现,同时具有以下任何一项。符合临床诊断或病理诊断标准的肾血管肌脂瘤;结节性硬化症;乳糜胸;乳糜腹水;符合病理诊断标准的腹部淋巴管平滑肌瘤或淋巴结受累;或血清 VEGF-D＞800 pg/mL。②具有特征性或符合性的肺 HRCT 表现,肺活检符合肺淋巴管平滑肌瘤病病理诊断标准,如果为经支气管肺活检,需符合 HMB45 阳性。

(2)拟诊肺淋巴管平滑肌瘤病:①具有特征性的肺 HRCT 表现和符合肺淋巴管平滑肌瘤病的临床病史;②具有符合性的肺 HRCT 表现,同时具有以下任何一项:肾血管肌脂瘤或胸腔或腹腔乳糜积液。

(3)仅具有特征性或符合性的肺 HRCT 表现，而缺乏其他证据，可列为肺淋巴管平滑肌瘤病疑诊。

肺淋巴管平滑肌瘤病主要表现为气胸、乳糜胸和双肺弥散性囊性改变。在鉴别诊断方面需要与一些疾病鉴别，如肺气肿、特发性肺间质纤维化(蜂窝肺)、结缔组织病相关肺疾病(如干燥综合征)、囊性支气管扩张、Ⅳ期结节病、肺朗格汉斯细胞组织细胞增生症等。

## 六、治疗

### (一)一般建议

均衡营养，保持正常体重，避免吸烟；注射流感疫苗和肺炎球菌疫苗减少肺部感染的发生；肺淋巴管平滑肌瘤病患者通常可以安全进行飞机旅行，除非病情较重或近期内有气胸；避免妊娠。

### (二)呼吸困难的治疗

支气管扩张药；氧疗；对于呼吸困难严重的患者应详细评估导致呼吸困难的原因，纠正可以治疗的问题，如支气管痉挛、合并的肺部感染、肺动脉高压，以及气胸和乳糜胸的并发症。

### (三)并发症的处理

肺淋巴管平滑肌瘤病患者在首次诊断时应被告知气胸和乳糜胸的发生风险、临床表现及发生时的自我处理措施。

(1)气胸：由于肺淋巴管平滑肌瘤病患者的气胸很容易复发，在第一次发生气胸时就应考虑胸膜粘连术。

(2)乳糜胸患者可给予无脂饮食，同时补充中链甘油三酯。乳糜胸如果有手术治疗的指征，需在术前评估患者的淋巴循环系统、明确渗漏部位和淋巴管受损状况，再采取相应的治疗，以避免盲目的胸导管结扎术。

(3)血管肌脂瘤直径如果>4 cm，自发出血的风险增加，应考虑栓塞治疗或保留肾单位手术切除。

### (四)mTOR 抑制剂

肺淋巴管平滑肌瘤病在病情快速进展而缺乏其他有效治疗手段时，可考虑试用西罗莫司治疗，治疗过程中需监测西罗莫司药物浓度(5～15 ng/mL)。治疗过程中需要密切观察不良反应和治疗效果，以确定个体化的治疗方案。

### (五)黄体酮

肺淋巴管平滑肌瘤病患者不应该常规使用口服或肌内注射黄体酮。在肺功能或症状迅速恶化的患者，可考虑试用肌内注射黄体酮。在使用过程中应该得到定期肺功能和症状评估，治疗12 个月无效者应该停药。黄体酮以外的抗雌激素治疗不推荐使用。

### (六)肺移植

随着我国肺移植工作的日趋成熟，肺移植成为重症肺淋巴管平滑肌瘤病的一个治疗选择。肺淋巴管平滑肌瘤病患者肺移植后的5 年存活率约为 65%。与单肺移植相比，双肺移植患者术后肺功能更好，同时并发症也要少一些，但选择单肺还是双肺移植不影响生存率。肺移植后偶见移植肺肺淋巴管平滑肌瘤病复发，但常无症状，因此不需要常规监测是否有肺淋巴管平滑肌瘤病复发。

(明　晓)

# 第六节 肺泡蛋白沉着症

肺泡蛋白沉着症(PAP)是一种以肺泡内有不可溶性磷脂蛋白样物质沉积为特点的弥散性肺部疾病,原因至今未明。其临床症状主要表现为气短、咳嗽和咳痰。胸部X线片呈双肺弥散性肺部浸润阴影。病理学检查以肺泡内充满有过碘酸希夫染色(PAS)染色阳性的磷脂蛋白样物质为特征。该病由Rosen首次报道。肺泡蛋白沉着症可分为原发性或特发性(iPAP,约占90%)、继发性(sPAP,<10%)和先天性(cPAP,2%)。

## 一、发病机制

肺泡蛋白沉着症的发病机制尚不完全清楚,电镜观察发现肺泡蛋白样沉积物和全肺灌洗物在结构上与由Ⅱ型肺泡上皮细胞分泌的含有层状体的肺泡表面活性物质(SF)非常相似,提示肺泡蛋白沉积物可能与肺泡表面活性物质代谢障碍有关。目前,大多数证据表明肺泡蛋白沉积物是由肺泡表面活性物质清除障碍所致,而不是产生过多。正常情况下肺泡表面活性物质的产生与清除是一个复杂的动态过程,肺泡Ⅱ型上皮细胞不仅合成和分泌肺泡表面活性物质,而且还与肺泡巨噬细胞一道参与肺泡表面活性物质的清除。当某些因素导致肺泡巨噬细胞和肺泡Ⅱ型细胞功能发生改变,肺泡表面活性物质的清除能力降低,从而引发了表面活性物质在肺泡内的沉积。

### (一)特发性PAP

特发性PAP患者体内存在粒细胞巨噬细胞集落刺激因子(GM-CSF)中和抗体,导致维持肺泡巨噬细胞功能的GM-CSF不足,肺泡巨噬细胞功能出现障碍,不能有效清除肺泡表面活性物质。

Dranoff等发现在去除GM-CSF基因的小鼠肺泡中蛋白样物质沉积,其病理表现与人类PAP相似。之后有许多学者对此进行了研究。目前已证实:GM-CSF基因去除的小鼠的肺泡巨噬细胞功能存在缺陷,表现如下:细胞直径变大、吞噬功能降低、表面活性物质代谢能力降低、细胞表面的整合素、Toll样受体-2、Toll样受体-4和黏附分子的表达降低、细胞因子(干扰素γ、$PGE_2$、肿瘤坏死因子-a、IL-6、IL-18、白三烯-C、白三烯-D、白三烯-E4)产生下降。给GM-CSF基因敲除小鼠吸入GM-CSF可以逆转肺部PAP病变,提示GM-CSF在PAP发病机制中起重要作用。

在人类,GM-CSF与iPAP之间的关系也已被许多研究所证实。Seymour及其同事首先报道了用GM-CSF成功治疗iPAP的案例,并发现iPAP患者的疗效与给予GM-CSF的剂量存在着一定相关性,提示iPAP患者体内存在着相对GM-CSF不足。通过进一步的研究,Kitamura及其同事发现,在11名iPAP患者的支气管肺泡灌洗液(BALF)和5名患者的血清中存在抗GM-CSF的IgG型中和抗体,但是在继发性PAP、健康对照者及其他肺部疾病的血清和BALF中均未发现GM-CSF抗体的存在。随后克利夫兰临床医院进行了系列研究,在40例iPAP患者的BALF和血清中均检测到抗GM-CSF中和性抗体存在,其中血清最低滴度为1∶400,最高滴度为1∶25 600。而正常健康者中最高滴度仅为1∶10,当血清滴度的cutoff值为1∶400时,对

iPAP 的敏感性是 100%，特异性为 100%，20 例 BALF 标本中均存在抗GM-CSF抗体，并且滴度均不低于 1∶100，而正常健康者和其他肺部疾病者均未检测到此抗体，这提示 iPAP 患者出现的相对 GM-CSF 不足是由于体内中和抗体的存在。

**(二)先天性 PAP**

肺泡表面活性物质相关蛋白 B(SP-B)基因突变已被证实与先天性肺泡蛋白沉着症(cPAP)有关，目前，已经证实 SP-B 基因至少存在 2 个突变位点，一个是第 121 位碱基 C 被三个碱基 GAA 所替代，另一个是第 122 位点上缺失了一个碱基 T，两种基因突变均可导致肺泡表面活性物质中 SP-B 缺失，但先天性肺泡蛋白沉着症的临床表现差异很大，提示可能还有其他位点或新的 SP 基因突变参与。另外 GM-CSF/IL-3/IL-5 受体 β c 链缺陷，导致 GM-CSF 不能与其受体结合也是先天性 PAP 的原因之一。

**(三)继发性 PAP**

某些感染、理化因素和矿物粉尘吸入，如马苯丁酸氮芥、矽尘和铝尘等可能与肺泡蛋白沉着症有关，另外有些疾病特别是血液系统恶性肿瘤，如白血病、淋巴瘤、Fanconi 氏贫血及 IgG 型免疫球蛋白病等也可发生肺泡蛋白沉着症。其发病机制目前尚不完全清楚，可能与上述状态下，导致肺泡巨噬细胞功能受损有关。

总之，肺泡蛋白沉着症的发病机制目前尚不完全清楚，上述任何一种病因均不能完全解释所有患者。需要今后进一步研究。

## 二、病理表现

**(一)肉眼观察**

肺大部呈实变，胸膜下可见弥散性黄色或灰黄色小结节或小斑块，结节直径由数毫米到 2 cm不等，切面可见黏稠黄色液体流出。如不合并感染，胸膜表面光滑。

**(二)光镜检查**

肺泡及细支气管腔内充满无形态的、过碘酸希夫染色(PAS)阳性的富磷脂物质。肺泡间隔正常或肺泡隔数目增多，但间隔内无明显的纤维化。肺泡腔内除偶尔发现巨噬细胞外无炎症表现(图 8-19)。

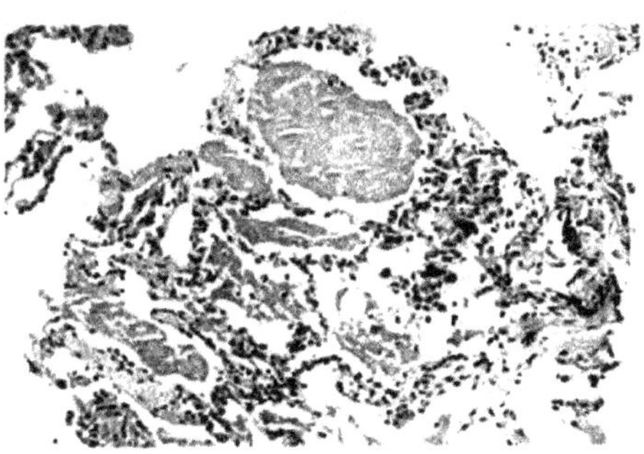

图 8-19 肺泡及细支气管腔内充满无形态的 PAS 阳性物质

**(三)电镜检查**

肺泡腔内碎片中存在着大量的层状结构，由盘绕的三层磷脂构成，其结构类似肺泡表面活性物质。

## 三、临床表现

本病发病率约为 0.37/10 万，患病率约为 3.7/100 万。男性多于女性，男女比约 2.5：1，任何年龄均可发病，但 30～50 岁的中年人常见，平均 40 岁，约占患者数的 80%。3/4 的患者有吸烟史。

本病的临床表现差异很大，有的可无任何临床症状，仅在体检时发现，此类约占 1/3；约有 1/5的患者则以继发性肺部感染症状为首发表现，有咳嗽、发热、胸部不适等；另有约 1/2 的患者隐匿起病，表现为咳嗽、呼吸困难、乏力，少数患者可有低热和咯血，呼吸道症状与肺部病变受累范围有一定关系。体格检查一般无特殊阳性发现，肺底有时可闻及少量捻发音，虽然呼吸道症状与肺部病变受累范围有关，但临床体征与胸部 X 线片表现不平衡是本病的特征之一。重症患者可出现发绀、杵状指和视网膜斑点状出血。极少数患者可合并肺源性心脏病。

肺泡蛋白沉着症患者合并机会感染的概率较大，为 15%左右，除了常见的致病菌外，一些特殊的病原菌(如奴卡菌属、真菌、组织胞质菌、分枝杆菌及巨细胞病毒等)较为常见。

## 四、X 线表现

常规的胸部 X 线片表现为双肺弥散性细小的羽毛状或结节状浸润影，边界模糊，并可见支气管充气。这些病变往往以肺门区密度较高，外周密度较低，酷似心源性肺水肿。病变一般不发生钙化，也不伴有胸膜病变或肺门及纵隔淋巴结肿大。

胸部 CT 检查，尤其高分辨 CT(HRCT)可呈磨玻璃状和(或)网状及斑片状阴影，可为对称或不对称性，有时可见支气管充气。病变与周围肺组织间常有明显的界限且边界不规则，形成较特征性的“地图样”改变。病变部位的小叶内间隔和小叶间间隔常有增厚，表现为多角形态，称为“疯狂的堆砌”(图 8-20)。

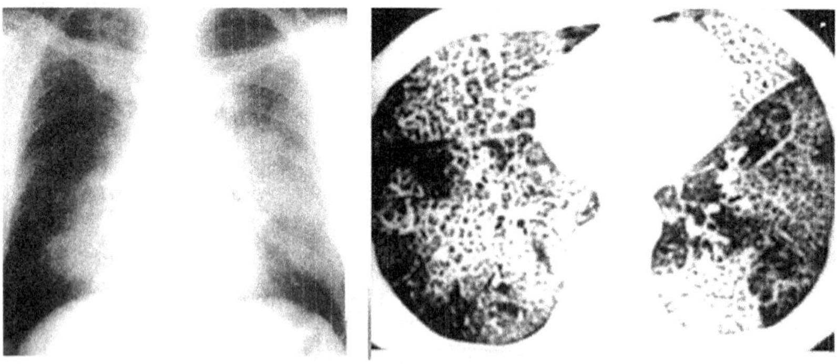

图 8-20 肺泡蛋白沉积症患者的胸部 X 线和胸部 CT

## 五、实验室检查

### (一)血常规检查

多数患者血红蛋白正常，仅少数轻度增高，白细胞一般正常。红细胞沉降率正常。

### (二)血生化检查

多数患者的血清乳酸脱氢酶(LDH)明显升高，而其特异性同工酶无明显异常。一般认为血清 LDH 升高与病变程度及活动性有关，其升高的机制可能与肺泡巨噬细胞和肺泡Ⅱ型上皮细胞死亡的增多有关。少数患者还可有球蛋白的增高，但无特异性。近年来，有学者发现肺泡蛋白沉着症患者血清中肺泡表面活性物质相关蛋白 A(SP-A)和肺泡表面活性物质相关蛋白 D(SP-D)较正常人明显升高，但 SP-A 在特发性肺纤维化(IPF)、肺炎、肺结核和泛细支气管炎患者也有不同程度地升高，而 SP-D 仅在 IPF、PAP 和结缔组织并发的肺间质纤维化(CTD-ILD)患者中明显升高，因此，对不能进行支气管镜检查的患者，行血清 SP-A 和 SP-D 检查可有一定的诊断和鉴别诊断意义。

**(三)痰检查**

虽然早就有学者发现 PAP 患者痰中 PAS 阳性，但由于其他肺部疾病(如慢性支气管炎、支气管扩张、肺炎)和肺癌患者的痰液也可出现阳性，加之 PAP 患者咳痰很少，故痰的检查在 PAP 患者的使用受到很大限制。近年来，有学者报道，在 PAP 患者痰中 SP-A 浓度较对照组高出约 400 倍，此对照组疾病包括慢性支气管炎、支气管哮喘、肺气肿、IPF、肺炎和肺癌患者，提示痰 SP-A 检查在肺部鉴别诊断中有一定意义，但需进一步研究证实。

**(四)GM-CSF 抗体检测**

特发性 PAP 患者血清和 BALF 中均可检测到抗 GM-CSF 抗体，而在先天性 PAP、继发性 PAP 及其他肺疾病中无此抗体存在，因此.对临床诊断有实用价值，但目前尚无商品化的试剂盒。

**(五)支气管肺泡灌洗液检查**

典型的支气管肺泡灌洗液呈牛奶状或泥浆样。肺泡蛋白沉积物的可溶性很低，一般放置 20 分钟左右，即可出现沉淀。支气管肺泡灌洗液的细胞分类对 PAP 诊断无帮助。BALF 中可以以巨噬细胞为主，也可以淋巴细胞为主，CD4/CD8 比值可以增高也可降低。BALF 的生化检查如 SP-A、SP-D 可明显升高。将 BALF 加福尔马林离心沉淀后，用石蜡包埋，进行病理切片检查。可见独特的组织学变化，即在弥散性的嗜酸颗粒的背景中，可见大的、无细胞结构的嗜酸性小体；PAS 阳性，而奥星蓝染色及黏蛋白卡红染色阴性。

**(六)肺功能检查**

可呈轻度的限制性通气功能障碍，表现为肺活量和功能残气量的降低，但肺弥散功能降低最为显著，可能是由于肺泡腔内充满蛋白样物质有关。动脉血气分析显示动脉血氧分压和血氧饱和度降低，动脉 $CO_2$ 也因代偿性过度通气而降低。Martin 等报道 PAP 患者吸入纯氧时测得的肺内分流可高达 20%，较其他弥散性肺间质纤维化患者的 8.9%明显升高。

**(七)经纤维支气管镜肺活检和开胸肺活检**

病理学检查可发现肺泡腔内有大量无定型呈颗粒状的嗜酸性物质沉积，PAS 阳性，奥星蓝染色及黏蛋白卡红染色阴性。肺泡间隔可见轻度反应性增厚和肺泡Ⅱ型上皮细胞的反应型增生。但由于经纤维支气管镜肺活检的组织较小，病理阴性并不能完全排除该病。

## 六、诊断

由于肺泡蛋白沉着症患者的症状不典型，故诊断主要依据胸部 X 线检查和支气管肺泡灌洗或经纤维支气管镜肺活检。PAP 的胸部 X 线检查需与肺水肿、肺炎、肺霉菌病、结节病、结缔组织病相关的间质性肺病、硅沉着病、肺孢子菌肺炎及特发性肺纤维化等鉴别。支气管肺泡灌洗和经纤维支气管镜肺活检是目前诊断 PAP 的主要手段。如支气管肺泡灌洗液外观浑浊，呈灰黄色，静置后可分层，则提示有 PAP 可能。光镜下若见到大量无定型、嗜酸性碎片，PAS 阳性，而奥星蓝染色及黏蛋白卡红染色阴性，则可明确诊断。经纤维支气管镜肺活检组织若见到典型病理表现也可明确诊断。血清和 BALF 中抗 GM-CSF 抗体检查对 iPAP 有诊断价值。

## 七、治疗

由于部分肺泡蛋白沉着症患者的肺部浸润可以自行缓解，因此，对于症状轻微或无临床症状的患者，可以不马上进行治疗，适当观察一段时间，当患者症状明显加重或患者不能维持正常活动时，可以考虑进行治疗。

### （一）药物治疗

对于症状轻微或生理功能损害较轻的患者，可以考虑使用溶解黏液的气雾剂或口服碘化钾治疗，但效果均不可靠。有人曾试用胰蛋白酶雾化吸入，虽然可使部分患者症状有所改善，但体外试验发现胰蛋白酶并不能消化肺泡蛋白沉着症患者的肺泡内沉积物，加之胰蛋白酶雾化吸入疗程长。可引起支气管痉挛、发热、胸痛、支气管炎等不良反应，因而逐渐被临床放弃。糖皮质激素类药物对肺泡蛋白沉着症无治疗作用，而且由于本病容易合并感染，糖皮质激素类药物的使用可能会促进继发感染，所以临床上不提倡使用糖皮质激素类药物。

### （二）全肺灌洗

全肺灌洗是治疗肺泡蛋白沉着症最为有效的方法。虽然到目前为止尚无随机对照研究，但有足够的证据表明全肺灌洗可以改善患者的症状、运动耐受能力、提高动脉血氧分压、降低肺内分流，改善肺功能。近年来还有学者证实全肺灌洗可以改善肺泡巨噬细胞功能，降低机会感染的发病率。

全肺灌洗的适应证：只要患者诊断明确，日常活动受到明显限制，均可认为具有全肺灌洗的指征。Rogers 等提出的指征如下：①诊断明确；②分流率大于 10%；③呼吸困难等症状明显；④显著的运动后低氧血症。

全肺灌洗需在全身麻醉下进行，患者麻醉后经口插入双腔气管插管，在确定双腔管的位置正确后，分别向支气管内套囊（一般位于左主支气管内）和气管套囊充气，以确保双侧肺完全密闭，然后用 100%的纯氧给双肺通气至少 20 分钟，以洗出肺泡内的氮气。患者可取平卧位，也可取侧卧位。在用 100%的纯氧给双肺通气 20 分钟后，在呼气末，夹闭待灌洗侧肺的呼吸通路，接通灌洗通路，以 100 mL/min 左右的速度向肺内注入加温至 37 ℃的生理盐水，当肺充入以相当于功能残气量（FRC）的生理盐水后，再滴入大概相当于肺总量（通常 500～1 200 mL）盐水，然后吸出同量的肺灌洗液。这个过程反复进行，直至流出液完全清亮，总量一般 10～20 L。灌洗结束前，应将患者置头低脚高位进行吸引。

在进行全肺灌洗过程中应密切监测患者的血压、血氧饱和度及灌洗肺的液体平衡。一侧肺灌洗之后，是否立即行对侧肺灌洗，需取决于患者的当时情况而定。如果患者情况不允许，可予 2～3 天后再行另一侧肺灌洗。全肺灌洗的主要优点是灌洗较为彻底，患者可于灌洗后 48 小时内症状和生理指标得到改善，一次灌洗后可以很长时间不再灌洗。其缺点是所需技术条件较高，具有一定的危险性。全肺灌洗的主要并发症如下：①肺内分流增加，影响气体交换；②灌注的生理盐水流入对侧肺；③低血压；④液气胸；⑤支气管痉挛；⑥肺不张；⑦肺炎等。

### （三）经纤维支气管镜分段支气管肺泡灌洗

经纤维支气管镜分段支气管肺泡灌洗具有安全、简便、易推广使用、可反复进行及患者易接受等优点。一组对 7 例肺泡蛋白沉着症的患者进行了经纤维支气管镜分段支气管肺泡灌洗，除 1 例效果不好，改用全肺灌洗外，其余 6 例的临床症状均明显好转，劳动耐力增加，肺部浸润影明显减少，肺一氧化碳弥散量由治疗前的 54.23%±15.81%上升到 90.70%±17.95%，动脉血氧分压由治疗前的6.95 kPa±0.98 kPa 上升到10.52 kPa±0.73 kPa。灌洗液一般采用无菌温生理盐水。每次灌洗时，分段灌洗一侧肺，每一肺段或亚段每次灌入温生理盐水100～200 mL，停留数秒钟后，以适当负压将液体吸出，然后反复进行2～3次，再进行下一肺段灌洗。全肺灌洗液总量可至2 000～4 000 mL。每次灌洗前应局部给予少量2%利多卡因以减轻刺激性咳嗽，吸引时可拍打肺部或鼓励患者咳嗽，以利于液体咳出。由于整个灌洗过程较长，可给予患者鼻导管吸氧。灌洗后肺部常有少量细湿啰音，第2天常可自动消失。必要时可适当使用口服抗生素，以预防感染。经纤维支气管镜分段支气管肺泡灌洗与全肺灌洗相比，前者对肺泡蛋白沉积物的清除不及后者，因而常需反复多次灌洗。

**(四)GM-CSF疗法**

到目前为止GM-CSF治疗iPAP例数最多的一组报道来源于美国克利夫兰临床医院，他们应用重组人GM-CSF对25例iPAP患者进行了治疗研究，有21例完成了治疗方案。结果显示：9例(43%)无效，12例(57%)有效。在有效组，所有患者胸片评分均有改善，肺总量(TLC)平均增加了0.9 L，一氧化碳弥散量(DLco)平均提高了5 mL/(min·mmHg)，平均肺泡-动脉氧分压差降低了2.7 kPa(20 mmHg)，在5 μg/(kg·d)皮下注射剂量下，GM-CSF疗法总体耐受良好，局部红斑和硬结的发生率为36%，一例出现了嗜中性粒细胞减少，但停药后嗜中性粒细胞数天恢复。没有使用GM-CSF出现迟发性反应报道。

综合国外现有资料，GM-CSF治疗iPAP总有效率为50%左右，并且存在着剂量递增现象(有些患者需要在加大剂量情况下，才能取得临床疗效)，剂量从5 μg/(kg·d)到18 μg/(kg·d)不等，疗程3到12个月。有个别报道应用GM-CSF吸入治疗iPAP的案例。

虽然GM-CSF治疗iPAP取得了一定的疗效，但仍然有一些重要的问题，如：GM-CSF的合适剂量是多少？疗程多长？GM-CSF剂量与抗体的滴度有何相关性？及给予GM-CSF的途径等没有解决，故这种新疗法的疗效尚需更多临床试验证实。

**(五)血浆置换**

血浆置换可以去除血液中各种分子，包括抗体、冷球蛋白、免疫复合物，因此该方法被用在自身免疫性疾病的治疗。iPAP患者由于体内存在GM-CSF抗体，理论上说，可以进行血浆置换。目前仅有1例报道，iPAP患者应用血浆置换后抗体滴度从1∶6 400下降到1∶400，同时伴随着胸部影像学和氧合的改善。如果今后有更多的临床患者证实该方法有效，将为iPAP的治疗提供另一条途径。

**(六)基因治疗**

由于肺泡蛋白沉着症可能与SP-B基因突变、GM-CSF表达低下及GM-CSF/IL-3/IL-5受体β链缺陷等有关，因而存在着基因治疗的可能性。目前已有学者将正常SP-B基因、GM-CSF基因通过病毒载体转入动物体内，并且成功表达，今后能否用于临床治疗尚需进一步研究。

## 八、预后

20%～25%的肺泡蛋白沉着症患者可以自行缓解，大部分患者需要进行治疗。肺泡灌洗使肺泡蛋白沉着症患者的预后有了明显改善。有60%的患者经灌洗治疗后，病情可以改善或痊愈。有少数患者尽管反复灌洗，病情仍呈进行性发展，最终可发展为肺间质纤维化。影响肺泡蛋白沉着症预后的另一重要因素是肺部继发感染，由于肺泡蛋白沉着症患者肺泡巨噬细胞功能障碍、肺泡表面活性物质异常导致下呼吸道防御功能降低及肺泡腔内蛋白样物质沉积易于细菌生长等因素共同存在，使得肺泡蛋白沉着症患者发生肺部感染，尤其是机会感染的概率大大增加，是导致死亡的重要因素。

(张金芳)

## 第七节　朗格汉斯细胞组织细胞增生症

### 一、病因及发病机制

朗格汉斯细胞组织细胞增生症的病因及发病机制尚不清楚。目前多认为本病是与免疫功能异常有关的反应增生性疾病；少部分学者认为本病是一种肿瘤性疾病。也有认为本病与病毒感染(人类疱疹病毒-6)及吸烟有一定关系，但均缺乏相关性研究。一般认为 LCH 是一种 LC 细胞的非肿瘤性增生，可能是继发性细胞免疫功能紊乱现象，为抑制性 T 细胞缺陷所致。在外来抗原作用下(如感染)，LC 对异常免疫信号发生异常反应性大量增生，伴单核细胞、嗜酸性粒细胞及淋巴细胞浸润。类似于 GVHD 或混合性免疫缺陷性疾病的组织病理学及临床表现。

**(一)朗格汉斯细胞的发生和功能**

Paul langerhans 利用氯化金染色首次在表皮组织中发现一种非色素性树突状细胞，命名为 langerhans 细胞(LC)。它还是存在于黏膜、淋巴结和脾脏的抗原呈递细胞。4%～5%的表皮细胞为 LC。树突状细胞(dendritic cells，DC)为抗原呈递细胞的一个分支，源于骨髓造血干细胞。作为单核-巨噬细胞(又称网状细胞)的一部分，LC 与交叉 DC、肠道 DC、滤泡 DC 及胸腺 DC 均有关联。LC 主要将抗原呈递给 T 细胞，在 T 细胞早期免疫反应中发挥着重要作用。未受抗原刺激的 LC 处于不成熟状态，其识别、结合和处理抗原能力强，在接触抗原后，能通过 C 型凝集素及 Fc 受体等与抗原结合，通过吞噬作用将抗原吞入细胞内，将抗原加工成可被 T 细胞识别的片段，表达在细胞表面 MHC 分子上。携带抗原的 LC 在肿瘤坏死因子-α 及 IL-1β 等作用下，迁移至局部淋巴结的 T 淋巴区。在迁移过程中，LC 逐渐发育成熟。成熟的 LC 抗原呈递能力强，将抗原呈递给 T 细胞，产生适应性免疫应答。LC 将抗原呈递给 T 细胞后，即开始凋亡。

**(二)LCH 发病机制**

1.克隆性增生学说

LCH 的病理特征是机体免疫紊乱时受抗原刺激，导致未成熟 DC 活化、克隆增生及局部"细胞因子风暴"。LCH 中增生的朗格汉斯细胞 CD83、CD86 和 DC-LAMP 表达降低，CD54 及 CD58 表达增强，提示这是一种不完全成熟的部分活化的树突状细胞。这种朗格汉斯细胞迁移至局部淋巴结抗原呈递能力减弱，GM-CSF、IL-1、IL-2、IL-3、IL-4、IL-10、肿瘤坏死因子-α、TGF-β及干扰素 γ 等细胞因子表达上调，可在局部引起细胞因子风暴。GM-CSF、TGF-β 及 IL-3 等细胞因子可抑制朗格汉斯细胞凋亡，促进其增生，并在局部大量聚集。LCH 中朗格汉斯细胞抗原呈递能力减弱可导致免疫系统从固有免疫向适应性免疫转化缺陷，使得免疫系统对朗格汉斯细胞异常增生失去控制。有学者通过 X 染色体连锁 DNA 探针技术研究表明 LCH 患者不同病灶的朗格汉斯细胞是单克隆性的。

最近，有学者在总结近年来关于本病的相关研究的基础上提出了本病发病机制的假说。朗格汉斯细胞在易感个体内产生缺陷，刺激可以通过免疫或炎症反应导致有缺陷的朗格汉斯细胞克隆增生，同时通过正常的朗格汉斯细胞诱导免疫反应。增生的朗格汉斯细胞在组织中通过与其他细胞相互作用导致组织损害的发生。朗格汉斯细胞的攻击性和免疫系统的调节共同决定本病的发展，如果朗格汉斯细胞攻击性强或免疫系统功能不足则损害进展，反之则损害消退。在临床则表现出从局限性病变到多系统受累的多变的疾病类型。

2.肿瘤学说

有研究发现这种增生的朗格汉斯细胞存在染色体等位基因缺失、染色体不稳定性增高及Ki-67、P53、P16及Bcl-2等细胞周期蛋白及原癌基因表达上调等异常，提示本病是一种肿瘤性疾病。有学者将恶性组织细胞肉瘤病毒转入小鼠机体后，包括朗格汉斯细胞在内的多种组织细胞均能发生肿瘤性，也提示本病可能是一种肿瘤性疾病。遗传学研究发现LCH有一定的家族聚集倾向，单卵双生子发生LCH的概率较双卵双生子高，提示本病与肿瘤性疾病一样具有遗传易感性。本病有浸润及多系统受累特点，抗肿瘤药物治疗有效，也提示本病是一种肿瘤性疾病。但也有学者通过包括流式细胞术、染色体核型分析、矩阵比较基因杂交技术及单核苷酸多态性分析等多种分子生物学技术均未发现本病有染色体、基因及细胞周期蛋白的异常，对肿瘤学说提出了挑战。而且，肿瘤学说也不能解释部分患者存在自愈的现象及朗格汉斯细胞处于相对成熟状态等现象。因此，肿瘤学说目前还存在争议。

**(三)LCH病理学改变**

本病是一非肿瘤性的LC细胞增生。病灶部位可见LC外，尚有嗜酸性粒细胞、巨噬细胞和淋巴细胞等不同程度的增生。病程进展后可呈黄色瘤样或纤维化，有局灶性坏死及出血，可见吞噬含铁血黄素颗粒的巨噬细胞。在同一器官中同时出现增生、纤维化或坏死等不同阶段病灶，全身各器官皆可受累。显微镜下除组织细胞外，还可见泡沫样细胞、嗜酸性粒细胞、合体多核巨细胞、少数中性粒细胞、浆细胞、纤维结缔组织及出血、坏死等改变。上述细胞形成大小不一的结节，严重者原有组织结构消失，无分化极差的恶性组织细胞。病变发展快的部位可见单一不充脂的组织细胞，病变越久则易见充脂性组织细胞(即泡沫细胞)。慢性病变则见大量充脂性组织细胞和嗜酸性粒细胞，或以嗜酸性粒细胞为主，形成肉芽肿，增生的中心常见坏死。病变消退可见纤维增生，逐渐纤维化。以上几种改变可见于同一患者的不同时期或不同病变处，也可见于同一损害部位中。

## 二、临床表现

临床表现因受累器官多少和部位的不同而差异较大。到目前为止，除肾脏、肾上腺、性腺和膀胱受累未见报道外，其他脏器均可受累。可呈局灶性或全身性变化，起病可急可缓，病程可短至数周或长达数年，各亚型有相对特殊的临床表现，但可出现过渡型或重叠性表现。不同年龄患者的临床受累程度不同。发病年龄越小，受累器官数量越多，病情就越严重，随年龄增长而病变变局限，症状也减轻。

LCH的特征性表现是骨骼破坏。可出现在病程开始或在病程进展中。任何骨骼均可受累，但以扁平骨受累最为多见，主要为颅骨破坏，其他如颌骨、乳突、长骨近端、肋骨和脊椎骨等也可受累。可为单一或多发性骨损害。颅骨病变开始为头皮表面隆起，硬而有轻度压痛，当病变蚀穿颅骨外板后，肿物变软，触之有波动感。多可触及颅骨边缘呈锯齿状。眶骨破坏多为单侧，可致眼球突出或眼睑下垂。下颌骨破坏致齿槽肿胀，牙齿脱落。发生于6个月以内婴儿可有早出牙、早落牙现象。脊柱严重的骨损害可导致压缩性骨折。

皮疹为常见症状，约 50%的患儿于起病早期出现。主要分布于躯干、头皮和耳后，也可见于会阴部。起病时为淡红色丘疹，直径 2～3 mm，继而呈出血性，或湿疹样及皮脂溢出样等；以后皮疹结痂、脱屑。触摸时有刺样感觉，脱痂后留有色素脱失的白斑或色素沉着。各期皮疹可同时存在，常成批出现，一批消退，一批又起。

外耳道溢脓也较常见，为耳道软组织或骨组织朗格汉斯细胞浸润的结果，除外耳道流脓外可伴有耳后肿胀和传导性耳聋。常呈慢性反复发作，与弥散性耳部细菌感染很难区别，但对抗生素不敏感。CT 检查可见骨与软组织病变。

LCH 的淋巴结病变可表现为三种形式：①单纯的淋巴结病变，即为淋巴结原发性嗜酸性粒细胞肉芽肿；②为局限性 LCH 的伴随病变，常伴有溶骨性病变或皮肤病变；③为全身弥散性病变的一部分。常累及颈部或腹股沟部位的孤立淋巴结，可有局部疼痛。单纯淋巴结受累者预后好。

内脏器官包括肺、肝、脾及脑垂体等也常受累，胸腺和胃肠道也是受累部位之一。合并功能衰竭约占 20%。组织细胞在肝和脾窦浸润可致肝脾明显肿大。肝脏受累部位多在肝三角区，可为轻度的胆汁淤积到胆管严重损伤。表现为肝功能异常、黄疸、低蛋白血症、腹水及凝血功能异常，进而可发展为硬化性胆管炎、肝纤维化和肝衰竭。肺部病变可为全身的一部分，也可单独存在，任何年龄均可发病，但儿童期多于婴儿。表现为轻重不等的呼吸困难，患儿常伴有咳嗽，当合并呼吸道感染时，症状可急剧加重，可发生肺气肿，甚至出现气胸或皮下气肿，导致呼吸衰竭而死亡。肺功能检查为肺的顺应性下降，常为限制性损害。

中枢神经系统侵犯主要为丘脑-神经垂体区，约占 15%，表现为尿崩症，可有生长障碍（不一定有蝶鞍破坏），后者较尿崩症少见。其他的 CNS 的表现为脑积水、脑神经麻痹、共济失调、构音障碍、眼球震颤、反射亢进、视物模糊及智力障碍等。椎弓破坏者常伴有肢体麻木、疼痛、无力及瘫痪，甚至大小便失禁。胃肠道病变以小肠和回肠最常见，表现为呕吐、腹泻和吸收不良，长时间可造成小儿生长停滞。

## 三、临床分型

传统的分型将本病分为勒-雪病、韩-薛-柯综合征和骨嗜酸性粒细胞肉芽肿。

### (一)勒-雪病(急性婴儿型)

此型常见而严重，见于婴幼儿，小于 1 岁者占 70%，最小年龄 10 天。男女比为 1.2∶1。主要侵犯内脏和皮肤。临床常见发热、特征性皮疹及肝脾大。

1.临床特点

(1)皮肤损害（真皮浅层组织浸润）：约 97%患者反复、成批出现形态特异的皮疹，初为棕黄色或暗红色斑丘疹或结节丘疹，继而呈渗出性（湿疹样或脂溢性）或出血性皮疹，可融合成鳞片状或黄色瘤，溃烂、脓肿、结痂、脱屑伴色素沉着或留皮肤白斑，多见于躯干和颈部，四肢较少。疹前发热伴肝脾大，疹退上述症状也缓解。

(2)肝脾、淋巴结肿大：肝脾呈中、重度肿大（>80%），脾大较明显，少数肝功能损害，偶有黄疸、低蛋白血症、腹水和肝坏死。淋巴结肿大占 30%。

(3)骨骼缺损：骨骼破坏（15%～50%）主要侵犯颅骨，其次肋骨和四肢管状骨。颅骨肿物初为硬结，以后变软而波动，无红、热，轻压痛，吸收后头皮下凹，可触及骨质缺损边缘。

(4)进行性贫血(70%)和不规则或持续,或周期性低热或高热(89%),腹泻(39%)及营养不良(48%)。

(5)呼吸道症状:肺泡渗出者症状明显(尤为间质浸润型患者),咳嗽、气促及青紫,肺部体征不明显。合并肺泡性肺气肿和肺外积气或自发性气胸等成喘憋症状。可合并感染(71%),病情常突然发作或加重。

(6)慢性难治性中耳炎(29%)。

2.实验室检查

(1)血常规检查:可一系或全血细胞减少,呈正色素正细胞性贫血,中度以上贫血占57%,网织红细胞>0.2%者占38%,可发生溶血。白细胞计数>$10\times10^9$/L者62%,血小板计数>$10\times10^9$/L者66%,常见嗜酸性粒细胞增多。

(2)免疫学异常检查:淋巴细胞转化功能降低,淋巴细胞 $H_2$ 受体缺乏,Ts 及 Th 减少,异常Ig,高(或低)丙球蛋白血症。

(3)骨髓常规检查:多数有网状内皮细胞增加,LC 浸润,继发性全血减少,预后较差。

(4)组织病理学检查:皮疹印片、耳脓液或肿物穿刺物涂片检查,用伊红-亚甲蓝法染色,油镜下观察可见成堆组织细胞,其核巨大,染色质疏松,胞质淡蓝常伴泡沫(又称泡沫细胞),偶可见异形网状细胞;肿大淋巴结活检可见正常淋巴结结构破坏,病理性组织细胞呈片状增生。有时可伴淋巴瘤。

(5)光镜及电镜检查:光镜下 LC 细胞平均直径 12 mm,胞质量中等,有细小粉红颗粒,空泡及吞噬现象,胞核常折叠或切迹,含1~2个嗜碱性核仁。透射电镜下胞体不规则,有伪足,胞质丰富,有 Birbeck 颗粒,呈网球拍状。病灶中 LC 含 Birbeck 颗粒多者预后较好。

(6)X 线检查。

骨骼 X 线片改变:呈特征性溶骨性破坏,长骨呈圆或椭圆形囊状;肋骨肿胀,骨质稀疏或囊状;扁骨呈圆形或不规则形凿穿样,大小不一,边缘锐利呈地图样;椎体扁平。

胸部 X 线检查表现:本病由于组织细胞在肺部浸润的部位,形态和机体反应的不同,呈现多种X 线征象(表 8-6),X 线演变发展过程按自然病程可分为:①急性肺泡渗出晚期:吸收快;②间质浸润期:常伴小结节灶(50%);③晚期纤维变期:勒-雪病之肺泡渗出和间质浸润各占 65% 和 18%。

目前随着高分辨 CT(HRCT)的广泛使用,发现 HRCT 对肺部受累的 LCH,特别是单独肺损害的 LCH 的诊断价值高于 X 线,但确诊需要肺活检或肺泡灌洗液检查。HRCT 主要表现:早期多表现为双肺内广泛分布于细支气管周围的小斑片影、磨玻璃影和小结节影,部分病灶也可融合成大片状斑片影。结节影是其早期的典型征象,多为双肺对称性分布,以中上肺野为主,肺野基底部及肋膈角附近也可有少量分布;结节数量不定,可多可少,结节边缘通常不规则,当伴发纤维化和囊变时这一征象更为明显;结节通常可见于小叶中央、支气管周围及细支气管周围,多数和囊变同时存在。在 CT 上还可以看到结节向囊肿转化的过程,表现为结节中央部分密度减低。囊性病变是 LCH 肺部最常见且最典型的征象,常表现为多发于双上肺的小囊腔,病变直径多小于 10 mm,偶尔可见较大囊腔。囊性病变好发于上肺,多为圆形或类圆形病变,少数患者可表现为不规则形,可能与周围组织形态改变有关。2 例患者均特征性的表现为上肺多发囊性病灶。囊性病变时壁多较薄,偶尔可见厚囊壁和结节样囊壁。细胞组织增生症 X 的肺部 X 线征象如表 8-6所示。

表 8-6 细胞组织增生症 X 的肺部 X 线征象

| 病理学改变 | X线征象 |
| --- | --- |
| 肺泡浸润渗出型 | 双侧散在云絮状小片阴影，呈小叶性分布如龟背状或沿肺纹理周围分布，自肺门向外围散开类似肺水肿（非支气管肺段分布） |
| 间质肺泡浸润型 | 为本病典型征：广泛分布（以肺门周围及中带为基），稠密度不一的网结影或毛玻璃状，可伴小结节或片状浸润。常伴小囊状阴影，易致间质肺气肿和气胸 |
| 间质浸润型 | 肺纹理增多，毛糙，轻度局限性细网影；肺中内带低密度之细网交织影或呈毛玻璃状，少数呈间质病变 |
| 间质纤维性变 | 境界清楚之间质增厚，纹理扭曲及条束影 |
| 蜂窝肺（病灶周围肺过度充气） | 普遍性肺气肿，广泛分布、大小不一之小囊状阴影，可见散在点几片状病灶。易致间质肺气肿和气胸 |
| 特殊类型（肺门、纵隔淋巴结、胸腺及胸膜浸润） | 肺门及纵隔淋巴结肿大，胸腺肿大，胸膜增厚 |

**（二）韩-薛-柯综合征**

韩-薛-柯综合征属慢性弥散型，又称慢性黄色瘤。典型临床特征为骨质损害、尿崩症及突眼症三联征。多见于2～5岁儿童，男女比为2.3∶1。

1.临床特点

(1)骨质缺损：最早、最常见颅骨缺损，呈囊肿状突起，软，压痛，可触及颅骨缺损边缘。下颌受累致牙齿松动脱落及齿槽脓肿，其他骨盆、脊柱、肋骨及肩胛骨也常受累。

(2)突眼：约占1/3。

(3)尿崩症：约1/2患儿发生尿崩，可伴有生长发育障碍（垂体受浸润或蝶鞍破坏压迫所致），但生长发育障碍者少见。

(4)其他：棕红色斑丘疹（约＞50％），黄色瘤（25％）或出血、脂溢性或湿疹样皮疹，可有呼吸道症状和中耳炎，发热、贫血及肝脾、淋巴结大比勒-雪病轻。约1/3患者有典型三联征，颅骨缺损加突眼为18.2％，颅骨缺损或突眼伴尿崩各占9.1％，单颅骨缺损或尿崩症者分别为29.1％和0.9％。

2.实验室检查

(1)轻度贫血，骨髓涂片可见泡沫细胞。

(2)皮疹或淋巴结活检，或颅骨缺损处穿刺涂片可见大量泡沫细胞及多量嗜酸性粒细胞。

(3)骨骼及肺部X线片表现与勒-雪病基本相似。本症骨骼改变常见，肺泡渗出浸润和间质浸润约占44％。

**（三）骨嗜酸性肉芽肿**

骨嗜酸性肉芽肿是一种良性的骨组织内局限性成熟的组织细胞增生伴大量嗜酸性粒细胞浸润性疾病，可转变为韩-薛-柯病。多见于2～7岁和青少年，男女比为3.3∶1。本病预后良好，90％～95％可治愈，单个病灶可自发缓解。临床特点：①任何骨骼均可受累，但以颅骨、四肢骨、脊椎及骨盆最常见。病灶多为单发，也可多发，患者仅骨受累部位疼痛、肿胀及压痛，椎骨受累出现脊髓压迫症，可发生病理性骨折。多无全身症状仅有低热。不少患儿在偶然体检等的情况下或出现病理性骨折时才被发现。唯有脊椎病变的患儿，特别是发生椎弓破坏者，常伴有神经压迫症状，如肢体麻木、疼痛、无力及瘫痪，甚至大小便失禁成为疾病的主诉而就医。但脊椎病变时容易漏诊，应全面检查骨骼的变化。②多发性病灶，常伴发热、畏食及体重减轻等，与韩-薛-柯病相似。偶有肺嗜酸性肉芽肿。③X线检查可见圆形地图样骨缺损。

新的分型：①Ⅰ型，骨骼或软组织的单部位损害，不表现器官功能异常者。②Ⅱ型，骨骼或软组织多部位(≥2个部位)损害，不表现器官功能异常者，可合并眼、耳或脊柱病变，或仅为皮肤多部位损害或有全身发热、体重减轻及生长发育落后等。③Ⅲ型，有器官功能异常者，包括肝、肺功能异常或血细胞减少。

## 四、诊断

LCH诊断需要临床症状、X线检查和病理学检查三方资料互相参照，病理学检查是确诊的依据。有条件应送电镜活检，找含Birbeck颗粒的LC。

国际组织细胞协会的"朗格汉斯细胞组织细胞增生症病理诊断标准"：本病分为三级诊断。①确诊：透射电镜在组织细胞内发现Birbeck颗粒或细胞表面CD1a抗原阳性。②临床病理诊断，病变组织在电镜下具有组织细胞特点，且细胞具有下述两种或以上特征：APT酶染色阳性；S-100蛋白阳性；a-D甘露糖酶阳性及病变细胞与花生凝集素特殊结合。③拟诊(临床诊断)：指常规病理学检查发现组织细胞浸润。

国际组织细胞协会发布了"朗格汉斯细胞组织细胞增生症评估与治疗指南"，指南认为，朗格素(langerin，CD207)表达阳性可以代表Birbeck颗粒。因此新版指南规定，上述两者具备其中一项者可确诊。只有在颈椎的扁平椎或齿状突孤立受累的LCH患者，由于活检的风险大于组织诊断的需要，可以将Birbeck颗粒作为必需项目。

### (一)指南的诊断标准

1.初诊

病理学检查光镜见典型的LCH细胞。

2.诊断

在光镜的初诊基础上，以下4项中≥2项指标阳性：①APT酶染色阳性；②CD31/S-100蛋白阳性；③a-D甘露糖酶阳性；④花生凝集素受体阳性。

3.确诊

在光镜检查的基础上，以下3项中≥1项指标阳性：①朗格素阳性；②CD1a抗原(T6)阳性；③电镜检查发现Birbeck颗粒。

### (二)国内诊断标准

1.临床表现可具备下列一种或多种症状或体征

(1)发热：热型不规则，可呈周期性或持续高热。

(2)皮疹：主要分布于躯干、头皮和发际。起初为淡红色丘疹，继之呈出血性或湿疹样皮脂溢出样皮疹，继而结痂。脱痂后留有白斑。

(3)齿龈肿胀、牙齿松动，或突眼，或流脓，或多饮多尿。

(4)呼吸道症状：咳嗽，重者喘憋、发绀，但肺部体征不明显，呼吸道症状可反复出现。

(5)肝、脾及淋巴结肿大，或有贫血。

(6)骨损害：颅骨、四肢骨、脊椎骨及骨盆骨可有缺损区。

2.X 线检查

(1)骨骼 X 线检查:长骨和扁平骨皆可发生破坏,病变特征为溶骨性骨质破坏。扁平骨病灶为虫蚀样致巨大缺损,颅骨巨大缺损可呈地图样。脊椎多为椎体破坏,呈扁平椎,但椎间隙不变窄。长骨多为囊状缺损,无死骨形成。

(2)胸部 X 线检查:肺部可有弥漫的网状或点网状阴影,尚可见局限或颗粒状阴影,需与粟粒型结核鉴别,严重患者可见肺气肿或蜂窝状囊肿、纵隔气肿、气胸或皮下气肿。

3.实验室检查

(1)血常规:无特异性改变,以不同程度贫血较多见,多为正细胞正色素性。重症患者可见血小板计数降低。

(2)常规免疫检查大都正常,T 抑制细胞及 T 辅助细胞都可减少,可有淋巴细胞转化功能降低,T 细胞缺乏组胺 $H_2$ 受体。

(3)病理活检或皮肤印片:病理活检是本病的诊断依据,可做皮疹、淋巴结或病灶局部穿刺物或刮除物病理学检查。病理学特点是有分化较好的组织细胞增生,此外可见到泡沫样细胞、嗜酸性粒细胞、淋巴细胞、浆细胞和多核巨细胞。不同类型可由不同细胞组成,严重者可致原有组织破坏,但见不到分化较差的恶性组织细胞。慢性病变中可见大量含有多脂质性的组织细胞和嗜酸性粒细胞,形成嗜酸性粒细胞肉芽肿,增生中心可有出血和坏死。

凡符合以上临床、实验室和 X 线特点,并经普通病理学检查结果证实,即可初步诊断。确诊条件:除上述临床、实验室和普通病理结果外,尚需进行免疫组化检查,如 S-100 蛋白阳性,特别是电镜检查 Birbeck 颗粒。

## 五、治疗前评估

LCH 是一组疾病的总称,所囊括的各类疾病临床表现和预后差别较大。明确的临床分级和个体化治疗是提高疗效和患者生活质量的关键。世界卫生组织(WHO)将其分为局限性、全身性、怠惰性、进展性 LCH 及 LC 肉瘤。国际组织细胞协会关于“朗格汉斯组织细胞增生症的评估”的指南中对治疗前的评估增加了组织病理学和影像学的内容,使器官受累的标准更加科学、客观和全面。该指南的评估如下。

### (一)“向患者解释操作方法,患者签署危险器官”受累的标准

1.造血功能受累(伴或不伴骨髓侵犯)

符合以下≥2 项:①贫血,血红蛋白<100 g/L,婴儿<90 g/L(非缺铁等引起);②白细胞计数减少,白细胞计数<$4\times10^9$/L;③血小板计数减少,血小板计数<$100\times10^9$/L。骨髓侵犯的定义是在骨髓涂片上证实有 CD1a 阳性细胞。

2.脾脏受累

脾脏在锁骨中线肋缘下>2 cm。

3.肝脏受累

符合以下≥1 项:①肝脏在锁骨中线肋缘下>3 cm。②肝功能不良,血浆蛋白<55 g/L,清蛋白<25 g/L,不是由于其他原因所致。③LCH 的组织病理学诊断。

4.肺受累

符合以下≥1 项:①肺的高分辨 CT(HRCT)的典型表现;②LCH 的组织病理学/细胞学诊断。

**(二)特殊部位受累**

压迫脊髓的颈椎导致扁平椎及齿状突受累，伴有脊髓内软组织受压及病变位于重要功能区。由于疾病进展和局部治疗障碍可对患者构成中度危险。

**(三)颅面骨受累**

眼眶、颞骨、乳突、蝶骨、颧骨及筛骨损害，或上颌窦或鼻旁窦，或颅窝损害，伴有颅内软组织受压。

**(四)眼受累**

眼球突出，突眼或眼眶损害，颧骨或蝶骨损害。

**(五)耳受累**

外耳炎、中耳炎、耳漏或颞骨、乳突或岩部损害。

**(六)口腔受累**

口腔黏膜、牙龈、颚骨、上颌骨及下颌骨损害。

**(七)可危及中枢神经系统(CNS)的损害**

长期的颅骨受累(不包括穹隆受累)，可使患者易患尿崩症。在多系统 LCH 患者，有颅面部，尤其是耳、眼、口受累者，在病程中易发生尿崩症。

该指南根据上述器官受累的标准，进一步对病情进行临床分类，以指导治疗。与之前的相比，不再考虑年龄因素，而以考虑脏器与系统受累为主，具体如下。

(1)单系统 LCH(SS-LCH)有 1 个脏器/系统受累(单病灶或多病灶)：①单病灶或多病灶(>1 个)骨骼受累；②皮肤受累；③淋巴结受累(不是其他 LCH 引流淋巴结)；④肺受累；⑤下丘脑-垂体/CNS 受累；⑥其他(甲状腺及胸腺等)。

(2)多系统 LCH(MS-LCH)有≥2 个脏器/系统受累，伴有或不伴有“危险器官”受累。

(3)下列定位及病变程度分类是全身治疗的指针：①SS-LCH 伴有可危及 CNS 的损害；②SS-LCH伴有多病灶骨骼损害(MFB)；③SS-LCH 伴有特别部位损害；④MS-LCH 伴/不伴危险器官的损害。

## 六、鉴别诊断

本症应与某些骨骼、淋巴和皮肤器官的疾病及其他组织细胞增多症鉴别。

**(一)骨骼疾病**

上述骨骼的不规则破坏、软组织肿胀、硬化和骨膜反应同样常见于骨髓炎、尤文肉瘤、成骨细胞肉瘤、神经母细胞瘤骨转移、颅骨的表皮样瘤及纤维发育不良等。颅骨的溶骨性损害、突眼及上眼睑瘀斑往往是神经母细胞瘤的早期表现。

**(二)淋巴网状系统**

肝脾和淋巴结肿大，特别是颈淋巴结肿大提示弥散性肉芽肿病，如结核及组织胞质菌病等。

**(三)皮肤病**

本症的皮肤改变与脂溢性皮炎、特应性湿疹、脓皮病、血小板减少性紫癜或血管炎等鉴别。皮肤念珠菌感染可能与本病的鳞屑样和色素脱失为其特点，皮疹压片可见成熟组织细胞。

## 七、预后

总体预后良好，经正规治疗的患儿，治愈率达 80%。但预后取决于危险脏器受累的数目及对诱导治疗反应，年龄小于2岁不是决定预后的关键因素。危险脏器受累且对诱导治疗反应差的患者仅20%治愈，对这类患者采取造血干细胞移植术可提高治愈率40%～50%。

## 八、治疗

朗格汉斯细胞组织细胞增生症病情轻重悬殊，预后差异大，有不经治疗自愈的报道，但多系统受累的LCH病死率高。因此，综合考虑各种危险因素，采取个体化治疗非常重要。治疗方案需结合临床分型及分级而定。

### (一)单系统病变

多数预后良好，局灶性骨骼病变可单纯病灶刮除，无须全身化疗。对承重部位骨骼病灶可病灶内注射皮质激素类药物，甲基泼尼松龙每次75～750 mg。多发的骨骼损害可短期全身使用皮质激素类药物治疗。如病灶在眼眶骨影响视神经及在脊椎骨影响脊神经，皮质激素类药物注射难以进行且术后易复发或承重的部位，也可使用低剂量放疗。对淋巴结受累者，除单纯切除外，应短期全身皮质激素类药物治疗。皮肤病变范围较广泛者可使用，皮质激素类药物如泼尼松1～2 mg/(kg·d)病情控制后改为清晨顿服3～4周逐渐减量维持2～3个月停药观察。也可予VP方案：长春新碱1～2 mg/($m^2$·w)×4 w，泼尼松1～2 mg/(kg·d)×28 d。疾病控制后每月1次VP方案，3～4个月停药。

### (二)放疗

适用于孤立的骨骼病变，尤以手术刮除困难的部位如眼眶周围、颌骨、乳突或负重后易发生骨折和神经损伤的脊椎等部位，以及早期的垂体病变。一般照射量为5～8 Gy(500～800 cGy)，照射后3～4个月骨骼缺损即可恢复。一般认为，尿崩症出现时间较久(如6个月以上)，放疗大多无效。皮肤病变对放疗也不敏感。

### (三)化疗

国际组织细胞协会对MS-LCH进行了3个大规模、国际化、前瞻性的治疗研究，即LCH-Ⅰ、LCH-Ⅱ和LCH-Ⅲ研究。LCH-Ⅰ研究明确了在甲基泼尼松龙应用下，长春碱(VBL)与依托泊苷(VP16)同等有效，6周诱导治疗反应率49%～57%，复发率55%～61%，5年存活率76%～80%，其中无“危险器官”受累的2岁患儿存活率为100%。国内应用LCH-Ⅰ治疗，用替尼泊苷(VM26)代替VP16，总有效率76.5%。LCH-S-98研究对难治性和多次复发的、伴有“危险器官”受累的危险组MS-LCH的2-氯脱氧腺苷(2-chlorodeoxyadenosine，2-CDA，cladribine，克拉利平)单药治疗方案，诱导治疗反应率22%，复发率100%，2年存活率67%。LCH-Ⅱ及LCH-Ⅲ研究将泼尼松与VBL作为一线诱导方案，LCH-Ⅱ加入VP16，LCH-Ⅲ加入甲氨蝶呤(MTX)。LCH-Ⅱ提高了危险组MS-LCH诱导治疗反应率，为63%～71%，降低了复发率为46%，但5年存活率无改善，为74%～79%。德国DAL-HX83/90方案，诱导治疗反应率为90.9%，复发率为22.2%。LCH-Ⅳ研究对危险组MS-LCH的解救方案。LCH-S-2005研究从开始至现在，研究2-CDA+阿糖胞苷(Ara-C)的二线治疗方案。LCH-HCT研究从开始至现在，研究低强度预处理的异基因骨髓造血干细胞移植(RIC-SCT)治疗的1～3年的无病存活率。

在指南中，反映了LCH-Ⅰ、LCH-S-98、LCH-Ⅱ、LCH-Ⅲ及DAL-HX83/90临床研究的结果。该指南强调：①与总疗程6个月的化疗相比，总疗程12个月的化疗可减少疾病的复发率。②在MS-LCH患者，不论是否有“危险器官”受累，如诱导方案6周治疗有效，则有很好的长期存活率。③VBL+泼尼松的诱导方案已被证实有效，并且不良反应少，因此作为所有MS-LCH患者的初治疗法。④如果 MS-LCH 有“危险器官”受累者应用诱导方案 6 周无效，则预后较差，需要第 2 个疗程的早期强化治疗。⑤SS-LCH 伴有多病灶骨骼损害、特殊部位损害及可危及 CNS 的损害者，治疗后的预后好，但有 30%～50%的复发率。这些患者有 40%的可能发生尿崩症或其他内分泌疾病及实质性脑病。在基底核和小脑发生实质性脑病有很大危险性。对这些患者的治疗目的是防止再发、尿崩症和永久性不良结局。

## 九、治疗方案

以下介绍几种国外的化疗方案供参考。

### (一)国际组织细胞协会推荐方案

1.一线化疗

(1)诱导缓解：VP 方案是泼尼松 40 mg/($m^2$·d)，口服 28 天(4 周)，第 5 周(第 29 天)起减半量为 20 mg/($m^2$·d)，7 天后再减半量为 10 mg/($m^2$·d)，1 周后(第 36 天)停药。VBL 每次 6 mg/$m^2$，静脉注射，每周 1 次，共 6 次(第 1、8、15、22、29、36 天)。

上述治疗评估：①无危险器官受累者，对 VP 方案“中度反应者”。②有危险器官受累对治疗有较好反应者继用上述方案 6 周(第 43 天开始)。患者 6～12 周达 CR(或 NAD)者进入维持治疗。

(2)维持治疗：VP＋6-MP 方案是泼尼松口服每周 5 天，剂量同上；VBL(剂量同上)每 3 周 1 次(第 7～52 周或第 13～52 周)；6-MP 50 mg/($m^2$·d)，口服至第 12 个月末(疗程结束)。

(3)解救治疗的适应证：①初诊危险器官受累；②上述初次 6 周诱导治疗后危险器官受累无改善者；③VP方案第 2 个疗程结束后仍有危险器官受累无改善者；④无危险器官受累但 VP 方案第 2 个疗程后无改善者；均进入非危险 LCH 的二线治疗方案。

SS-LCH 组：①伴危及 CNS 损害或多病灶骨损害(MFB)或特别部位损害者，应用 6 周 VP 方案，然后进入无 6-MP 的上述维持方案，总疗程 12 个月；②不伴危险器官受累者可进行局部手术治疗，如病情进展则全身化疗。

2.二线(解救方案)化疗

(1)危险 LCH 组：①难治性(正规治疗无效)；②复发伴有危险器官受累的 MS-LCH；③伴有造血功能低下的 MS-LCH。

2-CDA＋Ara-C 方案：Ara-C 1 000 mg/($m^2$·d)，静脉滴注 2 小时，连用 5 天；2-CDA 9 mg/($m^2$·d)，静脉滴注(Ara-C 滴完后)。每 4 周应用 1 个疗程，少用 2 个疗程。

RIC-HSCT：预处理方案：福达拉宾＋美法仑＋TBI 或抗 CD52 单抗或 ATG。

(2)非危险 LCH 的二线化疗。病灶内注射糖皮质激素类药物，甲基泼尼松龙每次 75～750 mg，局部病灶注射。适于不宜手术刮除的局部病灶。

VAP 方案：泼尼松 40 mg/($m^2$·d)，口服，第 1～4 周，第 5～46 周减半量，以后逐渐减量至疗程结束(12 个月)。VCR＋Ara-C 组合：Ara-C 100 mg/($m^2$·d)×4(第 1～4 天)，每天皮下注射；VCR 1.5 mg/($m^2$·d)，静脉注射，第 1 天。以后第 2、5、8、12、17、23 周重复上述 VCR＋Ara-C组合。若达到 NAD 则停用；未达到 NAD 者，则每 6 周 1 次 VCR＋Ara-C 组合至 NAD。

(3)2-CDA 单药治疗：2-CDA 5～6.5 mg/($m^2$·d)，静脉注射，每 3～4 周重复 1 次为 1 个疗程，可用 2～6 个疗程；或 3 mg/($m^2$·d)，在 5～7 天逐渐加量至 13 mg/($m^2$·d)时再用 5 天，每

3～4 周重复 1 个疗程，可用 1～6 个疗程。2-CDA 的不良反应有感染、发热、胃肠道反应、肝功能损害、骨髓抑制及免疫抑制。

(4)2-脱氧克福霉素(2-deoxycoformycin，2-DCF)单药治疗：2-DCF 4 mg/($m^2$ · 次)，静脉滴注，每周1 次共 8 次，然后改为每 2 周 1 次，应用 16～18 个月可达 NAD。不良反应同 2-CDA。

**(二)DAL-HX90 方案**

LCH 的分组：①A 组，仅有骨骼病变的 SS-LCH；②B 组，软组织病变的 SS-LCH 或无骨骼病变，无脏器受损；③C 组，伴脏器(肝、肺及造血系统)受累的 MS-LCH。

1.诱导缓解(A、B 组相同)

VEP 方案：泼尼松 40 mg/($m^2$ · d)，分次口服，第 1～28 天，第 29 天起减半量用一周后再减半量，一周后停药。VBL 每次 6 mg/$m^2$，静脉注射，每周 1 次(第 15、22、29、36 天)，连用 4 次，或用 VDS 每次 3 mg/$m^2$。VP 16 100 mg/($m^2$ · d)，静脉滴注，第 1～5 天；150 mg/($m^2$ · d)于第 15、22、29、36 天。

C 组泼尼松同 A 组；VP16 150 mg/($m^2$ · d)，静脉滴注，于第 1、8、15、22、29、36 天共 6 次，同时静脉注射 VBL。

2.维持治疗

A 组：PE 方案。泼尼松(剂量同上)口服，于第 9、12、15、18、24 周，每周连用 5 天，共 5 周；VP16 150 mg/($m^2$ · d)，静脉滴注，每周口服泼尼松的第 1 天用，共 5 次。

B/C 组：VEP＋6-MP 方案。泼尼松＋VP16 同 A 组；6-MP 50 mg/($m^2$ · d)，口服，第 6～52 周。

**(三)LCH-Ⅲ方案**

目前国外使用较多的治疗方案为国际组织细胞协会推荐的 LCH-Ⅲ方案，该方案把多系统受累的高危和低危患者进行随机分组，并对单系统多病灶骨骼受累和特殊部位单病灶患者进行前瞻性研究。患者分成 3 组：①高危组，多系统受累且包括 1 个或 1 个以上高危器官受累；②低危组，不含高危器官的多系统受累的患者；③其他组，单系统多灶性骨损害或局部的特殊部位受累如脊柱内扩展或鼻旁、脑膜旁、眼眶周围或乳突区域的受累等，可能导致持续性的软组织肿胀。

1.高危组(多系统受累)

由 1～2 个 6 周的初始治疗和维持治疗组成，总疗程 12 个月。

(1)A 方案：①诱导缓解，VP 方案是泼尼松 40 mg/($m^2$ · d)，分 3 次口服，持续 4 周，5～6 周逐渐减停；1～6 周的每周第一天静脉注射长春碱(VBL)6 mg/($m^2$ · d)。如经过 6 周的初始治疗，疾病仍进展，可再予 6 周的初始治疗，泼尼松 40 mg/($m^2$ · d)，分 3 次口服，每周 3 天连续 6 周；7～12 周的每周第一天静脉注射 VBL 6 mg/($m^2$ · d)。②维持治疗，根据病情于第 7 或第 13 周开始 VP-M 方案。6 MP 50 mg/($m^2$ · d)，口服直至 12 个疗程结束；泼尼松 40 mg/($m^2$ · d)，分 3 次口服，每 3 周连用 5 天，直至疗程结束；每 3 周的第一天静脉注射 VBL 6 mg/($m^2$ · d)，直至疗程结束。

(2)B 方案：①诱导缓解，VP-MTX 方案是泼尼松 40 mg/($m^2$ · d)，分 3 次口服，持续 4 周，5～6 周逐渐减停；1～6 周的每周第 1 天 1 次静脉注射 VBL 6 mg/$m^2$。第 1、3、5 周的第 1 天在静脉注射 VBL 后 1 次用 MTX 500 mg/$m^2$，1/10 量半小时静脉快速滴注，其余 9/10 量 23.5 小时静脉维持，同时予 2 000 mL/$m^2$ 液体水化，并于 MTX 结束后 24 小时和 30 小时予

CF 每次 12 mg/m$^2$ 解救 2 次。如经过 6 周的初始治疗，疾病仍进展，可再予 6 周的初始治疗，泼尼松 40 mg/(m$^2$ · d)，分3 次口服，每周 3 天连续 6 周；7～12 周的每周第一天静脉注射 VBL 6 mg/(m$^2$ · d)。第 7、9、11 周的第 1 天在静脉注射 VBL 后 1 次用 MTX 500 mg/m$^2$，用法同上。②维持治疗，VP＋MTX 方案：VP 用法同 A 方案维持，MTX 每次 20 mg/m$^2$，每周 1 次口服直至疗程结束。

2.低危组

由 1～2 个 6 周的初始治疗和维持治疗组成，总疗程 6 个月或 12 个月。

(1)诱导治疗：泼尼松 40 mg/(m$^2$ · d)，分 3 次口服，持续 4 周，5～6 周逐渐减停；1～6 周的每周第 1 天 1 次静脉注射 VBL 6 mg/m$^2$。如经过 6 周的初始治疗，疾病仍进展，可再予 6 周的初始治疗，泼尼松 40 mg/(m$^2$ · d)，分 3 次口服，每周 3 天连续 6 周；7～12 周的每周第一天静脉注射 VBL 每次 6 mg/m$^2$。

(2)维持治疗：根据病情于第 7 周或第 13 周开始 VP 方案。泼尼松 40 mg/(m$^2$ · d)，分 3 次口服，每3 周连用 5 天，直至疗程结束；每 3 周的第一天静脉注射 VBL 每次 6 mg/m$^2$，直至疗程结束。

3.多发性骨病和特殊部位组

6 周的诱导治疗，第 2 个疗程的诱导治疗仅给予疾病进展的患者，总疗程 6 个月。

(1)诱导治疗：VP 方案：泼尼松 40 mg/(m$^2$ · d)，分 3 次口服，持续 4 周，5～6 周逐渐减停；1～6 周的每周第一天静脉注射 VBL 每次 6 mg/m$^2$。

(2)维持治疗：根据病情于第 7 周或第 13 周开始 VP 方案。泼尼松 40 mg/(m$^2$ · d)，分 3 次口服，每 3 周连用 5 天，直至疗程结束；每 3 周的第一天静脉注射 VBL 每次 6 mg/m$^2$，直至疗程结束。

**(四)日本 LCH Study G roup-2002(JLSG-2002)方案**

将患者分为单个系统损害组和多系统损害组，采用该方案治疗，5 年两组反应好的患者分别为 96%和 78%，5 年 OS 两组分别为 100%和 94%。

国内有应用胸腺素、干扰素 α 或干扰素 γ、环孢素 A 等免疫制剂对调节免疫功能、减少化疗的远期不良反应有一定效果。可选用以下制剂，在化疗期间应用。

1.胸腺素

5 mg/d，肌内注射，连用 30 天，有效可改为每周 2～3 次，连用 6 个月。

2.环孢素 A(CS-A)

3～6 mg/(kg · d)，分 2 次，连用 6～12 个月。或与胸腺素连用。

3.a-Interferon

100～150 万 U/d，肌内注射，连用 10 周，以后每周 3 天，共 14 个月。

国际组织细胞协会指南推荐的支持治疗如下：①预防卡氏肺孢子虫，口服磺胺甲基异恶唑。②输注红细胞与血小板，为预防移植物抗属主病，输注放射线照射过的血制品。输注 CMV 阴性的血制品。③集落刺激因子，中性粒细胞减少时可应用粒细胞集落刺激因子(G-CSF)。由于朗格汉斯细胞属于单核-巨噬细胞系统，指南明确指出，不推荐使用粒-单细胞集落刺激因子(GM-CSF)。

### 十、疗效评定标准

#### (一)疾病状态定义

1.非活动性疾病(NAD)

无疾病证据,所有症状和体征消失。

2.活动性疾病(AD)

(1)疾病消退:症状和体征消退,无新损害出现。

(2)疾病稳定:症状或体征持续存在,无新损害出现。

(3)疾病进展:症状和体征有进展,或有新损害出现(孤立骨损害的患者,疾病进展表示出现新的骨病灶或其他器官病灶)。

#### (二)治疗反应标准

1.较好反应

(1)完全消失,达到上述 NAD。

(2)消退:达到上述 AD 的疾病消退。

2.中度反应

(1)混合反应,1 个部位有新损害,另一个部位损害消失。

(2)稳定,达到上述 AD 的疾病稳定。

3.恶化反应

达到上述 AD 的疾病进展。

### 十一、随访

指南推荐在治疗结束后 5 年内,每 6 个月进行体检,测量身高、体重及青春期发育;第1 年每 3 个月进行的实验室检测包括血常规、红细胞沉降率、肝肾功能及尿渗透压,第 2～5 年每年检查 1 次。对疑有新的病灶或复发的患者进行骨骼影像学检查。对有耳或乳突受累病史的患者,第 1、5 年进行相应的听力检查。对有肺受累的患者,第 1 年每 6 个月进行 HR-CT 和肺功能检查。有肝功能受累的患者,第 1 年每 6 个月行 B 超检查,第 2～5 年每年检查 1 次。对有尿崩症、其他内分泌病变及可危及 CNS 的损害者,在第 1 年、以后 5 年内每 2 年 1 次头颅 MRI 检查。对有 CNS 受累者,在第 1 年,以后 5 年内每 2 年 1 次进行神经心理学测定。

(明　晓)

## 第八节　特发性肺含铁血黄素沉着症

特发性肺含铁血黄素沉着症是一组肺泡毛细血管出血性疾病,常反复发作,并以大量含铁血黄素累积于肺内为特征的疾病。多见于儿童。

### 一、病因与发病机制

病因与发病机制不明。从实验室研究中已知至少有以下 3 种完全不同的情况:①未发现病变与任何免疫机制有关。②有抗肺内解剖结构的抗体。③可能与可溶性免疫复合物有关。由于肺毛细血管反复出血至肺间质,其中珠蛋白部分被吸收,含铁血黄素沉着于肺组织,病理见肺重量增加,切面有广泛棕色色素沉着。镜检肺泡和间质内可见含有红细胞及含铁血黄素的巨噬细胞。肺内有程度不等的弥散性纤维化。电镜下见弥散性毛细血管损害,伴内皮细胞水肿、Ⅱ型肺泡上皮细胞增生及蛋白沉着于基膜上。

## 二、临床表现与诊断

### (一)临床特点

临床表现与病变发展过程和年龄有关。急性期呈阵发性或持续性咳嗽、咯血和气促。咯血持续数小时或数天,逐渐自行缓解,但数周或数月后又可复发。慢性反复发作期表现为咳嗽、血痰、发热、喘息,此型以成人常见。静止期无明显的临床表现。反复出血者由于含铁血黄素沉积形成肺间质纤维化出现呼吸困难。

### (二)体征

肺部可闻及与出血时相应的体征。由于贫血,发绀常被掩盖。病程后期常伴肺源性心脏病或杵状指。大咯血是致死的常见原因。

### (三)胸部X线

示两肺门或中、下野内带磨玻璃影、散在的小结节阴影或网状阴影。症状缓解时磨玻璃影可吸收。

本病的3个特点如下:①咯血、呕血或幼儿胃液中有血。②小细胞低色素性贫血。③肺片有广泛性急或慢性浸润。结合临床特征、实验室检查等综合诊断。

## 三、治疗原则与策略

治疗用糖皮质激素类药物可控制出血,但不能长期稳定病情和预防复发,对慢性患者的疗效不显著。铁剂可缓解严重贫血。目前无特效治疗方法。尽早控制急性发作是避免肺间质纤维化的关键。

### (一)急性发作期

应卧床休息,吸氧,停服牛乳,给予止血剂,贫血者则应补充铁剂,必要时需输血。

### (二)肾上腺皮质激素类药物

肾上腺皮质激素类药物控制急性期症状疗效较为肯定。急性期常用氢化可的松5~10 mg/(kg·d),以后可改口服泼尼松1~2 mg/(kg·d),症状缓解后2~3周逐渐减量至最低维持量,持续用药半年。若有反复,维持量可用至1~2年。

### (三)免疫抑制剂

肾上腺皮质激素类药物治疗无效者,可加用免疫抑制剂硫唑嘌呤,从1.2~2 mg/(kg·d)到3~5 mg/(kg·d),无不良反应可持续用药1年以上。疗程1.5年效果良好。

### (四)血浆置换

血浆置换能去除免疫复合物所产生的持久性的免疫损伤,使患者临床症状、胸部X线、肺功能得到改善。

### (五)铁去除法

为防止过度的铁沉积于肺内造成肺组织损伤,可用铁络合剂驱除肺内沉积的铁,阻止肺纤维化的发展。可用去铁胺(去铁敏)治疗,每天 1.6 g,分 3 次肌内注射,用药后可使铁从尿内的排出量明显增加。因铁络合剂有一定的毒性作用,故未能广泛使用。

**(六)对症治疗**

对合并肺部感染、肺动脉高压、肺源性心脏病、呼吸衰竭的患者,需做相应的治疗。

Lichtenstein 将一组以组织细胞浸润为主的疾病命名为组织细胞增生症 X。Nezelof 首次通过电镜观察到病变细胞中的 Birbeck 颗粒。过去因其病因不明而称为组织细胞增生症 X(HX)。国际组织细胞学会将其统称为朗格汉斯细胞组织细胞增生症(Langerhans cell histiocytosis,LCH),为组织细胞增生症Ⅰ型。以往依据本病的发病年龄、病变范围和临床表现分为三种类型,即韩-薛-柯病(Hand-Schüller-Christian disease,HSC)、勒-雪病(Letterer-Siwe disease,LS)和嗜酸性肉芽肿(Eosinophilic Granulomo,EG)。实际上三者临床表现相互关联、重叠,为婴儿和儿童不同年龄期的不同表现。可有过渡型,相互转化。尚有单器官型和难分型(或混合型)。本病主要发生于婴幼儿和儿童,男性发病明显多于女性,男女之比为(1.5～2):1。英国和爱尔兰每年发病率为 4.2/1 000 000。本病病因及发病机制尚不完全清楚。由于临床表现多样,误诊率高。LCH 常致多系统受累,伴有危险器官受累者预后不佳,化疗存活率仅 20%。

**(张金芳)**

# 第九章

# 肉芽肿性疾病

## 第一节　浆细胞肉芽肿

浆细胞肉芽肿是炎性假瘤的一种，是一种炎症性肉芽肿。

### 一、病因及病理

发生原因不明，伴有明显感染症状的也有，但更多的是没有明显的临床炎症表现。考虑是浸润的浆细胞，淋巴细胞和组织细胞在炎症过程中有免疫反应与炎症的修复而形成的。以前根据瘤内所含细胞的种类及多少不同而又称为组织细胞瘤、黄色瘤、纤维黄色瘤、浆细胞瘤等。

### 二、临床表现

从研究人员收集的181例看，发病年龄1～73岁，平均29.5岁，比恶性肿瘤年轻，男女各半。日本64例的发病年龄是5～71岁，平均40.2岁，男性45例，女性19例，男性明显的多。在肺的发生部位，左右没有明显差别。其症状有咳嗽、咳痰、发热、胸痛、咯血等，约半数病例有这些症状。另半数没有症状，多为体检发现。

胸片表现为边缘清晰的单发性均匀球状阴影的多，但也有与恶性肿块相似的毛刺和胸膜牵引征的，也有呈浸润样影的。肿块内也有钙化或空洞的。尚未见有胸腔积液报告的。

少见的也有，有学者报告1例11个月间发展为2 cm大小肿块。还有报告6个月间迅速长大且有血痰的，呈浸润影及广泛的病例，在部分切除后1个月或5年自然消退的也有。

### 三、实验室检查

血白细胞上升、红细胞沉降率升高。CRP阳性的病例只是少数。从免疫学检查看，淋巴细胞亚群，PHA幼化率、NK活性均无异常，只见IL-2水平低。

### 四、诊断

经支气管肺活检往往因标本小，难以诊断。因此，常需要开胸肺活检或胸腔镜下活检才行。

## 五、治疗

### (一)轻中度患者

单独口服免疫抑制剂,首选烷化剂。

1.苯丁酸氮芥

苯丁酸氮芥对淋巴细胞有较高的选择性抑制作用,口服 3～6 mg/d,早饭前 1 小时或晚饭后 2 小时服用,持续至出现疗效后 1 周开始减量,这一过程需要 1～3 个月,总量为 350～500 mg。

2.硫唑嘌呤

硫唑嘌呤通常不作为首选用药,患者不能耐受苯丁酸氮芥或者单纯肾上腺皮质激素不能控制病情时应用。口服 1～4 mg/(kg·d),连用 1～3 个月后改为维持量 0.5～2 mg/(kg·d)。

### (二)中重度患者

需要免疫抑制剂和肾上腺皮质激素联合应用。

1.环磷酰胺

口服 1～2 mg/(kg·d),应用 3～6 个月。病情缓解后仍应维持治疗满 1 年,剂量递减,每 2～3 个月减 25 mg。

2.肾上腺皮质激素

泼尼松口服 1～2 mg/(kg·d),见效后逐渐减量,至 6 个月时减至 10 mg/d。

3.维持治疗

维持治疗对环磷酰胺不能耐受的患者维持治疗可以改为硫唑嘌呤 2 mg/(kg·d)和泼尼松 5～10 mg/d联合应用,疗程 6～12 个月。

## 六、预后

尚未见恶性变的报告。

(朱怀森)

# 第二节　肺嗜酸性肉芽肿

## 一、定义及概况

Lichtenstein 把一组单核-巨噬细胞系统疾病包括骨嗜酸性粒细胞肉芽肿、汉-许-克病、累-赛病统一命名为组织细胞增多病 X,以 X 表示病因不明。这三种疾病的组织病理方面相同,主要为组织细胞浸润,而临床表现有很大差异。

肺嗜酸性肉芽肿又称为原发性肺组织细胞增多症 X。如同时有骨病变或发展过程中出现骨病变,则不应列入原发性。故原发性肺组织细胞增多症 X 是指局限于肺部的病变,多发生在 20～40 岁,为成人型。

## 二、病因

此病的病因不明,但可能与下列因素有关,在诊断上要给予注意。研究认为约有 93.4%患者吸烟，因此认为该病与吸烟关系密切；此外可能与感染、免疫反应有关。

## 三、病理

病肺大体标本可见不规则结节播散于肺的周边，呈灰白色或黄色，直径＜20 mm，结节剖面有空腔形成。

显微镜下肺组织随病变程度而异。早期肉芽肿为细胞性，以组织细胞、巨噬细胞、嗜酸性粒细胞和淋巴细胞，沿肺泡间隔浸润蔓延，呈星状肉芽肿，主要局限在支气管周围，管壁增厚；进而因闭塞性细支气管炎导致开放性的支气管显著减少。肺泡腔内亦填充了大量的组织细胞，巨噬细胞和淋巴细胞，类似脱屑性间质肺炎的表现。其中具有诊断特征的细胞是含有细致皱褶或锯齿状核仁的嗜酸性胞质的细胞。

肺血管呈不同程度的肉芽肿反应，轻者仅表现为少量的内膜增殖，严重明显的病灶浸润，可引起小动静脉闭塞，使开放的血管腔广泛丢失，肺组织坏死，囊性改变，继而发生肺心病。

肺嗜酸性肉芽肿的炎症和纤维化的不同时期，均可出现大量的星状结节，纤维化牵缩引起的肺气肿和蜂窝肿，星状瘢痕具有诊断意义。

电镜可见组织细胞呈网球拍样的 X 小体，X 小体并非肺嗜酸性肉芽肿的特异表现，但是，结合临床症状与病理特征的综合分析，有助于嗜酸性肉芽肿的诊断。

## 四、临床表现

本病好发于 20～40 岁年龄的人，男性多于女性(男：女为 5：1)。但也有老年人原发性肺组织细胞增多症 X 的报告。常见的胸部症状为咳嗽、咳脓性痰、气急，可伴有咯血，14%的患者可发生自发性气胸。晚期有呼吸困难、发绀、肺动脉高压、肺心病体征，偶有杵状指、全身症状有发热、消瘦、乏力等。

## 五、诊断

### (一)X 线改变

典型表现为两肺弥漫分布的网状阴影(82%)，结节阴影(76%)，空腔阴影(55%)。早期在炎症细胞浸润期可表现绒毛状阴影；中期两肺弥漫性结节性或网状结节性阴影，病变以两肺的上、中野为明显，两侧肋膈角很少受累，病变可以一侧肺或双肺。晚期两肺呈粗大的条索状阴影，有明显的囊泡形成，最后变为“蜂窝肺”，偶尔表现为肺不张，伴有空洞的结节或肿块，可并发胸腔积液或肺门淋巴结肿大。

### (二)CT 及高分辨 CT

CT 片比 X 线片更能显示空腔及小结节阴影，而其为肺嗜酸性肉芽肿主要及特征性表现，具有较大的诊断价值。高分辨 CT 的结果还反映了组织病理学改变，肺组织细胞增多病 X 的特征是不同病变期的囊性和结节性改变同时存在，与平片相比，高分辨 CT 能证实 5 mm 以下的结节更有价值，胸片因叠加效应呈现网状结节或气肿样改变，而高分辨 CT 呈现囊状阴影。

### (三)肺功能

病变早期，肺容量缩小，弥散功能降低，肺顺应性降低。晚期病变，囊性纤维化，蜂窝肺发生，可出现阻塞性通气功能障碍。

## 六、鉴别诊断

### (一)肺结节病

本病应首先与具有弥漫性结节类型的肺结节病相鉴别，其相似处较多，两者的呼吸道症状与全身症状都十分轻微或无症状，往往于体格检查拍 X 线胸片时发现，发展比较缓慢，早期两者都有自行缓解或痊愈的可能。两者虽为弥漫性阴影，但肺体积都不缩小。本病胸部 X 线阴影分布较均匀，结节病以中上肺病变明显，且绝大多数伴两侧对称性肺门淋巴结肿大，其他脏器常同时受累。实验室检查有血清蛋白、球蛋白倒置、γ 球蛋白升高、血管紧张素转换酶阳性，如有皮肤和浅表淋巴结受累，活检即可诊断。而前者病变局限于肺部，没有阳性实验结果，必须依靠支气管肺泡灌洗或肺活检才能确诊。

### (二)特发性肺间质纤维化

虽然两者都为局限性肺部病变，但临床症状与预后迥然不同。两者虽有弥漫性阴影，但前者早期为小点，片状阴影混杂，分布比较均匀，纤维化程度较轻，肺体积无明显缩小，而特发性肺间质纤维化阴影首先出现在中下肺野外带，病变集中在中下肺，使下肺缩小，肺门下降并向纵隔靠拢，病变持续加重，晚期形成蜂窝肺，肺体积明显缩小，膈肌上抬。此外，临床症状亦有巨大差别，前者症状轻微，有自愈倾向；而后者持续恶化，自起病早期即出现进行性加重的运动性呼吸困难，可出现杵状指，肺部常听到细撕裂音。皮质激素虽有一定疗效，亦多限于临床症状的好转，两者实验室检查皆无阳性改变，故诊断都依靠肺活检。

### (三)慢性外源性过敏性肺泡炎

慢性外源性过敏性肺泡炎是由于长期小量有机尘埃的吸入刺激所引起，此病往往仅有轻微咳嗽，于劳动后出现轻微的呼吸困难，少数无呼吸道症状，并无急性期的典型症状，脱离接触尘埃抗原后，于数月内呼吸道症状逐渐消退，因此常不引起患者重视，胸部 X 线检查可见散在的弥漫性结节阴影，分布较均匀，两者有不少相似之处，但后者必须有长期接触变应原的历史，再次接触病情可复发。

### (四)弥漫性肺泡细胞癌

此病早期症状很轻微，随病情发展出现咳嗽、呼吸困难，并逐渐加重不能缓解，少数患者咳大量白色泡沫样痰，每天多达 200 mL。胸部 X 线阴影早期可发生在一侧肺，然后逐渐向对侧发展。而原发性肺组织细胞增多症 X 线开始即为对称性阴影，其 X 线阴影虽增多，而呼吸道症状仍十分轻微。肺泡细胞癌痰中可找到癌细胞，两者均可通过肺泡灌洗找到癌细胞或组织细胞（X 细胞），必要时需经肺活检。

## 七、治疗

本病治疗较好的药物为皮质激素，早期应用可取得良好的效果。泼尼松常规用量基本与特发性肺间质纤维化相似，开始 30 mg/d，可以顿服，或分 3 次口服。视病情及 X 线阴影吸收的情况，可逐渐减量，其维持量在 7.5 mg/d 左右，疗程为 1～2 年。通过治疗，特别早期病变，应用激素后，可促使肺部病变吸收，防止肺间质纤维化。但病变的中、晚期疗效并不理想。对激素治疗无效后，应用青霉胺可使部分患者呼吸功能及其症状得以改善。雷公藤有抗炎及免疫抑制作用，部分患者也可应用。胸腺浸出液对伴免疫功能低下者有效。在疾病进展期也有部分患者应用细胞毒药物，如环磷酰胺、苯丁酸氮芥。局部病灶放疗可延缓病情。

此病多数预后良好，其中有部分患者不经任何治疗即能自行缓解。经过治疗部分患者可获得痊愈，部分患者可吸收好转，治疗可防止病情继续恶化。也有部分患者逐渐向弥漫性肺间质纤维化发展致呼吸衰竭，最后死于呼吸衰竭。

（朱怀森）

## 第三节 Wegener肉芽肿

Wegener肉芽肿（Wegener granulomatosis，WG）是一种原因不明、累及全身多个系统的坏死性、肉芽肿性血管炎，属自身免疫性疾病。主要侵犯上、下呼吸道和肾脏。WG通常以鼻黏膜和肺组织的局灶性肉芽肿性炎症为开始，继而进展为血管的弥漫性坏死性肉芽肿性炎症。临床常表现为鼻和鼻窦炎、肺部病变和进行性肾衰竭。可累及关节、眼、皮肤，亦可侵及眼、心脏、神经系统及耳等。WG分为局限型和危重型，局限型常见，病变只限于上、下呼吸道，预后好。但实际上许多患者在其疾病过程中，终将累及到肾脏。危重型可表现为系统性血管炎，肾组织病理呈坏死性新月体肾小球肾炎，肺毛细血管炎及其伴随的临床综合征，多因急性肾衰竭而死亡。

### 一、流行病学

最初，有学者报道了1例以脉管炎和肉芽肿为病理特征，以破坏性鼻窦炎、多发肺脓肿和尿毒症为主要临床表现的病理，并命名为“结节性周围动脉炎的边界型”。后来，有学者先后观察到3例临床过程疑是感染中毒性疾病、病变累及上呼吸道、肺脏和肾脏等多个器官的患者。同时，德国病理学会第29届会议上，有学者详细报告了这3例患者的病理特征，命名为“广泛性感染中毒性血管病”。随着研究的开展，有学者描述了结节性周围动脉炎中这种特殊类型患者的病理改变，并首次命名为“Wegener肉芽肿”。有学者将Wegener肉芽肿从结节性周围动脉炎中分离出来，确认Wegener肉芽肿是一个独立的疾病。有学者报道了7例Wegener肉芽肿，在复习公开报道的22例病例基础上，提出了诊断本病的三联征：呼吸道坏死性肉芽肿、广泛分布的局灶性坏死性血管炎、坏死和肉芽肿病变的肾小球肾炎。

该病从儿童到老年人均可发病，年龄范围5～91岁，但30～50岁是本病的高发年龄，平均年龄为41岁。男性略多于女性，男女比例约1.6∶1.0。平均发病率为0.4/10万人，未经治疗的WG病死率高达90%，经激素和免疫抑制剂治疗后，WG的预后明显改善。

### 二、病因

WG病因至今未明，目前认为WG的发病可能与下列因素有关。

#### （一）遗传因素

有研究表明WG患者人类白细胞抗原（HLA）-B50和B55，以及DR1、DR2、DR4、DR8、DR9和DQ7表达的频率明显增加，而HLA-DR3、DR6、DR13和DRB1-13表达的频率减少。遗传因素可能与WG有一定关系。

#### （二）感染因素

有学者发现63%的WG患者鼻腔内长期携带金黄色葡萄球菌，而且携带金黄色葡萄球菌的患者 WG 复发率明显高于鼻腔金黄色葡萄球菌阴性的患者。但由于不能直接在病变部位找到病原体，认为感染因素在 WG 发病中的作用不是直接病因，可能是 WG 发病的促发因素。

**（三）免疫因素**

多数 WG 患者的自身免疫抗体中抗中性粒细胞胞质抗体（ANCA）阳性，且糖皮质激素和细胞毒性药物等免疫抑制剂治疗有效，因而认为该病的发生与免疫功能紊乱有关。

## 三、发病机制

WG 可能的发病机制如下：感染或其他原因等因素激活淋巴细胞释放淋巴因子，如肿瘤坏死因子（TNF）、白细胞介素（IL）-1、IL-2、IL-8、干扰素（IFN）等，淋巴因子作用于中性粒细胞，使中性粒细胞内的蛋白酶-3 和髓过氧化物酶（MPO）等转移到细胞表面。

诱导机体产生抗体（ANCA）：①ANCA 活化中性粒细胞，使后者释放蛋白酶-3 和 MPO 及其他氧自由基。蛋白酶-3 能降解细胞外基质蛋白，如弹性蛋白、纤连蛋白、Ⅵ型胶原、层连蛋白等；MPO 可以催化过氧化氢（$H_2O_2$），产生超氧阴离子。上述过程循环放大，最终结果是损伤血管内皮，引起血管炎。②血管内皮细胞在特定条件下，也可合成蛋白酶-3，ANCA 直接与内皮细胞结合，导致内皮细胞功能失调或溶解。③活化中性粒细胞表面的抗原蛋白酶-3 和 MPO 等带有阳电荷，可吸附于带有阴电荷的血管内皮如肾小球基膜。ANCA 与蛋白酶-3 结合后，一方面可在肾脏局部形成免疫复合物，激活补体，引起组织损伤；另一方面促进溶酶体酶释放，对细胞本身广泛溶解引起严重而持久的损伤。④ANCA 可抑制对活化中性粒细胞释放毒性产物的中和反应，加重细胞损害。

## 四、病理

典型 WG 受累器官的基本病理改变有三种：①小、中等口径动静脉的坏死性血管炎。②坏死性肉芽肿。③炎症细胞浸润。炎症细胞以中性粒细胞、淋巴细胞、单核细胞为主，嗜酸性粒细胞较少。炎症细胞浸润最常见，见于所有病例；坏死性血管炎或肉芽肿见于 90%～95%的病例。不同的病例中，三种病理改变可以呈现不同组合，即可以表现为其中任两种病理改变或三种病理改变同时存在。

**（一）上呼吸道**

可以侵犯鼻、鼻旁窦、喉、咽、口腔、耳，眼眶也可受累。病变初期为鼻旁窦黏膜增厚、鼻甲肥大、鼻旁窦软组织增生，随病情发展，可以出现坏死性溃疡和骨质破坏，少数病例鼻中隔穿孔。病理改变可见血管炎、肉芽肿或炎症细胞浸润。

**（二）支气管和肺**

病变可以侵犯支气管壁、支气管黏膜，也可以侵犯肺实质。可见 WG 的三种基本病理改变中两种或三种病理改变同时存在。

**（三）肾脏**

肾脏的主要病理变化是局灶性、坏死性、节段性肾小球肾炎，呈急进性、新月体形成肾小球肾炎改变。肉芽肿少见。

## 五、临床表现

WG 可累及多个系统，起病可急可缓，临床表现呈多样性。典型的 WG 有三联征：上呼吸道、下呼吸道和肾脏病变。

**(一)一般症状**

病初症状包括发热、疲劳、抑郁、食欲缺乏、体重下降、关节痛、盗汗、尿色改变和虚弱。其中发热最常见。

**(二)上呼吸道症状**

大部分患者以上呼吸道病变为首发症状。通常表现是持续地流清涕或脓涕,且不断加重。有时有上呼吸道的阻塞和疼痛症状,也可伴有鼻黏膜溃疡和结痂,鼻出血、唾液中带血丝。严重者可出现鼻中隔穿孔,鼻骨破坏,出现鞍鼻。咽鼓管的阻塞能引发中耳炎,导致听力减退或听力丧失。部分患者可因声门下狭窄出现声音嘶哑及呼吸喘鸣。

**(三)下呼吸道症状**

肺部受累是 WG 基本特征之一。约 50%的患者在起病时即有肺部表现,80%以上的患者将在整个病程中出现肺部病变。

胸闷、气短、咳嗽、咯血,以及胸闷、胸痛是最常见的症状,可出现胸腔积液及肺内阴影。约1/3的患者肺部影像学检查有肺内阴影,但无临床症状。严重者可发生弥漫性肺泡出血,出现呼吸困难和呼吸衰竭。查体可有叩诊浊音、呼吸音减弱,以及湿啰音等体征。

**(四)肾脏损害**

大部分病例有肾脏病变,出现蛋白尿,红、白细胞及管型尿,严重者伴有高血压和肾病综合征,导致肾衰竭,是 WG 的重要死因之一。无肾脏受累者称为局限型 WG,应警惕部分患者在起病时无肾脏病变,随病情进展可逐渐发展至肾小球肾炎。

**(五)眼部受累**

眼受累的最高比例可至 50%以上,约 15%的患者为首发症状。WG 可累及眼的任何区域,表现为眼球突出、视神经及眼肌损伤、结膜炎、角膜溃疡、巩膜外层炎、虹膜炎、视网膜血管炎、视力障碍等。

**(六)皮肤黏膜表现**

多数患者有皮肤黏膜损伤,表现为下肢可触性紫癜、多形红斑、斑疹、瘀点(斑)、丘疹、皮下结节、坏死性溃疡形成,以及浅表皮肤糜烂等。皮肤紫癜最为常见。

**(七)神经系统表现**

很少有 WG 患者以神经系统病变为首发症状。约 1/3 的患者在病程中出现神经系统病变。以外周神经病变为常见,多发性单神经炎是主要的病变类型,临床表现为对称性的末梢神经病变。肌电图,以及神经传导检查有助于外周神经病变的诊断。少部分患者出现癫痫或精神异常。

**(八)关节病变**

关节病变在 WG 中较为常见,发病时约 30%的患者有关节病变,约 70%患者病程中可有关节受累。多数表现为关节疼痛及肌痛,1/3 的患者可出现对称性或非对称性,以及游走性关节炎(可为单关节或多关节的肿胀和疼痛)。

**(九)其他**

WG 也可累及心脏而出现心包炎、心肌炎。胃肠道受累时可出现腹痛、腹泻,以及消化道出血;罕见病例以急性胰腺炎为首发症状。尸检时可发现脾脏受损(包括坏死、血管炎,以及肉芽肿形成)。泌尿生殖系统(不包括肾脏)如膀胱炎、睾丸炎、附睾炎等受累较少见。

## 六、实验室和其他检查

### (一)影像学检查

上呼吸道影像学检查可见鼻旁窦黏膜增厚、鼻旁窦骨质破坏等改变。胸部影像学表现多种多样,典型的 WG 表现为两肺多发、大小不等的结节状影,以两下肺多见。肺结节大小多在 2~10 cm,多分布在支气管血管周围,结节外缘不规则,有时在结节与肺门之间可见"滋养血管"影、长毛刺征和胸膜牵拉征。约 50%的患者可以发现有厚壁空洞,洞壁内缘不规则,极少有液平面和钙化。少部分患者可见弥漫性粟粒样表现或弥漫性磨玻璃影。

### (二)肺功能检查

因为支气管内膜受累及瘢痕形成,55%以上的患者在肺功能检测时可出现阻塞性通气功能障碍,另有 30%~40%的患者可出现限制性通气功能障碍,以及弥散功能障碍。

### (三)纤维支气管镜检查

纤维支气管镜检查主要是用于发现气道内病变,包括声门下狭窄和溃疡性气管-支气管炎。由于 WG 病变分布常为局灶性,而且纤维支气管镜下经支气管肺活检所获组织标本量小,所以肺活检意义有限。

### (四)组织活检

活体组织病理检查是诊断 WG 的主要措施。WG 的主要组织学特点是血管炎、肉芽肿和坏死。其典型的血管炎改变为累及小、中动脉的坏死性或肉芽肿型血管炎;有时有血管阻塞或血管腔内血栓形成;少见的表现有小动脉、静脉、毛细血管中性粒细胞浸润和管壁破坏。上呼吸道活体组织病理检查创伤性相对较小,常作为首选,但阳性率较低:具有血管炎和肉芽肿 2 项病变者 21%~23%,具有血管炎、肉芽肿、坏死 3 项病变者 16%。肺活体组织病理检查室诊断 WG 阳性率较高。纤维支气管镜下经支气管肺活体组织病理检查虽然创伤小,但阳性率仅 7%左右;开胸肺活检阳性率可达 91%,其缺点是创伤性较大;电视辅助胸腔镜外科肺活检也可获得较高阳性率。肾脏活检主要用于除外其他肾脏疾病。肾脏活检主要病变为 80%的患者呈节段性坏死性肾小球炎,仅 8%的患者可以发现血管炎改变。皮肤活检可见到三种病理改变,即坏死性血管炎或白细胞碎片性血管炎、坏死性肉芽肿,以及肉芽肿性血管炎。

### (五)血液检查

少数患者红细胞和血红蛋白降低,白细胞和血小板增多。活动性 WG 患者可见红细胞沉降率增快、C 反应蛋白增高,抗核抗体和类风湿因子阳性。所有这些改变都没有特异性。肾脏受累导致肾功能受损时,血肌酐、尿素氮升高,并可以发生水电解质紊乱和酸碱平衡失调。

### (六)尿常规检查

所有 WG 患者都应进行尿液检查,以期发现肾脏受损情况。肾脏受累时可以有蛋白尿和(或)镜下血尿、细胞管型等。

## 七、诊断

对有典型上、下呼吸道和肾脏受损的"三联征"患者,诊断并不困难。如只有一个或两个部位累及时,常易误诊或漏诊。WG 的诊断时间平均为 5~15 个月。有报道显示 40%的诊断是在不到三个月的时间里得出的,10%可长至 5~15 年才被确诊。WG 早期诊断至关重要。无症状患者可通过血清学检查 ANCA,以及鼻旁窦和肺脏的影像学检查有助于诊断。皮肤、上呼吸道、肺及肾脏活检可提供诊断依据，病理显示纤维蛋白变性、血管壁有中性粒细胞浸润、局灶性坏死性血管炎，上、下呼吸道有坏死性肉芽肿形成，以及肾脏病理为局灶性、节段性、新月体性、坏死性肾小球肾炎，免疫荧光检测无或很少免疫球蛋白，以及补体沉积。必要时可进行胸腔镜或开胸活检以提供诊断的病理依据。

## 八、鉴别诊断

WG 主要与以下几种疾病鉴别。

**(一)显微镜下多血管炎(MPA)**

1993 年以前将显微镜下多血管炎作为韦格纳肉芽肿的一个亚型，现认为显微镜下多血管炎为一独立的系统性血管炎，是一种主要累及小血管的系统性坏死性血管炎，可侵犯肾脏、皮肤和肺等脏器的小动脉、微动脉、毛细血管和小静脉。常表现为坏死性肾小球肾炎和肺毛细血管炎。累及肾脏时出现蛋白尿、镜下血尿和红细胞管型。ANCA 阳性是 MPA 的重要诊断依据，60%～80%为 p-ANCA 阳性，胸部 X 线检查在早期可发现无特征性肺部浸润影或小片状浸润影，中晚期可出现肺间质纤维化。

**(二)变应性肉芽肿性血管炎[Churg-Strauss 综合征(CSS)]**

变应性肉芽肿性血管炎常有重度哮喘；肺和肺外脏器有中小动脉、静脉炎及坏死性肉芽肿；外周血嗜酸性粒细胞增高。WG 与 CSS 均可累及上呼吸道，但 WG 常有上呼吸道溃疡，胸片显示肺内有结节、空洞形成，CSS 则不多见。WG 病灶中很少有嗜酸性粒细胞浸润，周围血嗜酸性粒细胞增高不明显，也无哮喘发作。

**(三)淋巴瘤样肉芽肿病**

淋巴瘤样肉芽肿病是多形细胞浸润性血管炎和血管中心性坏死性肉芽肿病，病变浸润细胞多为小淋巴细胞、浆细胞、组织细胞等，主要累及肺、皮肤、神经系统及肾间质，不侵犯上呼吸道。

**(四)肺出血-肾炎综合征**

肺出血-肾炎综合征以肺出血和急进性肾小球肾炎为特征的综合征，常有抗肾小球基膜抗体阳性，并由此引致弥漫性肺泡出血及肾小球肾炎综合征，临床突出表现为发热、咳嗽、咯血及肾炎改变，一般无其他血管炎征象。常缺乏上呼吸道病变，肾病理可见基膜有免疫复合物沉积。

**(五)复发性多软骨炎**

复发性多软骨炎以软骨受累为主要表现，临床表现可有鼻塌陷、听力障碍、气管狭窄等，一般均有耳郭受累，而无鼻旁窦受累。实验检查 ANCA 阴性，抗Ⅱ型胶原抗体阳性有助诊断。

## 九、治疗

未经治疗的 WG 患者的预后很差，90%以上的患者在两年内死亡，死因通常是呼吸衰竭和(或)肾衰竭。早期诊断、早期治疗，对预后有明显改善。通常治疗可分为 3 期，即诱导缓解、维持缓解，以及控制复发。循证医学(EBM)显示糖皮质激素＋环磷酰胺(CTX)联合治疗有显著疗效，特别是累及肾脏，以及具有严重呼吸系统疾病的患者，应作为首选治疗方案。

**(一)糖皮质激素**

活动期时泼尼松 1.0～1.5 mg/(kg・d)，用 4～6 周或病情缓解后减量并以小剂量维持。对严重病例如中枢神经系统血管炎、弥漫性肺泡出血、进行性肾衰竭，可冲击疗法；甲泼尼龙 1.0 g/d×3 d，第 4 天改口服泼尼松 1.0～1.5 mg/(kg・d)，然后根据病情逐渐减量。

### (二)免疫抑制剂

1.环磷酰胺

环磷酰胺为首选免疫抑制剂,每天口服 CTX 1.5～2.0 mg/kg,也可用 CTX 200 mg,隔天一次。病情平稳时可用 1 mg/kg 维持。严重病例可给予 CTX 1.0 g 冲击治疗,每 3～4 周一次,同时给予每天口服 CTX 100 mg。可使用一年或数年,撤药后患者可长期缓解。用药期间注意观察不良反应,如骨髓抑制等。研究显示,CTX 能显著改善 WG 患者的生存期,但不能完全控制肾脏等器官损害的进展。

2.硫唑嘌呤

硫唑嘌呤有抗炎和免疫抑制双重作用,有时可替代 CTX。用量为 1～4 mg/(kg・d),总量不超过200 mg/d。需根据病情及个体差异而定。用药期间应监测不良反应。

3.甲氨蝶呤(MTX)

MTX 一般用量为 10～25 mg,一周一次,口服、肌内注射或静脉注射疗效相同,如 CTX 不能控制可合并使用 MTX。

4.环孢素(CsA)

作用机制为抑制 IL-2 合成,抑制 T 细胞活化。常用剂量为 3～5 mg/(kg・d),但免疫抑制作用也较弱。

### (三)其他治疗

1.复方磺胺甲噁唑片

对于病变局限于上呼吸道,以及用泼尼松和 CTX 控制病情者,可用复方磺胺甲噁唑片进行抗感染治疗(2～6 片/天),能预防复发,延长生存时间。特别具有预防卡氏肺囊虫感染作用。

2.生物制剂

新近研究发现 TNF-α 受体阻滞剂与泼尼松和(或)CTX 联合治疗能增加疗效,减少后者的毒副作用;有报道,对泼尼松和 CTX 治疗无效的患者可试用 TNF-α 受体阻滞剂,能收到理想的疗效。

3.血浆置换

对活动期或危重型病例,可用血浆置换治疗作为临时治疗。但需与激素及其他免疫抑制剂合用。

4.透析治疗

急性期患者如出现肾衰竭时需要透析治疗。

5.外科治疗

对于声门下狭窄、支气管狭窄等患者可以考虑外科治疗。

## 十、预后

WG 通过药物治疗,尤其是糖皮质激素加 CTX 联合治疗,以及严密的随诊,能诱导和维持长期的缓解。以往,未经治疗的 WG 平均生存期是 5 个月,82%的患者一年内死亡,90%多的患者两年内死亡。目前大部分患者在正确治疗下能维持长期缓解。影响预后的主要因素是难以控制的感染和不可逆的肾脏损害。早期诊断、早期治疗,力争在肾功能损害之前给予积极治疗,可明显改善预后。

(朱怀森)

# 第四节 淋巴瘤样肉芽肿病

淋巴瘤样肉芽肿病(lympho matoid granulo matosis,LYG)是一种罕见的肺部疾病,绝大多数(超过90%)患者有肺受累,其次为皮肤和神经系统,病死率较高。有学者于1972年首先描述,开始因其兼有Wegener肉芽肿和淋巴瘤的临床和病理学特征,难以确定是变异性韦氏肉芽肿还是淋巴瘤,故称其为淋巴瘤样肉芽肿病。近40年的广泛研究,目前认为LYG是由EBV阳性B细胞混合数量不等的反应性T细胞组成的血管中心和血管破坏性淋巴组织增生性疾病。另外无论其组织学形态、侵袭性还是疗效预后都具有良恶渐变的特点,部分已经为B细胞淋巴瘤。在WHO关于淋巴造血组织的肿瘤的分类中,把LYG归属为B细胞淋巴瘤。

## 一、病因发病机制

LYG至今病因不明,其发病与免疫功能抑制、先天性或后天性免疫功能不全有关。即抑制性T细胞功能障碍,促使B细胞过度增生所致。器官移植、HIV感染、X-淋巴增殖综合征、原发性免疫功能缺陷者患此病的风险均较常人高。可能是因为先天或后天的细胞免疫功能缺陷导致对EBV的免疫监控能力下降,机体不能完全清除EBV感染的B细胞,其基因编码一系列产物如抗细胞凋亡分子、细胞因子、细胞转录因子,并加强EBV的感染及细胞的增殖和转录,致使B细胞能在有活性的T细胞及其他反应性细胞伴随下无限制的克隆。

## 二、临床表现

LYG的年龄范围是2.5～85岁,发病年龄多为34～48岁。男性多见,男女患病比例为2∶1。根据影像学和病理学的提示,LYG最常累及的是肺(超过90%),但仅67%有肺部表现,最常见的症状为咳嗽和呼吸困难,胸痛及咯血也可发生。全身系统的症状包括发热、抑郁、体重下降、关节肌肉疼痛。

皮肤是LYG常见的累及部位(25%～50%)。有10%～25%患者以皮肤损害为首发症状。有时可先于肺部受累2～9年出现。皮损表现为皮下结节、斑丘疹、红斑多见。血管损害时可见坏死的皮肤和溃疡形成。皮损可见于任何部位,但常见于臀部、大腿股部及下肢。修复过程伴有瘢痕和色素沉着。

神经系统受累主要是中枢神经系统,仅次于肺和皮肤的常见受累器官,主要症状为头痛、失语、共济失调、感觉异常、精神错乱等。周围神经系统也有受累。其他系统病变包括肝大、肝功能异常。少数人出现淋巴结肿大、脾大和腹水等。

## 三、辅助检查

### (一)实验室检查

一般无特异发现,部分患者白细胞计数增多和贫血,红细胞沉降率正常或增快。肝酶轻度升高。类风湿因子可阳性,免疫球蛋白IgM或IgG轻度升高。

### (二)胸部 X 线检查

胸部 X 线检查是发现 LYG 的主要手段,但缺乏特异性改变,表现依病程而异。以双下肺周边多发的片状阴影、肿块影和结节影常见,沿支气管血管束和小叶间隔分布。

### (三)胸部 CT 表现

可分为 4 种不同类型。

1.类肺炎型

类肺炎型表现为双肺大片状密度增高影,多位于两肺下野边缘模糊,病灶内可见支气管征象。

2.肿块型

肿块型表现为双肺多发大小不等的不规则肿块,边缘不光整、欠锐利,有分叶,无毛刺,可合并坏死、空洞。

3.结节型

结节型表现为双肺多发大小不等的结节影,以中下肺野多见、结节边缘欠锐利。

4.混合型

混合型表现为双肺大片状密度增高影及不规则肿块或大小不等的结节影。

## 四、病理学表现

### (一)大体

大体为灰黄或灰粉色结节,中心可有坏死和空洞形成。

### (二)镜下

淋巴瘤样肉芽肿病组织形态具有以下特点:血管中心性淋巴细胞浸润,细胞成分的多样性,不同程度的坏死。病变有显著的血管中心和血管破坏性的分布特点。主要累及肌性动、静脉,血管壁全层有较多淋巴细胞浸润,内膜显著增厚,管壁狭窄,甚至闭塞。除大片坏死区外,无灶状管壁的坏死和肌层的断裂在早期或较小的病灶,病变主要局限于血管壁,随着病变扩大,可累及血管周围的肺组织。淋巴瘤样肉芽肿病浸润的细胞呈现多样性,有较多小淋巴细胞,少许组织细胞、浆细胞和数量不等体积较大的不典型淋巴细胞。但一般无中性粒细胞和嗜酸性粒细胞。尽管称其为淋巴瘤样肉芽肿病,但病变中无明显上皮样细胞肉芽肿和多核组织细胞。

### (三)免疫组织化学染色

淋巴瘤样肉芽肿病的小淋巴细胞大多数为 CD2、CD3、CD4、CD45 RO 阳性的 T 辅助淋巴细胞,少数为 CD8 阳性的 T 杀伤细胞和 CD56 阳性的自然杀伤细胞。不典型大淋巴细胞 CD20、CD79a 阳性的 B 细胞,部分病例显示轻链限制性和免疫球蛋白重链重排阳性。EBER(+)。

### (四)组织分级

LYG 的预后与其病变中的不典型淋巴细胞的数目有关,数量越多,预后越差。据此提出根据不典型淋巴细胞数量而定的 3 级分级系统,近来 WHO 分类对 LYG 组织分级提供了特殊标准,主要根据原位 EBV 阳性细胞数目和大 B 细胞的比例。

1.1 级

细胞成分多样主要为小淋巴细胞、组织细胞、浆细胞,不典型大淋巴细胞数量稀少,小于 1%,可见 EBV RNA 阳性细胞(<5/HPF),无坏死或局灶性坏死,呈良性病程。

2.2 级

不典型大淋巴细胞数量增多，但呈散在分布，常见 EBV RNA 阳性细胞，为 5～20/HPF，为交界病程。

3.3 级

病变体积明显增大，不典型大淋巴细胞数量明显增多呈片状分布常有广泛的组织坏死，许多细胞可见 EBV RNA 阳性（＞50/HPF）。组织学分级越高，预后越差。

通过基因重组技术证实：大多数 1 级病例为多克隆，而 2、3 级则多为单克隆免疫球蛋白。

## 五、诊断

本病的早期诊断困难，凡有肺部结节、皮肤损害、神经系统症状者应怀疑本病。影像学检查是发现及动态观察本病变化的主要手段，确诊需要依靠组织病理学检查。

如果呈现典型病理学特征，LYG 诊断不困难（CD20 阳性大 B 细胞和大量 CD3 阳性的小淋巴细胞的血管浸润、坏死，伴 EBV 感染的证据）。但如缺乏这些特征，诊断有一定困难，在疑难病例，病理诊断应结合临床以帮助确诊。

### （一）主要诊断标准，必要条件

（1）混合的单核细胞浸润，包含大小不等的淋巴细胞，常有浆细胞和组织细胞，其呈结节状分布于肺实质和浸润血管壁。

（2）数量不等的 CD20 阳性大 B 细胞，形态不典型，其背景为 CD3 阳性的小淋巴细胞。

### （二）次要诊断标准，支持条件

（1）不典型细胞浸润伴组织坏死。

（2）原位杂交显示 EBER（＋）。

（3）影像显示肺内多发结节影，或皮肤、神经系统受累。

## 六、鉴别诊断

从病史、影像学特征，以及组织形态的相似性，应与以下疾病相鉴别。

（1）包括淋巴瘤在内的多种淋巴增殖性疾病。

（2）坏死性肉芽性血管炎（Wegener 肉芽肿）。

（3）真菌或结核性肉芽肿。

（4）浆细胞性肉芽肿。

（5）器官移植或 MTX 导致的医源性免疫缺陷性淋巴增殖性疾病。

## 七、治疗

本病迄今尚无标准的治疗方案。单用糖皮质激素治疗效果差，多种药物联合效果较好。通常以大剂量的糖皮质激素加环磷酰胺为基础的联合化疗报道最多。现认为组织学分级 1、2 级且临床上无痛的病例推荐临床观察，以及糖皮质激素治疗。1、2 级也可选择干扰素 α-2b。组织学 1、2 级但具有侵袭性的病例需单用或者联合化疗。强化治疗可用 R-CHOP 方案（利妥昔单抗、环磷酰胺、多柔比星、长春新碱、泼尼松）或者是 R-CVP 方案（利妥昔单抗加环磷酰胺、长春新碱、泼尼松）。组织学 3 级患者可按 EBV 阳性的大 B 细胞淋巴瘤治疗，一般可推荐用 R-CHOP 或类似的强化治疗方案。在联合化疗失败者，骨髓移植可一定程度的缓解病情和延长生存期。

病变局限者可进行放疗或手术治疗，术后行全身系统化疗。

### 八、预后

本病预后个体差异较大，并且与组织分级密切相关。1、2 级患者生存期可以很长，尤其病变局限于肺内者。约 1/3 的 1 级和 2/3 的 2 级 LYG 患者进展为淋巴瘤，3 级均为淋巴瘤。部分患者在无任何治疗的情况下，病变自行消退。多数导致患者死亡，中位生存期为 2 年。死亡原因多为呼吸衰竭和咯血、中枢神经系统侵犯。

（朱怀森）

## 第五节 支气管中心性肉芽肿病

支气管中心性肉芽肿病（bronchocentric granulomatosis，BG）是一学者报道的一种少见疾病，肉芽肿侵犯下呼吸道支气管和细支气管，很少累及肺实质。多数患者有气管曲菌病及支气管黏栓，50％以上有哮喘，大多数哮喘型患者与变应性支气管肺曲菌病（allergic bronchopulmonary aspergillosis，ABPA）有关。一般无肺外表现。

### 一、病因

病因不明。哮喘型患者可能与变态反应性支气管曲菌病有关，非哮喘型患者考虑可能是对未知的吸入抗原的高敏反应有关。

### 二、病理

肺活检显示病变好发于下呼吸道，尤其是远端细支气管，气管内充满坏死性肉芽肿，哮喘型患者病灶中以嗜酸性粒细胞浸润为主，非哮喘型患者病灶中以浆细胞浸润为主。肉芽肿内有真菌菌丝，但未侵犯肺组织。邻近肉芽肿的肺动静脉有血管炎表现。BG 患者常有支气管扩张，扩张腔内有坚韧的灰褐色分层物质，镜下见其有黏液、坏死上皮、炎性细胞、嗜酸性粒细胞和夏科-莱登结晶，并可发现真菌菌丝。

### 三、临床表现

哮喘患者易发病，分为两型，哮喘型和非哮喘型，所有患者肺外表现少见。哮喘型患者一般均于年轻时发病，男性多见，起病急，咳嗽、气喘、呼吸困难、咳黏液栓痰，伴发热、胸痛。非哮喘型患者起病年龄较大，平均 50 岁，女性多见，症状轻，无气道收缩症状，仅有干咳、乏力、上呼吸道感染等症状。

### 四、实验室检查

哮喘型患者血 IgE 升高，外周血、痰，以及病变组织中嗜酸性粒细胞增高，有曲霉菌部分患者和其他真菌感染的血清学证据，部分患者甚至痰中可见曲霉菌；外周血白细胞轻、中度增高，偶有显著增高，红细胞沉降率可以升高；影像学检查：病变类似肺曲菌病或支气管黏液栓症，肺叶或肺段实质性浸润或不张，呈块状、线状或结节状阴影，病变可呈孤立性或多发性，部分患者可见空洞或明显的支气管扩张。

### 五、诊断和鉴别诊断

患者大都有哮喘病史，以咳嗽、咳痰等呼吸道症状起病，胸片显示肺部有浸润或不张，临床除外结核、肺真菌等病变，检查血嗜酸性粒细胞计数增高，对曲菌抗原高度敏感，支气管内有黏液栓，应该怀疑本病，但明确诊断需要依据病理检查。临床除了与感染性疾病鉴别外，还需与以下疾病鉴别。

**(一)肉芽肿病多血管炎(GPA)**

肺外累及器官较多，主要依据病理鉴别：GPA 病变范围不仅累及气道，而且在其周围实质性肺组织中也有典型病变。

**(二)慢性吸入性肺炎**

临床有误吸病史，病理检查气道内可以见到吸入性物质并且周围有巨细胞聚集。

### 六、治疗

对于哮喘型患者主要应用肾上腺皮质激素，一般采用泼尼松 30 mg/d，疗效良好，无须维持治疗。部分患者可能复发，需要重复治疗。非哮喘型患者应该重点寻找感染因素。还可以给予平喘等对症治疗。

(朱怀森)

## 第六节 坏死性结节病样肉芽肿病

### 一、概论

坏死性结节病样肉芽肿病(necrotizing sarcoid granulo-matosis，NSG)由一学者在一篇肺肉芽肿病和血管炎的文献中首先报道。NSG 主要表现为肺部的结节病样肉芽肿，伴有不同程度的非干酪样坏死和肉芽肿性血管炎。NSG 的病因和发病机制不明。

### 二、病理表现

NSG 肺部大体病理常见多发结节，大小不等的团块，多分布于胸膜下或沿支气管血管束分布，偶然中心可见空洞。胸膜上可有多发结节，黏附在壁胸膜上，引起胸膜肥厚和纤维化。NSG 肉芽肿的镜下特征和分布与结节病非常相似，其血管炎可累及肺脏的肌性动脉和静脉，表现为不同类型的病理损害，包括坏死性肉芽肿、巨细胞血管炎和慢性炎症细胞浸润等，常见整条血管的闭塞。支气管破坏、闭塞和阻塞性肺泡炎也很常见。肿大的肺门淋巴结中可见肉芽肿性炎症。胸膜受累时，可见广泛的肉芽肿和机化性纤维化。

NSG 的发病年龄多在 40 岁以上(14～75 岁，平均 49 岁)，女性多见，男女之比约为1.0∶2.2。咳嗽是最常见的临床表现，其他症状包括胸膜性胸痛、呼吸困难，可有发热、盗汗、体重下降、乏力等全身症状。肺外受累少见，可累及脑、肝、肾、消化道等，可有色素膜炎。15%～40%没有症状。

## 三、影像学表现

最常见的影像学表现为双侧胸膜下或沿支气管血管束分布的多发性肺部结节，其次为分布特征和结节影相同的多发边界不清晰的斑片状或片状肺实变影，有些可见支气管气相。结节和弥漫性浸润影可以并存。单发结节和团块少见。HRCT 可见结节内空洞，强化不均一。肺门淋巴结肿大报道不一，从 8%～79%不等。胸腔积液少见，常为单侧。影像学表现上，虽然沿淋巴管分布的特征和结节病很像，但是和经典的结节病不同，纵隔和肺门淋巴结分布常常靠近下方，并且肺部病变常常倾向于形成空洞。

## 四、鉴别诊断

NSG 和结节病之间的关系存在很大的争议。有学者认为 NSG 是一种独立的疾病，主要原因为 NSG 的病理学表现中血管炎和坏死都很显著，这些和经典的结节病不同，同时，肺门淋巴结肿大少见。有人则认为其为结节病的一个亚型，主要依据为 NSG 肉芽肿的组织学表现和结节病非常相似，NSG 和一般结节病不同的是较大范围的凝固性梗死，可能是肉芽肿性血管炎导致血管阻塞后所发生的。另外，有学者发现 NSG 病变部位 CD4/CD8 比例升高，而外周血则相反，这点和结节病相同。

NSG 可被误诊为肺结核、真菌感染、Wegener 肉芽肿等，诊断依赖肺活检病理。其和 Wegener 肉芽肿的主要鉴别点在于后者肺组织病理中类似于结节病样的肉芽肿很少见，且无上呼吸道受累、肾小球肾炎或其他系统性血管炎的表现。

## 五、治疗

NSG 目前尚无标准治疗方案。部分患者可在数周到 1 年内自愈。病情严重者可使用糖皮质激素治疗。部分孤立性病变常在手术切除后诊断明确。NSG 可复发，有文献报道复发间隔时间长达 12 年。NSG 预后良好，因为部分可自愈或对激素治疗反应好，目前不主张使用免疫抑制剂。

（朱怀森）

第十章

# 胸膜疾病

## 第一节 气　　胸

正常胸膜腔是不含气的密闭潜在性腔隙。如空气进入胸膜腔，造成胸膜腔内积气，被称为气胸。气胸可自发或由外伤、手术、诊断或治疗操作不当等引起，其典型症状为突发患侧胸痛及呼吸困难；部分患者表现可不典型，可无症状或类似于哮喘发作、心肌梗死等表现或短时进入休克、昏迷而导致临床误诊及死亡。气胸是内科最常见的急症之一，国外报道原发性气胸的发病率男性为(18～28)/10 万人口，女性为 1.2 万～6.0 万人口；继发性气胸的发病率男性为 6.3/10 万人口，女性为 2.0 万人口。我国尚缺乏明确的流行病学依据。气胸多发生于 20～30 岁，由慢性阻塞性肺疾病所致者则多见于 40 岁以下。多为单侧，双侧同时发生者仅占 10%。

### 一、病因及发病机制

#### (一)原发性(特发性)气胸

既往无肺部疾病史。多见于瘦高体型的青壮年。X 线片检查肺部多无异常。胸部 CT 可发现肺尖胸膜下小气肿疱，胸腔镜直视下可见脏层胸膜下单发或多发的气肿疱，多为直径<1 cm 的小气肿疱，亦可见到较大的气肿疱。近年研究发现其形成是先天性弹性纤维发育不良，肺泡壁弹性减退而扩张所致，伴有其他器官的先天性异常(如二尖瓣脱垂、骨骼肌肉异常、马方综合征等)。近来有研究发现，自发性气胸的发病也与气温有关，过高或过低的气温都会导致发病的增多。其机制可能与过高或过低的气温所导致的支气管收缩和气道的非特异性炎症相关。

#### (二)继发性气胸

在其他肺部疾病基础上形成大疱或直接损伤胸膜所致。

1.慢性阻塞性肺疾病

支气管狭窄致气体潴留，使肺泡压力增高而破裂，气体通过肺进入胸膜腔或纵隔而引起。

2.肺结核

结核性纤维瘢痕收缩，小支气管扭曲、阻塞，形成局限性气肿疱破裂；病灶组织坏死。

3.月经性气胸

常发生在月经来潮前后 24～48 小时，多发生于右侧，且积气量较少；反复发生 3 次以上，胸腔镜或腹腔镜检查发现有子宫内膜异位，血清 CA125 升高，调整月经周期的药物治疗有效，可能与子宫内膜异位和膈肌缺孔有关。

4.其他

支气管哮喘，支气管扩张，肺硅沉着病及肺部炎症（金黄色葡萄球菌、HIV 并 PCP），肺癌或淋巴瘤放疗后肿瘤坏死或放射性肺炎致肺纤维化，瘢痕牵拉使大疱形成并破裂。

自发性气胸以继发于慢性阻塞性肺疾病及肺结核最为常见，其次为特发性。

诱因：剧烈咳嗽，用力加腹压（如用力大便时）、屏气、大笑、突然用力抬重物、呼吸道感染或机械通气时压力过高而致气压伤。

## 二、诊断

### （一）气胸的临床分型

根据脏层胸膜破裂情况不同及其发生后对胸腔内压力的影响，通常分为以下三型。

1.闭气性（单纯性）气胸

胸膜破口较小，随肺塌陷而闭合，空气不再进入胸膜腔。胸腔测压可为正压也可为负压，视积气量多少而定。抽气后压力下降而不再上升，病程中胸膜腔内残余气体将自行吸收。

2.交通性（开放性）气胸

气胸裂口较大，或因脏壁层胸膜间有粘连带妨碍肺回缩，而使裂口持续开启，吸气与呼气时，气体经裂口自由进出胸膜腔。胸腔测压在 0.1 kPa 上下波动，抽气后观察数分钟压力不变。

3.高压性（张力性）气胸

破口呈单向活瓣，吸气时胸廓扩大，胸腔内压变小，活瓣开启，空气进入胸膜腔，而呼气时胸膜腔内压力升高，活瓣被压而关闭。使得每次呼吸时空气只能进入胸膜腔而不能排出，胸膜腔内积气不断增多，压力不断增高，致肺受压，纵隔移向健侧，并可影响心脏、血液回流。胸腔测压常超过 0.1 kPa，甚至高达 0.2 kPa 或将水柱挤出测压管。抽气后胸膜腔内压可下降，但于观察过程中又迅速复升，症状再度出现。此种气胸对呼吸循环影响最大，必须紧急抢救处理。

### （二）气胸的临床表现

其症状的轻重与基础肺部疾病、肺功能状态以及积气发生速度，积气量和临床类型有关。若基础肺功能差、积气快、积气量大、胸腔内压高，则对呼吸循环影响大，症状迅速加重。如发生于严重肺气肿者即使肺仅被压缩 10%，亦可引起严重呼吸困难、发绀。

1.胸痛

常为突然、尖锐、持续刺痛或刀割样痛，吸气加剧，多在前胸、腋下部，可放射到肩、背、下腹部。

2.呼吸困难

单侧闭合性气胸，尤其是肺功能正常的青年人不明显，甚至肺压缩为 80%～90%，仅在活动，上楼时稍感气短。而张力性气胸或伴有阻塞性肺气肿者，即使肺压缩仅 20%～30%，亦有明显的呼吸困难。

3.体征

典型气胸征为气管健侧移，患侧胸廓饱满，呼吸运动减弱，触觉语颤减弱，甚至消失；叩为鼓音，右侧气胸时肝浊音界下降，左侧气胸时心浊音界消失；呼吸音减弱或消失。若为血气胸则同时可发现下胸部积液征，同时患者可伴有大汗、四肢厥冷、贫血、血压下降或休克。

**(三)影像学检查**

1.胸部X线片

诊断气胸、气胸定量、观察病情的重要而基本的方法。肺组织向肺门压缩,气胸线以外透亮度增高,无肺纹理。大量气胸可见压缩肺组织于肺门处呈弧形或分叶状,伴有纵隔及心脏移位。伴有胸腔积液(液气胸)时可见液-气界面。但有肺气肿且气胸积气量小者易漏诊。最近有研究报道,使用双能量减影摄片技术,能将骨和软组织影单独分开显示,增强肺压缩边缘的可视性,提高气胸的检出率,尤其适用于少量气胸伴有肋骨骨折的观察。

2.胸部CT

对气胸的诊断较胸片敏感,且对气胸定量的诊断准确性几乎为100%,较胸片更易区别局限性气胸或酷似气胸的巨大肺大疱,也可帮助找寻病因。主要表现为胸膜腔内出现极低密度的气体影,伴有肺组织不同程度的塌陷压缩改变。最近研究发现,在无吸烟史、无a1-AT缺乏的原发性气胸中伴有双侧气肿样改变的比例高达80%,HRCT在诊断<0.5 cm的病变时准确率大为提高;同时根据同侧肺部大疱数量和双侧气肿改变积分,CT还可预测气胸复发的危险性。

3.胸膜腔造影

当肺压缩为30%~40%时行造影较好。据报道,22例自发性气胸行胸膜腔造影,对肺大疱的诊断率为100%。表现为圆形囊状透光区凸于肺表面,随呼吸运动的肺大疱,多发性大疱呈葡萄状大小;还可发现胸膜粘连,表现为造影剂在胸膜腔内流动不畅或分布不均;气胸破裂口气泡征或喷雾征。其对确定气胸裂口部位大小,气胸病因类型和选择治疗方法有重要价值。但有一定局限性,张力性气胸为禁忌。经胸膜腔造影适应证:①复发性气胸;②漏气口长期不愈合;③发现肺大疱;④既往有双侧气胸,恐以后会同时发生双侧气胸者;⑤已有严重心肺功能低下,高龄、衰弱、严重肺气肿的难治性气胸。

4.胸腔镜或纤维支气管镜代胸腔镜检查

近年来报道较多及推荐的方法。可直视胸膜表面状况,如漏气口的部位、大小、形态、类型及周围有无气肿疱、粘连等病因确立,更重要的是诊断与治疗可同步进行。

5.胸腔气体分析

联合运用胸腔气体的$PO_2$、$PCO_2$及$PaCO_2$进行分析以判断气胸类型。

(1)闭合性气胸:$PO_2$<5.3 kPa,$PCO_2$>$PaCO_2$。

(2)张力性气胸:$PO_2$在8.0 kPa左右,$PCO_2$<$PaCO_2$。

(3)交通性气胸:$PO_2$>13.3 kPa,$PCO_2$<$PaCO_2$。

6.超声诊断

受气体及骨骼的干扰,超声诊断胸部疾病有一定局限性。但床边超声检查方便、实时无辐射,能够动态观察疾病的改变,尤其对于重症呼吸道疾病合并气胸患者,超声声像图有较典型改变,如肺滑动征消失、A线征、肺截断改变等,能够尽早作出诊断,避免移动患者,为治疗赢得时间。

**(四)胸腔试穿抽气**

对病情危重、不宜搬动的患者,可于仔细体格检查确定气胸征所在部位后,以小针试穿抽出正压气体诊断即可确定。

## 三、鉴别诊断

### (一)支气管哮喘

支气管哮喘患者因气道阻塞,肺泡过度膨胀,肺泡内压增高,易使胸膜下肺泡破裂而形成气胸;另气胸发生亦可引起反射性气道痉挛而出现喘息,类似于支气管哮喘的急性发作。此时应反复仔细检查、随访体征,若不能鉴别时,可先吸入及静脉注入支气管扩张药、静脉滴注激素,若症状仍无缓解,则应警惕气胸的可能。此时X线检查有助于鉴别。

### (二)急性心肌梗死

患者常有高血压、冠状动脉粥样硬化性心脏病史,无气胸征,可有心界扩大,心电图可见特征性改变,X线检查及血清酶学检查可助诊断。

### (三)肺栓塞

患者常长期卧床,并常有下肢或盆腔静脉血栓形成或栓塞性静脉炎、骨折、严重心脏病、心房颤动、慢性阻塞性肺疾病或肿瘤病史,体检、X线、*D*-二聚体、CTPA及肺通气/灌注扫描有助于鉴别。

### (四)肺大疱

X线呈圆形或卵圆形透亮区,易与局限性气胸相混淆。但肺大疱多存在时间较长,仔细阅片见其内有肺纹理,肺组织向四周压缩。

## 四、治疗

治疗原则为排气减压,使肺尽早复张,同时治疗原发病及减少复发。

### (一)非手术治疗

胸腔积气<20%的闭合性气胸,症状较轻,$PaO_2$>9.3 kPa(70 mmHg)时,经非手术治疗多可治愈。气体每天吸收约1.5%,故2周左右胸腔气体可吸收。

1.吸氧

吸氧在处理气胸中的重要性往往被忽视。若不吸氧,胸腔内积气每天自行吸收率约为1.25%,而吸氧下吸收率可提高3~4倍,且气胸量大时吸收率增加更明显。可加快气体的吸收及加速肺的复张。

(1)机制:提高血中$PO_2$,使氮分压(PN)下降,从而增加了胸膜腔与血液间的PN差,促使胸膜腔内的氮气向血液转运(氮-氧交换),促进肺复张。

(2)方法:①鼻导管,40%以下吸氧浓度(尤慢性阻塞性肺疾病患者);②面罩Venturi持续高浓度、高流量给氧(均为5~6 L/min),可大大缩短治疗时间而无任何不良反应;③高频通气(HFJV),供氧频率为60~100/min,脉冲式喷氧,氧流量3~4 L/min,驱动压力1~1.5 $kg/cm^2$。其优点为频率高、潮气量小,不干扰自主呼吸,不增加肺内压及气道内压,对心脏排血功能影响小,故而有利于破口的闭合及纠正纵隔气肿对心脏的正压作用而恢复心功能,并迅速纠正缺氧,目前认为是张力性气胸供氧治疗较好的方法。

2.一般治疗

卧床休息,保持大便通畅,酌情予镇咳、镇静及镇痛药物。

3.原发病的治疗

如明确病因为慢性阻塞性肺疾病,应注意积极控制感染,解除小气道痉挛;若为肺结核,则应予抗结核治疗(活动期);由肺部肿瘤所致者,则明确肿瘤类型及分期后,再行进一步的针对性治疗。

**(二)排气治疗**

1.胸腔穿刺抽气

经局部常规消毒和麻醉后,于锁骨中线外第2前肋间或腋前线第4、5肋间试穿抽气后,换胸穿针接人工气胸箱测压抽气以判断类型或置入一小号导管,与三通接头相连进行抽气或直接以注射器抽气。每次抽气量以<1 L为宜,可每天或隔天抽气1次。2项前瞻性试验的治疗成功率分别为53%(19/36)和58%(11/19)。另一研究对特发性(原发性)气胸和继发性气胸的成功率分别为75%(36/48)和37%(11/30),An-drive的一项研究认为,治疗自发性气胸住院患者,为等待肺实质裂口愈合的延迟72小时抽气的疗效与立即安置胸管相近,故而主张抽气作为自发性气胸的一线治疗。单纯抽气的失败率较高,原发性气胸和继发性气胸分别为25%和63%,其临床应用价值比较有限,对单纯性气胸以该治疗方法为主。有学者提出可让患者吸入同位素标记的气体以助判断抽气治疗能否收到明显效果,若胸腔内不出现这种气体的患者则可通过单纯抽气而治愈。

2.胸腔闭式引流

目前治疗各种气胸最常用的方法。对单纯抽气治疗失败,或高压性、交通性气胸患者,可行胸腔闭式引流。可置入附有穿刺针芯的柔韧小口径引流管,或用中心静脉导管或动脉导管,或20～24号胸管或带水囊尿管,若需行机械通气则主张用口径较大的28号胸管。其置入管径的大小与持续漏气的可能性及漏气量大小等有关。目前研究趋向于小导管治疗自发性气胸以减少患者痛苦、减少对组织的损伤、操作及使用方便。张本恒的多功能双笛膜式单向排气阀装置,使气、液体只能排出,不能反流入胸腔。用一次性塑料袋取代引流瓶,并附有排气及排液管道,患者可将此装置随身携带,且不影响其变动体位,使用方便安全。

传统主张在引流后当漏气不止或肺未能复张时,应持续负压吸引5～7天。但对95例原发性气胸(包括首次发作72例,复发23例)和20例首次发生的继发性气胸的研究表明,在胸管引流后24小时和48小时停止漏气的患者,原发性气胸分别为52%和82%,继发性气胸则分别为25%和60%,而当漏气时间>48小时,无论是原发性或继发性气胸,即便延长胸管引流和吸引时间也很难使漏气停止。故而,在胸管引流48～72小时或以后漏气仍未停止,应采取更为积极的治疗措施。

撤除胸引管的时机:通常在停止漏气后24小时夹闭胸管(夹管前X线检查证实肺已复张),观察2～3天胸片检查仍无气胸,则可拔除胸管。有人就停止漏气后6小时及48小时后撤除胸管后气胸的发生率进行了比较,发现6小时组拔管后气胸的发生率高达25%,而48小时组则为0。

单纯胸管引流并不能预防气胸的复发,一项长达7年的研究表明,原发性气胸和继发性气胸单纯胸管引流后气胸的复发率分别为34%和30%。

3.紧急排气

对需要急救的张力性气胸,在没有任何条件下,可用已消毒小刀或粗针刺破胸壁,放出胸膜腔内高正压的气体以缓解呼吸困难等症状,争取抢救时间。还可以粗针头,其尾端扎已剪一小裂缝的橡皮指套,插入胸腔做临时排气或以注射器连接三通开关抽气、抑或以粗针头或橡皮管插入胸膜腔内,并固定于胸壁上,将其连接于床旁的闭式引流瓶上排气。

**(三)胸膜粘连术**

胸膜粘连是治疗自发性气胸,特别是预防自发性气胸复发的常刚而有效的治疗方法。

1.常用粘连剂

(1)滑石粉:滑石粉为细末粉状三硅酸盐,它能物理性刺激胸膜产生纤维化和肉芽肿引起胸膜永久性粘连,而且很早就用于气胸的治疗,并很快被公认为是一种有效的黏合剂,尤其是近年随着四环素退出市场,其应用更为广泛。据报道,其预防气胸复发的疗效高达91%,常用剂量为2~4克/次,以干粉喷洒或混悬剂注入胸腔的疗效相同。其不良反应:①发热(约69%);②程度不一的胸痛和脓胸(3%~11%),肺不能完全复张者为禁忌。剂量过大可致急性呼吸窘迫综合征、急性肺炎。

(2)ZT或OB医用胶:需在纤维(电子)支气管镜或胸腔镜直视下,发现漏气口后以ZT或OB医用胶行局部喷涂注射,该胶能在组织表面瞬间融合固化成膜,从而封闭脏层胸膜破口。胶膜韧性好,与组织相容性好,且降解速度慢。该手术侵袭性小,费用相对较低,无明显不良反应,对肺大疱或胸膜钙化及胸膜粘连牵拉致破口不能闭合者,均有良好的疗效,故而目前得到较广泛的应用。

(3)自家血或纤维蛋白胸腔注入:抽血50 mL直接注入胸腔内,其作用与直接补充纤维蛋白有关,如加入凝血酶则效果更佳。近年来,一些学者对促进和抑制胸膜粘连的因素进行研究,发现各种迁延不愈的胸腔积液中的纤维蛋白降解产物较血、尿中浓度明显增高,考虑其迁延不愈的原因可能与胸腔积液中的纤维蛋白溶解能力异常亢进,纤维蛋白难以形成,致胸膜不易发生粘着有关。接下去的临床试验用促纤维蛋白生成法,即胸膜腔内注入纤维蛋白原+凝血酶或注入抗纤维蛋白溶解剂的胸膜粘连法治疗气胸的方法。其组织相容性好,不良反应轻微。

(4)多西环素及米诺环素:使用剂量分别为250~2 000 mg及300 mg,其临床疗效及胸膜致纤维化作用与四环素相近,但价格较贵。

(5)其他粘连剂:短小棒状杆菌菌苗(CP),及免疫调节药(如卡介素多糖核酸等),硝酸银(使细菌蛋白质与银离子结合形成蛋白银而产生收敛、杀菌作用,促进溃疡愈合,未见明显不良反应。据报道以0.11%~0.3%硝酸银20~50 mL喷洒到脏层胸膜,仅有胸痛,2~3天自行缓解)。

2.胸膜黏着的方法

(1)经胸腔引流注入法:是内科最常用的方法。先将一根引流管置于患侧胸腔,待肺基本复张后,再经引流管注入黏合剂,并嘱患者变动体位,或根据胸膜腔造影所显示的肺大疱或漏气所在的部位行体位粘连。注药夹管2小时后,再接水封瓶(1.9 kPa)吸引,待肺复张后可拔管,拔管时间一般在术后1~3天,也有学者主张在术后6~10天。最近的研究认为,除非存在较大量的气体可能阻碍药液的自由分布,否则胸腔注入黏合剂后是否转动体位并不影响药液在胸腔的分布,即不影响其疗效。

(2)滑石粉喷粉法:在局部麻醉下,先于气胸侧插入a、b两根胸腔引流管,a管:其部位于第2前肋间,引流管连接吹入装置。b管:部位于第6、7肋间,引流管接水封瓶。当氧气由a管吹入时,即将滑石粉带入胸腔,在气流的传送下,使其均匀地分布于脏层的胸膜面,进入胸腔的气体则由b管经水封瓶引流出体外,从而达到良好的胸膜黏着效果。近年由于胸腔镜或纤维(电子)支气管镜的广泛应用,亦可在直视下经其注入或喷入滑石粉,疗效甚佳,可为97%~98%。

(3)经开胸胸膜黏着法:①摩擦壁层胸膜(用千纱布或尼龙垫);②壁层胸膜切除;③向胸膜腔内撒布滑石粉或涂抹纤维蛋白糊。

适应证：①张力性气胸胸腔闭式引流失败者；②血气胸；③复发性气胸；④双侧气胸，尤其双侧同时发生的气胸；⑤胸膜极度增厚致肺膨胀不全；⑥伴巨型肺大疱；⑦有支气管胸膜瘘者；⑧月经性气胸等。

(4)经内镜胸膜粘着法：近年来随着微创手术的发展，腔镜手术器械及麻醉技术的提高，自发性气胸的治疗有了新的改观。通过电视胸腔镜的手术(VATS)集创伤小、出血量少、疼痛轻、并发症少，且术后恢复快等优点为一身，大大缩短了住院时间。另利用胸腔镜还可准确了解肺大疱的大小、数量及分布，肺破口的性质及部位，有助于判断气胸的类型，并可同时进行各种手术，有助于找寻气胸持续不愈的原因(包括胸膜下肺大疱、肺大疱、胸膜粘连、胸膜增厚、胸膜结核)。目前电视辅助胸腔镜下手术已经成为自发性气胸外科治疗的首选方法。

方法如下。①经胸腔镜胸膜摩擦或壁层胸膜切除术：为最常用的胸膜融合技术；②内镜下用氩气电凝电力、激光刀或普通电刀烧灼顶部壁层胸膜：效果不如胸膜摩擦；③经胸腔镜注入四环素、滑石粉(亦可喷洒)、自家血及纤维蛋白胶。禁忌证：心肺储备功能极差不能耐受单肺通气者；有出血倾向且无法纠正者；广泛胸膜粘连者；多脏器功能损害近于衰竭者。

**(四)手术治疗**

对复发性气胸、双侧气胸、长期漏气不止或纤维增厚致肺复张不全、广泛胸膜粘连者；或虽为初次发生气胸，但从事高危职业者(如飞行员或潜水员)应考虑手术治疗。可行破口修补、肺大疱缝扎、切除或修补术，并同时做胸膜摩擦，胸膜剥离或撒注黏合剂以增加疗效，减少复发率(1%～5%)。

**(五)其他治疗**

1.正压膨肺治疗

有学者对20例自发性气胸经胸腔闭式引流5～7天或以后仍有气泡引出的患者，于全身麻醉下行气管插管，予正压膨肺，压力可逐渐增大，持续1～2分钟，直至胸引管无气泡逸出，听诊呼吸音清晰为止。结果18例获得成功，未见不良反应。

2.超短波治疗

据报道用超常理、大剂量超短波治疗肺压缩面积25%以下的自发性气胸，每天1次，6次为1个疗程，每天气体吸收率为3.91%±1.13%(对照组为1.46%±0.53%)。结果症状缓解时间和肺复张时间明显缩短，分别为(3.16±0.98)天和(5.50±2.58)天。

机制：超短波可增加气体分子的热运动，使气体膨胀，压力升高，肺毛细血管扩张，改善局部血液循环，有利于气体向血管内弥散，促进了气体的吸收；另超短波还可使局部组织代谢加快，刺激结缔组织和肉芽组织生长，加速伤口愈合。

## 五、特殊类型气胸的诊断和治疗

**(一)双侧气胸**

发生率约10%，是最危重急诊之一，已明确诊断的仍有24.4%的病死率。患者症状重，极度呼吸困难，发绀，甚至昏迷、抽搐、大小便失禁，可因小支气管扭曲而出现吸气时哮鸣音。X线检查见双侧气胸，肺压缩<50%。抢救的关键在于能否及时行双侧胸腔闭式引流。胸穿抽气只能用于急救，圜反复穿刺抽气易致纵隔摆动，有时使医师难以识别哪侧为主，使抢救措手不及。

**(二)单侧功能肺气胸**

因仅有单肺维持生命，且该肺常有代偿性肺气肿，故一旦发生气胸则症状重、病情急、病死率高，呼吸困难重、发绀明显。且由于胸腔负压的消失致回心血量锐减，极易出现血压下降和休克。

据报道单侧功能肺气胸并发休克者达31.8%，病死率为18%～20%，一经诊断必须即刻行胸腔闭式引流或加负压吸引以挽救患者生命。常见于年龄较大，患Ⅳ型肺结核或手术切除一侧肺患者。

**(三)月经性气胸**

月经性气胸常于月经来潮前24～48小时发生气胸，也可于经期7～10天发生，可每月连续或间歇多次出现，首发年龄多20～40岁，占自发性气胸的10%～20%，一般认为与子宫内膜异位(膈肌和胸膜)或膈肌、食管裂孔的先天性缺损。临床下除有气胸的表现外，还伴有月经期反复发生胸痛、咯血、顽固性膈神经痛等，左侧或双侧也有发生。

根据患者情况选择治疗方法。①自发性气胸的治疗：卧床吸氧、抽气或闭式引流；②年龄较大且不需生育患者可用调整月经周期的药物：促绒毛膜释放激素、达那唑、妊马雌酮、甲羟孕酮、炔诺酮、黄体酮等，妊娠也可治疗月经性气胸；③胸膜粘连术；④手术治疗：以上治疗无效，可行单纯膈肌缺孔修补术、部分膈肌或胸膜切除术、妇科卵巢部分切除、输卵管结扎术、子宫全切术等，其中以开胸手术加妇科手术效果最好；⑤中医药：有用血麻逐瘀汤治月经性气胸的报道。

**(四)妊娠期气胸**

指每次妊娠而发生的气胸，多见于育龄女性，常发生于妊娠3～4个月(早期)和8个月以上(后期)。发生机制目前尚不十分清楚，认为与肾上腺皮质激素水平的变化和胸廓顺应性改变有关。

**(五)隐匿型气胸**

自气胸存枉，但经一般X线胸片却未发现，有气胸征象。主要因外侧壁层及脏层胸膜发生粘连，气胸发生于胸腔正前或正后方，故普通后前位胸片不能发现。常见于严重肺气肿患者，突然呼吸困难加重，胸片未见气胸而行CT检查发现局限性气胸(局限于前胸壁)，胸穿抽气即可缓解症状。

(张金芳)

## 第二节 血 胸

胸膜腔积聚血液称为血胸；若同时聚集血液及气体，则称为血气胸。本病常见于胸部创伤的患者，是胸外伤的严重并发症之一。其积血量取决于血管破口的大小，血压高低及出血持续的时间，均需紧急处理并密切随访生命体征的变化。

### 一、病因及发病机制

血胸多是由胸部创伤(可为钝器、刀伤、车祸伤、坠楼或物体坍塌挤压等)所致，亦可见于胸膜粘连带的撕裂，主动脉瘤破裂或开胸手术后及抗凝血疗法的并发症。胸膜腔内血液来源大致可分为3种。

**(一)肺组织出血**

大多数是由于肋骨骨折，断端刺破胸膜及肺所引起，因破裂的血管小，且肺动脉的压力较低，受压后萎陷肺的循环血量减少，且出血处常能被血块所封闭，故而出血多能自行停止。一般出血量不多。

**(二)肋间动静脉或胸廓内血管破裂**

由于体循环动脉血压高，故而出血可能持续较长时间而不易停止，常需手术解决。出血量较多。

**(三)心脏及胸内大血管**

破裂因压力高(如主动脉及其分支，上、下腔静脉及肺动静脉)，出血量大而猛，大多数患者常在短时间内死于失血性休克。必须紧急救治。

青年人特发性血气胸常因肺大疱破裂，胸膜粘连带断裂而致。因附着于壁层胸膜的粘连带牵拉断裂，而索带内血管缺乏肌层，不能收缩止血；且壁层胸壁血供又来自压力较高的体循环，加之胸腔内负压作用，故胸腔内出血可很迅猛，出血量可达 3 500 mL。有时出血量虽然较缓，但却不易自行停止。

## 二、诊断

**(一)诱因**

有胸部创伤史，自发性血胸有咳嗽、腹压增加、负重、疲劳、运动或突然变换体位等。

**(二)临床表现**

血胸的临床表现随出血量、出血速度、胸内器官损伤情况和患者的体质不同而有差异，其突出的特点有以下两方面。

1.血容量减少

心悸、面色苍白、口渴、脉搏细速而弱，呼吸急促，血压下降。若失血较多，积血量超过 1 500 mL，则血容量不足的表现更为明显。可出现烦渴、躁动不安，出冷汗，四肢厥冷等休克的表现。

2.胸膜腔积液

胸闷、气短、呼吸困难，常伴患侧胸部剧痛。气管移向健侧，患侧肋间隙饱满，呼吸运动减弱，叩诊为浊音，呼吸音明显减弱或消失。若积血量在 500 mL。以下时，常无明显症状及体征；而当积血量在 500～1 500 mL。时，则可出现下述典型表现。

**(三)胸部 X 线检查**

积血量＜500 mL 时，仅见肋膈角变钝或消失，合并气胸时可见肋膈窦区液平面；积血量 500～1 500 mL 时，见密度增高的积液影，达肩胛角平面或其下界达肺门平面；积血量在 1 500 mL以上时，见大片浓密的积液影，并伴纵隔心脏移位，胸液下界超过肺门平面，甚至整个胸腔为均匀密度增高积液影。

**(四)超声检查**

有胸腔积液的表现。

**(五)胸腔诊断性穿刺**

抽出不凝固血液即可确诊。

**(六)活动性出血**

如出现以下情况则应考虑有活动性出血，须行紧急外科处理。

(1)持续脉搏加快、血压降低，或虽经补充血容量血压仍不稳定。

(2)胸腔闭式引流量每小时超过 200 mL,并持续 2 小时以下。

(3)血红蛋白量、红细胞计数和血细胞比容进行性降低,引流胸腔积液的血红蛋白量和红细胞计数和周围血相接近,且迅速凝固。

**(七)具备以下条件者应考虑感染性血胸**

(1)有畏寒、高热等感染的全身表现。

(2)抽出胸腔积血 1 mL,加入 5 mL 蒸馏水,出现浑浊或絮状物提示感染。

(3)胸腔积血无感染时红细胞及白细胞计数比例应与周围血相似,即 500∶1,感染时白细胞计数明显增加,比例达 100∶1 可确定为感染性血胸。

(4)积血涂片和细菌培养发现致病菌有助于诊断,并可依此选择有效的抗菌药物。

## 三、治疗

治疗原则主要是防治休克,尽早引流及清除胸膜腔内积血,积极处理活动性出血、止血,防止感染,处理并发症等。

**(一)防治休克**

积极补液、扩容。若出血量多,血压不稳则需酌情输血,并密切随访生命体征变化,必要时应用血管活性药物。

**(二)胸腔穿刺或闭式引流**

及时排除积血可促使肺复张,减少粘连及预防脓胸的发生并改善呼吸功能。对积血少者可行胸腔穿刺术以尽量抽净积血,但若为中等量以上的积血,则病情稳定时尽早行胸腔闭式引流。

**(三)开胸探查术**

对有胸腔活动性出血或伴有休克、血液在胸腔内凝成血块、胸壁开放性损伤或胸内器官破裂者,则应在输脏、补液及抗休克治疗下,及时开胸探查,以清除积血及血块,并对破裂的阻管进行缝扎,对裂伤的肺进行修补甚或肺叶切除,对破裂的心脏大血管立即进行修补。

**(四)抗感染治疗**

酌情选用抗菌药物以预防或控制感染。

**(五)止血治疗**

适当应用止血药物,促使出血尽早停止。

**(张金芳)**

# 第三节 脓　　胸

胸膜腔被致病菌感染,产生脓性胸腔积液积聚在胸膜腔内称为化脓性胸膜炎,简称脓胸。按其起病缓急和病程,可分为急性脓胸和慢性脓胸。可发生于任何年龄,多见于老年体弱、免疫功能低下的患者。近年来随着生活水平及卫生条件的不断提高,我国脓胸的发病率已经很低。但在经济落后的西部贫困地区,脓胸的发病率仍呈上升趋势。

## 一、病因及发病机制

致病菌以金黄色葡萄球菌、溶血性链球菌、厌氧菌及肺炎链球菌为常见。但近年因抗菌药物的广泛应用，革兰氏阴性杆菌（如大肠埃希菌、肺炎克雷伯菌、铜绿假单胞菌）感染增多；结核分枝杆菌所致脓胸亦不少见。细菌多通过以下途径进入胸膜腔。

(1)肺部邻近器官的化脓性感染，直接向胸膜腔蔓延或破溃入胸膜腔。如肺脓肿、肺炎、支气管扩张、肺结核、肝脓肿、膈下脓肿、化脓性心包炎等。

(2)菌血症或败血症时致病菌经血液循环进入胸膜腔。

(3)血胸、自发性气胸引流后、胸腔内手术后继发感染。

(4)支气管瘘或胃食管吻合口瘘引起胸膜腔混合菌感染。

目前最多见的是由肺结核、肺脓肿所致。

## 二、诊断

### (一)临床表现

1.急性脓胸

起病急，主要症状为寒战、胸痛、胸闷、气急，全身不适，食欲缺乏；可伴咳嗽、咳痰、发绀等。查体可见急性病容、呼吸困难、胸腔积液征。

2.慢性脓胸

慢性脓胸指 3 个月以上的脓胸。主要症状为反复发热、乏力、食欲缺乏、持久的呼吸道症状，如咳嗽、胸痛、脓痰。查体可见贫血貌，消瘦。患侧胸廓塌陷、肋间隙变窄、呼吸动度减弱或消失；叩为浊音或实音，呼吸音减弱或消失。可有脊柱侧弯，杵状指(趾)。

### (二)实验室检查

1.胸部 X 线检查

急性脓胸可见典型胸腔积液表现。慢性脓胸则见肋间隙变窄、胸膜增厚、膈肌抬高纵隔移向患侧。晚期可见胸膜钙化、胸廓或脊柱畸形等。

2.超声检查

可发现胸腔积液征象，尤其是包裹性或局限性脓胸。借此检查定位便于穿刺治疗。

3.血液学检查

血常规大多数患者白细胞总数明显增高，为$(15\sim20)\times10^9/L$，中性粒细胞比例升高，可见中毒颗粒及核左移，尤以急性脓胸改变为著；少数可见白细胞计数正常或减少，后者常提示预后不佳；此外，患者常合并贫血。

4.胸腔穿刺

抽得脓液即可确诊，脓液应分别送常规（细胞数达 $10\times10^{12}/L$，脓细胞多）、细菌涂片、细菌培养及药物敏感试验。必要时行结核培养以找寻病原菌。

## 三、治疗

治疗的主要原则是控制感染、及时排脓、消灭脓腔，同时加强支持疗法。

### (一)控制感染

控制感染是治疗脓胸尤其是急性脓胸的关键。

(1)在致病菌未明确前或无明确病原菌时，应及早采用经验用药，根据原发病情况、疾病严重程度、疾病发生地点（分为医院内或医院外感染）、初始治疗情况等来选择。

(2)根据细菌培养及药物敏感试验结果，适当调整抗菌药物。

(3)联合应用抗菌药物,以静脉用药为主,辅以胸腔局部注射。应保证足够的疗程,体温正常后再给药 2 周以上。结核性脓胸则治疗应 18 个月。

**(二)及时排除脓液**

不仅可迅速改善全身症状,还能促使肺早日复张并减少并发症发生。

1.胸腔穿刺

多用于脓液稀薄者,可每天或隔天用粗针穿刺抽脓,尽量多抽,还可向胸腔注入 2.5%碳酸氢钠 50 mL,反复胸腔冲洗可获得满意效果;且抽后可将抗菌药物注入胸腔。

2.胸腔闭式引流

以上治疗失败或脓液量多、较黏稠者,或有气管胸膜瘘的脓胸,应尽早行低位肋间引流,并可用灭菌生理盐水或 2.5%碳酸氢钠反复冲洗胸腔,再注入抗菌药物或抗结核药物(结核性脓胸时)。有时也可注入无水乙醇,视脓腔大小注入无水乙醇 10～30 mL,每周 2 次。

3.胸腔内注入稀释脓液药物

对脓液黏稠而不易排除者,可胸腔内注入链激酶 10 万 U 或脱氧核糖核酸酶 2.5 万 U,溶于 50 mL 生理盐水中,以溶解纤维素,使脓液变稀薄而利于引流。

**(三)外科治疗**

常用于慢性脓胸的治疗。可行胸膜纤维板剥除术、胸膜肺切除术、瘘管结扎术或胸廓改形术。

1.胸膜纤维板剥除术

常用于病程不长,肺内无病变能复张的患者。主要剥除壁层及脏层胸膜上纤维板,使肺组织从纤维板的束缚中游离出来,重新扩张,胸壁恢复运动。但若慢性脓胸时间太久,机化的纤维组织已长入胸膜下使脓腔壁不能从胸膜上剥除,或由于有继发性肺组织纤维化,术后肺不能膨胀,则为手术禁忌。

2.胸膜肺切除术

慢性脓胸合并肺组织和(或)支气管有广泛病变的患者,如支气管胸膜瘘、支气管扩张、空洞或肺广泛纤维化、肺不张,可行脓胸肺叶或脓胸全肺切除术。

3.胸廓改形术

局限性脓胸可行胸廓改形术。切除脓腔的外侧壁和支撑胸壁的肋骨,使胸壁留下的软组织塌陷填充脓腔,达到消除脓腔的目的。

**(四)对症支持治疗**

应予高能量饮食,并注意补充维生素、电解质及纠正贫血。还应用支气管扩张药及祛痰药以利痰液排出。

(吕守礼)

## 第四节　乳　糜　胸

乳糜胸是指胸导管破裂或阻塞,致乳糜液溢入胸膜腔。乳糜液主要由乳糜微粒和极低密度脂蛋白组成,外观呈乳状无味。据估计食物中的脂肪约 60%进入淋巴循环,正常情况下胸导管每天将 1 500～2 500 mL 乳糜液送入静脉系统。乳糜液的大量丢失可导致重度营养不良，尤其是低蛋白血症。病因多种多样，大致可分为先天性、梗阻性及创伤性三大类。而创伤性乳糜胸又以医源性多见，约 20%为外伤所致。乳糜胸多为急性起病，大多为单侧。近年来随着诊治技术的提高，尤其是心胸手术的进展，故其病死率降至 10%以下几点。

## 一、发病机制

当胸导管受压或堵塞时，管内压力增高致导管或其在纵隔内分支破裂乳糜液反流、溢出而进入纵隔，继之穿破纵隔进入胸腔，形成乳糜性胸腔积液；也有可能因胸导管压力高，发生肺内及肋间淋巴管的扩张反流，乳糜液不经纵隔而直接漏入胸腔。由于解剖上的原因，阻塞或压迫发生在第五胸椎以下时，仅出现右侧乳糜胸，在第五胸椎以上时，则出现双侧乳糜胸。

## 二、病因

### (一)先天性

极少见。但为新生儿胸腔积液的常见原因，常伴有 Down 和 Noonan 综合征、Turner 综合征，支气管食管瘘和羊水过多。胸导管闭锁、缺乏或与周围小淋巴管和大中心静脉沟通、原发性淋巴管发育不良等。

先天性淋巴管扩张常导致双侧乳糜胸，其特点是胸膜和支气管血管干之间存在大量扩张的淋巴管道。

### (二)梗阻性

胸腔内或腹膜后间隙肿瘤压迫或浸润胸导管使胸导管发生梗阻，使其近端及侧支通道扩张，压力升高，最终破裂而使乳糜液流入胸腔。50%以上由肿瘤所致，而淋巴瘤引起者占肿瘤性阻塞的 70%，其他可见于静脉血栓形成、肺淋巴管肌瘤病、转移癌灶、淋巴结炎及感染(如结核、丝虫病等)。

### (三)创伤性

多为医源性，在胸腔手术中误伤，尤在食管切除术后及肺癌切除伴纵隔淋巴结清扫或整块切除，另可见于心脏、主动脉、纵隔及交感神经手术。偶见于反复曲张静脉硬化剂注射或经腰主动脉造影术后，颈淋巴结清扫术、中心静脉插管术后。创伤性乳糜胸 20%为外伤所致，可见于颈、胸或腹部穿透伤直接撕裂胸导管，钝性伤(如剧烈咳嗽或胸导管牵拉)亦可致胸导管破裂。

其他如心力衰竭、结节病、淀粉样变、肾病综合征、胰腺炎、Gorham 综合征、淋巴管肌瘤病、甲状腺功能减退、胰腺类等也可导致乳糜胸。

## 三、诊断

### (一)临床表现

症状轻重与乳糜液漏出速度、胸膜腔积液量及胸膜腔大小有关。

(1)原发病症状或手术、外伤史。创伤性乳糜胸多起病急，且乳糜胸多于创伤后 2～10 天出现，而非创伤性乳糜胸则起病比较隐匿。

(2)胸闷、气急及呼吸困难。为常见的症状，是因肺组织受压及纵隔移位所致。

(3)心悸、头晕、乏力。重者血压偏低、休克、电解质紊乱，低钙血症，由于大量积液导致回心血流受阻，心排血量降低而造成。

(4)患者脱水、消瘦、营养不良,免疫力低下。由于乳糜液中含有血红蛋白、球蛋白、纤维蛋白质、脂肪、脂溶性维生素,淋巴细胞,电解质等所伤,故而长期大量损失可导致重度营养不良,尤其是低蛋白血症,细胞免疫降低。

(5)胸腔积液征。

**(二)辅助检查**

1.乳糜渗出液的确定

抽出胸腔积液为乳白色或浆液血性,液体静置后分 3 层:上层为脂肪,中间层为白色液体,底层为细胞沉淀,尤其于摄入乳酪和高脂肪食物后胸液即可呈乳白色。

(1)外观:一般为乳状,也可呈浆液性或浆液血性,尤其是外伤性乳糜胸,最初也可为血性,后转乳白色,呈乳状,无味,离心后下层液浑浊。

(2)胸腔积液常规:比重>1.012,碱性,细胞数>500/$mm^3$,细胞分类以淋巴细胞为主,涂片可见脂肪球。

(3)胸腔积液乳糜试验:胸腔积液内加入强碱或乙醚等有机溶剂,摇匀后见液体变清亮。

(4)胸腔积液脂质测定:甘油三酯>1.1 g/L,胆固醇/甘油三酯<1,乳糜胸概率为 99%;甘油三酯<0.5 g/L,则仅 5%的可能呈乳糜。

(5)乳糜微粒带:将胸腔积液行脂蛋白电泳,可见乳糜微粒带出现,该检查为确诊乳糜胸的方法之一。

(6)胸腔积液涂片苏丹Ⅲ染色:可见染成红色的游离脂肪球。据此亦可确诊乳糜胸。

2.淋巴管造影术

在 X 线透视下进行淋巴管造影,将造影剂经下肢淋巴管注入,可发现淋巴管、胸导管阻塞和破裂部位,观察淋巴管有无畸形、扩张、变细扭曲及造影剂外漏,24 小时后了解淋巴结病变部位。核素淋巴显像可以显示淋巴回流受阻的情况。

3.胸部 CT

可发现后纵隔增宽及肿大的纵隔内淋巴结等,帮助确立病因、创伤部位。

## 四、鉴别诊断

**(一)假性乳糜胸**

与乳糜胸一样胸液外观均呈乳状。主要因积液中含多量胆固醇及卵磷脂球蛋白复合物而使液体浑浊。胸液置于试管用力摇动时,可见大量鳞片状的内收光的游离胆固醇结晶。静置后未见奶油层,由于胆固醇结晶沉淀于试管底部,故于管底可见红褐色不凝固结晶。苏丹Ⅲ染色无脂肪球。离心后不变清亮。当鉴别困难时可行胸腔积液脂蛋白电泳,无乳糜微粒条带。

病程一般较长,且多见于男性青壮年,多为结核、类风湿关节炎、胸膜转移癌等慢性病引起。

**(二)脓胸**

因其胸腔积液中存在大量的白细胞及其碎片,故而亦呈浑浊,其外观与乳糜液相似。可有气味,静置后可不见奶油层,离心后上清液即清亮。胸腔积液常规白细胞计数高,且以中性为主,若行胸腔积液细菌培养或找到致病菌,多伴有感染的表现。

## 五、治疗

对于乳糜胸,应先详细询问病史并行全面的体格检查及必要的辅助检查,找出病因,针对病因进行治疗。治疗乳糜胸的一般原则是减轻呼吸困难，维持水电解质平衡，补充营养，减缓乳糜液生成的速度。

**(一)非手术治疗**

1.病因治疗

乳糜胸基础疾病的治疗非常重要。如抗结核，抗丝虫，对于淋巴瘤可行纵隔放疗以使瘤体缩小而减轻局部压迫。总之根据病因不同而采取相应的治疗措施。

2.胸腔闭式引流

通过持续肋间引流以降低胸膜腔压力，减轻乳糜液对肺的压迫，从而使压缩肺组织重新膨胀、复张，并可通过引流来准确测量乳糜液量。如引流量>3 L/d，则可致严重营养不良和重度缺水，故引流期间，除严密观察引流管是否通畅及引流乳糜量外，还应随访体重、清蛋白、总蛋白、淋巴细胞总数及电解质的变化，并据需要随时补充丢失量。若每天引流量超过1 500 mL，持续5天以上，或每天引流量>500 mL，持续15天以上则视为非手术治疗失败，需考虑手术。

3.营养支持

为补充丢失的营养及降低乳糜的流量，除进食无脂肪高蛋白高热量饮食，还可用不经过肠道至胸导管，而直接吸收至门脉系统的中链脂肪酸以代替饮食中的脂肪。可采取胃肠外营养支持疗法。

4.生长抑素

生长抑素是胃、胰腺、肠分泌的抑制药。因此，可保持胃肠道的休息，减少乳糜液的产生。

以上疗法目前主张观察2周，若无效则应考虑手术，通过非手术治疗50%左右的先天性及创伤性乳糜胸可获得缓解。

**(二)手术治疗**

1.指征

(1)成年人每天乳糜引流量>1 500 mL或儿童>100 mL持续5天以上，或成年人>500 mL/d，持续15天以上。

(2)非手术治疗2周无效。

(3)引流后胸膜腔仍有大量乳糜液积聚。

2.手术方法

(1)胸导管结扎术：通过胸腔镜胸导管结扎术，损伤较小，术后并发症及疼痛少，也可开胸探查。

(2)胸膜腔分流术：需胸膜插管及腹膜插管及可装体。

(3)胸膜部分切除或胸膜固定术：恶性肿瘤或放射性纤维导致胸导管不易辨认时采取该方法或该方法与胸导管结扎并用。

**(吕守礼)**

第十一章

# 纵隔疾病

## 第一节 纵 隔 炎

纵隔炎可分为急性和慢性两种。前者为急性感染性病变，易迅速发展为纵隔脓肿，临床表现急重凶险，病死率较高；后者起病多潜隐，病理改变可表现为以肉芽肿病变为主者（亦称为肉芽肿样纵隔炎）或以纤维化病变为主者（亦称为成纤维化纵隔炎、纵隔纤维化或硬化性纵隔炎），临床主要表现食管、腔静脉及纵隔内其他脏器狭窄或梗阻所致的症状和体征。

### 一、急性纵隔炎

#### （一）病因

1.继发于纵隔及其邻近脏器损伤或感染者

食管疾病是导致本病的常见原因，如食管癌手术后发生吻合口瘘、食管异物致食管穿孔、食管镜检查误伤食管致穿孔、食管扩张治疗等过程中损伤食管致穿孔、严重呕吐致食管损伤（Mallory-Weiss 综合征）、剧烈咳嗽致食管破裂、食管癌坏死形成溃疡、放疗后食管壁坏死、气管切开后放置的气管内管压迫致气管食管瘘等，均可使含大量细菌的消化道或呼吸道液体进入纵隔，导致纵隔急性化脓性感染。气管插管或支气管镜检查损伤气管壁形成瘘管或气管术后吻合口瘘亦可引起本病。近年随着心脏外科手术的普遍开展，胸骨正中切口术后感染导致急性纵隔炎的病例日渐增多。其他如纵隔淋巴结、心包等部位的化脓性感染亦可蔓延至纵隔的疏松结缔中。纵隔邻近脏器如肺和胸膜化脓性感染可扩散到纵隔，腹膜后的化脓性感染及膈下脓肿等亦有累及纵隔者。战争期间钝性或贯通性胸部外伤是急性纵隔炎的常见原因。

2.下行性感染

颈深部筋膜间隙与纵隔是相通的，因此，口腔和颈部的化脓性感染可向下蔓延至纵隔导致本病，牙龈脓肿等口腔疾病所致的急性纵隔炎常为需氧菌与厌氧菌的混合性感染。

3.血行感染

血行感染可见于脓毒败血症患者，细菌（多为金黄色葡萄球菌）由身体其他部位经血行达到纵隔而致病。

由于纵隔内除各种脏器外为疏松的结缔组织，感染一旦发生常迅速蔓延，易于累及邻近脏器，如因食管穿孔所致的急性纵隔炎常并发脓胸。纵隔脓肿形成后亦可破入胸膜腔、食管、支气管等邻近组织。

**(二)临床表现**

本病起病急骤。全身毒血症状十分明显，高热、寒战、烦躁不安，严重者发生感染中毒性休克。继发于食管疾病者常有下咽不适或疼痛，其部位往往提示食管穿孔处；下行性急性纵隔炎常伴有原发感染灶的症状，如咽痛不适等。纵隔脓肿形成可压迫大气道，患者出现咳嗽、呼吸困难、发绀、心动过速等症状。胸骨后疼痛明显，并向颈部放射。感染向下蔓延时，可有上腹痛。体检患者多呈急性面容，胸骨触痛或叩痛，纵隔浊音界扩大，纵隔有积气者于颈部可扪及皮下气肿，发生脓胸或脓气胸者可查出胸腔积液或积气体征。周围血中见白细胞总数和中性粒细胞比例均明显增高。

X 线胸片见两侧纵隔阴影增宽，一般以两上纵隔较明显，侧位胸片见胸骨后密度增高，气管和主动脉弓轮廓模糊。形成纵隔脓肿者见软组织影向纵隔的一侧凸出，可压迫气管或食管而使其移位，其内可见液平。纵隔气肿、颈部皮下气肿亦较常见。尚可见胸腔积液和积气的征象，左侧较多。对怀疑原发病为食管疾病者行食管碘油或有机碘液造影可证实食管穿孔、食管气管瘘、食管胸膜瘘等病变。CT 扫描和磁共振成像对于明确纵隔脓肿的部位及确定引流治疗方案很有帮助。

**(三)诊断**

结合食管病变、内镜检查、口腔或咽部脓肿等相关病史，临床症状和体征以及相应的 X 线胸片改变一般即可作出临床诊断。

**(四)治疗**

1.内科治疗

早期依经验性用药原则选用大剂量广谱抗生素，对于继发于口腔和颈部脓肿的下行性感染者应注意抗生素既能覆盖需氧菌、又能覆盖厌氧菌，对于血行感染者应重点选用抗金黄色葡萄球菌的药物，病原菌明确后可参考体外药敏试验结果选药。加强支持疗法，对于因食管穿孔或食管瘘而需禁食者可经完全胃肠外营养疗法补足所需的各种营养成分。积极纠正休克，纠正缺氧。

2.外科治疗

针对原发病进行相应处理，如对食管穿孔进行修补。尽可能彻底引流。可用含稀释的抗生素的生理盐水行局部灌注冲洗。对于经胸骨正中切口行心脏手术后发生急性纵隔炎者，可再次开胸彻底清创、引流、灌洗，用肌瓣填充修复。

## 二、慢性纵隔炎

**(一)病因**

本病病因尚不十分清楚，已知多种感染与其有关，包括结核分枝杆菌、非结核分枝杆菌、真菌(如组织胞质菌)、土壤丝菌和放线菌等微生物感染。此外，结节病、外伤性纵隔出血、药物中毒等可能与部分病例有关。有认为自身免疫可能参与了本病的发生。胸外放疗亦有引起本病的报道。尚有部分患者病因完全不明，称为特发性纵隔纤维化。

本病病理变化主要为肉芽肿样改变和纤维化样改变，有认为纤维化是由长期慢性肉芽肿演变而来。病变在纵隔内形成片状或团块状结构，压迫纵隔内重要结构而产生症状和体征。

**(二)临床表现**

早期患者可无明显症状。随病变缓慢加重,逐渐出现纵隔内器官粘连或压迫的相应表现。由于静脉壁薄易受压迫,故常出现上腔静脉阻塞综合征:患者头面部、颈部及上肢水肿;颈静脉充盈;胸壁静脉扩张,血液由上向下流动形成侧支循环;尚有食管静脉因侧支循环而曲张并破裂出血的报道。患者可有头痛、头昏、呼吸困难、发绀等症状。有时突然发生脑水肿症状。随着侧支循环的逐步建立,症状可代偿性缓解,有随诊数十年而仍生存者。病变压迫食管可产生吞咽不适甚至吞咽困难。气管和支气管受压可产生咳嗽,严重时可出现呼吸困难。压迫肺血管可致肺血管淤血、咯血、肺动脉高压、肺小动脉血栓形成等。喉返神经受压可出现声音嘶哑,膈神经受压可引起膈肌麻痹。

X线胸片可无异常发现,也可见纵隔阴影增宽,纵隔内肿块状阴影凸出于肺野内,或仅见纵隔胸膜增厚,或见纵隔轮廓因纤维化性病变而显得僵硬平直,病变区内可见钙化阴影。静脉血管造影可显示上腔静脉阻塞等改变,尚可显示侧支循环血管。食管吞钡检查可见食管受压移位或狭窄。胸部CT有较大诊断价值,可见前上纵隔增宽,纵隔胸膜平直或向一侧凸出,边界不清,纵隔胸膜肥厚,尚可见纵隔内肿块影。气管、支气管、肺血管、腔静脉等的受压表现亦可在CT上显示。

**(三)诊断**

本病的诊断除依赖临床表现及影像学改变外,纵隔组织活检(开胸活检或经纵隔镜活检)有重要价值。鉴别诊断需考虑其他可以引起上腔静脉阻塞的疾病。

**(四)治疗**

慢性纵隔炎(包括肉芽肿样改变和纤维化样改变者)的治疗比较困难,现有疗法效果不肯定。对于慢性纵隔炎发病与真菌(如组织胞质菌)或结核分枝杆菌感染有关者,抗真菌治疗或抗结核治疗是否有效尚无明确结论。治疗的目的在于减轻和控制症状。大多数慢性纵隔炎进展缓慢,且在病程中随着受压迫血管侧支循环的建立症状有自然缓解的倾向。对于纵隔内病变较局限者,可手术切除肉芽肿组织以缓解血管、食管的压迫症状。上腔静脉阻塞严重者,可手术建立人工侧支循环,也有试行血管内导管扩张或放置支架者。有试用糖皮质激素治疗者,但争议较大。

**(莫明芝)**

## 第二节 纵隔疝

纵隔疝是指一侧肺脏的部分组织通过纵隔突入到另一侧胸腔,它与纵隔移位不同,后者为整个纵隔连同其内容物向对侧移位,但二者在临床上较难鉴别,且常可并存。

纵隔在解剖学上有三个较薄弱的区域:①前上纵隔,位于第1～4肋软骨水平,前方为胸骨,后方为大血管,下方以心脏为界;②后上纵隔,位于主动脉和奇静脉之上第3～5胸椎水平,前方为食管、气管和大血管,后方为脊椎;③后下纵隔,位于主动脉弓、奇静脉和第5胸椎之下,前方为大血管和心脏,后方为降主动脉和脊椎。纵隔疝常发生于前上纵隔结构薄弱区,而发生于后上纵隔或后下纵隔者较少见。

## 一、病因

纵隔疝产生的原因为两侧胸腔的内压不均等，导致压力较高一侧胸腔内部分肺脏经纵隔结构薄弱区突入压力较低的一侧胸腔内，以恢复两侧胸膜腔内压的平衡。常见者如一侧肺大疱、张力性气胸、局限性阻塞性肺气肿、胸腔积液、肺囊肿和肿瘤等；或一侧肺不张、一侧全肺切除术后。也有因一侧胸腔病变产生瘢痕收缩而将健侧胸腔部分肺脏经纵隔结构薄弱区域牵拉进入患侧胸腔的，如见于肺结核纤维化、慢性胸膜炎瘢痕收缩等。

## 二、临床表现

纵隔疝的临床表现主要为原发疾病的症状和体征，如发生于张力性气胸者表现为严重的呼吸困难和循环紊乱，因纵隔疝常与纵隔移位并存，故体检时可见气管移位，心界移位，心尖冲动点移位等体征。

## 三、诊断

纵隔疝的诊断主要依赖胸部 X 线检查。后前位胸片可见局部透亮区域超过气管轴线，是肺组织疝入对侧胸腔的征象，疝入对侧的肺组织内很少见肺纹理。胸部 CT 可以清晰地显示纵隔疝的部位和范围，对于确诊价值很大。此外，胸部 X 线检查多有助于明确导致纵隔疝的原发疾病的诊断。

## 四、治疗

纵隔疝严重时可影响回心血流量和循环呼吸功能，致心力衰竭、呼吸衰竭发生，在治疗上主要是处理原发疾病。注意解决双侧胸腔压力不平衡问题，对脓(气)胸病例均行胸腔闭式引流术，疝入对侧的肺组织可很快恢复原位。选用强有力抗生素、超声雾化吸入起化痰及改善呼吸道通畅作用。对喘憋性肺炎，常规应用干扰素 3 天(100 万 U 肌内注射，每天一次)。干扰素可以抑制细胞内毒素的复制，中断炎症的蔓延，在足够的抗体产生前即可使疾病早期康复。

(莫明芝)

# 第三节 纵隔气肿

纵隔气肿指气体在纵隔的结缔组织间隙内聚积。该症多见于新生儿和婴幼儿，文献报道发病率为 0.04%～1%；成人亦不少见。成人男性发病多于女性。

## 一、病因和发病机制

根据纵隔内气体的来源部位可将纵隔气肿的病因和发病机制归纳为以下几类。

### (一)肺泡壁破裂所致的纵隔气肿

肺泡壁因肺泡内压急剧上升或因其他疾病而发生损伤破裂即可导致气体由肺泡内进入肺间质，形成间质性肺气肿；气体再沿肺血管周围鞘膜进入纵隔。常因同时有脏层胸膜损伤而合并自发性气胸,但亦可见仅有纵隔气肿者。常见原因如用力剧咳或吸气后用力屏气致肺泡内压剧增,哮喘急性发作时气流严重受限致肺泡内压剧增(尤其常见于儿童),机械通气使用不当致气道压过高,张力性气胸时过高的胸腔内压亦可使邻近肺组织肺泡内压剧增致肺泡破裂,金黄色葡萄球菌肺炎等疾病致肺泡壁破坏,闭合性胸部外伤因外部剪切力致肺泡壁损伤等。

**(二)纵隔内气道破裂所致的纵隔气肿**

纵隔内气道破裂所致的纵隔气肿最常见于胸外伤患者,亦有少数气管肿瘤并发纵隔气肿的报道;纤维支气管镜检查可因操作过程中患者剧咳或用于憋气导致肺泡壁破裂而发生纵隔气肿,亦可因活检时损伤气道壁而使气体由气道破口进入纵隔。

**(三)食管破裂所致的纵隔气肿**

食管破裂所致的纵隔气肿包括剧烈呕吐致食管破裂、食管外伤、内镜检查损伤食管、食管痉挛阻塞而致近端破裂、异物损伤食管、食管癌肿瘤组织坏死、食管手术后瘘等。

**(四)颈部气体进入纵隔**

颈部气体进入纵隔如气管切开术后、甲状腺手术后、扁桃体切除术后等,空气自颈部创口进入皮下组织聚积,沿颈深筋膜间隙即可进入纵隔内。

**(五)腹腔气体进入纵隔**

胃肠穿孔、人工气腹术等,腹腔内气体可沿膈肌主动脉裂孔和食管裂孔周围的疏松结缔组织进入纵隔。

尚有部分纵隔气肿患者临床不能确定其气体来源部位及病因。

## 二、临床表现

纵隔气肿的症状轻重不一,主要与纵隔气肿发生的速度、纵隔积气量的多少、是否合并张力性气胸等因素有关。少量积气患者可完全无症状,仅于胸部 X 线片上见纵隔气肿的征象。积气较多、压力较高时,患者可感胸闷不适,咽部梗阻感,胸骨后疼痛并向两侧肩部和上肢放射。纵隔内大量积气或合并有张力性气胸者,临床表现危重,严重呼吸困难,烦躁不安,意识模糊甚至昏迷,发绀明显,若不及时抢救可很快危及生命。

体格检查可发现颈部皮下气肿,严重者皮下气肿可蔓延至面部、胸部、上肢,甚至蔓延至腹部和下肢。皮肤黏膜发绀,呼吸困难。病情严重者血压下降,脉搏频数。颈静脉怒张。心尖冲动不能触及,心浊音界缩小或消失,心音遥远,约半数患者可于心前区闻及与心搏一致的咔嗒声(Hamman 征),以左侧卧位时较为清晰。并有张力性气胸者尚可见相应体征。

胸部 X 线检查对明确纵隔气肿的诊断具有决定性的意义。于后前位胸片上可见纵隔胸膜向两侧移位,形成与纵隔轮廓平行的高密度线状阴影,其内侧与纵隔轮廓间为含气体的透亮影,通常在上纵隔和纵隔左缘较明显,上述征象应与正常存在的纵隔旁狭窄的透亮带(即由视觉误差所产生的 Mach 带)相区别,其鉴别要点在于 Mach 带的外侧并无高密度的纵隔胸膜影。此外,部分患者尚可在胸主动脉旁或肺动脉旁发现含气透亮带。婴儿当纵隔内气体量较多时可显示胸腺轮廓。纵隔气肿在侧位胸片上表现为胸骨后有一增宽的透亮度增高区域,将纵隔胸膜推移向后呈线条状阴影,心脏及升主动脉前缘与胸骨间距离增大。胸部 CT 因不受器官重叠的影响,对纵隔气肿显示较清楚,尤其是当纵隔内积气量较小时较后前位胸片易于识别。X 线检查尚可清晰地显示同时存在的气胸以及下颈部和胸部皮下气肿。

### 三、诊断

根据有诱发纵隔气肿的有关疾病史，有呼吸困难和胸骨后疼痛等症状，应考虑纵隔气肿的可能性；若尚有颈部和胸部皮下气肿、颈静脉充盈等体征，则应高度怀疑本症，并行胸部X线检查以明确诊断。应注意与其他可以引起胸痛、呼吸困难、发绀等症状的疾病相鉴别。

### 四、治疗

纵隔气肿治疗的关键在于采取积极措施控制原发疾病，如控制哮喘发作以缓解气流受限，对外伤所致气道损伤应及早进行手术治疗。对气管切开术后并发的纵隔气肿应立即拆除皮肤和皮下组织缝线，使气体可外逸。对合并气胸的纵隔气肿患者应尽早施行胸腔闭式引流术，许多患者随着胸腔内压力下降，纵隔气肿的程度亦可明显减轻。

对纵隔气肿本身应根据积气量多少和临床症状轻重决定治疗方案。对积气量少，症状不明显者不需特殊治疗，气体在1～2周内常可自行吸收。对积气量大，压力高，致使纵隔内器官受压出现呼吸循环障碍者，可经胸骨上切口行排气减压术。伴有大量皮下气肿者可行多部位针刺排气或小切口排气。酌情使用抗生素以预防或控制感染。

（莫明芝）

## 第四节 纵隔支气管囊肿

### 一、概述

纵隔支气管囊肿是一种少见的纵隔病变，发生率不高，占全部纵隔肿瘤和囊肿的5.7%～6.3%，纵隔支气管囊肿可发生在各个年龄组，最常见于30～40岁的成年人，男性略多于女性。纵隔支气管囊肿常见于气管旁、隆突下、肺门和食管旁，左右侧分布无明显区别。当位于气管或食管附近时，囊肿常以纤维条索与气管或食管相连。囊肿偶与气管或支气管相通。有报告支气管囊肿出现于颈下部、腹部甚至更远的部位。支气管囊肿的临床表现可轻可重，可缓可急，取决于囊肿的大小，也反映其病理变化。较大的囊肿可压迫气管、支气管或食管，出现胸闷、胸痛、咳嗽、喘息、呼吸困难、反复发作呼吸感染或吞咽不适。囊肿压迫可引致上腔静脉梗阻、肺动脉狭窄、二尖瓣狭窄的症状也偶有报告。囊肿与气管支气管相通时可引起继发感染，如囊内积存大量感染性液体占据一侧胸腔，可造成急性呼吸窘迫，需急诊处理。有学者提出一例因纵隔支气管囊肿急性增大压迫气管致严重呼吸困难，急诊手术后痊愈。文献有报告因囊肿致支气管阻塞反复发生肺不张，突然出现严重呼吸困难未能及时手术而死亡。因此当有不明原因急性呼吸困难，应当仔细检查纵隔有无肿物，诊断明确时需行急诊处理。当然小的纵隔支气管囊肿，尤其在成年人可无症状，仅在体格检查时为X线胸片发现。

### 二、诊断和鉴别诊断

纵隔支气管囊肿的诊断关键在于胸部影像学检查。较小的囊肿为纵隔结构所掩盖不易被发现，较大的支气管囊肿在后前位胸片表现为突自纵隔的半圆形或椭圆形阴影，密度均匀一致，边缘清晰光滑，当与支气管相通时可见气液面。侧位胸片可见肿物阴影全貌，断层相能清楚地显示囊肿存在，并可以与附近肺门结构相鉴别，在诊断上有重要意义。透视下有时可见囊肿随呼吸运动有形状改变。当附于食管时可随吞咽上下移动。总之，对于上纵隔紧邻气管或支气管、密度均匀和边界清楚的肿物，应当想到纵隔支气管囊肿的可能。超声检查有助于鉴别肿物系囊性或实性。胸部CT检查对纵隔病变具有较高的诊断意义。临床上，一般不需要纤维支气管镜检查和上消化道造影检查。纵隔支气管囊肿有时诊断颇不容易，尤其囊壁有钙化，囊内液体较稠厚，分隔多房时，酷似纵隔淋巴结核。在鉴别诊断上根据有无结核病史和结核中毒症状，有无其他处肿大淋巴结，抗结核治疗是否有效等，可与纵隔淋巴结核相鉴别。有学者提出，1例女性患者，10年前发现纵隔内圆形肿物影，诊断为纵隔淋巴结核，予抗结核治疗数年，家人和周围同事为避免传染一直在进行饮食隔离，但长期抗结核治疗病变无任何改变，最后经手术证实为纵隔支气管囊肿。通过纵隔内多数球形影、全身淋巴结肿大和贫血乏力等消耗症状，纵隔支气管囊肿与纵隔淋巴源性肿瘤也不难区分。但是，临床上支气管囊肿和食管囊肿的鉴别并不容易，从起源上两者均起自胚胎前肠，部分支气管囊肿可附于食管壁上或嵌于食管肌层，区别在于病理组织学上。支气管囊肿壁内多衬假复层柱状纤毛上皮，壁内可有软骨及腺体，而食管囊肿壁内衬鳞状上皮，囊壁有固有的环形及纵形肌层，食管囊肿的病变部位多位于中后纵隔。由于两者的治疗原则均为手术摘除，鉴别诊断往往是病理学上关注的。

## 三、治疗

纵隔支气管囊肿诊断明确后，手术摘除即为主要治疗，但是手术方法视病变情况而异。孤立无粘连的支气管囊肿，完整摘除无困难。当支气管囊肿嵌入食管肌层时，可行囊肿剜除术；如囊肿因反复继发感染与周围脏器严重粘连时，则难以完整切除囊壁，为避免术中损伤大血管引起出血及切除不彻底，可先放出囊内液体，减轻对邻近脏器的压迫，再行囊肿切除。若囊肿不能完整地摘除时，可以切除部分囊壁，清除囊内感染，残余囊壁用碘酊涂抹，以破坏上皮的分泌功能。有学者依上述处理的几例术后均恢复良好，随诊未发现复发。有人报道，应用纵隔镜对隆突下支气管囊肿进行抽吸治疗获得成功，但此种方法有一定适应证，难以保证术后长期不复发，仅适用于选择性患者。纵隔支气管囊肿手术后无复发，文献上也无支气管囊肿恶性变的报告。

**(莫明芝)**

第十二章

# 膈肌疾病

## 第一节 膈肌麻痹

膈肌麻痹是由于一侧或两侧的膈神经受损，神经冲动传导被阻断而产生的膈肌麻痹，导致膈肌异常上升和运动障碍。

### 一、病因

病因多样，以恶性肿瘤直接侵犯、颈椎疾病导致的压迫和外科手术或外伤等创伤性因素为最常见的病因。

### 二、病理改变

膈肌麻痹使膈肌处于松弛状态。由于胸膜腔的负压牵拉使膈肌被动延长和向上膨隆。长期膈肌麻痹可产生膈肌萎缩形成一层薄膜。最后形成后天性膈膨出。表现为薄膜状的膈肌与腹腔脏器明显向胸腔内膨升。

### 三、病理生理

从吸气肌肉的组成的角度来看，左右膈肌之间属于“并联”的连接，单侧的膈肌麻痹将会降低50%的膈肌力量，但仍然可以与肋间吸气肌肉等吸气肌肉共同维持相对有效的吸气肌肉功能；膈肌与肋间吸气肌肉之间属于“串联”的连接，双侧完全的膈肌麻痹将会导致整个吸气肌肉功能几乎丧失。肋间吸气肌肉的收缩，只能通过牵拉麻痹的膈肌产生的被动的张力，形成微弱的吸气力量，这是膈肌折叠术治疗双侧膈肌麻痹的理论基础。

### 四、临床表现

膈肌麻痹可以是单侧、双侧、完全性或不完全性。单侧完全性膈肌麻痹使膈肌升高和矛盾运动（吸气时患侧膈上升而健侧下降），但由于健侧膈肌的代偿，肺活量仅减少约 30%。由于人体的肺通气功能有较大的储备能力，对平静状态或轻中度运动时的通气量无影响。因此，单侧膈肌麻痹者多数无症状，而在胸部 X 线检查时发现膈肌升高和矛盾运动。部分患者主诉剧烈运动时有呼吸困难。左侧膈麻痹因胃底升高可能有嗳气、腹胀和腹痛等消化道症状。双侧完全性膈肌麻痹时，肺活量的降低通常超过80%，静息状态下的通气也受到明显的影响，导致明显呼吸困难、腹部反常呼吸(吸气时腹部凹陷)、呼吸费力和动用辅助呼吸肌肉。通常有发绀等呼吸衰竭的表现，甚至造成呼吸机依赖。由于肺膨胀受限和排痰无力，容易有反复肺炎和肺不张。

## 五、诊断

双侧完全性膈肌麻痹时的临床表现有一定的特征性，可以根据临床上严重的呼吸困难和腹部反常呼吸，结合有可能引起膈肌麻痹的基础疾病作出临床诊断。单侧膈肌麻痹者，尤其是不完全性麻痹者，临床上通常无症状，需要通过辅助检查来明确诊断。对膈肌麻痹有确诊意义的检查包括X线胸部透视和摄片和膈神经电或磁波刺激诱发动作电位与跨膈肌压测定。

## 六、鉴别诊断

只要提高认识和警惕性，本症诊断不难。主要需要与膈肌膨出相鉴别，后者是膈肌局部或单侧薄弱，导致膈肌位置上升，但膈神经的功能存在，表现为吸气时仍然有一定程度的下降，诱发的膈神经复合动作电位存在；在成人应与肺底积液相鉴别。

## 七、治疗

本症病因广泛，治疗上应该首先争取明确病因，作针对性治疗。牵拉性和炎症性的膈神经麻痹，大部分患者可在4～7个月内自然恢复。切断性或侵犯性(如恶性肿瘤)膈神经麻痹是永久性损害。单侧膈肌麻痹通常无明显的症状，无须特殊治疗。两侧膈肌麻痹引起严重呼吸困难和呼吸衰竭时，多数需用机械通气辅助呼吸。应该首选无创性鼻(面)罩正压机械通气或胸外负压通气。当无创机械通气不能达到理想的通气效果或有明显肺部感染时，应考虑作气管插管或切开。对于双侧膈神经永久性麻痹的患者，当基础疾病稳定时，可考虑作膈肌折叠术，可减轻呼吸困难。

(张国军)

# 第二节 膈膨出症

膈膨出症是由于膈肌部分或全部变薄并异常地上升至高位。先天性膈膨出症为膈肌部分或全部发育不全、膈肌纤维不同程度的麻痹、萎缩或缺如所致，变薄的部分由胸膜、筋膜和腹膜构成。后天性膈膨出症由肌纤维退化或萎缩所致，变薄的部分由弹性纤维组成。

## 一、诊断

### (一)病史

1.先天性

因膈肌的胚胎发育异常，膈肌发育不全，造成全部或部分膈膨出，后者又可分为前部、后外侧部或正中部三部分。常合并其他畸形，如同侧肺发育不全、胃逆转、肠旋转不良和异位高肾等。

2.后天性

后天性为膈神经受损，一侧或双侧膈肌萎缩所致。常见的原因有肺癌转移到淋巴结，纵隔肿瘤、心包或心脏肿瘤、胸膜肿瘤等肿瘤侵犯或压迫膈神经；巨大的主动脉弓部瘤压迫左膈神经；肺炎、肺脓肿、纵隔炎、膈下感染和纵隔巨大的淋巴结结核等炎性病变损伤膈神经；颈胸部手术误伤、外伤等致膈神经受损及感染性多发性脊神经根炎、脊髓灰质炎、单纯疱疹、带状疱疹、白喉、酒精或铅中毒、变态反应等。

**(二)临床表现**

多数患者无症状，仅在X线检查时才发现。膈膨出的主要症状包括呼吸及胃肠道两组非特异性症状。前者可表现为呼吸困难、咳嗽、喘鸣及反复发生的肺部感染；后者可表现为上腹饱胀、畏食、吞咽困难、反酸、恶心、呕吐、嗳气和间歇性肠梗阻等。双侧完全性膈膨出者临床表现重，呼吸困难、发绀和双侧呼吸动度减弱，甚至消失；特别是，婴幼儿的完全性膈膨出常有呼吸急促、不规则，啼哭或吃奶时呼吸困难加重甚至发绀，尤应引起注意。单侧膈膨出症状多较轻，查体时可发现呼吸动度受限，听诊无肺泡呼吸音，可听到肠鸣音，气管和心脏向对侧移位，平卧时可见健侧腹部在吸气时先鼓起，继而患侧鼓起，双侧活动明显不对称。

**(三)X线检查**

膈膨出症主要靠X线检查作出诊断。胸透时可见患侧膈肌升高，轮廓清晰似一条光滑完整的曲线，活动受限或消失甚至矛盾运动，吸气时心脏向健侧移位。

## 二、鉴别诊断

根据上述表现和X线检查可以明确诊断，但需与膈疝、肺脓肿、肺囊肿、心包囊肿和肺底积液，尤其是肿瘤所致膈肌麻痹，特别是单侧者相鉴别。

## 三、治疗

(1)膈膨出症内科保守治疗无效。
(2)无明显临床症状且肺功能良好者无须处理。
(3)有严重呼吸困难者需手术治疗。
(4)对不能接受手术的高位截瘫者可试用膈肌起搏器。

**(张国军)**

# 第三节 膈　疝

腹腔内或腹膜后内脏器官通过膈肌裂孔或膈肌缺损部位疝入胸腔称为膈疝。膈疝分为4种：①先天性胸腹膜疝；②先天性胸骨旁疝；③创伤性膈疝；④食管裂孔疝。

## 一、先天性胸腹膜疝

膈肌由胸骨部、肋骨部和腰部三部分肌肉和筋膜组成，如膈肌发育不良，形成薄弱点或缺损，腹内脏器可从膈裂孔或缺损部位疝入胸腔。腹腔脏器由膈后外侧部的胸腹膜孔疝入胸内者称胸腹膜疝，由Bochdalek首先报道，故又称 Bochdalek 疝，约占先天性膈疝的 90%。胸腹膜裂孔位于膈的后外侧部，左右均呈三角形，尖端朝膈的中央部，底边在肾脏上方。疝内容有小肠、结肠、肾、脾、胃和肝等。

### （一）诊断

1.病史

此病多见于婴幼儿，左侧多于右侧，可伴有其他先天畸形，如消化道异常。

2.临床表现

临床表现呈多样性，与膈肌裂孔的大小有关，裂孔小时可无症状，裂孔大时形成较大疝孔，使大量腹腔脏器，如胃、肠、大网膜、肝、脾和肾等疝入胸腔内，致心肺受压、移位，甚至导致肺发育不全，出现气促、发绀、心动过速、恶心、呕吐和腹痛等相应症状，重者发生呼吸循环衰竭。上述症状以进食时显著。

3.体格检查

患者胸部叩诊浊音或鼓音，可闻及肠鸣音。

4.胸部 X 线检查

表现为膈面界限不清，单侧胸腔内可见肠曲充气或胃泡所致的不规则透明区，常伴多个液平面。

### （二）鉴别诊断

本病应与肺囊肿、气胸和包裹性积液等相鉴别。可通过胃肠造影及人工气腹作出诊断。

### （三）治疗

(1)首选手术治疗。延误手术时间增加死亡率，特别是对于婴幼儿，一旦明确诊断应及时手术。

(2)内科保守治疗无效。

## 二、先天性胸骨旁疝

腹腔脏器经 Morgani 孔疝入胸腔称先天性胸骨旁疝。胸骨旁裂孔位于胸骨后膈的前部，故也称胸骨后疝或前膈疝。本病较少见。由于膈肌先天性发育障碍，胚胎期横中膈的胸骨后部分因发育不全或合并胸骨和肋骨发育不全而形成 Morgani 裂孔，左膈因有心包膈面相贴而增强，故此疝大多见于右侧。外伤腹内压突然增高也可引起此疝。

### （一）诊断

1.病史

幼年发病或有外伤史。

2.临床表现

因疝内容多有腹膜疝囊，腹腔脏器很少疝入，故多表现为胸骨后疼痛或上腹部不适等轻微症状。出现狭窄或阻塞时则症状明显。

3.辅助检查

胸部 X 线可见右前胸心膈角区有一向上隆起、边缘清晰的致密影，内含气体。

### （二）鉴别诊断

注意与心包脂肪垫、心包囊肿、局部膈肌膨出和包裹性积液相鉴别。

**（三）治疗**

手术治疗。

## 三、创伤性膈疝

胸腹部直接的穿通伤、间接外力的挤压伤、挫伤和跌伤等均可引起膈肌破裂，腹内脏器由破裂处进入胸腔而形成创伤性膈疝。大多于创伤后立即发生，极少数在创伤后数月甚至数年后才被发现。手术或膈肌上、下感染也可引起膈肌破裂形成此疝。在上述情况下出现胸腹痛向肩部放射时，需警惕发生膈疝。

**（一）诊断**

1.病史

有创伤、手术史，偶有膈肌感染史。

2.临床表现

因创伤的轻重不同而异。有些患者可能因创伤较轻，膈肌虽有破裂但裂口较小，腹腔脏器在受伤当时不易进入胸腔，也无重要并发症而漏诊，伤后因查体或因胃肠道梗阻在手术时才发现。严重的胸腹伤致膈肌破裂，因膈肌血供丰富而致失血性休克。创伤性膈疝的症状除创伤症状外，主要是呼吸循环功能障碍，病情轻重与疝入胸腔的脏器多少及种类有关，严重者可出现低氧血症、呼吸困难、发绀和低血压，甚至死亡。

3.体格检查

体格检查可发现患侧叩诊浊音或鼓音，呼吸音减低，有时可闻及肠鸣音。纵隔向健侧移位。

4.辅助检查

胸腹部 X 线检查是诊断所必需的。放置胃管后若在胸内出现胃管影则可明确诊断。慎行胸膜腔穿刺以免损伤疝入的内脏。

**（二）治疗**

一旦明确诊断，应立即予以手术治疗。

## 四、食管裂孔疝

胃贲门、胃底及胃前壁或全胃经膈肌的食管裂孔疝入膈上的后纵隔，即为食管裂孔疝，为各种膈疝中最常见者。本病又分为三型：①滑动型，为胃贲门和胃体上部经扩大了的食管裂孔连同膈肌的食管韧带疝入后纵隔。当腹腔内的压力减低时，疝入的胃可自动回纳。这种可上可下来回滑动型膈疝，称滑动型食管裂孔疝。本型多见，常发生于中老年人。②食管旁型，胃、食管连接部仍在膈下，但胃底部疝入胸腔内。③短食管型，多为后天性，为食管炎纤维收缩所致，也可因先天性短食管所致。

**（一）诊断**

1.临床表现

食管裂孔疝多见于成年男性，其主要症状与胃液反流及其并发症有关，如饱胀感、嗳气和呕吐，尤以进食后及卧位时明显，大多数患者有胸骨后不适及疼痛感，呈刺痛和牵拉痛，严重时类似消化性胃十二指肠溃疡，胆绞痛、心绞痛等，应予以鉴别。胃液反流还可引起咽痛、口腔烧灼痛，刺激声带可引起声音嘶哑。睡眠时反流可造成吸入性肺炎。胃液反流也可导致食管下段黏膜糜烂、溃疡和瘢痕狭窄而出现吞咽困难等食管炎表现。食管裂孔疝也可引起疝入内脏的绞窄、出血、坏死、穿孔。

2.体格检查

体格检查可有上腹压痛。

3.辅助检查

X 线钡剂检查可以确诊。纤维食管镜检查、食管测压及 pH 测定对诊断也有一定帮助。

**(二)鉴别诊断**

有消化道症状时应与消化性溃疡、胆囊炎、心绞痛等鉴别。

**(三)治疗**

内科治疗仅限于对症处理,治疗有赖于手术。

**(张国军)**

## 第四节　膈肌感染性疾病

膈肌感染性疾病多继发于膈肌周围感染性疾病,也可为全身性感染性疾病在膈肌的表现及创伤、术后合并感染,膈肌本身原发性感染少见。膈上感染常继发于肺炎、肺脓肿、脓胸等。膈下感染多见于腹腔感染,如肝脓肿及腹部手术后。由于腹腔上部压力较下部为低,故感染性腹腔液体沿结肠旁沟向上延伸至膈下间隙形成脓肿,并可通过膈肌附近的淋巴引流或直接侵袭膈肌致化脓、坏死并发脓胸体格检查肺脓肿。

### 一、诊断

**(一)病史**

有膈肌周围感染、创伤、手术或全身性感染性疾病的病史。

**(二)临床表现**

在原发病的基础上可有发热、胸腹痛等表现,后者以呼吸时显著。

**(三)实验室及其他辅助检查**

胸部 X 线片表现为膈肌升高,活动受限,肺下部出现盘状不张、局部胸膜反应,甚至可见气液平面。也可出现肺部炎症浸润影及脓肿。值得注意的是,部分膈上的肺底积液 X 线片可表现为肺下界明显升高,似膈肌向上移位,称为假性横膈升高。可采用不同立位或卧位动态透视、摄片鉴别。也可通过 B 超、CT 检查进行鉴别。血常规检查呈感染血常规,血培养有助于明确病原菌,但原发性者常为阴性,血行播散者常为阳性。药敏试验有助选择有效的抗生素。在影像学检查指导下进行穿刺涂片检查、细菌培养+药敏试验有助于明确病原菌及选用适当的抗生素。应同时进行需氧菌、厌氧菌培养及药敏试验。

### 二、治疗

(1)针对原发病进行治疗。

(2)全身应用有效抗生素。

(3)对于化脓性感染,可在影像学指导下进行引流、局部用药。

(4)全身支持治疗。

(张国军)

# 第五节 膈肌肿瘤

## 一、定义

膈肌的原发性肿瘤罕见,多为转移瘤,如肺癌、胃癌、肝癌、胆囊癌、结肠癌、盆腔或腹膜后恶性肿瘤均可直接侵犯或转移。膈肌原发肿瘤良性者以脂肪瘤多见,其次为间皮瘤、纤维瘤、畸胎瘤和错构瘤等。原发性恶性肿瘤以纤维肉瘤为多见。此外,膈肌上的肿块除肿瘤外尚有棘球蚴病、结核等。

## 二、诊断

### (一)病史

有原发肿瘤或相关的病史。

### (二)临床表现

良性肿瘤多无症状,在查体 X 线检查时发现。恶性肿瘤常有胸痛,巨大者挤压肺引起呼吸困难,侵犯膈神经时疼痛可放射至肩部及上腹部,并伴有呃逆。肿瘤累及肺可引起咳嗽、咯血和气短。肿瘤向腹腔生长可产生胃肠道症状。如为转移瘤则原发肿瘤的临床表现常较突出。

### (三)实验室及其他辅助检查

X 线等影像学检查不仅有助于发现原发肿瘤,且见膈肌有肿块影,周围器官,如肺、肝和脾等常因受压而移位,可见膈肌麻痹,伴有胸腔积液或腹水。必要时,可行人工气胸或气腹检查以确定肿块的位置。胸腔镜或腹腔镜检查有助于确诊。

## 三、鉴别诊断

膈肌肿瘤应与膈疝、肺底肿瘤、膈下肿瘤和包裹性积液鉴别。

## 四、治疗

(1)良性肿瘤可通过手术切除肿块,预后良好。

(2)恶性肿瘤的治疗以手术为主,辅以化疗、放疗和免疫治疗等。转移性肿瘤以治疗原发肿瘤为主。预后因病理类型不同而异。

(3)膈肌肿瘤术后膈肌缺损应予修复。

(张国军)

# 第十三章

# 先天性肺疾病

## 第一节　先天性肺未发生

先天性肺未发生是指肺实质、支气管系统和血管系统缺如，这种发生障碍出现于胚胎发育的早期肺尚未发育时，胚胎第24～28天。在病理下无支气管、肺实质和血管系统的痕迹。可缺少一叶肺或一侧肺，甚至双侧肺，没有支气管、血管供应或肺实质迹象。

### 一、病因及发病机制

未明，可能与父母遗传因素、妊娠4～5周时母体受内外环境或药物的影响，如体内病毒感染特别是风疹病毒，母体维生素A缺乏、羊水过少等，胸腔占有性病变等，使胚胎的支气管肺芽发育呈不对称性停滞，此种停滞不一定都有染色体异常。患病情况左右大致相等，女性比男性略多（约为3∶2）。可发生于双肺、单侧肺或肺叶。

#### （一）双肺未发生

极为罕见。由于气管缺如或仅有部分气管残留，不能形成肺芽，因此，肺不能得到发育，胎儿不能成活。

#### （二）单侧肺未发生

较罕见。呈一侧主支气管缺如，左侧比右侧多见。单侧肺未发生的患儿，约50%在婴幼儿期死亡，但也有活到老年。右侧肺缺如患儿出现症状早而严重，且存活期较短。此畸形常伴有骨骼、心脏或其他脏器畸形。

#### （三）肺叶未发生

可为一叶或二叶肺缺如，多见于右上叶与右中叶。心脏向患侧移位，常可发生呼吸道感染。

### 二、诊断

#### （一）临床表现

临床表现依其本身和其他部位的畸形程度，以及有无呼吸道感染而异。呼吸运动减弱无呼吸音，健侧肺过度膨胀并可疝入患侧，心脏移位。

一般而言，双侧肺未发生，胎儿虽然不成死胎，但出生后不能呼吸，因此，不能生存。常伴有其他多种先天性畸形，如无头畸胎、食管闭锁及心血管畸形等。单侧者，且多为左侧肺未发生，男性多于女性。单侧肺未发生的患儿，约70%位于左侧，男性明显多于女性，50%～60%可生存至成年。右侧肺缺如患儿，出现症状早而严重，且存活期较短。肺叶未发生患者，心脏向患侧移位，易发生呼吸道感染并出现相应症状。

**（二）辅助检查**

1.胸部X线片检查

多数患者胸廓对称，气管移位，患侧呈均一性不透光。患侧肺野透光度降低，健侧代偿性过度充气，侧位可见胸骨后因健侧肺疝入而透光。若胸廓不对称时，患侧胸廓塌陷，肋间隙变窄，肋骨并拢，膈肌升高，纵隔心脏向患侧移位，可同时伴有心脏、骨骼等的发育畸形。断层摄片可见单一主支气管与气管相连。

2.胸部CT检查

胸部CT可更清晰显示上述表现，同时可更清晰显示患侧主支气管、气管的缺如及患侧主支气管、气管残端的形态。

3.心血管造影检查

只见单侧肺动脉，并可显示其他心血管畸形征象。

4.纤维支气管镜及支气管造影检查

纤维支气管镜检查找不到隆突，气管直接通向主支气管，仅见单侧的支气管分支开口。支气管造影检查可进一步证实患侧主支气管或肺叶支气管口缺如或仅存留残端，由于其为有创性检查，目前已被CT所替代。

## 三、鉴别诊断

本病临床上易与右位心或肺萎缩相混淆，高分辨率CT扫描结合心电图检查，可排除右位心、肺萎缩的诊断，依靠支气管镜检查，结合患者的病史及临床表现，一般不难鉴别。

## 四、治疗

双肺未发生者生后不能存活。右侧单肺未发生，临床症状严重，存活期较短，这类患者多合并其他畸形，如脊柱、心脏、胃肠道畸形，约50%于婴幼儿期死亡。单肺未发生在成年时确诊的，不伴有其他畸形的则不需特殊处理。受异常位置的主动脉弓压迫者，可用涤纶管移植，延长主动脉弓以消除压迫。肺叶未发生右侧多见，尤其多见于右中叶或右上叶，心脏向患侧移位。其余肺常有支气管或肺血管异常，易反复发生呼吸道感染。对其余肺发育异常或反复感染者应以手术切除为宜。

（李　燕）

# 第二节　先天性肺未发育

先天性肺未发育较肺未发生出现稍迟，是肺芽已经发生但以后肺未发育。病理表现为有支气管残迹，但无肺实质和血管系统的残迹。与肺未发生有时难以区别。胚胎发育过程中某个阶段肺芽发育产生障碍导致的肺不发育，大多数同时并发其他发育缺陷，较常见的有气管、支气管和肺动脉的发育不全和缺如，脊椎发育异常。以及腹内脏器经过胸腹膜疝入胸膜腔，这些畸形都是与肺争夺胸膜腔空间的结果。

## 一、病因及发病机制

未明，可能是在妊娠 4～5 周，母体受内外环境或药物的影响，胚胎的支气管肺芽发育呈不对称性停滞。

肺不发育可分为以下病理类型。

### （一）肺发育不良

即肺实质发育障碍，常见类型有肺组织未发育伴先天性膈疝、肺动脉缺如、球形肺伴支气管畸形。

### （二）肺叶缺如一叶或多叶缺如

常见为右中叶和右下叶缺如。纵隔向患侧移位，患侧余肺多合并其他畸形。

### （三）单侧肺缺如

由于一侧肺芽发育障碍，可以是支气管闭锁，远端没有肺组织及肺血管；另有一部分表现为支气管狭窄和远端肺组织肺气肿，这是由于气体经侧支气管进入缺乏肺血管的肺组织而形成的主支气管缺如，继发肺缺如。左侧明显多于右侧，由于残肺换气不能代偿，患儿多在婴儿期死亡，有报道少数还是能活到 60 岁以上且无明显临床症状。

### （四）双肺缺如

如胚胎期肺芽不发育，发病罕见，胎儿多合并心脏等脏器畸形，大多在宫腔内死亡流产，少数出生后可有呼吸挣扎，不能维持生命。

## 二、诊断

### （一）临床表现

肺未发育的临床表现为患儿出生后即有气急、呼吸困难、呼吸增快，稍一活动即有发绀，稍长后可有反复发作呼吸道感染。某些存活病例也可一直无呼吸道症状。

体检可见胸廓不对称，患侧呼吸动度减弱，无呼吸音。健侧胸廓膨隆，呼吸动度增加，且因过度膨胀可疝入患侧，心脏也向患侧移位。

### （二）辅助检查

1.胸部 X 线片检查

显示患侧呈均匀一致不透光(似完全性肺不张)，其内缺乏充气的肺组织以及支气管影和血管纹理的痕迹，侧位可见健侧肺疝入。胸廓不对称，患侧肋间隙缩小，膈肌升高，心脏和气管移位。对侧正常肺呈不同程度的代偿性肺气肿，以致横膈下降，膈面变平，过度膨胀的肺可形成纵隔疝。如果同时见到脊椎有半椎体畸形则有助于诊断。

2.胸部 CT 检查

可发现仅显示一侧存在主支气管，患侧呈高密度影，主支气管缺如，纵隔向患侧移位，患侧膈肌上升。

3.血管造影检查

仅显示一侧肺血管。

4.纤维支气管镜及支气管造影检查

不能发现隆突,可自气管直接进入单侧支气管,支气管造影显示患侧仅形成一短小的盲端或在相应的Ⅱ级支气管处出现梗阻或无造影剂充盈。辅助检查可发现并存的其他心脏、骨骼畸形。

## 三、鉴别诊断

本病临床上易与右位心或肺萎缩相混淆,结合心电图检查,可排除右位心、肺萎缩的诊断,依靠支气管镜检查,结合患者的病史及临床表现,一般不难鉴别。

## 四、治疗

肺未发育无症状者不需治疗,但应预防呼吸道感染,有感染者需积极抗生素治疗,避免呼吸功能不全。有反复咯血或肺部感染,甚至发育迟缓,且合并有残余肺有支气管或血管畸形者,需行肺叶或全肺切除,但全肺切除要非常慎重,必须确定健侧肺功能完全正常,否则会致残,甚至死亡。手术时要特别注意解剖变异,切勿损伤周围脏器。如合并心脏或大血管发育异常,术前充分评估,必要时手术中同时进行矫正。

(李　燕)

# 第三节　先天性肺发育不良

先天性肺发育不良是由于胚胎期肺组织在发生和发育过程中出现障碍而引起的一种肺部畸形。在病理上已有支气管、肺血管和肺实质,但发育不佳,支气管终末端可如实质样组织、血管组织和囊肿样组织。先天性膈疝患者,因受异位腹腔内脏的压迫,往往伴有肺发育不良,肺功能衰竭是其主要死因。轻型患者症状出现较迟,预后较好,重型可于生后数小时即出现症状,预后差。

## 一、病因及发病机制

病因未完全明确。主要原因可能是胸腔内肺生长发育的有效容量减少,最常见的原岗是膈疝,一侧膈肌不能关闭,腹腔脏器疝入胸腔,从而影响肺的发育。其他原因可能与遗传因素有关,也与妊娠早期病毒感染有关。亦有报道妊娠期维生素 A 缺乏可导致婴儿出现先天肺发育不良。此外,窒息缺氧也是引起肺发育不良的因素之一。肺的形态变化不大,但气道、血管和肺泡的大小和数量均减少。常累及全肺,伴同侧肺动脉畸形和异常肺静脉引流,并可合并其他的先天性畸形。肺发育不良可为一侧,也可为一叶。两侧的发病率及男女发病率无差异。

## 二、诊断

### (一)临床表现

先天性肺发育不良的临床表现随肺部病变范围的大小及有无严重的并发症而有所不同。单一肺叶发育不全可终身无症状,仅在胸部 X 线检查时才被发现。单侧肺发育不良多于生后数周出现呼吸功能障碍,如气促、发绀等,同时易合并反复呼吸道感染、肺炎、支气管扩张等。部分患者可因来自体循环的侧支循环而咯血。若患儿度过幼儿期,呼吸功能代偿可随对侧肺的代偿作用的逐渐增强而有所改善，但仍可存在反复呼吸道感染，严重时可出现呼吸困难，生长发育迟缓。伴有心脏、骨骼或其他脏器畸形的，可有相应的症状。

患者的胸廓常无畸形，双侧对称或近乎对称，患侧呼吸运动弱，呼吸音减弱或消失，叩诊可以是实音或是过清音，无特异性。伴发胸廓畸形的常有相应的体征。肺叶缺如患者临床症状较少，病情隐匿，查体仅有患侧呼吸音减低，不做 X 线等检查极易漏诊。上述类型如伴有肺部感染患侧可出现呼吸音粗糙并啰音。

**（二）辅助检查**

1.胸部 X 线片检查

上叶发育不良多为含气囊肿样阴影，局部纹理稀少，水平裂或斜裂上移。中下叶发育不良可表现为气性囊肿或心膈角处呈三角形致密影，偶可见含气囊肿，有时可误诊为中叶不张、肺脓肿、肺隔离症或支气管扩张。

2.胸部 CT 检查

显示患侧肺密度增高，其中可见支气管征或薄壁空洞，同时纵隔向患侧移位。

3.纤维支气管镜检查

有助于观察支气管腔和阻塞。

4.肺功能检查

肺功能呈限制性通气功能障碍，肺顺应性减低和气道阻力增加。

## 三、鉴别诊断

**（一）支气管扩张**

在 X 线胸片上显示肺组织充气透明度增加，肺纹理稀少，与肺叶发育不全易混淆，支气管造影检查可明确诊断。

**（二）普通支气管炎症**

与肺发育不良合并肺部感染鉴别 X 线检查不易鉴别，可行肺动脉造影检查。

## 四、治疗

无症状者无须治疗。若有感染、坏死或因其他疾病而行手术时，也可予以切除。症状较重或诊断明确者可行选择性肺叶切除或肺段切除。

**（一）手术适应证**

手术适应证：由于本病相对发病率不太高，目前尚未见有统一的手术适应证。一般认为一侧的全肺、肺叶或肺段未发育或发育不良有症状者，心、肝、肾等脏器无功能障碍及无凝血机制障碍，反复感染，每天痰量＜50 mL，肺功能基本正常者，可考虑手术治疗。

**（二）手术禁忌证**

手术禁忌证：①患者肺功能明显减低，如肺活量、时间肺活量和最大通气量小于预计值 60％，动脉血氧分压＜8.0 kPa(60 mmHg)，二氧化碳分压＞8.0 kPa(60 mmHg)；②近期感染经 2～3 周抗生素治疗后 24 小时痰量＞100 mL，双肺仍有广泛性啰音；③患者心脏功能Ⅲ或Ⅳ级，或频繁室性期前收缩、心房颤动，或心动过缓，心率＜40 次/min，或 2～3 个月曾发生心绞痛、心肌梗死，以及心电图提示有重度心肌劳损；④肝、肾、骨髓等功能异常者。

**(三)术前准备**

术前准备:①术前必须测定心、肺、肝、肾等脏器功能和凝血机制,近期胸片检查。②痰量较多者,术前1～2周开始大剂量广谱敏感抗生素治疗,以控制感染,痰量减少至<50 mL/d。合并肺结核者应在肺结核控制后手术,以策安全。③有凝血机制障碍者先治疗,正常后再手术。④增加营养,保证充足睡眠和休息,从而提高身体的免疫能力和对手术的耐受力。⑤指导患者在卧位姿势下进行咳痰、排痰锻炼,鼓励患者树立战胜疾病的信心。

**(四)术后处理**

术后处理:①一般而言,一侧全肺、肺叶、肺段切除后,都需要持续吸氧、输液,必要时输血,勤变体位。合并肺结核者仍需继续正规抗结核治疗及合适的抗生素治疗。②采用持续心电、血氧饱和度等监测,发现异常及时查找和排除原因,予以纠正。每小时尿量应>50 mL。必要时进行电解质检查和血气分析,及时纠正酸碱失衡、水电解质紊乱等。③保持胸腔引流管通畅,随时进行胸部物理检查,挤压胸腔引流管,使胸腔积血、积气能及时充分排出。④保持呼吸道通畅,可采用抗生素生理盐水溶液雾化吸入,同时协助患者咳痰。如遇呼吸功能低下者,必要时可行气管内插管连接呼吸机,进行辅助呼吸,可借助持续显示的氧饱和度进行监测,也可借助空气分析进行监测。

**(五)并发症处理**

支气管胸膜瘘是肺切除最常见的并发症之一。表现为发热、呛咳、咳黄脓痰或血色样痰。正、侧位胸片可见胸腔内液平面,若将亚甲蓝注入胸腔液平内,患者咳痰呈亚甲蓝色即可确诊。如是早期发生支气管胸膜瘘(一般为术后1周内),可当即开胸进行支气管胸膜瘘修补术,可望痊愈。如是晚期者,则应及时进行胸腔闭式引流术,待患者身体康复,胸腔内局部炎症较稳定后,择期进行相应的手术治疗。

(李　燕)

## 第四节　先天性囊状腺样畸形

先天性囊状腺样畸形是指先天性肺局部发育不全。肺组织结构紊乱,终末细支气管过度生长,形成多囊性包块。它是一种罕见的肺发育异常,占先天性肺部畸形的25%,它可发生于两肺各叶,以中上肺叶较多见。大多发生于单个肺叶,亦可双侧发生,但相当罕见,只占先天性囊状腺样畸形病例的2%。主要见于婴儿,5岁以后仍有发病者,最大年龄12岁,导致呼吸障碍。

### 一、病因及发病机制

本病遗传和病因学不清,病变发生应在胚胎10周前。可能在胚胎发育时,终末细支气管发育受到影响。病理表现为受累肺叶明显增大,重量增加,小叶间隔和支气管系统缺如,呈肉状多囊性病变。互相交通,囊内含有气体、液体或两者兼有。镜下见终末呼吸结构呈腺样增殖,有大小不等互相交通的囊腔,囊内衬以立方上皮或支气管上皮,黏膜呈息肉样增殖,囊壁弹性纤维增多,无软骨,无炎症,偶见肺泡及黏液样上皮。有学者根据临床表现及病理特征分为囊性、实性及中间型三型。①Ⅰ型(囊性):含单个或数个厚壁大囊(囊径3～10 cm),囊壁含假复层纤毛柱状上皮,为最常见类型,约占65%;②Ⅱ型(中间型):由很多较小的囊腔(囊径0.5～3 cm)组成,约占 25%；③Ⅲ型（实性）：最少见，约占 10%，呈实性包块，其内为肉眼难辨的毛细支气管小囊（囊径<0.5 cm）和不规则的细支气管样结构，壁内衬立方上皮或砥柱状上皮，病变最常见于左上肺叶。

## 二、诊断

### （一）临床表现

约 50%合并胎儿普遍性水肿，1/4 羊水过多，常早产或死产。一般在出生后数小时到数周出现呼吸窘迫，频率增加及发绀。可合并心脏异常。

### （二）辅助检查

X 线表现有较大差异。一般表现为肺内肿块伴有大小不等透光区，向同侧胸腔扩展，并可压迫纵隔移位，甚至疝入对侧胸腔，颇似婴儿肺叶性肺气肿。但本病为囊性密度稍高可以鉴别。本病在成年人偶有发现，多无症状，常误诊为错构瘤，但本病无软骨成分。

## 三、鉴别诊断

### （一）婴儿肺叶性肺气肿

本病是前肠或支气管肺发育异常，约 50%合并先天性心脏病。无家族倾向，男性多于女性（3∶1），左上叶多见，右中叶次之，两下肺较少，双侧性不多见。约 1/4 出生后即有症状。50%症状发生在产后第 1 个月，仅 5%是在 6 个月以后发病。主要症状是呼吸困难，呈进行性加重，伴有咳嗽，活动后发绀。X 线透视下，可见呼气时纵隔心脏移向健侧，吸气时恢复原位。心导管和心血管造影可显示压迫支气管的异常动静脉以及先天性心脏病并存情况。支气管造影受影响的支气管远端不完全充盈。

### （二）错构瘤

此瘤多见于成年人，为多灶性病变，可累及双肺，病灶内常见软骨、毛发等成分。

### （三）肺囊状纤维化

一种具有家族常染色体隐性遗传性的先天性疾病，是呼吸道和胃肠道最易受累的器官。典型的临床表现是患儿有反复呼吸道及肺部感染，并且有胰外分泌腺不足的表现。结合家族史、X 线、CT、MRI 等一般可以诊断。

### （四）其他

还应注意与透明肺、含气肺囊肿、肺脓肿等鉴别。

## 四、治疗

确诊后应手术治疗。实质性者可行局部切除，局限于一叶肺者行肺叶切除；多叶病变者行一侧全肺切除。术中应注意来自体循环的异常血管的处理。双侧广泛病变只能行非手术治疗，多难存活。

（李　燕）

# 第五节　先天性支气管肺囊肿

先天性支气管肺囊肿是指稍晚期支气管肺组织局限性发育异常，有单发性与多发性、单房性与多房性、含液囊肿与含气囊肿或液气囊肿等多种形态和名称。临床上单个含液囊肿常无症状体征，如与支气管相通合并感染时，可有发热、咳嗽、咳痰或反复咯血，偶有张力性囊肿扩大引致呼吸循环障碍者。本病男多于女，男女之比为2∶1，年龄分布无特异性。

## 一、病因及发病机制

在胚胎26～40天，是气管支气管发育最活跃时期，若遇到某种原因或外力挤压，使一小部分肺组织与肺芽分离，发展成囊肿。从前肠早期分离的囊肿，其组织学近似食管和胃肠黏膜二期分离的才是先天性肺囊肿。其部位可在气管旁、隆突附近、肺门、食管旁或肺内。囊肿呈圆形或椭圆形，直径2～10 cm。囊肿壁厚薄不一，内层为假复层柱状纤毛上皮，与支气管上皮相似。囊内面可光滑或有网状小梁。继发感染后上皮细胞因炎症而结构不清，与食管囊肿不易鉴别。囊壁外层为疏松结缔组织，有纤维组织、弹性纤维、平滑肌纤维、黏液腺及淋巴组织，个别可有软骨。如果囊肿与支气管不相通则无碳末色素沉着，囊内充满清亮黄色黏液和脱落细胞，称为液性囊肿或闭合囊肿。如囊肿与支气管相通细小，囊内部分液体排出，空气进入囊内称为含气囊肿，此种囊肿内可含有脓血和空气。如囊肿内液体完全排空，则形成气性囊肿。当囊肿与支气管相通有活瓣作用，则形成张力性含气囊肿，张力极大时与张力性气胸难以区别。

## 二、诊断

### (一)临床表现

先天性支气管肺囊肿症状多少及出现的早迟，与其所在部位、大小以及有无并发症而异。

成年人支气管肺囊肿常无症状，多数病例在X线检查或尸体解剖时偶然发现。纵隔内单纯性支气管囊肿以压迫症状为主，支气管受压可有干咳、喘鸣和不同程度的呼吸困难。压迫食管引起吞咽困难和喂养困难。阻塞气道呈活瓣可形成张力性囊肿压迫气管和心脏引起移位，出现明显的气急、呼吸困难、发绀，若不及时处理，可危及生命。

先天性肺囊肿与支气管交通，常继发感染，出现咳嗽、咳痰或咯血，发热，甚至咳大量脓痰，与肺脓肿、支气管扩张相似。少数患者可有囊肿内大量出血，破溃至胸腔，产生自发性气胸或血气胸。

体征因囊肿大小不同而异，较大囊肿充满液体，叩诊呈局部实音；较大气性囊肿叩诊可有局部鼓音，听诊时呼吸音减弱或消失。囊肿较小位于肺实质内无继发感染，则可无任何症状和体征。

### (二)辅助检查

胸部X线片：不同类型的肺囊肿有不同的X线表现。胸部透视可示单个或多个类圆形阴影，随呼吸活动而移动，多位于上肺野。气囊肿呈薄壁的圆形空腔，内无肺纹理；液囊肿为边缘光滑、密度均匀的圆形或椭圆形致密阴影；气液囊肿示囊肿与支气管相通，肿块阴影中有气液平面，有不同程度的继发感染，可呈薄壁空洞、液平面或因周围组织炎性浸润表现为腔壁增厚、片状模糊影。单发者多为环状阴影，有时有液平面。多囊性病变表现为环状、蜂窝状阴影或有液平面。张力性囊肿常为大透光区，囊壁极薄，压迫周围肺组织，甚至心脏纵隔向健侧移位。长期观察大小形态变化较小。

## 三、鉴别诊断

### (一)支气管肺炎

囊肿继发感染后X线胸片难以区分，但感染控制后再摄片，囊肿就能清楚显示出来，故要注意动态观察胸片。

**(二)肺结核**

本病多有结核中毒症状,胸片所见空洞壁厚,无重叠环形阴影,有时可见播散的点状阴影,PPD 试验阳性,红细胞沉降率增快,抗结核治疗有效等有助于本病诊断。

**(三)肺脓肿**

肺囊肿合并感染时胸片显示囊壁外炎性浸润形成类似肺脓肿的厚壁气洞,加之囊内有液气平面,易误认为肺脓肿,但脓肿中毒症状重,不易控制;而囊肿抗感染治疗后症状消失较快,复查 X 线片见炎症消退后仅残留边界光滑、清楚的薄壁空洞。

**(四)气胸、脓气胸**

X 线下肺囊肿的囊壁外缘与胸壁或纵隔夹角的锐角成“O”形,透气区隐约可见少数肺纹理,而气胸、脓气胸呈钝角成“D”形,气胸的“气”是在肺外胸膜腔。

**(五)肺大疱**

肺大疱多见于金黄色葡萄球菌肺炎,其特点为空腔大小及形态短期内多变,其出现及消失均较迅速,也可完全自然消失,而囊肿一般长期存在。

**(六)肺隔离症**

凡病灶位于肺下叶,特别是位于左下叶后基底段者,应与肺隔离症鉴别,肺隔离症与先天性肺囊肿的主要不同是有异常动脉存在。如术前未确诊,不了解异常动脉的分布,很可能在术中导致动脉破裂,引起致命性大出血。

## 四、治疗

(1)无症状的单个小囊肿,诊断明确者,可密切观察。切忌随意行诊断性囊肿穿刺抽液,以免囊肿内液体漏入胸膜腔难以吸收。

(2)有症状的支气管肺囊肿与其他疾病难以鉴别者,应早期手术切除。手术不受年龄限制,但 3 岁以内手术较年长儿恢复快,肺扩张好,后遗症少。7 岁以上因病程长,反复感染,胸腔内可能有广泛粘连,则手术出血多,恢复也慢。

(3)合并感染的肺囊肿,首先应控制感染,待病情好转 2～3 周再行手术治疗。合并脓胸者,除抗感染外,还应行胸腔闭式引流、全身支持治疗,待脓胸治愈后 4～6 周再考虑手术治疗。

(4)张力性肺囊肿或并发张力性气胸应紧急手术,不拘年龄。张力性气胸高度呼吸困难者,应迅速在患侧第 2 前肋间行闭式引流术,待病情平稳后或同时积极施行根治术。

(5)大型单房性囊肿,可试做囊肿剥离,以保留更多的肺组织。多发性囊肿有感染咯血者,在炎症控制后,视病情可做多个肺段或囊肿切除,否则只能采用内科治疗。多发性囊肿,特别是叶间裂分离不全时,在感染情况下行肺叶切除易出现支气管胸膜瘘,最好完全控制感染后再行手术治疗。出现支气管胸膜瘘时,用硅胶膜包埋支气管残端并缝合,可取得较好的治疗效果。

(6)多发性囊肿反复感染,抵抗力低下,也易并发肺结核。普通抗感染治疗效果不佳时,应注意有无肺结核合并存在。一旦确诊支气管囊肿感染合并肺结核,除进行有效抗感染治疗外,应同时规则抗结核治疗,至少三联抗结核治疗 1 年。根据发育障碍出现的早晚和部位,决定囊肿为单发或多发。囊肿可位于纵隔或肺内,囊壁薄而均匀,内层为上皮层,有支气管壁结构,但无尘埃沉着,可与后天性囊肿区别。

(李　燕)

# 第六节 透 明 肺

透明肺是指肺组织对 X 线的透过率过高。先天性支气管狭窄或发生活瓣作用者，均可形成透明肺。透明肺不是一个独立的病名，本节主要阐述两种表现为透明肺的独立疾病。

## 一、先天性或婴儿肺叶性肺气肿

先天性或婴儿肺叶性肺气肿常形成单叶性甚至单侧性透明肺。本病是前肠或支气管肺发育异常，约 50%合并先天性心脏病。无家族倾向，男性多于女性(3∶1)，左上叶多见，右中叶次之，两下肺较少，双侧性不多见。

### (一)病因及发病机制

约有 50%可找到病因，有学者将病因分为 3 类：①血管发育异常(如未闭动脉导管、异常的肺动脉或肺静脉等)，压迫支气管致狭窄，阻碍通气，形成单叶性肺气肿；②支气管软骨发育不全或缺如，导致气管软化，或软骨畸形合并黏膜赘生脱垂，或黏液栓形成等，起活瓣作用；③急性细支气管炎。病理解剖见病肺体积增大，充满空气，伴有散在灶性肺不张。镜下见肺泡间隔正常，仅有肺泡扩大，很少或无局灶性气肿泡破裂及间质间隔增厚。

且有学者做过肺泡定量研究，发现婴儿肺叶性肺气肿有 3 种病理类型：①肺泡数目明显增多，可达正常肺泡的 5 倍，表示局部肺泡过度生长发育所致；②肺泡发育和数目正常，仅有局部肺气肿；③肺发育不全伴有局部肺气肿。

### (二)诊断

1.临床表现

视肺气肿发生的迟早和进展程度，约 1/4 出生后即有症状。50%症状发生在产后第 1 个月，仅 5%是在 6 个月以后发病。一般无前驱感染史，主要症状是呼吸困难，呈进行性加重，伴有咳嗽，活动后发绀。严重时进食及喂养困难，呼吸心率增快。

2.体格检查

胸廓不对称，患侧饱满，叩诊过度回响，呼吸音低，可有哮鸣及湿啰音，气管心脏向健侧移位。

3.辅助检查

(1)胸部 X 线检查：见病肺过度透光，血管纹理减少而分散，病肺容量显著增加，压迫邻近肺叶可产至肺不张；同侧膈肌下降，纵隔心脏移向健侧。X 线透视下，可见呼气时纵隔心脏移向健侧，吸气时恢复原位。

(2)心导管和心血管造影：可显示压迫支气管的异常动静脉及先天性心脏病并存情况。

(3)放射性核素肺扫描：可见受影响的肺实质灌注减少。

(4)纤维支气管镜检查和支气管造影：可除外肺发育异常，受影响的支气管远端不完全充盈。

### (三)治疗

如有严重呼吸困难和发绀，考虑为张力性肺气肿者，需紧急手术切除患病肺叶，否则病死率很高。婴儿伴有先天性心脏病或严重呼吸道症状，不应当视为手术禁忌。

胸腔穿刺排气可为手术争取时间，手术死亡率＜5%。术后长期随访，生长发育良好。但近年有人提倡支持疗法和密切观察,部分病例可自行缓解。

## 二、特发性单叶或单侧透明肺

本病多见于成年人或儿童。Swyer 和 James 报道 1 例 6 岁男孩反复发生右肺感染,X 线检查发现右肺透明度增加,支气管造影显示右侧支气管近端充盈,远端细小不充盈。吸气时纵隔右移,右隔活动度小,呼气时纵隔左移。血管造影显示右肺动脉细小但能充盈。手术切除右肺,发现右肺动脉比造影显示为大。Macleod 报道 9 例类似病例,均是成年人,故称为 Macleod 综合征、Swyer-James 综合征、M-S-J 综合征。

### (一)病因及发病机制

本病的病因存在争议,有学者认为是原发性单侧肺动脉发育不良,也有学者认为是原发性梗阻性细支气管疾病,还有学者认为是病毒性感染所致,确切的病因尚待进一步研究。病理解剖显示患肺弹性消失,支气管基底膜玻璃样变,平滑肌增殖,并有瘢痕及扭曲变形,支气管闭塞性病变。多数囊腔类似扩张的呼吸性细支气管形成的腺泡性肺气肿。在气肿性肺泡壁周围,肺毛细血管广泛闭塞,肺血管畸形。可见一侧或其他组织的发育不良,因肺血管细小,使肺血流量减少,导致肺透明度增加。Wey 将本病分为 3 种类型:①无肺动脉并有气道梗阻;②患侧肺动脉较小并有气道梗阻;③患侧肺动脉较小并有气道梗阻、支气管扩张。

### (二)诊断

1.临床表现

本病可发生于任何年龄,5～50 岁多发,男多于女,左肺多于右肺。临床症状轻重不一,可在无症状时体检发现。儿童多为反复发生的呼吸道感染,或有较轻呼吸道症状,如胸闷、气促,心动过速,且在哭泣或哺乳时加剧。成年人合并肺动脉高压或其他疾病时,出现咳嗽、咳痰、咯血、哮喘及呼吸困难。病情进展较婴儿肺叶性肺气肿为轻。先天性肺囊腺样畸形表现为新生儿气促,心动过速和发绀,并出现全身水肿。严重病例为死产,且产前母体有羊水过多表现。

2.体格检查

见胸廓不对称,患侧饱满,呼吸活动减弱,心尖冲动移向对侧。气管移向健侧,患侧叩诊鼓音,呼吸音低,可听到哮鸣、湿啰音。

3.辅助检查

(1)胸部 X 线片:见一侧或一叶肺透亮度增高,肺门影缩小,肺内血管纹理稀少,透视下见病侧膈肌和胸廓活动受限,病侧肺或肺叶不随呼吸运动舒缩。做深呼吸可见纵隔影随呼吸而移位,深呼气时纵隔影移向健侧,深吸气时则回复至中间位置。偶见患侧肺野透亮度减低,待 1～2 周后逐渐转为透亮度逐渐增加,因为气道引流不畅,胚胎肺内液体在分娩过程中排出受阻而潴留。先天性肺囊腺样畸形胸部 X 线片表现为患侧肺野透亮度增高,并可见散在弯曲条纹状阴影及散在融合小片状影。

(2)纤维支气管镜及支气管造影检查:支气管镜检查见患侧支气管黏膜充血、水肿、黏膜增厚。支气管造影表现特殊型支气管扩张,即病变一般在 4～6 级支气管,远端突然截断或呈枪尖状,有囊状或柱状扩张,5～6 级以下支气管及肺泡不充盈。

(3)肺动脉造影:均显示患侧肺动脉和支气管动脉的数天和体积均减少。患侧肺动脉变小,外周血管稀少、纤细。核素扫描分布减少。

(4)胸部 CT 扫描:可见小蜂窝状透光区及小叶中央型肺气肿等。

(5)肺功能检查：显示通气功能障碍。

(6)放射核素肺扫描检查：可帮助了解肺部通气和灌流情况。

**(三)鉴别诊断**

需与其他透明肺相鉴别，特别是婴儿单肺叶性肺气肿；前者年龄较大，有特殊类型的支气管扩张；后者年龄较小，无支气管扩张，支气管造影可以鉴别。也要与单侧肺动脉先天性缺如引起的透明肺鉴别。另外，需与阻塞性肺气肿、肺大疱、气胸等鉴别。

**(四)治疗**

本病治疗多采用预防感冒，合并感染时抗炎、解痉、呼吸困难者予吸氧等非手术疗法。症状重、反复感染并大咯血者，需手术治疗，术前应仔细检查确定畸形病变性质和范围，并评估心肺功能状态，迅速出现呼吸衰竭表现者需做机械呼吸支持治疗。

(李　燕)

## 第七节　肺动静脉瘘

肺动静脉瘘指胚胎期形成的肺循环内 1 支或多支肺动静脉之间存在的异常直接交通，病变部位血管曲张或形成海绵状血管瘤。常呈囊状扩张，多位于脏层胸膜下浅表处，可为单个或多发性。肺动静脉瘘的畸形有多种变异，瘘的大小不等，小者可以仅有少数肺毛细血管扩张，大者可以是巨大的海绵状畸形，50%以上患者合并存在出血性毛细血管扩张综合征。本病以青年男性为多见。其预后与病变范围和程度有关。

### 一、病因及发病机制

胚胎发育异常致肺循环内 1 支或多支肺动静脉之间存在的异常直接交通，病变部位血管曲张或形成海绵状血管瘤。少数患者因慢性感染累及支气管，出现支气管动脉与肺动脉之间的交通，见于支气管扩张。

其病理生理变化是肺动脉低氧血不经氧合，通过瘘管直接流向肺静脉进入体循环，即右向左分流。

### 二、诊断

根据其低氧血症、肺部血管杂音及典型的胸部 X 线检查结果，可以做出初步诊断。确诊须进行肺动脉造影。

**(一)临床表现**

分流量的大小决定症状出现的早迟与轻重。早期或瘘小分流量低时可无症状和体征，临床不易发现，往往在 X 线检查时偶然发现。瘘大或多发，分流量＞20%，症状出现早且严重。表现为乏力、气短、咯血、心悸、劳动后呼吸困难、胸痛及头晕等，重者有发绀。由于直立位时，重力的作用使肺动静脉瘘的血流量增加，患者出现平卧呼吸，表现为直立位或端坐时出现呼吸困难，而平卧则可使之缓解。本病发绀一般在青春期后出现，病程较长者可有杵状指(趾)和继发性红细胞增多。

**(二)体格检查**

体格检查时,常可见其他部位如唇、面及软腭等处的血管痣,于胸部的较大病变附近可触及震颤,听到连续性血管杂音,杂音性质与肺动脉导管未闭类似。杂音在站立或吸气时增强,侧卧或呼气时减弱或消失,可伴有震颤,P2 亢进。病变局部可有胸膜刺激征,血管破裂时可发生血胸、大咯血,甚至危及生命。在身体其他部位常有血管痣。妊娠能使病情加重,这可能与血流量增加或激素水平有关。常见以下两种并发症。①脑症状:轻者有头痛、眩晕、耳鸣、麻木或吞咽困难,重者有偏瘫、昏厥或抽搐。严重的红细胞增多或并发感染,可出现脑血管栓塞、脑脓肿或冠状动脉栓塞等。②出血:表现为反复鼻出血、尿血、便血或咯血。突然出现血胸合并休克,可能是瘘口破裂的征象。

**(三)实验室检查**

慢性缺氧可导致红细胞、网织红细胞、血红蛋白及血细胞比容升高。在 R-O-W 病时,由于反复鼻出血,红细胞计数可减少。

**(四)影像学表现**

(1)X 线表现:①单发或多发性圆形、椭圆形或葡萄状结节影,多见于下叶,直径多为 1～3 cm,多呈凹凸不平,密度均匀,无钙化;②常见 1 支血管影引向肺门;③透视下可见病变有搏动,深吸气时病灶增大,呼气时病灶缩小;④若为肋间动脉与肺静脉相通,则肋间动脉扩大,可压迫肋骨下缘产生压迹。

(2)CT 表现:轻度分叶的致密影,多位于肺门附近肺野内带,增强检查病变区强化明显,供血动脉及引流静脉显示更清楚。

(3)MRI 检查:呈圆形或不规则形病灶,边缘清晰,壁较薄,由于流空效应,其内血液表现为低信号。

(4)漂浮导管检查:除用以测定分流指数和血氧外,还可以暂时堵塞瘘口,并用以对将来的手术疗效作出评价。

(5)造影超声心动图:无创伤的检查方法,静脉注射非染料性造影剂,在心脏搏动几次之后,如有右向左的分流,造影剂产生的气泡不是集中在肺毛细血管床,而是在左心房或主动脉。

(6)核素心室造影:一种迅速、安全而准确的检查方法。静脉注射$^{99m}$Tc 标记红细胞,如肺野内有长期聚集的“热点”,应考虑此病。

(7)动脉血气分析:低氧血症。

(8)肺动脉造影:肺动脉造影是诊断 PAVM 的金标准,但很少用作诊断目的。主要用于某些诊断有困难的病例或用于治疗前检查。

## 三、鉴别诊断

有部分患者的临床诊断较困难,常需与下述疾病鉴别。

(1)胸部 X 线显示为孤立的球形病灶时,常需与肺结核瘤、支气管源性肿瘤、间皮瘤、横膈疝等鉴别。造影显示肺野内有连接血管,可与肺内结核,良、恶性肿瘤,肺实质出血,肺梗死,组织胞浆菌病或球孢子菌病区别。多发性动静脉瘘表现为多发性球形病灶时,需与转移癌鉴别,如肾癌、绒癌等。胸片表现为小斑片阴影时,应与支气管扩张并肺部感染鉴别。但怀疑本病时应避免穿刺活检。

(2)患者有发绀和杵状指(趾),而胸片未表现出典型的肺动静脉瘘时,首先应排除先天性发绀型心脏病、原发性高铁血红蛋白血症或化学物质所致的硫化血红蛋白血症。若心电图及心导管检查均属正常范围,可与先天性发绀型心脏病区别。真性红细胞增多症有白细胞增高,血液有不成熟红细胞,脾大,动脉血氧饱和度正常,无杵状指。后者可做血红蛋白分光镜及血红蛋白电泳,如能发现异常的血红蛋白就可以确诊。

(3)慢性肝病合并肺内动静脉瘘:已有许多文献报道。有学者报道1/3肝硬化患者有低氧血症、过度通气、发绀、杵状指(趾)、肺内分流增加、通气血流比例失调等。

### 四、治疗

肺动静脉瘘诊断明确者,无论有无症状,一般均应手术治疗。婴幼儿症状不严重者,可在儿童期手术。双肺广泛的小肺动静脉瘘,则不能手术治疗。伴有遗传性出血性毛细血管扩张症的患者,选择手术治疗时应慎重考虑利弊。多数患者可进行肺叶或肺段切除。术前需做肺血管造影,以进一步了解血管异常情况及有无多发性瘘口。

单发的孤立性局限性肺动静脉瘘可行肺叶或肺段切除。但30%~50%的肺动静脉瘘患者有多发病灶,如病灶局限于一叶或一侧肺内,可行肺叶或一侧全肺切除。对双肺均有病灶,不宜进行手术治疗。已有肺动脉高压者手术可能引起病情恶化,属于相对禁忌证。单纯瘘切除易引起破裂出血,而单纯结扎瘘的供应血管易致血栓形成或血栓脱落,一般都不采用。手术切除治疗肺动静脉瘘预后较好。

近年来随着介入治疗技术的发展,对不能接受手术的患者,可考虑进行介入栓塞治疗。采用栓塞治疗可以减少分流,改善呼吸困难,增加活动能力和气体交换。栓塞治疗可采用如钢丝圈、丝线、尼龙线、硅酮气球囊及玻璃微球等非吸收性物品,堵塞病灶瘘口的肺动脉远端,使之形成血栓,造成肺动静脉瘘闭塞而获得治疗作用。但介入治疗的并发症为误栓正常肺动脉分支而造成肺栓塞或者逆栓塞,封堵器过小或封堵器过深,而进入肺静脉到左心房,发生体动脉血管栓塞。如采用羊绒卷或可分离球囊经股静脉穿刺置入栓堵瘘口,其优点为手术操作简单准确,危险性小,可避免或减少因操作失误而栓塞体循环或肺循环。

(莫明芝)

## 第八节 肺隔离症

肺隔离症是一种先天性肺发育畸形,其主要特点是在胚胎时期部分肺组织与主体肺分离,单独发育形成囊性肿块,并接受体循环动脉供血,不具备肺的功能。当肿块内支气管与机体支气管系统相通时,则常有反复发作的局限性感染;当其不与支气管相通时,无感染亦不出现任何症状。隔离部分的肺组织其血供来自体循环的异常分支,它为胚胎时期与背主动脉相通的内脏毛细血管未吸收而遗留下来的畸形血管。

### 一、病因及发病机制

多数学者赞同Pryce提出的血管牵张学说,认为胚胎期在背主动脉和内脏毛细血管床之间有许多交通围绕着前肠和肺芽,其中某一交通支未吸收,在主动脉和肺之间持续交通,异常动脉压力高，压迫某部分肺组织发育，导致囊性变和纤维性变，此异常血管的牵拉作用引起肺组织分离。也有学者发现肺副叶畸形同时有肺动脉供应。Boyden 却认为肺囊性变是原发病变，异常血管是继发病变。隔离肺引起的病理生理改变是左向右分流。肺隔离症并非罕见，发病率为0.15％～6.4％。

## 二、诊断

### （一）分型

分为叶内型和叶外型。

1.叶内型

较常见，它从同叶肺分离出来，周围是正常肺组织。因此，它与正常肺有共同的胸膜。异常动脉多来自降主动脉、横膈上下的胸主动脉或腹主动脉、肋间动脉，血管直径较大，可达 1 cm，异常动脉亦不止一支，最多可有 5 支。隔离肺的静脉回流到肺静脉。左叶隔离肺较多，60％在下叶后基底段，少数可在上叶。

2.叶外型

可视为副肺叶，它从肺叶分离出来，故病变部分有自己的胸膜。异常动脉多在下肺韧带内，同时可有肺动脉。静脉回流到奇静脉、半奇静脉和门静脉系统。一般病变部分的支气管与机体支气管不相通，病变部分无功能，亦无色素沉着呈浅色，90％在左侧。叶外型隔离肺常合并有横膈疝、肺不发育、异位胰腺，以及心包、结肠等畸形。隔离肺的囊腔偶可与下段食管或胃底相通。Gerle 将这 3 种类型统称为支气管-肺-前肠发育畸形。

### （二）临床表现

叶内型 15％患者无症状，多数患者自幼即有呼吸道症状，咳嗽、咳痰、咯血、发热及心悸、气短。重者因反复感染而营养不良、胸痛、乏力，多发生在隔离肺与支气管相交通的情况，与肺化脓症相似。叶外型多无临床表现，50％在尸解或体检时发现。

### （三）辅助检查

1.胸部 X 线片检查

X 线形态上分为两种类型。

（1）肺实质性肿块：表现为圆形或不规则三角形，密度均匀、边缘清楚，类似肺内良性肿瘤。

（2）肺内囊肿性病变：可表现为单囊、多囊。两者并发感染时，边缘模糊，经消炎治疗后病变可缩小，边缘多清楚，但病变长期不消失，这是本病 X 线平片的特点之一。肺隔离症有两种不同 X 线形态，在治疗后部分随诊观察中可以互相转化，这是本病 X 线平片的特点之二。巨大的叶外型肺隔离症，可伴有同侧胸腔积液。

2.体层摄影

可发现进入隔离肺段支气管的缺如，有时可发现异常供血血管。

3.支气管造影

通常在隔离肺段内无造影剂充盈，仅表现为正常支气管在病变处呈弓形受压移位，或邻近支气管有轻度扩张。

4.B 超检查

B 超不但能够显示隔离肺肿块内部结构特点，尚可发现异常的供血动脉，对诊断本病具有重要的价值。肺隔离症的超声图像特点：肺内圆形或类圆形及不规则形实体肿块，边缘清、形态规整、内部回声不均，常可见到大小不等的囊状液性暗区，用多普勒探测时，可探及动脉频谱波形。

5.CT 检查

肺隔离症好发于双下肺后基底段，尤以左下肺多见，多位于脊柱旁沟，呈三角形或类圆形，其内可见囊性结构，边缘清楚。增强检查实质部分可强化，如发现来自体循环的血供即可确诊。可分 3 种类型：①隔离肺表现为含有气体和液体的囊肿或软组织肿块；②隔离肺肿块周围的肺气肿改变；③局限性肺多血管症。

6.MRI 检查

呈边界清楚的三角形或肺叶状影，实性区 T1WI 中等信号，T2WI 高信号，无须显影剂，即可显示出隔离肺的供血动脉和引流静脉及观察隔离肺内部的结构变化。

7.血管造影显示和观察异常

供血动脉的起源、数目、行程及大小，对外科制定手术方案很有价值。

## 三、鉴别诊断

### (一)先天性肺囊肿

此病发病部位不定，而肺隔离症 90%以下发生在肺下叶后基底段，支气管造影有助于两者鉴别，也可与支气管扩张症相鉴别。

### (二)肺脓肿

多发生于肺上叶后段和下叶背段，多有畏寒、高热、咳嗽、咳大量脓臭痰等典型临床表现，治疗后病变变化快，而肺隔离症在治疗动态观察中病变可长期无形态的变化，但临床症状轻，有助于两者之间的鉴别。

### (三)肺动静脉瘘

其典型 X 线表现为单发或多发结节状影，多见于下叶，直径多为 1～3 cm，常见一支气管引向肺门，透视下可见病变有搏动。CT 增强扫描病变区增强明显，MRI 的血管流空效应可显示出病变血管特征性表现。

### (四)阻塞性肺不张

下叶阻塞性肺不张因支气管轻度扩张及黏液潴留，其 CT 表现形似肺隔离症。前者实变区边缘以斜裂为界，多呈凹面向前外方的弧线状，无异常供血。

### (五)膈疝

B 超通过观察膈肌的完整性、肠管的蠕动及肠管在 B 超下的特征和表现，两者容易鉴别。

## 四、治疗

本病多引起肺内反复感染。由于炎症浸润，囊壁间纤维组织增生使附近支气管扩张而导致血流动力学改变，并随年龄增长而加重。发病年龄以 10 岁以前最多见，故一旦确诊，应积极手术切除患侧肺叶。

叶内型隔离肺与支气管相通，常合并反复感染，确诊后应尽早切除病变肺叶，日久反复感染增加手术困难。术前若有肺部感染，应加强抗生素治疗，待感染控制后再手术切除。逆行主动脉造影并非术前常规检查项目，但在某些病例，除作为术前确诊手段外，还可提供异常血管的数目、位置、大小等，以免术中发生意外出血。针对叶内型，还可采用经导管弹簧圈栓塞治疗，经观察术后无明显并发症且临床症状好转，均未复发。叶外型隔离肺若合并同侧胸内器官严重畸形需手术者，可考虑同时处理。

手术取患侧后外侧切口，经第 6 肋间进入胸腔，首先分离膈面和纵隔面的粘连，并逐渐分离至肺下韧带处。值得注意的是必须仔细摸清肺下韧带，了解有无异常动脉搏动，绝大多数异常血管都是从肺下韧带进入肺组织的。异常动脉壁层肌肉少、壁薄，弹性组织弱而易碎，容易出血。分离粘连尤其是肺下韧带时，应警惕异常血管，以防误伤造成致命的大出血。切忌在分离不佳的情况下盲目钳闭和切断结扎或缝扎，使结扎或缝扎勒断此血管而使血管回缩，造成难以控制的出血。隔离肺与支气管相通时粘连重，出血多，故不做局部切除或楔形切除。手术时尚需注意隔离肺的囊肿与食管和胃底有无交通的瘘管，异常交通亦应妥善处理。

来源于胸或腹主动脉的异常血管，通常有 1 根以上的分支，而且有些血管还从不同部位发出进入病变肺内，并可合并静脉回流畸形，这些异常都要妥善处理才能保证手术安全。隔离肺常有叶间裂分离不全，若肺裂分离较薄，可在薄弱处切开。若融合的肺裂较厚时可从便于分开处分离，以保证不损害健康的肺叶组织。

叶外型如无症状，无须治疗。有症状者可行肺区域性单独切除，同时矫正其他合并的畸形如膈疝、漏斗胸等。

近年来，有学者报道采用胸腔镜治疗 8 例儿童肺隔离症患者，平均年龄 27 个月，平均体重 11.4 kg，平均手术时间 106 分钟，平均术后住院时间 4.5 天。学者认为儿童肺隔离症用胸腔镜治疗，具有安全、美观、功能恢复好等优点。值得注意的是前正中切口仍需放置胸腔引流管，为防止复发应进行囊肿的完整切除。

（许圣慧）

## 第九节　弯刀综合征

弯刀综合征是肺静脉畸形引流的一种。右侧肺部的大部分或全部肺静脉，形成右共同肺静脉，经右侧肺门前方或后方，从心包右侧下降，在右心房与下腔静脉交界处，呈弯刀状向左侧行进，引流入下腔静脉，其入口多数位于肝静脉入下腔静脉开口处的偏上方，称为弯刀综合征。其主要特征：①右肺发育不良；②由于畸形的静脉，X 线检查发现沿右心缘有弯刀状阴影；③心脏向右移位，近似右位心。本综合征多见于 10～20 岁儿童及青年，但新生儿至 50 岁均有病例报道。女性比男性多 2 倍。部分病例有发育异常。

### 一、病因及发病机制

产生原因可能为胚胎早期肺静脉丛与大静脉系统的交通支未萎缩退化，永久残留所致。

右肺由体循环异常供血，致右肺发育不良和心脏移位。动脉血供和静脉回流并非完全一致，有些右肺静脉呈弯刀形回流入左心房，或部分流入下腔静脉，部分流入左心房，或全部流入下腔静脉。病理生理改变为左向右分流。

### 二、诊断

#### （一）临床表现

不同程度的呼吸困难，活动时加重，可反复发作右肺感染，出现咳嗽、咯血、发热等症状。也可有慢性咳嗽、哮喘、眩晕、发绀。有的终身无症状。体检见患者发育迟缓,心浊音界右移,似右位心,心脏听诊在胸骨左缘第2肋间可闻及收缩期杂音,右肺呼吸音低,胸骨右缘可闻及中等强度收缩期杂音。心肺也可无异常体征。如心脏杂音广泛,应注意伴有其他先天性心脏病的可能。

**(二)辅助检查**

1.心电图

提示右心室肥大。

2.胸部X线片

显示右下肺心缘旁弯刀样血管阴影,伴右肺不同程度发育不全,心脏右旋转位。

3.心导管检查和心血管造影

确诊该病的决定性检查。

## 三、治疗

(1)症状轻微者,不做特殊治疗。

(2)抗感染治疗:反复发作的急、慢性肺内感染,须进行积极的抗感染治疗。

(3)外科治疗:并非适应于所有的病例。对诊断明确、症状明显且已成年者,可做右肺切除术、右肺静脉向左房转移术、右肺静脉向右房转移术或异常静脉结扎术。

**(李盈甫)**

# 第十四章 理化因素所致的呼吸系统疾病

## 第一节 吸入性肺炎

吸入性肺炎是指吸入酸性物质、食物、胃内容物或碳氢化合物或其他刺激性液体后，引起的肺损伤。严重者可导致低氧血症或急性呼吸衰竭(ARDS)。

### 一、病因和发病机制

正常人由于会厌、声门、保护性的反射和吞咽的协同作用，食物和异物不易进入下呼吸道，少量液体亦能通过咳嗽排出。当神经系统病变或神志不清时，如假性延髓性麻痹、脑血管意外、癫痫发作、酒精中毒或安眠药中毒、全身麻醉等由于吞咽和声门关闭动作不协调，咳嗽受到抑制，异物或食物即可吸入气道；食管病变如食管失弛缓症、食管上段癌肿、Zenks 食管憩室，食物下咽不能全部入胃，反流入气管；癌肿或外伤引起的食管气管瘘食物可经食管直接进入气管内；医源性的因素，如胃管刺激咽部引起呕吐，气管插管或气管切开影响喉功能，抑制正常咽部运动等，可将呕吐物吸入气道。老年人反应性差更易发生吸入性肺炎。临床上吸入胃内容物引起的吸入性肺炎较多见。误吸煤油、汽油、干洗剂、溺水等，多见于儿童。

吸入物产生肺炎的严重程度与吸入胃液中的盐酸浓度、吸入量以及在肺内的分布情况有关。吸入胃酸的 $pH<2.5$ 时，可严重损伤肺组织，吸入液体少至 50 mL 即能引起肺损害。动物实验中证实，吸入 $pH<1.5$ 的液体 3 mL/kg 时，动物死亡 100%。吸入液的分布范围越广泛，损害越严重。

### 二、病理和病理生理

吸入胃内容物后，胃酸刺激支气管引起强烈的支气管痉挛，接着发生支气管上皮的急性炎症反应和支气管周围的炎症细胞浸润。进入肺泡的胃液迅速向周围肺组织扩散，肺泡上皮细胞破坏、变性并累及毛细血管壁，血管壁通透性增加和肺泡毛细血管壁破坏，形成间质性肺水肿、肺泡水肿。数天后肺泡内水肿和出血逐渐吸收并有透明膜形成，然后引起纤维化。吸入同时可将咽部寄殖菌带入肺内，产生以厌氧菌感染为主的继发性细菌感染，形成肺脓肿。肺水肿使肺组织弹性减弱，顺应性降低，肺容量减少，肺泡Ⅱ型细胞破坏，表面活性物质减少，使小气道闭合，肺泡萎陷引起肺不张。肺泡通气不足，通气/血流比值降低、静动脉分流增加，导致低氧血症。血管内液体大量渗出或反射性血管扩张，血容量可减少 35%，可发生低血容量性低血压。吸入碳氢化合物的病理过程与胃酸吸入相仿，因其表面张力低，吸入后在肺内大面积扩散，并使表面活性物质失活，更易产生肺不张、肺水肿，导致严重低氧血症。

### 三、临床表现

临床表现与诱发因素和机体的状态有关。吸入呕吐物可突发喉反射性痉挛和支气管刺激发生喘鸣、剧咳。食管、支气管瘘引起吸入性肺炎，每天进食后有痉挛性咳嗽伴气急；神志不清者，吸入后常无明显症状，但于 1～2 小时后可突发呼吸困难，出现发绀，常咳出浆液性泡沫样痰，可带血。两肺可闻及湿啰音和哮鸣音，出现严重低氧血症，可产生急性呼吸窘迫综合征（ARDS），并可伴二氧化碳潴留和代谢性酸中毒。

(1)实验室检查：白细胞计数中度增高伴核左移，动脉血气分析显示低氧血症。

(2)X 线检查：表现为两肺散在不规则片状边缘模糊阴影。肺内病变分布与吸入时体位有关，常见于肺的后下部位，以右肺为多见，发生 ARDS 时可见双肺毛玻璃样改变。

(3)如作纤维支气管镜检查，在气管或支气管中看到食物颗粒和其他胃内容物时，具有诊断价值。

### 四、诊断

诊断吸入性肺炎应当对那些容易发生胃酸吸入的患者引起注意，当他们突然发生呼吸困难，有或无刺激性咳嗽而出现呼吸衰竭，应首先高度怀疑本病。需鉴别的疾病有心源性肺水肿、肺栓塞、细菌性肺炎和其他引起 ARDS 的原因，如脓毒血症和低血压等。

### 五、预防

应针对诱发因素进行预防，如手术麻醉前必须使胃排空，对昏迷患者可采取头低及侧卧位，尽早安置胃管，必要时作气管插管或气管切开等，加强有效的护理。

### 六、治疗

吸氧，应用纤维支气管镜或气管插管吸出胃内容物或异物，机械通气，必要时采用呼气末正压通气治疗；纠正血容量可用低盐清蛋白或右旋糖酐-40 等。使用利尿剂可避免左心室负荷过重和胶体渗入肺间质。肾上腺皮质激素治疗尚有争论。有学者认为吸入 12 小时内大量使用肾上腺皮质激素 3～4 天，可能有助于肺部炎症的吸收。细菌感染时根据吸入的内容、时间及病原菌，选用合适的抗生素。

（朱 珠）

## 第二节 类脂性肺炎

类脂性肺炎是肺对一些脂类物质的一种慢性炎症反应。

## 一、病因发病机制

根据发生类脂性肺炎的不同原因可分为外源性和内源性。外源性类脂性肺炎是因吸入植物性、动物性或矿物性油类所致。矿物油以液状石蜡最常见。用液状石蜡滴鼻剂，常流入肺脏下垂部；用液状石蜡作缓泻剂，误吸时可吸入两肺。矿物油刺激性小，经咽部进入支气管树而不引起咳嗽反射，也能阻碍气道上皮的纤毛运动对吸入油类的排除。

矿物油为惰性物质，在体内不被水解，吸入肺脏迅速乳化，被巨噬细胞所吞噬，通过淋巴管运走；若留下残留物，可引起肺纤维化。植物油例如橄榄油，可被乳化，但不能为肺的酯酶所水解，故不会损伤肺，大部分被咳出。动物油可被肺酯酶所水解，释放脂肪酸，引起显著的炎症反应。在同一病变中能同时存在早期炎症和晚期纤维化。幼儿、衰弱和老年患者，有吞咽障碍的神经系统疾病和食管疾病的患者，易发生吸入性类脂性肺炎。

内源性类脂性肺炎亦称胆固醇肺炎是肺癌、支气管扩张、放疗及继发于硬皮症或尘肺的纤维化等的并发症，也可以发生于脂肪栓塞、肺泡蛋白沉着症和脂质累积症等疾病时。

## 二、病理

矿物油引起的类脂性肺炎，可见肺泡间隔增厚和水肿，含有淋巴细胞和充满脂质的巨噬细胞。在肺淋巴管和肺门淋巴结中可见小油滴。可见大量纤维化，正常肺结构消失。如是结节状，病变很像肿瘤，称石蜡瘤。

胆固醇肺炎，肺大体标本的切面可见灰色或黄色的外观。镜检：在肺泡和肺泡壁可见含大量胆固醇的巨噬细胞。核位于中央，苏丹染色，胞质明亮。肺泡内皮细胞增生，并有不同程度的小叶间纤维化。

## 三、临床表现

多数患者无症状，常 X 线胸片发现异常才引起注意。常见症状为咳嗽、活动后呼吸困难，可发生胸痛、咯血、发热（常为低热）、寒战、盗汗和体重减轻。体检可无体征，或有发热、呼吸急促、胸部听诊呈浊音，可听到支气管性或支气管肺泡性呼吸音和干湿啰音或捻发音。

动脉血气分析可正常，运动后可出现低氧血症。重症患者可有低氧血症、低碳酸血症和轻度呼吸性碱中毒。肺功能检查为限制性通气功能障碍、肺顺应性下降。痰液检查，痰液中巨噬细胞内可见直径 5～50 mm 的空泡，集合成团，苏丹染色时呈深橘黄色，并有相同染色的细胞外小油滴。

X 线胸片可见单侧或双侧浸润影，呈局限性或弥散性分布，多见双下肺，空气支气管征可见，发生纤维化时，肺容量减少，有线性和结节状浸润影。亦有呈局限性块影，似支气管肺癌。

## 四、诊断鉴别诊断

诊断类脂性肺炎依靠详细询问病史；痰液中查见充满脂质的巨噬细胞有助诊断。肺部有块状阴影，可作经纤维支气管镜肺活检（TBLB），有助于鉴别其他原因引起的肺纤维化，肺部结节状块影，必须与肺癌鉴别。

### 五、治疗

指导患者进行咳嗽锻炼，持续数天，促进矿物油排出。外源性类脂性肺炎以预防为主，勿用液状石蜡滴鼻和导泻，易患人群格外注意。亦有使用皮质激素治疗取得效果的报道。吸入初期可试用纤维支气管镜行支气管肺泡灌洗，协助脂类排出。越早进行支气管灌洗治疗越好，既减轻并发细菌感染机会，又减少梗阻的进一步恶化及肺间质的损害。内源性胆固醇肺炎以手术切除为主，尤其是难与肺癌鉴别者。

（周敬群）

## 第三节 气道灼伤

气道灼伤是由于吸入挥发性强酸、强碱或某些酸、碱液体造成气道黏膜损伤、糜烂、水肿致气道不同程度狭窄。临床表现咳嗽、呼吸困难的急性呼吸道疾病。

### 一、病因发病机制

多数是由于意外造成盛装强酸、强碱或臭氧的容器破裂时，现场人员没有及时离开而吸入挥发性气雾溶液；或者是误吸酸性、碱性液体，使气道受酸、碱化学性或氧化剂的灼伤，黏膜充血、水肿甚或糜烂，继而发生气道狭窄，继发呼吸道感染，甚至出现急性肺损伤（ALI）或急性呼吸窘迫综合征（ARDS）。

### 二、临床表现

轻重不一，患者表现各异。轻者表现频繁干咳、胸闷；重者极度呛咳，吸气性或双相性呼吸困难，咯血性分泌物，甚至呼吸窘迫；亦可见鼻腔有灼伤。肺部可听到鼾音和湿啰音。无创血氧饱和度检测，呈现低氧。早期X线表现不明显，后期可有气道狭窄的征象。

### 三、诊断

有吸入史及现场，结合临床表现，上呼吸道损伤的体征诊断一般不难。

### 四、防治

以防为主。切实加强生产、运输上的安全措施，防止泄漏，防止小孩误吸。一旦发生意外，立即离开现场，对已有吸入者迅速送往医院处理，包括清洗皮肤，吸氧，经纤维支气管镜清理呼吸道残留的吸入物，早期注入稀释的糖皮质激素，清除坏死组织，保持气道通畅，防止继发气道狭窄。如果严重灼伤，已发生气道阻塞，立即气管切开。有呼吸道感染征象，应用合适的抗生素，控制感染。

### 五、预后

轻者可有胸闷等不适，重者可有永久性气道狭窄的后遗症。合并严重感染或ARDS可危及生命。

（杨 婷）

第十五章

# 肺部危重症

## 第一节 肺 栓 塞

### 一、病理解剖

尸体解剖常发现在生前未诊断的肺血栓栓塞，特别是高龄、肥胖、充血性心力衰竭、卧床、大手术后或重大创伤的患者。约有一半病例肺栓塞是导致死亡的原因。

Virchow 首先描述了发生静脉血栓栓塞症的诱因。任何造成静脉血液淤滞、静脉血管壁损伤、血液高凝状态的因素都是导致静脉血栓栓塞症的诱因。手术后或产后的血栓形成与创伤诱发的血小板增加有关。血栓常发生于盆部或大腿的深静脉的分支。这些部位的血流因卧床而变得缓慢，当血栓延伸到达股部静脉主干时，就容易破碎，栓子随血流到达肺部产生栓塞。前列腺周围的静脉丛是肺栓塞的另一重要来源，容易形成多发小栓塞。该部位的局部炎症、心力衰竭所致的局部血流变慢，都可以促使血栓形成。有研究显示，到达肺部的血栓 86％途经下腔静脉，3％途经上腔静脉，3％来自心脏，8％为弥漫性血栓栓塞。

#### (一)栓子的分布

兔血栓模型的实验显示，将血凝块注入兔的体静脉后，栓子在肺的分布取决于其大小和肺动脉的解剖。大的栓子停留在肺动脉主干，中等大小的栓子多数不成比例地分布在后基底段的血管。在男性患者，肺梗死多发于下叶的后基底段。其原因主要在于其解剖结构特征：肺动脉有大的轴向主干，以一定的角度分出分支，最后终结于后基底段。因此沿轴流移动的栓子易在后基底段停留。

#### (二)新鲜血栓和陈旧血栓

大的栓子突然嵌入肺动脉主干可使血液循环实际上陷于停顿，从栓子间隙渗过的小量血流不足以充满左心室并维持正常的体循环动脉血压以及脑动脉和冠状动脉血供，患者会发生猝死。尸体解剖可发现栓子呈卷绕状态，骑跨在肺动脉主干的分叉处。右心和腔静脉扩张，左心房左心室收缩，肺外观苍白。在肺动脉内形成的血栓不呈卷绕状，如果把在原位形成的栓子取出，其外观不呈卷绕状，其直径与形成血栓部位的血管内径相对应。其表面有相应血管静脉瓣的印痕。

生前形成的血栓，不管是原位形成的还是转移来的栓子，其表面均可见红白相间的条纹，分别代表血小板和混有红细胞的纤维素的沉着。这有助于鉴别死后形成的血凝块。

新鲜的血栓易碎,沿肺动脉分支,几天后血栓就可以机化并牢固地黏附于血管壁。在4～6周,血栓为纤维组织所代替,管腔可重新开通。一些血栓可以消失,被认为是纤维素溶解的结果。有时可见薄的纤维组织带,横跨于大的肺动脉腔内,为以往有过血栓栓塞的唯一证据。更多的情况下,小动脉内腔因管壁重建而形成多个腔道。

**(三)肺梗死**

同其他梗死一样,肺梗死也往往呈楔形。在梗死灶的尖端可发现堵塞的肺动脉;梗死的底部位于胸膜。肺叶的边缘也往往受累,则梗死灶呈菱形而非楔形。任何部位的肺都可受累,但梗死最常见于基底部,肺梗死多数为多发性。

1.部分和完全梗死

完全梗死的组织不可能恢复,愈合过程只能通过修复(而不是吸收),最终形成纤维瘢痕。这种情况仅占肺梗死的少数。多数梗死可完全吸收,提示肺组织并没有受到不可逆的损害,梗死仅仅是部分的。多数情况下,尽管供血的肺动脉被完全堵塞,肺组织仍然可以避免出现部分的失活状态。其解释是肺组织有双重血液供应,而且肺组织不完全靠血流供氧,因此真正的梗死罕见。即使是部分梗死,除了肺动脉血供停止,还需要其他的因素共同参与起作用,主要是因心功能不全影响支气管动脉供血。虽然正常情况下支气管动脉仅提供小量血流到外周肺组织,但在肺动脉血流停止时,支气管动脉供血可大大增加。出现肺梗死常见的临床情况是患者有心衰且不能下床,这类患者易发生血栓栓塞,同时支气管动脉供血也不良。在没有静脉被动充血的情况下,肺梗死很少发生。

部分梗死开始时表现为水肿,但在48小时内毛细血管破裂,导致广泛出血、肿胀,外观坚实和深红色,病灶边缘清楚。在梗死灶与健康组织交界处产生急性炎症,受累区域胸膜面纤维素渗出。镜下肺泡腔内充满红细胞,但肺泡壁完整,肺组织的基本结构也无改变。X线检查往往发现病灶迅速完全的吸收。如果患者因再次大面积栓塞而死亡,在原有梗死部位也仅发现有血红素沉着的巨噬细胞,没有其他异常。少数情况下可发现坏死灶,提示为真正的梗死,修复就需通过机化完成。修复过程缓慢,病灶苍白,收缩,最终成为难以发现的瘢痕。

2.感染性栓子

腹腔感染、静脉导管感染或累及右心瓣膜的细菌性心内膜炎,可产生感染性梗死。可迅速产生化脓,类似一般肺脓肿。少数开始为无菌的肺梗死可因失活组织被空气中的细菌所污染而形成脓肿。

3.肺静脉梗死

与肺动脉堵塞所致的梗死相比,肺静脉梗死非常罕见。其主要原因是肺的静脉引流有着非常丰富的侧支循环,所报道的少数病例是由于硬化性纵隔类;其他病因包括左心房黏液瘤,二尖瓣狭窄所致左心房血栓形成,肺切除后所致静脉血栓,以及肺癌。梗死类似于肺动脉堵塞所致者。慢性静脉阻塞,见于肺静脉阻塞性疾病者,可导致肺纤维化。这些瘢痕区域富含亚铁血红素,可能代表愈合的静脉梗死。

**(四)非血栓性肺栓塞**

非血栓性肺栓塞包括脂肪和其他组织栓塞。因不成功的心肺复苏或创伤骨折的死亡者,尸体解剖可见骨髓堵塞小的肺动脉。其他创伤性栓塞包括脑组织、肝组织、胆汁,或很罕见的动脉胆固醇结晶。后者被认为是由于出血所致,其他则没有临床意义,仅仅为一种尸检的偶然发现。

更重要的情况与脂肪栓塞有关，其原因是严重创伤，使骨髓或软组织的小脂肪球进入血液循环。如果有质量良好的冰冻切片，几乎都可以在小的肺动脉中被发现。一般无症状，但1%～5%脂肪栓塞的患者可出现全身或呼吸系统症状，称为脂肪栓塞综合征。有时骨髓梗死是由血红蛋白病所致，造成脂肪或骨髓栓塞

## 二、病理生理

急性肺栓塞同时影响循环和气体交换，因压力超负荷导致的右心衰竭被认为是严重肺栓塞导致死亡的主要原因。

### （一）呼吸功能

肺栓塞对呼吸功能的影响是增加肺泡无效腔、低氧、过度通气。其他影响包括肺梗死部位表面活性物质的丢失，急性肺栓塞患者动脉血低氧血症常见，但并不都会出现。低氧血症的机制包括通气/血流失调、肺内分流、心排血量降低、因卵圆孔开放而产生的心内分流。

肺栓塞所致的呼吸衰竭主要是血流动力学紊乱的结果。心排血量降低导致混合静脉血氧饱和度降低。此外，流经由阻塞血管供血的肺单位的血液，与流经血管通畅而血流过多的区域的血液相混合，形成通气/血流比例不匹配，造成低氧。在大约1/3患者，超声心动图可发现通过卵圆孔有右→左分流，这是由于右-左心房之间的压力阶差逆转所致，可导致严重的低氧血症，增加逆向栓塞和脑卒中的危险。

### （二）心肌炎症反应

肺栓塞过度的神经内分泌激活可以是右心室壁张力异常和循环休克两者共同作用的结果。48小时内死亡的肺栓塞患者右心室心肌有大量炎症细胞浸润，可能是因为肺栓塞诱发的“心肌炎”导致高水平的肾上腺素分泌所致。这种炎症反应或可以解释有些肺栓塞患者急性期过后24～48小时出现继发性血流动力学不稳，但有些患者也可能是由于肺栓塞早期复发所致。

血液循环中心肌损害生物标志物水平的升高和肺栓塞早期不良结局有关，提示在肺栓塞急性期，右心缺血具有病理生理上的意义。尽管肺栓塞后右心室梗死不常见，氧的供求关系的不平衡可以损害心肌细胞，进一步降低心肌收缩力。

### （三）肺动脉高压和右心衰竭

肺动脉血管床横截面积被血栓堵塞30%～50%，才会引起肺动脉高压。肺栓塞早期肺动脉阻力的升高，是由于血栓素$A_2$和血清素释放介导的肺动脉收缩所致。这种情况可通过血管舒张药逆转。肺动脉解剖上的堵塞和血管收缩导致肺动脉阻力升高，肺动脉顺应性降低。

根据Frank-Starling原理，肺血管阻力的突然升高导致右心室扩张，从而改变右心肌肉的收缩特性。右心压力和容量的增加导致心室壁张力升高和心肌细胞伸张，右心收缩时间延长，诱发神经激素的激活而产生正性肌力和正性时相刺激。这些代偿机制以及全身血管的收缩作用，增加肺动脉压，改善受阻塞的肺血管床的血流，因此可以暂时地稳定全身血压。但这种即时适应的程度有限，因为较弱的薄壁的右心室不能使平均肺动脉压维持在5.3 kPa(40 mmHg)以上水平。

右心室收缩时间延长至左心室舒张早期可导致室间隔向左膨出。两个心室的不协调可因右束支传导阻滞的产生而加剧。其结果是，左心室在舒张早期充盈受阻，这可导致心排血量的下降，产生系统低血压和血流动力学不稳定。

### （四）肺泡出血

即使栓塞不影响血流动力学，远端小的栓塞形成肺泡出血区域，可导致咯血、胸膜炎和胸腔

积液，往往是轻度的。这些临床表现被称之为“肺梗死”。一般对换气功能影响轻微，除非原有心肺的基础病。

**(五)血栓的吸收**

开始抗凝治疗后2周内血栓迅速吸收；然而影像学的改变可持续数月甚至数年。如果初始的血栓不能溶解，或者有复发性血栓栓塞，可产生慢性血栓栓塞性肺动脉高压。

## 三、症状和体征

**(一)症状**

肺栓塞的症状和体征缺乏特异性，不易迅速诊断。PIOPED研究发现下列表现为肺栓塞的常见症状：呼吸困难(73%)、胸膜痛(66%)、咳嗽(37%)、咯血(13%)。低血压或休克罕见，其出现提示中央性肺栓塞和(或)血流动力储备功能严重受损。晕厥不常见，也不一定伴随血流动力学不稳定。有些患者可能出现不典型的症状，即抽搐，晕厥，腹痛，发热，有痰咳嗽，喘息，新出现的心房纤颤，年老者意识改变。多数肺栓塞的患者就诊时无明显的症状。对因肺栓塞而意外死亡的患者的研究显示，患者往往表现为模糊的顽固的不舒服的症状。42%的患者在死亡前几周看过医师但得不到诊断。

胸痛为常见症状，往往是由于远端栓塞产生肺梗死而引起胸膜刺激所致，因而栓子也可能较小。在中央性肺栓塞，胸痛的性质可类似心绞痛，需要与急性冠脉综合征(ACS)和主动脉夹层相鉴别。胸膜痛而不能用其他原因解释，要注意肺栓塞。在以胸膜痛为主诉而看急诊的平时活动正常的年轻人中，21%被发现有肺栓塞，这些患者往往没有其他典型的症状和体征，也没有已知的肺栓塞危险因素，因而往往未被重视，未作详尽的检查，而被作出一个非特异性的诊断，如胸部神经肌肉痛或胸膜炎。

中央性肺栓塞可导致急性、严重的呼吸困难；小的外周性肺栓塞，呼吸困难可以为轻度和暂时性。原有心力衰竭或慢性肺病的患者，呼吸困难的加重可以是肺栓塞唯一的表现。14%的患者可出现低于39 ℃的发热，但发热超过39.5 ℃的不常见。

诊断的关键是提高警惕，注意寻找血栓栓塞的危险因素。危险因素越多，肺栓塞的可能性就越大。根据PIOPE.Ⅱ的研究，有下列情况要注意肺栓塞的可能：过去1个月内乘坐交通工具超过4小时，过去3个月内作过手术，活动性恶性肿瘤，目前或以往患血栓性静脉炎，近3个月下肢和盆部创伤史，近3个月有留置中央静脉导管史，脑卒中，瘫痪或麻痹，以往有过肺栓塞、心力衰竭、慢性阻塞性肺疾病。然而，高达30%的肺栓塞患者找不到诱因。

对于不能用其他诊断解释的呼吸系统症状，都应怀疑是否有肺栓塞，应进行一系列的诊断试验，直到诊断被确定或者被排除，或者其他诊断被确立。

**(二)体征**

肺栓塞患者的体征可有很大的不同，为方便描述，可分4种情况：大面积肺栓塞、急性肺梗死、急性肺栓塞而没有梗死、多发性肺栓塞或血栓。

1.大面积肺栓塞

大面积肺栓塞的临床表现有濒死感，焦虑、胸骨后不适、晕厥、休克和急性肺心病的表现。胸部不适/胸痛通常被描述为突然发作、具有压迫感、激烈的和无放射性的。胸痛常常与严重心绞痛或胸主动脉夹层动脉瘤难以鉴别。

大面积肺栓塞患者多处于休克状态。血压降低，四肢血流灌注差，心跳快，呼吸促，患者衰弱，苍白，多汗，尿少，意识改变。有肺动脉高压的征象，即左侧第二肋间隙可扪及搏动，$P_2$亢进，右心室 $S_3$奔马律，胸骨左缘收缩期杂音，吸气相增强(三尖瓣反流)。

大面积肺栓塞的定义是根据血流动力学指标和心肌受损害的指标，而不是根据栓子的大小和位置。因前者与预后不良有关。CT 扫描诊断肺栓塞的研究结果显示，中央性阻塞与不良的预后并不相关，但新的多中心研究显示血栓的位置并非不重要：有学者研究发现，在 579 例肺栓塞的患者中，中央性阻塞与死亡或临床恶化没有相关。然而，对一组血流动力学稳定的 516 例患者的研究发现，位于中央的栓塞是导致全因死亡或临床恶化的独立危险因素，而位于段或亚段的肺栓塞危险性低。因此，CT 扫描血栓的解剖定位对血流动力学稳定的肺栓塞患者的风险评估还是重要的。

2.急性肺梗死

大约 10%的患者血栓堵塞外周肺动脉，导致肺实质梗死。这些患者表现为急性起病的胸膜性胸痛，气短和咯血。尽管在临床上肺梗死胸痛和缺血性心绞痛不能鉴别，正常心电图和对吸入硝酸甘油无反应可除外心绞痛。急性肺梗死患者患侧胸廓活动受限，可扪及或听到胸膜摩擦音，甚至局部压痛。也可出现叩诊浊音，呼吸音降低。

3.没有肺梗死的急性肺栓塞

没有肺梗死的肺栓塞患者没有特异性体征，常有心动过速和呼吸加快，有时可出现胸膜痛、细湿啰音、局部哮鸣音。

4.多发性肺栓塞或血栓

多发性肺血栓和栓塞的患者可出现肺动脉高压的体征。患者可有颈静脉压升高，右心室抬举，胸骨左缘第二肋间可扪及搏动，右心室 $S_3$奔马律，胸骨左缘收缩期杂音，吸气时增强，肝大，腹水，下垂部凹陷性水肿。这些征象并非肺栓塞所特有，需要仔细的鉴别诊断。

## 四、实验室检查

### (一)*D*-二聚体检查

急性血栓形成时，因为同时激活了凝血和溶栓机制，血浆*D*-二聚体水平升高。*D*-二聚体测定有很高的阴性预测价值，如*D*-二聚体正常则肺栓塞或 DVT 的可能性都不大。另一方面，很多其他情况下也可以产生溶栓，如癌症、炎症、出血、创伤、外科手术和组织坏死。因而，*D*-二聚体升高的阳性预测价值低，*D*-二聚体测定对确定肺栓塞的诊断没价值。

定量酶联免疫测定或定量酶联免疫测定衍生的测定方法诊断的灵敏度为 95%以上，属于高度灵敏检查。高灵敏检查设备有定量酶联免疫测定和免疫浊度测定 Roche。血流动力学稳定，临床评分肺栓塞概率为低或中的患者，D-二聚体正常，不抗凝，3 个月血栓栓塞危险性为 0.14%。因此对于临床评分肺栓塞概率为中或低的患者，可以排除肺栓塞。在急诊科，用定量酶联免疫测定的 D-二聚体阴性，结合临床概率，可将 30%的怀疑肺栓塞的患者排除，而无须做进一步检查。

乳胶法定量测定和全血凝集法测定的*D*-二聚体灵敏度<95%，属于中度灵敏。结局研究中，这些测定对临床预测概率为低或者肺栓塞不可能的患者，可以安全地排除肺栓塞。但对临床预测概率为中度的患者排除肺栓塞的安全性尚未确定。床边检测方法的灵敏度为中度，尚缺乏针对肺栓塞结局的研究。最近有一个以社区医疗为对象的研究，使用简易*D*-二聚体测定，临床预测肺栓塞不可能且*D*-二聚体阴性的患者，3 个月血栓栓塞的危险是 1.5%。

### (二)其他检查

1.白细胞计数

肺栓塞患者白细胞可正常或升高,但很少超过 $20\times10^9/L$。

2.缺血修饰清蛋白

缺血修饰清蛋白(ischemia-Modifie.Albumin,IMA)是有可能代替*D*-二聚体的检查,其诊断肺栓塞的灵敏度是93%,特异性是75%。在一个比较缺血修饰清蛋白和*D*-二聚体的诊断价值的研究中,缺血修饰清蛋白结合Wells和日内瓦概率评分在总的灵敏度和阴性预测价值方面有优势。特别是缺血修饰清蛋白的阳性预测价值优于*D*-二聚体。缺血修饰清蛋白不能单独用于确诊肺栓塞。

3.动脉血气分析

肺栓塞患者典型的动脉血气分析表现为低氧、低二氧化碳和呼吸性碱中毒。对于不同的患者群体,低氧血症预测肺栓塞的价值有很大的不同。对高危患者,如术后患者,如果能够除外其他呼吸系统疾病,$PaO_2$降低加上呼吸困难对肺栓塞有很高的预测价值。而对于普通社区人群,$PaO_2$和肺泡-动脉血氧分压差对肺栓塞的诊断有一定的帮助但预测价值低。

与多数教科书所表述的不同,对临床上怀疑肺栓塞的普通人群,动脉血氧分压测定预测价值为零甚至为负数。这也似乎与一般人的直觉相违背,但事实确是如此。这是因为很多临床表现类似肺栓塞的疾病如慢性阻塞性肺疾病、肺炎、充血性心力衰竭,比起肺栓塞更容易引起低氧。因此,血氧水平反而对肺栓塞具有相反的预测价值。在多数情况下,小于一半的被怀疑有肺栓塞症状的患者最终确诊为肺栓塞。在这个人群中,如果选择一个合理的$PaO_2$水平作为阈值,那么$PaO_2$高于阈值水平的患者肺栓塞的发病率高于$PaO_2$低于阈值的患者。这是一个实例,在数学上可以得到证实:如果一个正态分布的人群的发病率低于50%,其结果均为此。

相反地,在一个肺栓塞发病率很高而其他呼吸系统疾病发病率很低的群体,如矫形外科术后突然发生气促的患者,低氧血症强烈提示肺栓塞。

上述有关$PaO_2$的讨论,也适用于肺泡-动脉氧分压差。脉搏测氧仪特别不敏感,多数肺栓塞的患者均为阴性,不能用该指标来决定其他检查的选项。

4.心电图检查

肺栓塞最常见的心电图异常是心动过速和非特异性的ST/T波异常。一般仅在严重肺栓塞才出现右心室高负荷:二导联P波高尖(肺性P波),电轴右偏,右束支传导阻滞,S1Q3T3改变,心房纤颤。心电图S1Q3T3的改变是非特异性的,也不灵敏。确诊肺栓塞的患者只有20%有上述的典型的心电图异常改变。如果发现有上述心电图异常,可以支持肺栓塞的诊断,但阴性结果对排除肺栓塞没有价值。

## 五、诊断策略

### (一)临床概率的评估

肺栓塞的症状和体征缺乏特异性。患者由于不能解释的呼吸困难、呼吸加快、胸痛,或存在危险因素而被怀疑肺栓塞,必须进行一系列的检查,直到诊断被确定或排除,或证实为其他疾病。常规实验室检查的结果缺乏特异性,对肺栓塞的诊断帮助不大,但有助于诊断其他疾病。检查项目的选择要考虑临床怀疑程度的高低,患者的身体状况,医院开展的检查项目,碘造影剂过敏的危险,接触放射线的危险以及费用等,肺栓塞的单个症状、体征或常规检查结果对诊断肺栓塞缺乏灵敏度和特异性，但将这些资料结合起来加上临床判断，可将怀疑肺栓塞的患者分成为概率不同的组，为进一步检查方法的选择提供依据。

PIOPE.Ⅱ的结论强调临床评分的重要性，并认为临床评分应在影像学检查之前进行。Wells评分已被美国多个学术团体，包括内科医师学会和美国家庭医师学会采用作为VTE诊断指南中预测患VTE概率的方法。Wells评分法，是根据病史、体检发现等对患者患DVT或PE的概率作出评估。将患者患肺栓塞的概率分为高、中、低三级。如果根据Wells评分患肺栓塞的概率为低或中度，应做*D*-二聚体检查，如果*D*-二聚体检查结果为阴性，可以排除肺栓塞。如*D*-二聚体检查结果为阳性，则需要做进一步检查。简化的Wells评分将肺栓塞的概率分为可能和不可能，又称两级Wells评分法。Wells评分法不管是三级方法(将PE分为低、中、高)，还是二级方法(PE可能或不可能)，都已经过广泛的检验确认有效。该方法简单，所用指标容易获得。

**(二)诊断路线图**

大样本的病例研究显示，因怀疑肺栓塞而做检查的患者，最终确诊为肺栓塞的比例不太高(10%～35%)，因此有必要实施诊断路线图，以避免让过多的患者做不必要的影像学检查，同时又防止漏诊。这些路线图已经在被怀疑肺栓塞的不同患者群体(急诊患者、住院患者，以及社区患者)身上得到验证。不遵循诊断路线图而不抗凝可显著增加静脉血栓栓塞死亡率和3个月随访的心脏性猝死。最直接的诊断流程是首先将怀疑肺栓塞患者分为有休克和没有休克或低血压，两者应采用不同的诊断路线图。

1.有休克或低血压的可疑肺栓塞

疑似高危肺栓塞的患者往往病情危急，患者表现为休克或低血压等症状，临床评分肺栓塞的概率通常很高。鉴别诊断包括急性瓣膜功能障碍、心脏压塞、急性冠脉综合征(ACS)和主动脉夹层。在这种情况下，如果急性肺栓塞是导致患者的血流动力学的失代偿的原因，床边经胸超声心动图检查是最有用的初始检查。若血流动力学失代偿是由急性肺栓塞引起，超声可发现肺动脉高压和右心功能不全。对于非常危重的患者，如果超声心动图发现右心室功能不全，而送患者到放射科做造影危险度又极高，可考虑马上进行再灌注治疗。罕见情况下超声心动图检查可发现右心室内血栓。如果有辅助床边成像检查技术，包括经食管超声成像，可直接显示肺动脉主干及其主分支的血栓。床边静脉压迫超声检查，可检测近端深静脉血栓。一旦患者病情通过支持治疗稳定，应争取做CT肺动脉造影确诊。

对于因怀疑急性冠脉综合征且病情不稳定而被直接送入导管室的患者，诊断过程中如果排除急性冠脉综合征，而且临床上有肺栓塞的可能，可考虑肺动脉造影，特别是当经皮导管导向治疗可能是一个治疗的选择时。

2.怀疑肺栓塞而不伴有休克或低血压

CT肺动脉造影已成为诊断疑似PE的主要胸部成像检查，但是由于大多数疑似PE的患者最终都证实没有肺栓塞，CT不应该成为患者一线检查。

对于急诊患者，血浆*D*-二聚体测定结合临床概率评估是重要的初筛检查，可排除大约30%的患者，这些患者不做抗凝治疗3个月内血栓栓塞发生率$<1\%$。临床评分肺栓塞概率高的患者不需*D*-二聚体检测，直接做MDCTA检查。因对于概率高的患者*D*-二聚体阴性预测价值低。MDCTA在段水平肺动脉发现栓塞，可以诊断肺栓塞。

要注意少数肺栓塞患者主要表现为低氧性呼吸衰竭，这可能是由于栓塞主要部位为远端小肺动脉，导致通气/血流失调，而引起低氧。对这些患者CT肺动脉造影并不能发现异常，核素肺灌注扫描有助于确定诊断。

3.不确定的领域

尽管肺栓塞的诊断已取得相当大的进展，若干不确定的领域依然存在。MDCTA 发现亚段充盈缺损的诊断价值和临床意义仍存在争议。一个最近的回顾性分析两组怀疑肺栓塞的患者显示，亚段肺栓塞组和亚段近端肺栓塞组结局（三个月复发和患者死亡率）相似，结局很大程度上取决于共患病。亚段肺栓塞的定义尚待明确，单个亚段血栓和多个亚段血栓临床意义也可能不同。

有证据显示肺栓塞存在过度诊断。随机对照研究表明，尽管 CT 比 V/Q 扫描更频繁发现肺栓塞，但是 3 个月的结局是相似的，不论采用哪种诊断方法。美国的数据显示，引入 CT 后肺栓塞发病率上升 80%，但对死亡率没有明显影响。

一些专家认为，CT 偶然发现的肺栓塞（临床未怀疑）应该治疗，特别是癌症患者，近端血栓。但支持这一建议的确凿证据仍然缺乏。

“三排除”CT 冠状动脉造影是近年来出现的一种技术，该技术需要使用双源 CT 或心电门控 64 排 CT。可以无创地在检查冠状动脉的同时，显示肺动脉、胸主动脉和胸腔内其他结构。因此可以在急诊科用于非创伤性胸痛患者的鉴别诊断。特别适用于临床上冠状动脉综合征的可能性为低或中度，而肺栓塞和主动脉夹层也在鉴别诊断之列时。对 11 个研究，涵盖 3 539 患者的荟萃分析结果显示，“三排除”CT 对诊断冠脉疾病准确性很高。但考虑到纳入对象被诊断肺栓塞或主动脉夹层的比率低（$<1\%$），以及增加接触射线和对比剂的风险，目前不主张“三排除”CT 冠状动脉造影的广泛推广。

## 六、治疗

### （一）一般治疗

首先要区分高危和非高危患者。高危患者需全面监护，包括呼吸和血流动力学监测，必要时给以呼吸支持。大部分肺栓塞患者不需要入住重症监护室，除非是大面积肺栓塞或原有心肺基础病。需要准确调整输注肝素剂量及监测其效果的患者也应入住监护室，不能在普通病房进行。保持大便通畅，避免过度用力；对于有焦虑和惊恐症状的患者应予安慰并适当使用镇静剂；胸痛者可予止痛剂；如果预期需溶栓治疗，应慎重考虑中心静脉置管、反复静脉穿刺或动脉内穿刺抽血，针刺活检等有创性操作。

长期以来观点是要防止栓子再次脱落，深静脉血栓患者应绝对卧床休息。近来越来越多的研究证明早期活动对 DVT 患者并没害处。ACCP 有关血栓栓塞指南第 9 版推荐只要可行，DVT 患者尽早下床活动优于卧床休息。有学者对包括 3 269 患者的 13 个研究的荟萃分析显示，与卧床休息相比，正在接受抗凝治疗的急性 DVT 患者早期活动并不导致新的肺栓塞、DVT 进展、DVT 相关死亡的发生率增加。而且，对起病时局部有中到重度疼痛的患者，早期活动可使疼痛更快消失。

1.氧疗和呼吸支持

肺栓塞的患者经常出现低氧血症和低碳酸血症，但大多数为中度。卵圆孔未闭患者当右心房压力超过左心房时可发生右-左分流，加重低氧血症。低氧血症通常可通过鼻导管或面罩吸氧纠正。需要机械通气时要尽量减轻正压通气对血流动力学的不良影响，因正压通气可减少静脉回流，同时加重右心衰竭，特别是大面积肺栓塞的患者。要谨慎使用呼气末正压（PEEP）。使用低潮气量（大约 6 mL/kg 去脂体重），使吸气末气道平台压保持低于 2.94 kPa（30 $cmH_2O$）。实施机械通气应通过气管插管，尽量避免气管切开，以免在抗凝或溶栓过程中出现局部大量出血。

对猪的实验显示体外心肺支持可能对大面积肺栓塞有效。零星的病例报告也支持这一观点。

2.血流动力学支持

急性右心功能衰竭伴输出量降低是高危肺栓塞患者最主要的死亡原因。支持治疗十分重要。静脉补液对肺栓塞低血压的患者可能有益也可能有害。对狗的研究显示，积极补液扩容不但没有益处，还可能进一步损害右心室功能，其机制是心肌过度机械性伸张或通过反射机制抑制右心室功能。另一方面，可在密切观察收缩压和舒张压情况下试用少量液体冲击试验，一旦情况恶化应立即停止。对血压正常而心脏排血指数低的患者，适当地(500 mL)液体补充可增加心脏排血指数。

大面积肺栓塞患者正在进行或者等待再灌注治疗的同时，常常需用升压药。去甲肾上腺素可以通过直接正性肌力作用改善右心功能，同时通过外周血管α受体激动作用，改善右心室冠脉灌注和升高收缩压。其使用仅限于有低血压的患者。根据一系列小规模研究结果，血压正常而心排血指数降低的肺栓塞患者，可考虑使用多巴酚丁胺和(或)多巴胺；但是如果心脏排血指数高于生理水平，可产生血流再分配，从完全(或部分)阻塞血管分流到没阻塞的血管，加重通气-灌注失调。肾上腺素同时具有去甲肾上腺素和多巴酚丁胺的优点，而没有后者的全身血管扩张作用。对肺栓塞合并休克的患者更加适合。

血管扩张剂可降低肺动脉压和肺血管阻力，但缺乏特异性，因通过静脉给药时药物并非仅作用于肺血管系统。根据小规模临床研究，大面积肺栓塞患者吸入一氧化氮可以改善血流动力学和气体交换。左西孟旦与肌钙蛋白相结合，使钙离子诱导的心肌收缩所必需的心肌纤维蛋白的空间构型得以稳定，从而使心肌收缩力增加，而心率、心肌耗氧无明显变化。同时具有扩血管作用，通过激活三磷酸腺苷(ATP)敏感的钾通道使血管扩张，使心脏前负荷降低，对治疗心力衰竭有利。初步数据显示，左西孟旦可增强急性肺栓塞患者右心室收缩能和舒张肺动脉，恢复右心室和肺动脉的协调。

**(二)抗凝治疗**

推荐对急性肺栓塞患者行抗凝治疗，其目的是预防早期死亡以及VTE的早期复发。标准的抗凝疗程至少3个月，包含最初急性期5～10天的胃肠外抗凝治疗，可选用普通肝素、低分子肝素或磺达肝癸钠。胃肠外抗凝药应该与维生素K拮抗剂在一开始时就重叠使用，也可在胃肠外抗凝药使用一周后接着用新型口服抗凝药物达比加群或依度沙班。新型口服抗凝药利伐沙班或阿哌沙班可在一开始时就单独使用，也可在使用普通肝素、低分子肝素或磺达肝癸钠1～2天后使用。如果用于急性期治疗，利伐沙班在头3周内，阿哌沙班在头7天内必须增加剂量。对一些患者，在评估复发和出血风险后，有可能需要超过3个月的长时间或终身抗凝治疗。

1.胃肠外抗凝药

对于临床评分肺栓塞概率为中、高的患者，在等待检查结果时，应立即开始胃肠外抗凝治疗。可静脉注射普通肝素，皮下注射低分子肝素或磺达肝癸钠。对于肺栓塞的初始治疗，低分子肝素或磺达肝癸钠优于普通肝素，因为严重出血或肝素诱导血小板减少的发生率较低。

(1)普通肝素：对于可能需要再灌注治疗或有严重肾损害(肌酐清除率＜30 mL/min)，或严重肥胖，皮下吸收有问题的患者，推荐首选普通肝素。因普通肝素半衰期短，容易监控抗凝效果，必要时可以快速被鱼精蛋白所拮抗。普通肝素剂量需根据APTT调整)。在某些临床情况下，例如可能需要内科或外科有创操作或小手术，临床医师往往优先选择静脉注射普通肝素，因其半衰期短，方便暂时停止抗凝治疗，以减少手术过程中的出血风险。虽然这种策略缺乏支持证据，但不失为一种合理的选择。

肝素治疗的疗效取决于在治疗的第一个24小时内达到肝素治疗的临界水平。达到肝素治疗的临界水平的标志是达到基础值的1.5倍或正常范围的上限。这一水平与硫酸鱼精蛋白滴定法测定的0.2～0.4 U/mL，以及抗因子X分析法测定的0.3～0.6 U/mL的肝素水平相对应。各实验室应确定达到治疗水平的最低肝素浓度，其方法是测定APTT，让每批次凝血活酶试剂测定的APTT均与0.2 U/mL的最低肝素治疗浓度相对应。

普通肝素用法是：先用80 U/kg，或5 000 U的肝素静脉注射，以后静脉滴注18 U/(kg·h)或1 300 U/h，以迅速达到并保持在治疗肝素水平的APTT的目标值。随机对照研究显示，按体重方法给药可更快达到治疗APTT的目标值，也较少出现复发或出血的并发症。也可选用有监测的固定剂量普通肝素皮下注射的方案。

(2)低分子肝素：美国ACCP建议低分子肝素治疗急性PE或DVT患者采用每天一次给药，优于每天两次。荟萃分析显示两者在死亡率、VTE复发和大出血方面的结局相似，先决条件是每天总的剂量必须相同。然而，由于资料的不精确性和不一致性，证据质量较低。

低分子肝素不需常规监测，但对孕妇需定期监测抗凝血因子Ⅹa的活性。抗凝血因子Ⅹa活性峰值测定时间应该是在最后一次注射后4小时测定，谷值测定时间是下一次注射低分子肝素之前。目标范围是每天两次用药：0.6～1.0 IU/mL。每天一次用药：1.0～2.0 IU/mL。

对急性肺栓塞患者，磺达肝癸钠作为初始治疗优于普通肝素静脉注射和皮下注射(2C级)。磺达肝癸钠是选择性因子Ⅹa抑制剂，根据体重决定剂量，每天一次皮下注射，不需要监测。在没有溶栓治疗指征的急性肺栓塞患者中使用磺达肝癸钠治疗，VTE复发和大出血的发生率与静脉注射普通肝素相似。未有报道磺达肝癸钠诱发血小板减少的病例。磺达肝癸钠禁止用于严重肾功能不全(肌酐清除率<30 mL/min)的患者，因可产生积蓄而增加出血的风险。积蓄也可发生在中度肾功能不全(肌酐清除率30～50 mL/min)的患者，因此对这些患者剂量应减少50%。

2.维生素K拮抗剂——华法林

维生素K拮抗剂一直是口服抗凝药的金标准，华法林目前仍然是治疗肺栓塞的最主要抗凝药物。华法林通过干扰维生素K依赖的凝血因子Ⅱ、Ⅶ、Ⅸ、Ⅹ的活化而发挥抗凝血作用。此外，华法林还能抑制抗凝蛋白调节素C和S的作用，因而有短暂的促凝血作用。华法林经胃肠道迅速吸收，作用高峰在用药后36～72小时才出现，难以调节。在血液循环中与血浆蛋白(主要是清蛋白)结合，在肝脏中两种异构体通过不同途径代谢。监测华法林疗效及不良反应的指标是INR，中文称为国际标准化比值，是从凝血酶原时间(PT)和测定试剂的国际敏感指数(ISI)推算出来的，INR=(患者PT/正常对照PT)×ISI，采用INR使不同实验室和不同试剂测定的PT具有可比性，便于统一用药标准。

华法林对体内已合成的维生素K依赖的凝血因子没有抑制作用，只有当这些凝血因子代谢后，华法林才能发挥抗凝作用。给药后需数天才能达到最佳抗凝效果。ACCP指南推荐维生素K拮抗剂如华法林应与胃肠外抗凝药在同一天开始使用。肠外抗凝药应与华法林一起使用至少5天，直到INR达到为2.0为止。

华法林起始剂量国内主张首剂3～5 mg口服，在接下来的5～7天根据INR调整每天剂量，目标为使INR水平在2.0～3.0。一般维持量为1.5～3.0 mg。国外使用剂量较高：起始剂量年轻(＜60 岁)或健康门诊患者为每次 10 mg，在年长和住院患者为每次 5 mg。住院患者口服华法林 2～3 天后开始每天或隔日监测 INR，直到 INR 达到治疗目标值并维持至少 2 天。此后，根据 INR 结果的稳定性，数天至每周监测一次。出院后可每 4 周监测一次。门诊患者剂量稳定前应数天至每周监测一次，当 INR 稳定后，可每 4 周监测一次。美国胸科医师协会抗栓指南建议，如果华法林的剂量和 INR 值的关系已经较长时间稳定。接受维生素 K 拮抗剂治疗的患者，建议 INR 监测频率一直到 12 周，而不是每 4 周。如需调整剂量，应重复前面所述的监测频率，直到剂量再次稳定。老年患者华法林清除减少，同时患其他疾病或合并用药较多，应加强监测。

治疗过程中剂量调整应谨慎，频繁调整剂量会使 INR 波动。INR 连续测得结果位于目标范围之外再开始调整剂量，一次轻度升高或降低可不必急于改变剂量，而应寻找原因。华法林剂量调整幅度较小时，可计算每周剂量，比调整每天剂量更为精确。对于从前有着稳定 INR 值的接受维生素 K 拮抗剂治疗的患者，单次 INR 超出治疗范围减低或增加 0.5，建议维持原剂量不变，然后 1～2 周内监测 INR。INR 如超过目标范围，可升高或降低原剂量的 5%～20%(用 1 mg 规格华法林便于剂量调整)。调整剂量后注意加强监测。如 INR 一直稳定，偶尔波动且幅度不超过 INR 目标范围上下 0.5，可不必调整剂量，可数天或 1～2 周酌情复查 INR。

华法林治疗期间 INR 超范围和(或)出血的处理：①INR 高于治疗 INR 范围，但小于 4.5，无出血，无须快速逆转 INR：时降低剂量或取消一次剂量，每天监测 INR，直到 INR 达标。②INR 4.5～10 时无出血：取消 1～2 次剂量，监测 INR，重新调整剂量。ACCP 指南建议反对常规使用维生素 $K_1$(植物甲萘醌)。指南建议考虑维生素 K 1～2.5 mg 口服一次。其他推荐有维生素 K 1 mg 口服或 0.5 mg 静脉注射。应使 INR 在 24 小时内降低。③INR＞10，无出血时暂停华法林，监测 INR，重新调整剂量。ACCP 指南推荐维生素 $K_1$ 口服(未指定剂量)；指南建议给予维生素 K 2.5～5 mg 口服一次。如果在 24～48 小时内观察到 INR 下降，继续监测 INR，必要时再给一次维生素 $K_1$。其他推荐是维生素 $K_1$ 2～2.5 mg 口服，或 0.5～1 mg，静脉注射。④轻微出血，任何 INR 升高时暂停华法林，监测 INR，重新调整剂量，考虑维生素 $K_1$ 2.5～5 mg 口服一次；如有必要可 24 小时后重复。⑤大出血，任何 INR 升高：暂停华法林，监测 INR，重新调整剂量，指南推荐用人凝血酶原复合物(PCC)加维生素 $K_1$ 5～10 mg，静脉注射，为减少对维生素 $K_1$ 的过敏的反应，可将药物加进 50 mL 液体，使用输液泵在 20 分钟内输注。也可以考虑用新鲜冰冻血浆(FFP)或补充重组凝血因子Ⅶa(rⅦa)。⑥危及生命的出血和 INR 升高：停用华法林，给予新鲜冰冻血浆和维生素 10 mg 缓慢静脉滴注，必要时根据 INR 重复使用。

华法林的量效关系受遗传和环境等因素影响。与白种人比较，中国人对华法林的耐受剂量明显较低，目前已发现数个基因多态性与华法林剂量相关，主要是细胞色素 $P_{450}$ 和 VKORCl。药物遗传学路线图结合了患者的基因类型和临床信息，可根据这些整合的信息调整华法林的剂量。试验表明，与传统方法相比，药物遗传学方法确定华法林剂量可使一个月中 INR 值绝对超范围减少 10%，主要是 INR 值＜1.5 出现的次数减少。这个改善与 DVT 发生率降低 66%相对应。三个大型随机对比临床研究。三个研究都用开始治疗的头 4～12 周 INR 在治疗范围内的时间百分比(TTR)来反映抗凝治疗的质量，作为主要终点指标。在 455 例患者中，使用床边检测的华法林的基因引导用药方案，与传统的 3 天负荷剂量方案相比，头 12 周的 TTR 提高($P$＜0.001)。INR 到达治疗水平的中位时间从 29 天下降到 21 天。另一项对 1 015 例患者的研究，比较了 2 种华法林负荷剂量的确定方法：基于基因类型数据加上临床变量和单纯基于临床资料相比，以治疗 4～28 天期间的 TTR 作为评判标准，2 组并无明显差别。

总之，研究结果表明临床资料加药物遗传学检查不能提高抗凝质量。也提示根据患者临床资料决定剂量优于固定剂量方案。必须强调优化组织结构，及时反馈 INR 测定结果用于个体化的剂量调整。

药物、饮食、多种疾病状态均可影响华法林的抗凝作用。至少 186 种食物或药物被报告与华法林有相互作用。临床上证明有明显相互作用的有常用的 26 种药物和食物，包括 6 种抗生素和 5 种心血管药。最常见的药物包括：胺碘酮、某些抗生素、解热镇痛药、抑酸药以及某些中成药等。避免使用非甾体抗炎药(包括环氧化酶-2 选择性的非甾体抗炎药)、特定的抗生素。尽量避免使用抗血小板制剂，除非是服用抗血小板药的益处明显大于出血危害，比如机械瓣膜患者、ACS 患者或近期冠脉支架或搭桥患者。努力保持患者充分的抗凝，因为当华法林治疗不充分，促凝血因素首先恢复。对口服华法林比较难以保持充分抗凝的患者，要求限制食用含维生素 K 的食物。

如果患者适合停止维生素 K 拮抗剂治疗，建议骤停(迅速停止)，而不是逐渐减小剂量停用。

3.新型口服抗凝药

(1)达比加群酯：达比加群酯于被美国食品药品监督管理局批准用于 DVT 和肺栓塞的治疗和 VTE 的预防。该药为一药物前体，口服后经肝脏酯酶转化为活性代谢物，可直接抑制凝血酶(因子Ⅱa)，包括游离及与血凝块结合的凝血酶。RE-COVER 研究将达比加群治疗 VTE 与华法林作了比较。主要终点是 6 个月确诊的有症状的 VTE 的复发率，共纳入 2 539 例患者。两组患者都进行了平均 10 天的肠外抗凝治疗。疗效终点达比加群并不亚于华法林。严重出血两者无明显差别，但一般出血达比加群组较少。RE-COVE.Ⅱ研究纳入 2 589 例患者，也证实了这些结果。合并 RE-COVER 受试人群，疗效的 HR 是 1.09，严重出血的 HR 是 0.73。达比加群酯血浆峰浓度时间为 1.5～2.0 小时，达平台后其半衰期为 14～17 小时，生物利用度 7.2%，部分经肝脏代谢，从粪便中排泄，与细胞色素 $P_{450}$ 不相关，无拮抗剂，约 80%经肾脏排泄，因而有显著肾功能损害的患者禁用。

对 13 个随机对照试验的荟萃分析表明，达比加群可使总的心肌梗死的风险增加 34%，该风险主要是在与华法林作对比(增加 41%)时呈现的。目前对使用较少剂量的达比加群(110 mg，每天 2 次)能否降低心肌梗死的风险尚未有结论。

(2)利伐沙班：利伐沙班被美国食品药品监督管理局批准用于肺栓塞和 DVT 的治疗和预防复发。在 EINSTEIN-DVT 和 EINSTEIN-PE 试验中，使用随机的、开放标签、非劣效设计，比较单用利伐沙班(15 mg，每天两次 3 周，随后 20 mg，每天一次)的疗法与伊诺肝素/华法林治疗 VTE 的疗效和安全性。EINSTEIN-PE 试验纳入 4 832 例有症状的急性肺栓塞患者，伴有或不伴有 DVT。主要疗效结局是有症状的 VTE 的复发，利伐沙班并不劣于标准治疗。两组主要安全结局(严重出血或有临床意义的非严重出血)发生率相似，但与标准治疗组相比，利伐沙班组的严重出血较少，特别是对于老年人和有中度肾衰竭的患者。

(3)阿哌沙班：阿哌沙班为Ⅹa 因子直接抑制剂，抗凝活性不依赖于抗凝血酶，直接结合Ⅹa 因子的活性部位而发挥作用。可单独使用而不必先与肝素类重叠使用。阿哌沙班被批准用于肺栓塞的治疗。AMPLIFY 研究比较了口服阿哌沙班(10 mg，每天 2 次，用 7 天，随后 5 mg，每天 2 次)和常规治疗(伊诺肝素/华法林)的结果。纳入 5 395 例患者，其中 1 836 例有肺栓塞。主要疗效终点是有症状 VTE 的复发或 VTE 相关死亡。主要安全结局是大出血或大出血加有临床意义的非严重出血。主要疗效结局显示阿哌沙班并不次于常规治疗。与常规治疗相比，阿哌沙班的大出血发生率较低($P<0.001$)。大出血和有临床意义的非严重出血的发生率在阿哌沙班组为4.3%,常规治疗组为9.7%($P<0.001$)。

(4)依度沙班:依度沙班(也属凝血因子Ⅹa抑制剂,被美国食品药品监督管理局批准用于DVT和肺栓塞的治疗。Hokusai-VTE研究对8 240例先接受了至少5天普通肝素治疗的急性VTE患者(其中3 319例有急性PE),比较依度沙班和常规治疗的结果。患者接受依度沙班60 mg每天一次(肌酐清除率30～50 mL/min或体重<60 kg者剂量减为30 mg,每天一次)或华法林。用药3～12个月,所有患者随访12个月。主要疗效结局为有症状VTE的复发或致死性肺栓塞,依度沙班不亚于华法林。主要安全结局严重出血或有临床意义的非严重出血,依度沙班组发生率较低($P=0.004$)。在938例急性肺栓塞和NT-proBNP升高(≥500 pg/ mL)的患者中,依度沙班组VTE复发率为3.3%,华法林组为6.2%。依度沙班不亚于高质量的标准华法林治疗,对各种VTE患者,包括严重肺栓塞的患者均较少导致出血。

**(二)溶栓治疗**

1.阿替普酶

美国食品药品监督管理批准阿替普酶治疗肺栓塞的剂量为100 mg,用法是连续输注2小时。先用15 mg静脉注射,然后85 mg在2小时内滴完。在滴注阿替普酶期间必须停止肝素滴注。

一些中心更喜欢用加速的90分钟的方案,似乎比2小时输注起效更快,更安全有效。对于体重小于67 kg的患者,先静脉注射15 mg,然后0.75 mg/kg在接下来的30分钟内给药(最大剂量50 mg),和0.50 mg/kg在接下来的60分钟内给药(最大剂量35 mg)。对于体重超过67 kg的患者,100 mg的剂量分为先静脉注射15 mg,接下来的30分钟滴注50 mg,其后60分钟内滴注35 mg。

国内肺栓塞规范化诊治方法研究课题组阿替普酶的用法是50 mg,静脉滴注2小时或100 mg,静脉滴注2小时。认为2种剂量在疗效方面没什么差别,但50 mg的治疗方案较100 mg出血的发生率低。Zhang等的系统和荟萃分析发现,低剂量r-tPA(0.6 mg/kg,最大50 mg或固定剂量50 mg静脉滴注2小时)与标准剂量(100 mg静脉滴注2小时)相比,标准剂量组有更多的大出血事件,而肺栓塞复发或全因死亡率2组差别无统计学意义。Brand.K等对PubMed的文献复习发现,tPA导致的大出血并发症是剂量依赖性的,可发生于6.4%的患者。临床试验证明低剂量tPA的安全性和疗效,尤其是对于低体重(小于65 kg)和有右心室功能不全的患者。此外,有病例报告低剂量tPA安全地用于出血风险高的患者,包括老年人、孕妇和手术患者。

在阿替普酶滴注结束或将近结束,APTT小于基础值的2倍时,开始胃肠外抗凝治疗。

2.瑞替普酶

FDA尚未批准瑞替普酶用于急性心肌梗死以外的疾病,但瑞替普酶仍被广泛用于急性深静脉血栓和肺栓塞的治疗,所用剂量与批准用于急性心肌梗死患者相同:静脉注射2次,每次10 U,相隔30分钟。一个比较瑞替普酶和阿替普酶的前瞻随机研究发现:瑞替普酶组在用药后1.5小时总肺动脉阻力下降,而阿替普酶需要2小时。也有研究将阿替普酶分别与瑞替普酶和去氨普酶进行比较,结果是在血流动力学指标方面基本无差别。

溶栓注意事项:①患者应绝对卧床休息。溶栓前常规检查血常规、血型、出凝血时间、活化部分凝血酶时间(APTT)、肝肾功能及血气分析等;配血并做好输血准备。在溶栓治疗前,对于曾经做动静脉穿刺的部位需要进行加压包扎，防止溶栓后发生出血。②在溶栓过程中及溶栓治疗后需要密切监测患者的神志情况及肢体活动情况，以判断有无脑出血的发生。溶栓前要保留外周血管套管针，避免反复血管穿刺，溶栓期间应避免肌内注射和穿刺。确需穿刺深静脉时以动脉穿刺法进行，尽量不穿透血管的后壁。穿刺后需要充分压迫止血，压迫部位应在皮肤穿刺点的略上方，以防止未压到血管穿刺部位而发生局部血肿。需机械通气的患者，勿行气管切开。③溶栓后 3 天内需要每天监测血红蛋白、红细胞及尿常规和大便潜血等，以及时发现难以察觉的内脏出血，尤其是腹膜后出血。一旦发现血红蛋白有明显的下降，需要积极寻找原因，并采取相应措施。④溶栓治疗疗效的判：溶栓治疗是否有效要根据患者血流动力学和氧合情况判断，而不是根据影像学检查栓子是否减少来判断。溶栓过程中要监测患者的症状、生命体征和氧合功能。如果溶栓后患者的血压逐渐恢复正常，血氧分压上升，则说明溶栓有效。溶栓后 24 小时可复查超声心动图，如果右心室缩小，估测的肺动脉压力降低，右心室壁运动幅度增大，进一步说明溶栓有效。不建议用心电图，CTPA 作为判断疗效的指标。⑤二次溶栓问：通常急性肺栓塞只需进行一次溶栓治疗即可取得理想效果。二次溶栓的情况非常少见。当第一次溶栓血流动力学和氧合恢复后，如果再次出现血流动力学和氧合的异常，考虑为栓子再次脱落所致，可考虑进行第二次溶栓。首次溶栓后，如果血流动力学稳定，则继续抗凝治疗，不必急于复查 CT 肺动脉造影，即使 CTPA 发现肺动脉血栓负荷仍较大，建议仍继续抗凝治疗。如果首次溶栓后血流动力学仍不稳定，则应在第二次溶栓或手术取栓之间权衡。与第二次溶栓相关的问题如指征、时机、方案等目前尚无统一的共识。如果首次溶栓治疗效果不满意但不适合作介入治疗，或溶栓治疗后出现新的较大面积的肺栓塞，或医院不具备介入治疗的条件，加上首次溶栓时未发生出血并发症，可考虑第二次溶栓。第二次溶栓应在首次溶栓复查后，通常是在第一次溶栓结束后 24 小时，存在上述情况时进行。除链激酶外，第二次溶栓可使用与第一次相同的溶栓药，也可以更换另一种，剂量通常小于第一次。⑥肺栓塞并发咯血，如具备下列情况仍可考虑溶栓，①血流动力学不稳；②无溶栓禁忌证或潜在性出血性疾病。此时应常规配血，准备新鲜冷冻血浆和对抗纤溶酶原活性的药物如氨基己酸等。

**（三）手术和介入治疗**

1.肺动脉取栓术

肺动脉取栓术是从肺动脉取出血块（血栓）的紧急手术，先于药物治疗几十年，曾经是很普遍的手术，但因为远期效果不佳而遭放弃。近年来，通过心脏外科医师多学科团队的早期积极参与，对高危肺栓塞和经过选择的中高危肺栓塞患者实施手术取栓术重新受到重视，特别是药物溶栓有禁忌或者失败时。手术取栓术也被成功的用于治疗通过未闭的卵圆孔横跨房间隔的右心血栓。

（1）指征：对大多数肺栓塞患者不推荐外科肺栓子切除术，下列情况可考虑使用：①有休克或低血压，同时溶栓治疗有禁忌或者失败。②次大面积急性肺栓塞伴预后不良的临床证据，例如：新的血流动力学不稳定，呼吸衰竭恶化，严重的右心室功能不全，或主要心肌坏死。③中高危肺栓塞，预期溶栓治疗出血风险高。

（2）手术原则：与慢性血栓栓塞性肺动脉高压的内膜剥脱术不同，肺动脉取栓术不需要深低温和停止循环，技术上肺栓子切除术是一个相对简单的操作。在哪一级医院做手术似乎对手术效果没有显著的影响。因此只要医院有体外循环的条件就可以开展手术取栓，没有必要将患者转介到专门的心胸中心。可移动式经皮股动脉插管体外循环辅助系统，在紧急情况下可以帮助确保循环和氧合直到明确诊断。然后将患者迅速转移到手术室、麻醉诱导及胸骨正中切口，常温下体外循环。应避免主动脉阻断和心脏麻痹性停跳。切开双侧肺动脉，可以在直视下取出双侧肺动脉远达段水平的血栓。为了右心室功能的恢复，术后必须继续长时间的体外循环并慢慢撤离。

2.经皮导管引导治疗

经皮导管引导治疗包括经皮导管溶栓术、经皮导管碎栓术、球囊血管成形术。经皮导管内溶栓术是通过肺动脉造影确定堵塞部位，然后将导管端置于血栓处，注入溶栓药。经皮导管碎栓术是利用机械方法，如猪尾巴导管的旋转，将堵塞肺动脉的血栓破碎，推到远端或吸出。球囊支架成形术是用 6～16 mm 球囊将血栓挤压为小血栓，同时辅以局部溶栓。

(1)指征：对于大多数肺栓塞患者不推荐导管引导治疗，建议有下列情况下使用：①有休克或低血压，同时溶栓治疗有禁忌或者失败。②次大面积急性肺栓塞伴预后不良的临床证据，例如：新的血流动力学不稳定，呼吸衰竭恶化，严重的右心室功能不全，或主要心肌坏死。③中高危肺栓塞，预期溶栓治疗出血风险高。

介入治疗的目的是将阻塞主肺动脉的血栓去除，促使右心室恢复，改善症状和存活率。对于溶栓绝对禁忌证的患者，介入治疗的选项包括：①猪尾巴导管或球囊导管碎栓；②流体动力导管装置流变溶栓；③抽吸导管血栓抽吸；④旋转导管血栓切除。另一方面，如果患者对溶栓治疗没有绝对禁忌，应首选导管引导药物溶栓或药物机械溶栓。

(2)疗效及并发症：对总共包括 594 例患者的 35 个介入治疗的非随机研究的系统分析发现，临床成功率，定义为血流动力学稳定，缺氧纠正和存活出院，为 87%。机械导管介入治疗本身对临床成功率所起的作用不清楚，因为 67%的患者同时接受了局部辅助溶栓治疗。发表报告的偏倚可能导致重大并发症少报(有报道见于 2%的介入治疗)，包括加重右心衰竭导致的死亡，远端栓塞，肺出血和肺动脉穿孔，全身出血，心脏压塞，心脏传导阻滞或心动过缓，溶血，对比剂肾病，穿刺相关并发症。

单独用肝素抗凝治疗在最初的 24～48 小时内对右心室大小和功能的改善作用不大，低剂量导管溶栓治疗对早期右心室功能恢复的效果与常规剂量全身溶栓相当。在一项随机 59 例中危肺栓塞患者的临床对照试验中，治疗组($n=30$)每侧肺通过导管引导超声辅助系统在 12 小时内注入 r-tPA 10 mg，安慰剂组($n=29$)单用普通肝素。结果显示治疗组治疗后 24 小时 RV/LV 比例降低比对照组明显，出血并发症没有增加。

(蒋　昱)

## 第二节　重症肺炎

肺炎根据发生环境不同分为社区获得性肺炎和医院获得性肺炎。社区获得性肺炎是指在医院外罹患的感染性肺实质炎症，包括具有明确潜伏期的病原体感染而在入院后平均潜伏期内发病的肺炎。而医院获得性肺炎则指患者入院时不存在，入院后 48 小时后发生的，由各种病原体引起的肺实质炎症。

重症肺炎是近年来提出的概念，是为了区别于普通肺炎，强调了患者病情的严重性及积极治疗的迫切性。重症肺炎目前仍没有明确的定义，目前认为因病情严重而需要进入重症医学科监护、治疗的肺炎为重症肺炎。重症肺炎分为重症社区获得性肺炎和重症医院获得性肺炎。

## 一、病因

正常的呼吸道防御机制使气管隆凸以下的呼吸道无菌。免疫功能受损或进入下呼吸道的病原体毒力较强或数量较多时，则易发生肺炎。细菌入侵方式主要为口咽部定植菌吸入和带菌气溶胶吸入，前者是肺炎最重要的发病机制。细菌直接种植、邻近部位感染扩散或其他部位感染经血道弥散者少见。

### (一)社区获得性肺炎

社区获得性肺炎简称社区肺炎。社区肺炎是相对于医院肺炎而言，故需除外在医院内感染而出院后发病的肺炎，但包括在医院外受到感染，尚在潜伏期，因其他原因住院后始发病者；也包括敬老院、疗养院等一些特殊场所发生的肺炎。常见病原体为肺炎链球菌、流感嗜血杆菌、化脓性链球菌、军团菌、厌氧菌及病毒、支原体和衣原体等。

### (二)医院获得性肺炎

患者入院时不存在，也不处于潜伏期，而于入院 48 小时后发生的肺炎。常见病原体以铜绿假单胞菌与其他假单胞菌、肺炎杆菌、大肠埃希菌、阴沟与产气肠杆菌、变形杆菌、不动杆菌以及葡萄球菌和真菌等。

### (三)重症肺炎的易患因素

易患因素包括：①年龄＞65 岁；②长期服用糖皮质激素；③恶性肿瘤、白血病患者及其放、化疗后；④久住重症监护病房的患者；⑤接受气管插管、气管切开及机械通气者；⑥胸腹部手术者；⑦慢性病如脑血管病、糖尿病、肝及肾功能不全患者；⑧脓毒症患者；⑨长期使用广谱抗生素者；⑩烧伤。

## 二、发病机制

### (一)微循环功能障碍

休克型肺炎基本的病理生理改变为微循环功能障碍。细菌的毒素及细菌的代谢产物除直接损害机体组织细胞外，还激活人体某些潜在体液和细胞介导反应系统(包括补体系统、交感-肾上腺髓质系统、激肽系统、血凝与纤溶系统等)，造成广泛细胞损害，影响器官功能；周围血液分布显著失常，广泛的微血管容积改变，且有血浆成分渗漏，使循环血量减少；微血管动静脉分流增加，动脉-静脉血氧含量差缩小，组织细胞供氧减少，影响细胞正常代谢；血浆外渗血液浓缩、黏稠及血凝系统被激活，血液常呈高凝状态，容易发生弥散性血管内凝血，更加重循环功能障碍。临床分“暖休克”与“冷休克”两种类型，早期表现为暖休克，进展阶段出现冷休克，是一个连续过程的两个阶段。暖休克又称高排低阻型休克，高排是为了适应感染、发热、心率加快等高耗氧的需要，也与仅受体兴奋有关；周围血管阻力降低则是某些血管活性物质(激肽、色胺、组胺等)大量释放的效应。冷休克又称低排高阻型休克，低排的原因为循环血量降低，回心血量不足，低血压使冠状血管灌流不足，毒素、心肌抑制因子及严重酸中毒等，影响心肌功能；周围血管阻力增高则是 α 受体兴奋、儿茶酚胺大量释放的效应。最后呈低排低阻(临终失代偿)。

### (二)细胞损伤的脏器功能损害

细菌毒素直接作用、微循环灌流不足、组织缺血缺氧、弥散性血管内凝血，是导致细胞损害及多系统、器官功能损害最终致衰竭的根本原因。休克时重要脏器改变如下。

1.肾

肾皮质血管痉挛，肾小管因缺血、缺氧发生坏死、间质水肿，肾小球滤过率降低。晚期毛细血管内广泛微血栓形成及持续肾血管痉挛，引起急性肾小管坏死、肾功能障碍，最后导致急性肾衰竭。

2.肺

除肺部本身炎症改变外，休克致肺微血管收缩、阻力增加，动-静脉短路开放肺分流量增加；毛细血管灌流不足，组织细胞缺血缺氧，肺泡表面活性物质分泌减少，肺顺应性降低，肺泡萎陷、不张，肺泡上皮和毛细血管内皮细胞肿胀，加大了空气-血液屏障，造成通气/血流比例失调和氧弥散功能障碍，$PaO_2$下降，全身缺氧；肺泡毛细血管渗透性增加，血浆外渗，致间质水肿和透明膜形成；肺泡毛细血管广泛微血栓形成，更加重了肺实质损害，最终导致急性呼吸窘迫综合征。

3.心

当舒张压降至5.3 kPa(40 mmHg)以下时，出现冠状动脉血流减少，心肌内微循环灌流不足，心肌缺血缺氧、代谢紊乱、酸中毒、高血钾，致心肌细胞变性、坏死和断裂、间质水肿，小血管微血栓形成，在心肌抑制因子参与作用下，心肌功能明显受损以至心力衰竭。

4.肝

肝内血管收缩，血流减少，肝血管窦和中心静脉内血液瘀滞及微血栓阻塞，致肝细胞损害，肝小叶中心坏死，导致肝功能障碍乃至衰竭。

5.脑

脑细胞是贮糖量最低、需氧量最高的器官，完全有赖于血流灌注。休克早期，由于儿茶酚胺影响，脑供血不受或少受影响。当血压下降至8.0 kPa(60 mmHg)以下时，脑灌流量即受到影响，血流量减少，组织缺氧，脑细胞受损，出现弥散性血管内凝血，则影响更为明显。

毛细血管通透性增加，血浆外渗，引起脑水肿，颅内压增高，最后造成不可逆性脑损害。

6.胃肠道

胃肠道小血管痉挛，血流量减少，引起胃肠道缺血，继而发生淤血，黏膜局灶性或弥散性水肿、出血、梗死、上皮剥脱及浅表性胃、肠黏膜溃疡或糜烂，有弥散性血管内凝血时，可发生大出血。

## 三、病理

### (一)肺炎链球菌肺炎

常呈大叶或肺段、亚段的肺炎。早期主要为水肿液和浆液析出；中期为红细胞渗出；后期有大量白细胞和吞噬细胞集积，肺组织突变；最后为肺炎吸收消散。整个病变过程中没有肺泡壁和其他肺结构的破坏或坏死，肺炎消散后肺组织可完全恢复正常而不遗留纤维化或肺气肿。

### (二)其他细菌性肺炎

有上述类似病理过程，似多数伴有不同程度的肺泡囊破坏。如金黄色葡萄球菌肺炎病变消散时可形成肺气肿。革兰氏阴性杆菌肺炎多为双侧小叶性肺炎，常有多发坏死性空洞或脓肿。

### (三)支原体肺炎

肺部病变呈片状或融合性支气管肺炎或间质性肺炎，肺泡内可含少量渗出液。支气管黏膜细胞可有坏死和脱落，并有中性粒细胞浸润。胸膜可有纤维蛋白渗出和少量渗液。

### (四)病毒性肺炎

常呈细支气管及其周围炎和肺间质炎症，肺泡腔可有渗出、肺泡间隔大量单核细胞浸润、肺泡水肿、透明膜形成。肺炎病灶可为局灶性或弥散性，病变吸收后可遗留肺纤维化。

## 四、临床表现

### (一)重症社区获得性肺炎

1.全身表现

肺炎患者大多出现发热，一般为急性发热，热型可为稽留热或弛张热，伴或不伴畏寒、寒战；部分身体衰弱患者可仅表现为低热或不发热。其他的表现有全身不适感、头痛、肌肉酸痛、食欲缺乏、恶心、呕吐等，病情严重者可出现意识障碍或精神异常。

2.呼吸系统表现

肺炎所致的典型临床表现以咳嗽、咳痰为主要症状，常咳黄脓痰或白黏痰，部分患者咯铁锈色痰或血痰；胸痛也是肺炎的常见表现之一，一般在深吸气或剧烈咳嗽时出现；病情严重时可有气促、呼吸困难表现，伴有唇、甲发绀等缺氧体征。重症社区获得性肺炎者由于双肺出现弥散性损害，导致进行性低氧血症，出现进行性呼吸困难、窘迫等急性呼吸窘迫综合征的临床表现。

咳嗽、咳痰、咯血、胸痛、呼吸困难被认为是典型肺炎患者的五大症状。某些病原体感染所致肺炎的临床表现可不典型，仅表现为干咳、少痰、气促等，但重症者也出现进行性呼吸困难及严重缺氧的急性呼吸窘迫综合征表现。

早期肺部体征表现为局部的异常体征，如局部叩诊呈浊至实音、触觉语颤增强、听诊可闻及肺泡呼吸音减弱、局部湿啰音等。随着病情发展至病变弥散的重症社区获得性肺炎时，表现为呼吸急促、窘迫，可有鼻翼翕动，而且出现发绀等明显缺氧表现，肺部体征为广泛的肺实变征，肺泡呼吸音明显减弱，而湿啰音改变多不明显。

3.肺外表现

重症社区获得性肺炎患者病情进展迅速，除呼吸系统损害外，常引起身体其他脏器损害。严重肺炎时，可出现机体炎症反应异常，从而引起 SIRS、败血症、MODS 等的一系列病理生理过程。除了肺是最常受累的器官，随着病情的进展，其他脏器可相继出现不同程度的功能损害。

循环系统功能的损害较为常见，表现为顽固性休克、低血压、组织低灌注表现，一般液体复苏治疗难以纠正，须应用血管活性药物才能改善。临床研究表明，肺炎患者需进入 ICU 的原因主要是需机械辅助通气和因严重休克而需循环支持治疗。循环功能的损害可影响其他器官的血流灌注，促进其功能损害的发生。

肾也是较常受损的器官，表现为少尿、无尿，血尿、肌酐呈进行性升高。肾功能损害的发生可导致病情进一步加重，并可影响治疗方案的实施，致使预后更差。

其他脏器可序贯地出现不同程度的损害，如消化道、肝、血液系统、神经系统、内分泌系统等，出现相应的功能不全表现。

### (二)重症医院获得性肺炎

医院获得性肺炎起病隐匿，临床表现初期可不典型，病情进展至重症医院获得性肺炎时，肺炎症状可较明显，包括咳嗽、咳痰、呼吸困难等。患者若有基础病则一般有不同程度加重，如合并慢性阻塞性肺疾病者出现严重呼吸衰竭等。随着病情的进展，炎症反应也进行性加重，可导致其他器官功能的损害，包括感染性休克、急性肾衰竭等。感染性休克是重症医院获得性肺炎患者较常出现的临床征象，也是患者需进入 ICU 监护的常见原因之一；同时因为循环功能的不稳定，致使其他器官的灌注受影响，出现不同程度的功能损害，导致 MODS 的发生。

## 五、辅助检查

### （一）实验室检查

应常规检测血常规、C反应蛋白、降钙素原、血气分析、生化全项、BNP、凝血功能等检查。血常规检查白细胞计数可升高，尤其是中性粒细胞比例升高，也可正常或降低。动脉血分气析可出现动脉血氧分压下降、二氧化碳分压下降，甚至代谢性酸中毒，高乳酸血症（>3 mmol/L），乳酸增高常反应组织灌注不足，低血压休克。合并慢性或急性肺疾病患者可出现二氧化碳分压升高。部分患者可出现肝、肾功能异常、低钾、低钠血症、心肌酶增高、凝血功能异常、心功能不全等肺外表现。

### （二）X线胸片检查

直接了解肺部的变化，是诊断肺炎的重要手段，胸部CT对肺内及胸膜病变及不典型的X线胸片具有诊断和评估价值。①典型的细菌性肺炎表现为边缘模糊的片状或斑片状明影，可有支气管充气征，可分布于大叶或段、亚段；可单侧或双肺；②革兰氏阴性杆菌常呈下叶支气管肺炎改变；③老年人的吸入性肺炎易出现在上叶后段或下叶背段，右肺多见；④病毒性肺炎多表现为两肺多发、多肺段的肺实质和间质病变，表现为网格样或毛玻璃样改变，严重时为两肺弥散性毛玻璃样改变。

### （三）病原学检查

1.诊断方法

诊断方法包括血培养、痰革兰氏染色和培养、血清学检查、胸腔积液培养、支气管吸出物培养或肺炎链球菌和军团菌抗原的快速诊断技术。此外，可以考虑侵入性检查，包括经皮肺穿刺活检、经过防污染毛刷（经过支气管镜检查或支气管肺泡灌洗）。

（1）血培养：重症肺炎患者均应行血培养，对指导抗生素的应用有很高的价值。一般在发热初期采集，如已用抗菌药物治疗，则在下次用药前采集。采样以无菌法静脉穿刺，以防污染；成年人每次10～20 mL，婴儿和儿童0.5～5 mL。血液置于无菌培养瓶中送检。24小时内采血标本3次，并在不同部位采集可提高血培养的阳性率。

（2）痰液细菌培养：嘱患者先行漱口，并指导或辅助患者深咳嗽，留取脓性痰送检。约40%患者无痰，可经气管吸引术或支气管镜吸引获得标本。标本收集在无菌容器中。痰量的要求为普通细菌>1 mL、真菌和寄生虫3～5 mL、分枝杆菌5～10 mL。标本要尽快送检，不得超过2小时，延迟将减少葡萄球菌、肺炎链球菌及革兰氏阴性杆菌的检出率。在培养前必须先挑出脓性部分涂片作革兰氏染色，低倍镜下观察，判断标本是否合格，镜检鳞状上皮>10个，低倍视野就判断为不合格痰，即标本很可能来自口咽部而非下呼吸道。多核细胞数量对判断痰液标本是否合格意义不大，但是纤毛柱状上皮和肺泡巨噬细胞的出现提示来自下呼吸道的可能性大。

在气管插管后立即采取的标本不考虑细菌定植痰液培养结果阴性也并不意味着无意义，合格的痰标本分离不出金黄色葡萄球菌或革兰氏阴性杆菌就是排除这些病原菌感染的强有力的证据。革兰氏染色阴性和培养阴性应停止针对金黄色葡萄球菌感染的治疗。

（3）痰涂片染色：可根据痰液涂片革兰氏染色的结果选用针对革兰氏阳性或阴性细菌的抗生素；涂片细菌阳性时常常预示着痰培养阳性；涂片细菌与培养出的细菌一致时，可证实随后的痰培养出的细菌为致病菌。结核感染时抗酸染色阳性。真菌感染时痰涂片可多次查到霉菌或菌丝。痰液涂片在油镜检查时见到典型的肺炎链球菌或流感嗜血杆菌有诊断价值。

（4）其他：在军团菌病的流行地区或有近期2周旅行的患者，除常规的培养外，需要用缓冲碳酵母浸膏作军团菌的培养尿抗原检查，可用于肺炎链球菌和军团菌的检测，不受抗生素使用的影响。对于军团菌的检测，在发病的第一天就可阳性，并持续数周，但血清型 1 以外的血清型引起的感染常被漏诊。快速流感病毒抗原检测阳性可考虑抗病毒治疗。肺活检组织细菌培养、病理及特殊染色是诊断肺炎的“金标准”。

2.细菌学检查结果诊断意义的判定

(1)确定：①血或胸液培养出病原菌。②经纤维支气管镜或人工气道吸引的标本培养到病原菌浓度≥$10^5$ cfu/mL(半定量培养++)，支气管肺泡灌洗液标本≥$10^4$ cfu/mL(半定量培养+～++)，防污染毛刷或防污染支气管肺泡灌洗标本 $10^3$ cfu/mL(半定量培养+)。③呼吸道标本培养到肺炎支原体或血清抗体滴度呈 4 倍以上升高。④血清肺炎衣原体抗体滴度呈 4 倍或 4 倍以上升高。⑤血清中军团菌直接荧光抗体阳性且抗体滴度 4 倍升高，或尿中抗原检测为阳性可诊断军团菌感染。⑥从诱生痰液或支气管肺泡灌洗液中发现肺孢子虫。⑦血清或尿的肺炎链球菌抗原测定阳性。⑧痰中分离出结核分枝杆菌。

(2)有意义：①合格痰标本培养优势菌中度以上生长(>+++)。②合格痰标本少量生长，但与涂片镜检结果一致。③入院 3 天内多次培养到相同细菌。④血清肺炎衣原体抗体滴度≥1∶32。⑤血清中嗜肺军团菌试管凝聚试验抗体滴度一次高达 1∶320 或间接荧光试验多1∶320 或4 倍增高达 1∶128。

(3)无意义：①痰培养有上呼吸道正常菌群的细菌(如草绿色链球菌、表皮葡萄球菌、非致病奈瑟菌、类白喉杆菌等)。②痰培养为多种病原菌少量生长。

**(四)生物标志物检测**

C 反应蛋白和降钙素原是近年来临床上常用的判断感染的生物学指标。

## 六、诊断

首先需明确肺炎的诊断，社区获得性肺炎是指在医院外罹患的感染性肺实质(含肺泡壁即广义上的肺间质)炎症，包括具有明确潜伏期的病原体感染而在入院后平均潜伏期内发病的肺炎，简单地讲，是住院 48 小时以内及住院前出现的肺部炎症。社区获得性肺炎临床诊断依据包括：①新近出现的咳嗽、咳痰，或原有呼吸道疾病症状加重，并出现脓性痰，伴或不伴胸痛；②发热；③肺实变体征和(或)湿啰音；④白细胞计数>$10\times10^9$/L 或<$4\times10^9$/L，伴或不伴核左移；⑤胸部X 线检查示片状、斑片状浸润性阴影或间质性改变，伴或不伴胸腔积液。以上 1～4 项中任何一项加第 5 项，并除外肺结核、肺部肿瘤、非感染性肺间质性疾病、肺水肿、肺不张、肺栓塞、肺嗜酸性粒细胞浸润症、肺血管炎等，即可建立临床诊断。

关于重症肺炎尚未有公认的定义。在中华医学会呼吸病学分会公布的《社区获得性肺炎诊断和治疗指南》中，将肺炎患者出现下列情况列为重症肺炎的表现：①意识障碍；②呼吸频率>30 次/分；③$PaO_2$<8.0 kPa(60 mmHg)，氧合指数($PaO_2/FiO_2$)<300，需行机械通气治疗；④血压<90/8.0 kPa(60 mmHg)；⑤X 线胸片显示双侧或多肺叶受累，或入院 48 小时内病变扩大>50％；⑥少尿：尿量<20 mL/h，或<80 mL/4 h，或急性肾衰竭需要透析治疗。医院获得性肺炎中晚发性发病(入院>5 天、机械通气>4 天)和存在高危因素者，即使不完全符合重症肺炎规定标准，亦视为重症。

美国胸科学会和美国感染病学会制定了新的《社区获得性肺炎治疗指南》，对重症社区获得性肺炎的诊断标准进行了新的修正。主要标准：①需要创伤性机械通气；②需要应用升压药物的脓毒性血症休克。

次要标准包括：①呼吸频率＞30次/分；②氧合指数($PaO_2/FiO_2$)＜250；③多肺叶受累；④意识障碍；⑤尿毒症[BUN＞7.1 mmol/L(20 mg/dL)]；⑥白细胞减少症(白细胞计数＜$4\times10^9$/L)；⑦血小板减少症(血小板＜$100\times10^9$/L)；⑧体温降低(中心体温＜36 ℃)；⑨低血压需要液体复苏。符合1条主要标准，或至少3项次要标准即可诊断。

重症医院获得性肺炎的定义与重症社区获得性肺炎相近。2005年ATS和IDSA制定了《成人医院获得性肺炎、呼吸机相关性肺炎、重症社区获得性肺炎处理指南》。《指南》中界定了重症社区获得性肺炎的范围：在90天内因急性感染曾住院多2天；居住在医疗护理机构；最近接受过静脉抗生素治疗、化疗或者30天内有感染伤口治疗；住过一家医院或进行过透析治疗。因为重症社区获得性肺炎患者往往需要应用针对多重耐药(MDR)病原菌的抗菌药物治疗，故将其列入医院获得性肺炎和呼吸机相关性肺炎的范畴内。

## 七、鉴别诊断

重症肺炎可以表现不典型，而许多非肺炎疾病的表现可类似典型肺炎，鉴别诊断具有重要意义。

### (一)表现不典型的重症肺炎的鉴别

1.脑炎或脑膜炎

老年人的重症肺炎可无典型的肺炎表现，可无咳嗽，甚至无发热，仅表现为意识障碍，如谵妄、淡漠或昏迷，易被误诊为脑炎或脑膜脑炎。X线胸片应作为常规检查，以明确是否肺炎、是否有肺部并发症。早期的粟粒性肺结核、部分肺孢子虫肺炎X线胸片可正常，应提高警惕，仔细除外。脑CT、脑脊液检查也是必须的，出现异常支持脑炎、脑膜炎的诊断，但结核性脑膜炎常有肺结核存在，脑隐球菌感染常有肺部隐球菌感染，应引起注意。患者有头痛、呕吐时也可误诊为脑血管病，脑CT检查可助鉴别。

2.急腹症

肺炎累及膈胸膜可引起上腹痛，易被误诊为急性胆囊炎、急性胰腺炎、消化性溃疡等。病情重时才就诊检查可出现淀粉酶升高、肝功损害、黄疸、麻痹性肠梗阻等，使鉴别更困难。对于多系统损害患者应警惕重症肺炎，X线胸片检查必不可少。

### (二)与肺炎表现相似疾病的鉴别

1.肺栓塞

有发热的肺栓塞因有胸痛、多发肺部阴影、呼吸困难、低氧血症、白细胞计数增高等很容易误诊为重症肺炎。诊断要点关键在于对有肺栓塞高危因素的患者提高警惕，对有下肢深静脉血栓形成、卧床、手术后患者应行心脏超声肺动脉压估测、CT肺动脉造影、肺通气，灌注扫描等明确诊断。

2.风湿性疾病引起的肺病变

如皮肌炎、系统性红斑狼疮、类风湿关节炎、血管炎等，有时全身表现不明显，影像表现同肺炎不能区别。有关抗体检测或活组织病理检查有助于鉴别。

3.肿瘤

肺肿瘤、淋巴瘤、白血病肺浸润等都可表现为发热、肺浸润影，必要时行病理、骨髓细胞学等检查。

4.过敏性肺炎

急性患者在吸入大量抗原4小时后出现胸闷、呼吸困难和干咳，并伴有发热、寒战、乏力、头痛和躯体痛等全身症状。双肺可闻及湿啰音，部分可有哮鸣音和发绀。X线检查双肺可见小结节影或者斑片状浸润影。血气分析可有低氧血症。吸入激发试验有助于诊断。抗原接触史对诊断具有重要意义。

## 八、治疗

### (一)重症社区获得性肺炎

β内酰胺类(头孢噻肟、头孢曲松或氨苄西林/舒巴坦)联合阿奇霉素或喹诺酮类。铜绿假单胞菌感染选用具有抗假单胞菌活性的β内酰胺类(哌拉西林/他唑巴坦、头孢吡肟、亚胺培南或美罗培南)联合以下3项之一：①环丙沙星或左氧氟沙星(750 mg)；②一种氨基糖苷类药加阿奇霉素；③一种氨基糖苷类药加一种抗肺炎链球喹诺酮类药。耐甲氧西林金黄色葡萄球菌感染，加万古霉素、替考拉宁或利奈唑胺。一旦病原微生物明确即应直接针对其进行治疗。

### (二)重症医院获得性肺炎的抗菌治疗

1.经验性治疗

(1)轻、中症医院获得性肺炎：常见病原体：肠杆菌科细菌、流感嗜血杆菌、肺炎链球菌、甲氧西林敏感金黄色葡萄球菌(MSSA)等。抗菌药物选择第2、3代头孢菌素(不必包括具有抗假单胞菌活性者)、β内酰胺类/β内酰胺酶抑制剂；青霉素过敏者选用氟喹诺酮类或克林霉素联合大环内酯类。

(2)重症医院获得性肺炎：常见病原体：铜绿假单胞菌、耐甲氧西林金黄色葡萄球菌、不动杆菌、肠杆菌属细菌、厌氧菌。抗菌药物选择：喹诺酮类或氨基糖苷类联合下列药物之一。①抗假单胞菌β内酰胺类如头孢他啶、头孢哌酮、哌拉西林、替卡西林、美洛西林等；②广谱β内酰胺类/β内酰胺酶抑制剂(替卡西林/克拉维酸、头孢哌酮/舒巴坦钠、哌拉西林/他佐巴坦)；③碳青霉烯类(如亚胺培南)；④必要时联合万古霉素(针对金黄色葡萄球菌)；⑤当估计真菌感染可能性大时应选用有效抗真菌药物。

2.抗病原微生物治疗

(1)金黄色葡萄球菌：首选苯唑西林或氯唑西林单用或联合利福平、庆大霉素；替代药有头孢唑啉或头孢呋辛、克林霉素、复方磺胺甲噁唑、氟喹诺酮类。金黄色葡萄球菌首选：(去甲)万古霉素单用或联合利福平或奈替米星；替代(须经体外药敏试验)氟喹诺酮类、碳青霉烯类或替考拉宁。

(2)肠杆菌科(大肠埃希菌、克雷伯菌、变形杆菌、肠杆菌属等)：首选第2、3代头孢菌素联合氨基糖苷类(参考药敏试验可以单用)。替代药有氟喹诺酮类、氨曲南、亚胺培南、β内酰胺类/β内酰胺酶抑制剂。

(3)流感嗜血杆菌：首选第2、3代头孢菌素、新大环内酯类、复方磺胺甲噁唑、氟喹诺酮类。替代药有β内酰胺类/β内酰胺酶抑制剂(氨苄西林/舒巴坦钠、阿莫西林/克拉维酸)。

(4)铜绿假单胞菌：首选氨基糖苷类、抗假单胞菌β内酰胺类(如哌拉西林/他佐巴坦、替卡西林/克拉维酸、美洛西林、头孢他啶、头孢哌酮/舒巴坦钠等)及氟喹诺酮类。替代药有氨基糖苷类联合氨曲南、亚胺培南。

(5)不动杆菌：首选亚胺培南或氟喹诺酮类联合阿米卡星或头孢他啶、头孢哌酮/舒巴坦钠。

(6)军团杆菌：首选红霉素或联合利福平、环丙沙星、左氧氟沙星。替代药有新大环内酯类联合利福平、多西环素联合利福平、左氧氟沙星。

(7)厌氧菌：首选青霉素联合甲硝唑、克林霉素、β内酰胺类/β内酰胺酶抑制剂。替代药有替硝唑、氨苄西林、阿莫西林、头孢西丁。

(8)真菌：首选氟康唑，酵母菌(新型隐球菌)、酵母样菌(念珠菌属)和组织胞质菌大多对氟康唑敏感。两性霉素B抗菌谱最广，活性最强，但不良反应重，当感染严重或上述药物无效时可选用。替代药有氟胞嘧啶(念珠菌、隐球菌)、咪康唑(芽生菌属、组织胞质菌属、隐球菌属、部分念珠菌)、伊曲康唑(曲菌、念珠菌、隐球菌等)。

(9)巨细胞病毒：首选更昔洛韦单用或联合静脉用免疫球蛋白(ⅣIG)或巨细胞病毒高免疫球蛋白。替代药有膦甲酸钠。

(10)卡氏肺孢子虫：首选复方磺胺甲噁唑，其中SMZ 100 mg/(kg·d)、TMP 20 mg/(kg·d)，口服或静脉滴注，6小时。替代药有喷他脒2～4 mg/(kg·d)，肌内注射；氨苯砜，100 mg/d联合TMP 20 mg/(kg·d)，口服，6小时。

3.疗程

应个体化。其长短取决于感染的病原体、严重程度、基础疾病及临床治疗反应等。以下是一般的建议疗程。

流感嗜血杆菌10～14天，肠杆菌科细菌、不动杆菌14～21天，铜绿假单胞菌21～28天，金黄色葡萄球菌21～28天，其中金黄色葡萄球菌可适当延长疗程。卡氏肺孢子虫14～21天，军团菌、支原体及衣原体14～21天。

**(三)重症肺炎的支持治疗**

1.机械通气

重症肺炎累及各脏器功能，在治疗上除营养、液体等一般意义上的支持外，各脏器的功能支持十分重要，重症肺炎患者不同器官功能损害机制各不相同，治疗各异，但核心问题是呼吸功能的支持。通过呼吸支持，有效纠正缺氧和酸中毒，则是防止和治疗心、肾功能损害的基础。重症肺炎需要机械通气支持者从58%增为88%，在有基础疾病、免疫抑制、营养不良、老年人和伴有败血症者，需要机械通气的比例明显升高。导致呼吸衰竭或急性呼吸窘迫综合征的病原体包括肺炎链球菌、军团菌、肠道革兰氏阴性杆菌、金黄色葡萄球菌、卡氏肺孢子虫、结核分枝杆菌、流感病毒、呼吸道合胞病毒等。

肺炎并发呼吸衰竭的病理生理特征是肺实变导致通气/血流比例失调，并伴有肺泡毛细血管膜损伤和肺水肿。不同病原体引起的损害可以不同，如病毒多为间质性肺炎，肺泡毛细血管的损伤重于肺实质，而卡氏肺孢子虫肺炎主要是肺泡内大量泡沫状分泌物渗出；但到了后期，肺间质损害反而可能并不突出。无论肺实质与肺间质损害何者为重，肺炎并发呼吸衰竭的生理学改变与急性呼吸窘迫综合征相似，包括顽固性低氧血症、肺内分流、肺顺应性降低等。需要指出，肺炎并发呼吸衰竭或急性呼吸窘迫综合征尽管病变可以是弥散性的，但实际上并不均匀，故有两室(病变肺区和功能正常肺区)或三室(病变肺区、功能正常肺区和功能接近正常肺区)模型之说。机械通气的目标应是使病变肺区萎陷的肺泡重新充氧，而避免功能正常或接近正常的肺泡过度充气和膨胀，既改善气体交换，又能使用于肺泡充盈的压力消耗和气压伤并发症降至最低程度。为实现这一目标，呼吸机应用参数应是低吸气压(低潮气量)，适当延长吸气时间和适当使用呼气末正压，呼气末正压调节的原则为在确保$FiO_2<0.5$，$PaO_2>8.0$ kPa(60 mmHg)的情况下，使用最低的呼气末正压。在广泛单侧肺炎导致呼吸衰竭患者，有人建议单侧通气，以免既未能充分改善患侧通气反使健侧通气大量增加而恶化通气，血流比例失调。但单侧通气需要双腔气管插管，实践上颇有困难。目前采用健侧卧位机械通气的方法，颇为有效。原有慢阻肺并出现 $CO_2$ 潴留者，机械呼吸应注意改善通气，纠正呼吸性酸中毒，但也并不要求 $PCO_2$ 降至正常，重在纠正低氧血症和减轻呼吸肌劳累。

机械通气的衔接可凭借面罩和人工气道（气管插管与切开）两种方式。一般认为衔接方式的选择重点应参考患者意识状态、呼吸道分泌物多少及呼吸肌劳累程度等，对于意识欠清、不能自主排痰和呼吸肌疲劳的患者应当采用气管插管。在已经接受抗生素治疗无效，而病原学诊断不明者尤应尽早气管插管，一方面行呼吸支持为抢救患者争取时间，另一方面以便直接从下呼吸道采样，进一步作病原学检查。

2.营养等支持治疗

重症肺炎因炎症、发热、低氧血症、呼吸功增加及交感神经系统兴奋等因素可使患者处于高代谢状态，故治疗初即应予以营养支持。

(1)营养支持的方案：①采用高蛋白、高脂肪、低糖类的胃肠外营养液。②蛋白质、脂肪、糖类的热量比分别为 20%、20%～30%和 50%。③每天的蛋白质摄入量为 1.5 g～2 g/kg，卡氮比为 628～753 kJ(150～180 kcal)∶1 g，危重患者可高达 837～1 255.2 kJ(200～300 kcal)∶1 g。④每天适量补充各种维生素及微量元素。依据临床情况调整电解质用量，尤其注意补充影响呼吸功能的钾、镁、磷等元素。

(2)营养支持的途径和方法：①肠道内营养又可分部分肠内营养和全肠道内营养。重症肺炎一般采用全肠道内营养，通过鼻胃插管、胃肠道造瘘的方法给予支持治疗，通常选择对患者较易接受的鼻胃插管。肠道内营养为营养支持的最佳途径，因为它符合肠道生理过程；降低呼吸衰竭患者的上消化道出血的发生率；避免营养液对患者肝实质的影响（肝脂肪变性），操作技术、护理要求相对简便；可避免肠道外营养过程中易出现的可怕的并发症。②部分肠道内和肠道外营养。③肠道外营养又可分部分肠外营养和全肠外营养。通过外周静脉营养和深静脉营养予以治疗，具体选择取决于营养液的剂型、成分、渗透浓度及外周静脉条件。

**(四)重型肺炎的具体治疗方案**

1.氧气吸入

休克时组织普遍缺氧，故即使无明显发绀，给氧仍属必要。可经鼻导管输入。输入氧浓度以 40%为宜，氧流量为 5～8 L/min。

2.抢救休克

(1)补充血容量：如患者无心功能不全，快速输入有效血容量是首要的措施。首次输入 1 000 mL，于 1 小时内输完最理想。开始补液时宜同时建立两条静脉通路：一条快速扩容，补充胶体液；另一条静脉滴注晶体液。输液的程序原则为“晶胶结合、先胶后晶、胶一晶三、胶不过千”，输液速度为“先快后慢、先多后少”，力争在数小时内逆转休克，尤其最初 1～2 小时措施是否有力乃是成功的关键。抗休克扩容中没有一种液体是完善的，需要各种液体合理组合，才能保持细胞内、外环境的相对稳定。

胶体液：常用药物为右旋糖酐-40，其作用为提高血浆胶体渗透压，每克右旋糖酐-40 可吸入细胞外液 20～50 mL，静脉注射后 2～3 小时作用达高峰，4 小时后消失，故需快速滴入。同时，它还有降低血液黏稠度，疏通微循环的作用。用法及用量：500～1 000 mL/d，静脉滴注。或输入血定安、聚明胶肽（菲克雪浓）、万纹及新鲜血浆。

晶体液:常用的平衡盐溶液有乳酸钠林格液或 2:1 溶液,平衡盐溶液的组成成分与细胞外液近似,应用后可按比例分布于血管内的细胞外液中,故具有提高功能性细胞外液容量的作用。代谢后又可供给部分碳酸氢钠,对纠正酸中毒有一定功效。

各种浓度葡萄糖液:5%、10%葡萄糖液主要供给水分和能量,减少消耗,不能维持血容量;25%~50%葡萄糖则可提高血管内渗透压,具有短暂扩容及渗透性利尿作用,故临床上也可作为非首选的扩容药应用。

(2)纠正酸中毒:休克时都有酸中毒。组织的低灌流状态是酸中毒的基本原因,及时纠正酸中毒,可提高心肌收缩力,降低毛细血管通透性,提高血管对血管活性药物的效应,改善微循环并防止弥散性血管内凝血的发生。5%碳酸氢钠最为安全有效,宜首选。它具有以下优点:解离度大,作用快,能迅速中和酸根;为高渗透性液体,兼有扩容作用,可使 2~3 倍的组织液进入血管内。补碱公式:所需补碱量=(目标 $CO_2CP$-实测 $CO_2CP$)×3 体重(kg)。目标 $CO_2CP$ 一般定位 20 mmol/L。估算法:欲提高血浆 $CO_2$结合力 1 mmol/L,可给 5%碳酸氢钠约 0.5 mL/kg。

(3)血管活性药物:血管活性药物必须在扩容、纠酸的基础上应用。

血管收缩药物:此类药物可使灌注适当增高,从而改善休克。但是如果使用不当,则使血管强烈收缩,外周阻力增加,心排血量下降,反而减少组织灌注,使休克向不可逆方向发展,加重病情。血管收缩药适用于休克早期,在血容量未补足之前、尿量>25 mL/h,短暂使用可以增加静脉回流和心搏血量,保证重要器官的血液流量,有利于代偿功能的发挥。常用的缩血管药有去甲肾上腺素和间羟胺(阿拉明)。①去甲肾上腺素 2~6 mg 加入 500 mL 液体中以每分钟 30 滴的速度静脉滴注,使收缩压维持在 12~13.3 kPa,随时调整滴速及药物浓度,血压稳定 30 分钟后逐渐减量,可与酚妥拉明合用,后者浓度为 2~4 mg/mL,每分钟滴速为 20~40 滴。②间羟胺 10~20 mg 加入 5%~10%葡萄糖液中静脉滴注。该药不良反应小,血压上升比去甲肾上腺素平稳。

血管扩张剂:近年来认识到休克的关键不在血压而在血流。由于微循环障碍的病理基础是小血管痉挛,故目前多认为应用血管扩张药物较应用缩血管药物更为合理和重要。但应在补充血容量的基础上给予。

多巴胺:小剂量对周围血管有轻度收缩作用,但对内脏血管则有扩张作用,用后可使心肌收缩力增强,心排血量增加,肾血流量和尿量增加,动脉压轻度增高,并有抗心律失常作用。大剂量则主要起兴奋 α 受体作用,而产生不良后果。用法和用量:10~20 mg 加入葡萄糖溶液500 mL 中,以每分钟 20~40 滴速度静脉滴注。

异丙肾上腺素:能扩张血管,增强心肌收缩力和加快心率,降低外周总阻力和中心静脉压。1 mg 加入葡萄糖 500 mL 中,每分钟 40~60 滴。

酚妥拉明:为 α 受体阻滞剂,药理作用以扩张小动脉为主,也能轻度扩张小静脉。

近年来,研究认为此药对 β 受体也有轻度兴奋作用,可增加心肌收缩力,加强扩张血管作用,明显降低心脏不良反应,而不增加心肌氧耗,并具有一定的抗心律失常作用,但缺点是增加心率。此药排泄迅速,给药后 2 分钟起效,维持时间短暂。

停药 30 分钟后消失,由肾脏排出。用法:抗感染性休克时酚妥拉明通常采用静脉滴注给药。以 10 mg 酚妥拉明稀释于 5%葡萄糖液 100 mL,开始时用 0.1 mg/min 的速度静脉滴注,逐渐增加剂量,最高可达 2 mg/min,同时严密监测血压、心率,调整静脉滴注速度,务求取得满意疗效。其不良反应主要有鼻塞、眩晕、虚弱、恶心、呕吐、腹泻、血压下降、心动过速。肾功能减退者慎用。

山莨菪碱:山莨菪碱是胆碱能受体阻滞剂,能直接松弛痉挛血管,兴奋呼吸中枢,抑制腺体分泌，且其散瞳作用较阿托品弱，无蓄积作用，半衰期为 40 分钟，毒性低，故为相当适用的血管扩张剂。山莨菪碱的一般用量，因休克程度不同、并发症不同、病程早晚、个体情况而有差异。早期休克用量小，中、晚期休克用量大。一般由 10～20 mg 静脉注射开始，每隔 5～30 分钟逐渐加量，可达每次 40 mg 左右，直至血压回升、面色潮红、四肢转暖。可减量维持。山莨菪碱治疗的禁忌证：过高热（39 ℃以上），但降温后仍可应用；烦躁不安或抽搐者，用镇静剂控制后仍可应用；血容量不足，须在补足有效血容量的基础上使用；青光眼、前列腺肥大。

3.抗生素的应用

在获得痰、尿及其他体液培养结果以前，开始治疗时只能凭经验估计病原菌。选用强有力的广谱杀菌剂，待致病菌明确后再行调整。剂量宜大，最好选用 2～3 种联合应用。抗生素应用的原则是“足量、联合、静脉、集中”最好选用对肾脏无毒或毒性较低的抗生素。

低肺炎链球菌耐药发生率时（＜5%），首选头孢或青霉素/β 内酰胺酶抑制剂加红霉素；高肺炎链球菌耐药发生率时（＞5%）或居住养老院的老年患者：首选第 3 代头孢加大环内酯类。替代：第 4 代头孢加大环内酯类，亚胺培南/西司他丁（泰能）加大环内酯类，环丙沙星或新喹诺酮类。

如伴有慢性阻塞性肺疾病或支气管扩张而疑有铜绿假单胞菌感染时，首选头孢他啶加氨基糖苷类，也可加用大环内酯类或环丙沙星。

对有厌氧菌感染可能的卧床患者或伴有系统疾病者，首选氨基青霉素/β 内酰胺酶抑制剂加克林霉素或亚胺培南/西司他丁。

目前常用的抗生素有如下几类。

（1）青霉素类。

青霉素：对大多数革兰氏阳性球菌、杆菌，革兰氏阴性球菌，均有强大的杀菌作用，但对革兰氏阴性杆菌作用弱。目前，青霉素主要大剂量用于敏感的革兰氏阳性球菌感染，在感染性休克时超大剂量静脉滴注。金葡菌感染时应做药敏监测。大剂量青霉素静脉滴注由于它是钾盐或钠盐，疗程中需随时监测血清钾、钠。感染性休克时用量至少用至（800～960）$\times 10^4$ U/d，分次静脉滴注。

半合成青霉素：①苯唑西林（苯唑青霉素，新青霉素Ⅱ），本品对耐药金葡菌疗效好，4～6 g/d，分次静脉滴注。②氨苄西林主要用于伤寒、副伤寒、革兰氏阴性杆菌败血症等。成人用量为 3～6 g/d，分次静脉滴注或肌内注射。③羧苄西林治疗铜绿假单胞菌败血症，成人 10～20 g/d，分次静脉滴注或肌内注射。

青霉素与 β 内酰胺类抑制剂的复合制剂：阿莫西林一克拉维酸钾：用于耐药菌引起的上呼吸道、下呼吸道感染，皮肤软组织感染，术后感染和尿道感染等。成人每次 1 片（0.375 mg），每天 3 次，口服；严重感染时每次 2 片，每天 3 次。

氨苄西林一舒巴坦钠：对大部分革兰氏阳性菌、革兰氏阴性菌及厌氧菌有抗菌作用。成人每天1.5～12 g，分 3 次静脉注射，或每天 2～4 次，口服。

（2）头孢菌素类：本类抗生素具有抗菌谱广、杀菌力强，对胃酸及 β 内酰胺酶稳定，变态反应少等优点。

第 1 代头孢菌素：本组抗生素特点为对革兰氏阳性菌的抗菌力较第 2、3 代强，故主要用于耐药金葡菌感染，对革兰氏阴性菌作用差；对肾脏有一定毒性，且较第 2、3 代严重。①头孢唑啉：成人 2～4 g/d，肌内注射或静脉滴注。②头孢拉啶：成人 2～4 g/d，静脉滴注，每天用量不超过 8 g。

第 2 代头孢菌素：本组抗生素的特点为对革兰氏阳性菌作用与第 1 代相仿或略差；对多数革兰氏阴性菌作用增强，常用于大肠埃希菌属感染；部分对厌氧菌高效；肾脏毒性小。①头孢孟多：治疗重症感染，成人用至 8～12 g/d，静脉注射或静脉滴注。②头孢呋辛：治疗重症感染，成人用至4.5～8 g/d，分次静脉注射或肌内注射。

第 3 代头孢菌素：本组抗生素的特点为对革兰氏阳性菌有相当的抗菌作用，但不及第 1、2 代；对革兰氏阴性菌包括肠杆菌、铜绿假单胞菌及厌氧菌如脆弱类杆菌有较强的作用；其血浆半衰期长，有一定量渗入脑脊液；对肾脏基本无毒性。①头孢他啶：临床上用于单种的敏感细菌感染，以及两种或两种以上混合细菌感染。成人用量 1.5～6 g/d，分次肌内注射或静脉滴注。②头孢曲松（罗氏芬）：成人 1 g/d，分次肌内注射或静脉滴注。③头孢哌酮：成人 6～8 g/d，分次肌内注射或静脉滴注。

(3)氨基糖苷类抗生素：本类抗生素对革兰氏阴性菌有强大的抗菌作用，且在碱性环境中增强。其中卡那霉素、庆大霉素、妥布霉素、阿米卡星等对各种需氧革兰氏阴性杆菌具有高度的抗菌作用。厌氧菌对本类抗生素不敏感。本类抗生素应用时须注意老年人应慎用；休克时肾血流减少，用量不要过大，还要注意复查肾功能；尿路感染时应碱化尿液；与呋塞米、依他尼酸、甘露醇等药联用时增强其耳毒性。①庆大霉素：成人$(16～24)×10^4$ U/d，分次肌内注射或静脉滴注。忌与青霉素混合静脉滴注。②硫酸卡那霉素：成人 1.0～1.5 g/d，分 2～3 次肌内注射或静脉滴注，疗程不超过 10 天。③硫酸妥布霉素：成人每天 1.5 mg/kg，每 8 小时 1 次，分 3 次肌内注射或静脉滴注。

(4)大环内酯类抗生素：大环内酯类抗生素作用于细菌细胞核糖体 50S 亚单位，阻碍细菌蛋白质的合成，属于生长期抑菌药。本品主要用于治疗耐青霉素的金葡菌感染和青霉素过敏的金葡菌感染。近年来常用阿奇霉素。阿奇霉素成人 500 mg，每天 1 次口服，或 0.25～0.5 g 加入糖或盐水中静脉滴注。

(5)喹诺酮类抗生素：喹诺酮类抗生素以细菌的脱氧核糖核酸为靶，阻碍 DNA 回旋酶合成，使细菌细胞不再分裂。喹诺酮按发明的先后及抗菌性能不同，为第 1、2、3 代。第 1 代喹诺酮只对大肠埃希菌，痢疾杆菌、克雷伯菌及少部分变形杆菌有抗菌作用。具体品种有萘啶酸和吡咯酸，因疗效不佳现已少用。第 2 代喹诺酮在抗菌谱方面有所扩大，对肠杆菌属、枸橼酸杆菌属、铜绿假单胞菌、沙雷杆菌也有一定抗菌作用。主要有吡哌酸。第 3 代喹诺酮的抗菌谱进一步扩大，对葡萄球菌等革兰氏阳性菌也有抗菌作用。目前临床主要应用第 3 代喹诺酮。其主要不良反应有胃肠道反应，中枢反应如头痛、头晕、睡眠不良等；可致癫痫发作；可影响软骨发育，孕妇及儿童慎用。

(6)万古霉素：用于耐甲氧西林的葡萄球菌。成人每天 1～2 g，分 2～3 次静脉滴注。

4.非抗微生物治疗

非抗微生物治疗领域，有 3 种方法最有希望，急性呼吸衰竭时的无创通气，低氧血症的治疗和免疫调节。

(1)无创通气：持续气道正压（持续气道正压通气）用于卡氏肺孢子虫肺炎的辅助治疗。在重症社区获得性肺炎，用无创通气后似乎吸收及康复更快。将来的研究应弄清无创通气能在多大程度上避免气管插管，对疾病结果到底有无影响。

(2)治疗低氧血症：需机械通气治疗的重症肺炎患者低氧血症的病理生理机制是肺内分流和低通气区肺组织的通气-血流比例失调。

(3)免疫调节治疗:①粒细胞集落刺激因子,延长中性粒细胞(DMN)体外存活时间,扩大中性粒细胞的吞噬活力,增强呼吸暴发。促进 PMN 的成熟和肺内流。重组粒细胞集落刺激因子在非粒细胞减少的肺炎球菌和假单胞菌肺炎动物使用显示可增加外周血支气管肺泡灌洗液中白细胞数量,增强细菌的清除和动物成活率。②IFN-γ 促进巨噬效应细胞的功能,包括刺激呼吸暴发,抗原递呈,启动巨噬细胞起源的 TNF 释放,增强巨噬细胞体外吞噬和抗微生物活力。对 PMN 有类似作用。在体内,IFN-γ 缺乏可造成肺对细胞内病原体的清除障碍。③CD40L 促进 T 细胞和 B 细胞、树突状细胞(DCs)细胞的有效作用,直接刺激 B 细胞。在清除细胞内细菌的细胞免疫反应和清除细胞外细菌的体液免疫反应中起作用。动物试验显示有增强肺清除呼吸道合胞病毒(RSV)和防止卡氏肺孢子虫肺炎发展的作用。④CpG 二核苷酸:选择性增强 NK 细胞活力,激活抗原递呈细胞,上调 CD40,启动Ⅰ型细胞因子反应,对外来抗原产生细胞毒性 T 细胞(CTL)。

5.激素的使用

皮质激素有广泛的抗感染作用:预防补体活化、减少 NO 的合成、抑制白细胞的黏附和聚集、减少血小板活化因子、TNF-α、IL-1 和前列腺素对不同刺激时的产生。大样本的、随机的研究和荟萃分析显示大剂量、短疗程的激素治疗不能降低 SEPTIC 患者的病死率。一项 38 个患者的随机对照、双盲研究,使用氢化可地松(50 mg 静脉滴注,6 小时 1 次)或氟氢可的松(50 mg,口服,每天 1 次)7 天。肾上腺功能不全者,28 天存活率要显著高于安慰剂对照组。在肾上腺功能无法测试或出结果前,对升压药依赖、有败血性休克的机械通气和有其他器官功能障碍者,使用激素可能合理。

## 九、预防控制策略及展望

重症社区获得性肺炎的预防控制措施目前尚无定论,但随着分子生物学的发展,使得各种肺部感染常见病原体如肺炎链球菌疫苗的研制有了明显的进步,为肺部感染的防治开辟了一条新的途径。肺炎球菌疫苗为 23 价多糖荚膜疫苗,可覆盖 90%以上的侵袭性肺炎球菌,在免疫功能正常的成人中总有效率达 75%。尽管如此,对疫苗的有效性仍有争议,应用尚不广泛。目前新的肺炎球菌疫苗的研制主要向结合疫苗发展,将多糖与载体蛋白共价结合,增加多糖的免疫原性。而降低重症医院获得性肺炎高发病率、高病死率和高医疗资源消耗关键在于预防。在国际上被证明能有效降低医院获得性肺炎发病率的措施:医护人员洗手避免交叉污染;置患者于半卧位减少口咽部分泌物吸入;采用硫糖铝替代 $H_2$受体拮抗剂、抗酸剂,以防治应急性消化道溃疡等经济而简便的措施,我国临床工学者应对此引起足够的重视和深入的研究。

目前备受关注的预防措施或研究还有以下几点。

(1)声门下可吸引气管导管和防定植导管,避免气囊上方分泌物潴留与吸入及减少细菌在导管壁的黏附与定植。

(2)气路设计湿热交换器以防止冷凝水形成和反流进入气道,因为冷凝水是一个很危险的“细菌库”。

(3)呼吸道湿化提倡采用加温湿化器,而不用雾化器。前者颗粒大,不易进入肺泡,且经加温能杀灭多数病原菌,后者则不然。

(4)选择性消化道脱污染。基于对消化道革兰氏阴性杆菌易位和内源性感染机制的认识,有学者就提出选择性消化道脱污染预防医院获得性肺炎,即设计一种预防性抗生素应用方案(主要包括胃肠道不吸收的多黏菌素 E 和两性霉素 B)，清除胃肠道和口咽部需氧革兰氏阴性杆菌和真菌，避免其移行和易位。多数学者认为选择性消化道脱污染能有效降低医院获得性肺炎发生率，但能否降低病死率不能肯定。选择性消化道脱污染作为一个重要技术措施，需进一步深入研究其适应证、方案标准化、防止耐药等。

(李　燕)

## 第三节　肺性脑病

肺性脑病是由慢性胸肺疾病伴有呼吸衰竭，出现缺氧与二氧化碳($CO_2$)潴留而引起以精神及神经系统症状为主要表现的一种综合征。突出表现为严重呼吸性酸中毒、自主呼吸减弱及中枢神经系统功能障碍的精神神经症状。

肺性脑病是我国独特应用的疾病诊断名词，相当于国际文献所称的“二氧化碳麻醉”，主要病因是由于严重的 $CO_2$潴留。广义的肺性脑病是指由于肺功能障碍所引起的脑部症状，包括高碳酸血症和低氧性及过度通气所致的脑部症状等。狭义的肺性脑病是指由通气功能不全所致的动脉血 $CO_2$急性潴留或慢性潴留加重时所产生的脑部神经系统症状，可伴有不同程度的缺氧，属于低氧血症合并高碳酸血症的Ⅱ型呼吸衰竭。

本症是慢性胸肺疾病的一个严重并发症，常伴有程度不同的多脏器损害，病死率高达 30%。

### 一、病因与发病机制

慢性阻塞性肺疾病为肺性脑病的基础病因，以慢性肺心病所致者多见。导致肺性脑病的常见诱因:①急性呼吸道与肺部感染，严重支气管痉挛，气道内痰液阻塞，使原已受损的肺通气功能进一步下降致体内 $CO_2$潴留;②医源性因素，如镇静剂应用不当，高浓度吸氧，导致呼吸抑制而加重 $CO_2$麻醉状态;不适当应用脱水剂及利尿剂，致痰液黏稠而加重气道阻塞;③慢性阻塞性肺疾病伴有右心衰竭时，由于脑血流量减少，加重脑缺氧及脑代谢功能紊乱。

肺性脑病的发病机制尚未完全阐明，但目前认为低氧血症、$CO_2$潴留和酸中毒 3 种因素共同损伤脑血管和脑细胞是最根本的发病机制。

脑组织耗氧量大，占全身耗氧量的 1/5～1/4。中枢皮质神经元细胞对缺氧最为敏感。通常完全停止供氧 4～5 分钟即可引起不可逆的脑损害。对中枢神经影响的程度与缺氧的程度和发生速度有关。当 $PaO_2$降至 8.0 kPa(60 mmHg)时，可以出现注意力不集中、智力和视力轻度减退;当 $PaO_2$迅速降至 5.3～6.7 kPa(40～50 mmHg)以下时，会引起一系列神经精神症状，如头痛、不安、定向与记忆力障碍、精神错乱、嗜睡;低于 4.0 kPa(30 mmHg)时，意识丧失乃至昏迷;$PaO_2$<2.7 kPa(20 mmHg)时，只需数分钟即可造成神经细胞不可逆性损伤。

慢性胸肺疾病严重呼吸衰竭时，肺泡通气功能极度下降，呼吸道中气流阻力增加，致使肺内 $CO_2$排出障碍而在肺泡内潴留;血中 $CO_2$ 增加和潴留，体内缺氧，降低了主要缓冲系统 $BHCO_3/H_2CO_3$的比值(正常为 20∶1)而使血中 pH 下降，当 pH 下降到 7.35 以下，$PaCO_2$升高到 9.3 kPa(70 mmHg)时，临床就出现呼吸性酸中毒;若 $PaCO_2$>10.7 kPa(80 mmHg)，pH<7.35，加上 $CO_2$潴留使脑血管扩张、脑血流量增加，以及脑血管壁通透性增强，引起颅内压增高

及脑水肿，临床病例早期常表现为头痛（晚上加重）、白天嗜睡、晚上失眠、多汗以及皮质中枢兴奋表现，如易激动、烦躁等精神症状；$PaCO_2$＞17.3 kPa（130 mmHg），pH＜7.15时，则出现皮质中枢抑制状态，表情淡漠、神思恍惚、精神错乱，出现昏迷，即所谓$CO_2$麻醉状态。然而，临床观察表明，肺性脑病的发生与$CO_2$潴留的急缓有密切关系：$CO_2$在短期内急剧潴留，易诱发肺性脑病；$CO_2$缓慢潴留不易发生肺性脑病；且与脑脊液pH直接相关。有时观察到血pH很低时，脑脊液pH并不低，患者清醒；若患者血pH不低而脑脊液pH很低，则患者意识障碍；表明患者意识障碍与脑脊液pH明显降低呈正相关，而和血pH不相关。可能的原因是，$HCO_3^-$和$H^+$缓慢地通过血-脑屏障，而$CO_2$能较迅速地通过血-脑屏障和细胞膜，在脑组织内、毛细血管和脑脊液中很快平衡，使脑脊液的$PaCO_2$在短时间急剧升高，脑脊液的pH迅速下降，从而造成动脉血与脑脊液中的pH出现不一致的脑脊液酸中毒，导致患者意识障碍，神志不清。而在慢性$CO_2$潴留时，$PaCO_2$虽然增高，但由于脑脊液中的HCCV能逐渐代偿，促使脑脊液pH维持在正常范围，则不宜发生肺性脑病。因此，肺性脑病的发生与脑脊液$PaCO_2$急剧上升和脑脊液的pH迅速下降呈正相关。

缺氧及$CO_2$潴留均会使脑血管扩张，血流阻力降低，血流量增加以代偿脑缺氧。缺氧和酸中毒还能损伤血管内皮细胞使其通透性增高，导致脑间质水肿；缺氧使细胞ATP生成减少，造成$Na^+$-$K^+$泵功能障碍，离子经细胞膜的正常运转功能遭到破坏，因钠泵不能运转，以致钾离子从细胞内移出而进入组织间隙和血液，而$Na^+$和$H^+$则进入细胞内取代$K^+$，结果导致细胞内$H^+$浓度增加，加重细胞内酸中毒，由于细胞内$Na^+$增加与进入细胞内的$Cl^-$结合成NaCl，则引起细胞内渗透压升高，细胞外水分进入细胞内，结果致细胞内$Na^+$及水增多，形成脑细胞水肿。以上情况均可引起脑组织充血、水肿和颅内压增高，压迫脑血管，进一步加重脑缺血、缺氧，形成恶性循环，严重时出现脑疝。另外，神经细胞内的酸中毒可引起抑制性神经递质γ-氨基丁酸生成增多，加重中枢神经系统的功能和代谢障碍。

肺性脑病还与严重缺氧时的肝、肾功能障碍和体内氨基酸代谢失衡有关。所以当芳香族氨基酸增多、支链氨基酸降低时，因脑组织的芳香族氨基酸增多而导致假神经递质的合成，影响脑的正常功能。

## 二、临床表现

### （一）临床表现

1.神经精神系统表现

根据临床神经精神系统的表现特征不同，可分为3种类型。

（1）抑制型：此种类型意识障碍依据程度分为嗜睡、浅昏迷、昏迷。早期可能仅表现为表情淡漠、记忆力减退、头晕或头痛、动作欠灵活，晚期则发展为嗜睡、谵妄，甚至昏迷。抑制型出现在酸中毒的患者中多，病死率相对较低，为36％。

（2）兴奋型：表现为谵妄、多语、躁动、动作离奇重复（如抓空，搔头）、打入失定向力、迫害妄想症等。兴奋型肺性脑病在合并碱中毒时多见，病死率高，约为80％。

（3）混合型：明显的意识障碍和兴奋症状，甚至精神错乱交替出现，病死率为50％。这类患者中，医源性因素诱发的多见，可能与治疗方案不够恰当有关。

2.运动性神经系统表现

（1）面部及肌体肌肉颤动、肢体抽搐、癫痫样发作、牙关紧闭、颈强直、肌张力增加、面瘫、二便失禁或潴留、腱反射消失或亢进、踝阵挛、各种病理反射阳性等。

(2)颅内压升高:肺性脑病患者也可以出现颅内压升高的症状和体征,如剧烈疼痛、呕吐、血压升高等,但多数患者的症状和体征并不明显。

3.眼部表现

(1)球结合膜充血、水肿:往往与二氧化碳潴留使脑血管扩张、脑血流增加和颅内压增高、静脉回流障碍等因素有关。

(2)瞳孔改变:多以瞳孔缩小最为常见,是肺性脑病的早期表现,一旦出现瞳孔忽大忽小或两侧瞳孔不对称,多提示有脑水肿并发脑疝形成的可能。

(3)眼底改变:观察眼底,可能发现部分患者可能出现不同程度的眼底视网膜静脉曲张、视盘水肿,甚至眼底出血。

**(二)动脉血气分析**

血气分析对患者的诊断十分重要,是肺性脑病的主要实验室检查依据。常见酸碱平衡失调有以下几种。

1.呼吸性酸中毒

在未经治疗的肺性脑病中,呼吸性酸中毒最为多见。主要表现是 $PaCO_2$ 升高,pH 下降或正常,BE≥+2.5 mmol/L。

2.呼吸性酸中毒合并代谢性碱中毒

主要表现是 $PaCO_2$ 升高,pH 升高或正常,BE>+2.5 mmol/L,多见于经过治疗的肺性脑病患者,如脱水、利尿、机械通气后等。

3.呼吸性酸中毒合并代谢性碱中毒

呼吸性酸中毒合并代谢性碱中毒是肺性脑病中较严重的一种酸碱平衡失调类型,经常出现在肾功能不全或严重缺氧的患者中。主要表现 $PaCO_2$ 升高,pH 下降,BE<−2.5 mmol/L。

## 三、临床分型与临床分级

**(一)临床分型**

根据其神经精神症状,可将肺性脑病分为三型。①抑制型:以神志淡漠、嗜睡、昏迷等中枢神经抑制状态为主;②兴奋型:以烦躁不安、谵妄、多语等神经兴奋症状为主;③不定型:抑制与兴奋症状交替出现。

**(二)临床分级**

(1)轻型:神思恍惚、淡漠、嗜睡、精神异常或兴奋、多语而无神经系统异常体征者。

(2)中型:浅昏迷、谵妄、躁动,肌肉轻度抽动或语无伦次,对各种刺激反应迟钝、瞳孔对光反应迟钝而无上消化道出血或弥散性血管内凝血等并发症。

(3)重型:昏迷或出现癫痫样抽搐,对各种刺激无反应、反射消失或出现病理性神经体征;可合并上消化道出血、弥散性血管内凝血或休克。

## 四、诊断

肺心病患者出现精神神经症状时,首先应考虑肺心脑病(肺脑)。但肺心病患者出现精神症状者并不一定是肺脑。临床上应注意慢性肺心病时除肺脑外,可致精神神经症状的原因有脑动脉粥样硬化、严重电解质紊乱如低钠、低钾、低镁、低钙、低磷血症、严重碱中毒、休克、感染中毒性脑病、脑卒中等。脑病诊断步骤如下。

**(一)动脉血气分析**

肺脑往往有严重的缺氧伴失代偿性呼酸,可合并其他酸碱紊乱,如二氧化碳潴留。

**(二)病史**

有无急性呼吸道感染,应用大量利尿剂、肾上腺皮质激素、碱性药物或镇静剂等病史。

**(三)体征**

肺脑早期可出现不同程度的球结膜水肿,血压升高或正常,肢体温暖、多汗。休克者则血压下降,四肢湿冷。应注意有无神经定位体征,严重碱中毒及低镁血症者肢体可呈强直性痉挛。

**(四)脑脊液或颈静脉血气体分析**

脑压多升高,两者 pH 均降低,呈失代偿性呼酸。

## 五、鉴别诊断

**(一)脑血管疾病**

由于肺心病大多为老年人,故可合并脑血管疾病。主要鉴别点为呼吸衰竭程度与精神神经症状不平行。从血气分析结果看,一般肺心病患者若出现精神神经症状,而血气分析结果尚未达到引起肺脑水平时,则除发生肺脑外还应考虑为脑动脉硬化。这是因为肺部感染引起轻度缺氧,促使已低下的脑循环进一步恶化所致。脑血栓形成者则有肢体瘫痪等定位体征,不难鉴别。

**(二)严重电解质紊乱、酸碱失衡**

严重的低钠血症可出现神志淡漠、嗜睡、昏睡,有时精神异常,甚至昏迷。低氯低钾性碱中毒或二氧化碳排出后碱中毒者,因氧离曲线左移而使氧合血红蛋白在组织中不易释放氧,导致组织缺氧加重,常常发生精神神经症状,结合病史、电解质检查和血气分析,可作出鉴别。

**(三)感染中毒性脑病**

其临床表现在感染同时或在感染的极期发生。有脑膜刺激征、高热、昏迷、抽搐,一般无发绀,$PaCO_2$正常。腰穿检查显示脑脊液压力大多增高,细胞数正常或稍高。脑症状一般在感染控制后 1～2 天消失。

此外,精神神经症状亦可因休克、弥散性血管内凝血、肝性脑病、尿毒症、药物等原因造成。因此肺心病患者出现精神症状,不一定完全由于缺氧和二氧化碳潴留所致,可为其他原因引起,或与缺氧和二氧化碳潴留同时存在,因素是多方面的,故在肺心病出现精神神经症状,诊断肺脑时,一定要仔细询问病史,重视体检,并结合电解质检查和血气分析,慎重地加以鉴别,否则有可能造成严重后果。

**(四)低钠血症**

血钠＜132 mmol/L 则可诊断为低钠血症,当血钠＜120 mmol/L、血浆渗透压＜240 mmol/L 时,大多出现症状,如乏力、抽搐、易激动、嗜睡、失眠、肌张力减低、腱反射迟钝,病理征(＋)。神经系统改变的机制为血钠下降造成细胞外渗透压下降,水分从细胞外进入细胞内导致细胞水肿,特别是脑细胞水肿为主要原因。其精神症状与肺脑抑制症状极其相似,因此易造成误诊。它要求医师对肺心病、肺脑的诊断标准要熟练掌握,思考问题要辨证灵活,尤其是在有电解质紊乱时诊断更应慎重。老人和儿童对低钠血症较成人相对敏感,容易出现症状。

## 六、治疗

肺性脑病的病情复杂,并发症多,治疗上应根据致病原因及病情变化的不同阶段,分别对待,关键在于改善通气功能。为此，必须采取以下综合措施。

**(一)控制感染**

呼吸道感染是肺脑发生的主要诱因，也是导致死亡的主要原因。能否控制肺部感染是抢救肺性脑病成败的关键，如能及早控制感染，改善通气障碍，肺性脑病即可减少或免于发生。鉴于患者大多为老年人，病程长，有些感染的临床表现常不典型。有的仅表现为精神症状或食欲缺乏、恶心、极度乏力及心力衰竭等呼吸系统以外的症状，因此应引起注意。常有反复呼吸道感染，经常应用抗生素史，在痰菌检查出来前，应立即抗菌治疗，近年来研究证实，该病呼吸道感染的病原菌以革兰氏阴性杆菌占优势。故应及早采用对革兰氏阴性为主的广谱抗生素或抑制不同菌种的两种以上抗生素联合用药。原则是抗生素足量、联合应用，静脉滴注，观察3～5天判定效果。痰细菌培养阳性者，应根据药敏试验调整抗生素。用药时间至少半月。患者常因呼吸道咳痰不畅，成为人为的细菌培养基。因此，在肺部严重感染的病例，除足量的抗生素外，还要积极排痰。

**(二)纠正电解质紊乱和酸碱失衡**

肺脑患者最容易出现的酸碱失衡为呼酸、呼酸合并代酸和呼酸合并代碱。后者多为不恰当利尿致低氯、低钾和低钠，从而造成呼酸合并代碱。对单纯呼酸，只要积极控制感染、改善通气和合理给氧即可纠正。呼酸合并代酸者，应适当补充碳酸氢钠(每次5%碳酸氢钠20～60 mL)。对呼酸合并代碱者，应积极补充钾和氯，并酌情应用精氨酸或乙酰唑胺(醋氮酰胺)。近年来，学者在肺心病患者常规补充氯化钾(在患者有尿的前提下)，已明显减少了呼酸合并代碱的发生。此外，有人认为硫酸镁2.5 g加入液体中静脉滴注，并用氯化钾，可激活钠泵、钙泵、氢泵，减轻脑细胞内钠、钙潴留，缓解支气管平滑肌和肺小动脉平滑肌痉挛，降低肺动脉压和改善微循环。

**(三)正确氧疗**

通过增加吸入氧浓度来纠正患者缺氧状态的治疗方法即为氧疗。氧疗目标是使 $SaO_2$ 上升至90%以上或 $PaO_2$>8.0 kPa(60 mmHg)，同时不使 $PaCO_2$ 上升超过1.3 kPa(10 mmHg)或pH<7.25。氧疗无疑能纠正肺性脑病患者的低氧血症，改善高碳酸血症和酸碱平衡。但若氧疗方法和给氧浓度掌握不当，会导致病情加重，甚至危及生命。肺性脑病因呼吸性酸中毒，有严重高碳酸血症，呼吸中枢对 $CO_2$ 刺激不敏感，此时靠低氧刺激颈动脉窦及主动脉弓的化学感受器以兴奋呼吸。若突然吸入高浓度氧，则可使上述化学感受器不敏感，反而致使呼吸抑制，通气量减少，$CO_2$ 潴留更多，加重呼吸衰竭和肺性脑病病情。因此，对未行机械通气的患者给氧原则仍以持续性、低浓度、低流量为准。一般吸氧浓度为28%～30%，氧流量为1～2 L/min。鼻导管或鼻塞法是长时间连续低流量给氧常用的方法，吸氧浓度(%)=21+4×氧流量(L/min)。也可用面罩给氧。

此外，过量吸氧使换气冲动传入到呼吸肌的作用减弱，导致肺泡通气功能障碍，易致所谓的吸氧性呼吸停止。因此，在吸氧的同时配伍呼吸兴奋剂，以利有效通气，便可防止上述情况的发生。

**(四)保持呼吸道通畅、增加通气量、改善 $CO_2$ 潴留**

积极改善通气，纠正缺 $O_2$ 和 $CO_2$ 潴留是抢救肺性脑病的关键性措施。

1.清除痰液

肺性脑病由于呼吸道感染，痰多黏稠，影响痰液不易引流或咳出；并因支气管痉挛、黏膜及黏膜下水肿和纤毛破坏，稠痰更不易咳出，可采用以下措施。

(1)痰液黏稠者：可用祛痰剂如溴己新(必嗽平)8 mg，每天3次；氨溴索30 mg，每天3次；鲜竹沥液 10～20 mL，每天 3 次；10%氯化铵 10 mL，每天 3 次；棕色合剂 10 mL，每天 3 次，及其他中药止咳祛痰。氨溴索静脉、肌内注射及皮下注射，成人每次 15 mg，每天 2 次；也可加入液体中静脉滴注。

(2)无效或积痰干结者：可用药物雾化吸入或超声热蒸汽雾化吸入治疗。

(3)咳痰无力者：可采用翻身、叩背、体位引流等措施帮助排痰。必要时可在给氧情况下，通过纤维支气管镜吸引气管、支气管内的分泌物。

2.解除支气管痉挛

可用各种支气管扩张剂，以茶碱类、皮质激素和 $\beta_2$ 受体兴奋剂最常用。

(1)茶碱类：能解除支气管痉挛，兴奋呼吸中枢，增加心排血量和冠脉流量，利尿，增强呼吸肌与膈肌收缩力量，使通气量增加，$PaO_2$ 上升，$PaCO_2$ 降低，肺动脉压下降。用法：0.1～0.2 g 每天 3 次口服；或用 0.125～0.25 g 加入 25%葡萄糖液 20 mL 中缓慢静脉注射。注射速度≤0.25 mg/(kg·min)，静脉滴注维持量为 0.6～0.8 mg/(kg·h)，每天注射量一般≤1.0 g。应注意的是本药剂量过大会引起恶心、呕吐等消化道症状，继而可有心悸、兴奋、心律失常、抽搐等；若已有心肌损害、心律失常、癫痫与活动性溃疡病者，不宜用。合用西咪替丁、喹诺酮类、大环内酯类药物等可影响茶碱代谢而使其排泄减慢，应减少用药量。

(2)皮质激素：可用甲泼尼龙 80～160 mg 或氢化可的松 300～500 mg 加入液体中静脉滴注。

(3)$\beta_2$ 受体兴奋剂：常用的有沙丁胺醇、特布他林、福莫特罗、丙卡特罗、克仑特罗等，可酌情选用。

3.呼吸兴奋剂的应用

呼吸兴奋剂可刺激呼吸中枢或主动脉弓、颈动脉窦化学感受器，在气道通畅的前提下提高通气量，从而纠正缺氧和促进 $CO_2$ 的排出，减轻 $CO_2$ 潴留，尚能使患者暂时清醒，有利于咳痰、排痰。它须与氧疗、抗感染、解痉和排痰等措施配合使用，方能更好发挥作用。应用时注意以下几点。

(1)气道必须通畅，否则会增加耗氧量。

(2)脑缺氧或脑水肿未纠正而出现频繁抽搐者慎用；伴有高血压、动脉粥样硬化、癫痫的患者慎用。

(3)若停用呼吸兴奋剂最好逐渐减量或延长给药间隔，使患者呼吸中枢兴奋性逐步恢复，不宜突然终止。

(4)应严格掌握呼吸兴奋剂的适应证：它常用于慢性阻塞性肺病伴有呼吸中枢敏感性降低，或应用镇静催眠药、氧疗使低氧刺激消失后引起的呼吸抑制，或肺性脑病氧疗过程中及机械呼吸撤离前后配合应用；对以肺换气功能障碍为主所导致的呼吸衰竭患者不宜使用。既往常用尼可刹米、洛贝林，用量过大可引起不良反应，现已基本不用。取而代之的有多沙普仑，常用 20～50 mg加入液体中静脉滴注，该药对镇静催眠药过量引起的呼吸抑制和慢性阻塞性肺疾病并发急性呼吸衰竭有显著的呼吸兴奋效果。

纳洛酮是阿片受体阻断剂，有兴奋呼吸中枢作用，可行肌内或静脉注射，每次 0.4～0.8 mg，静脉滴注 1.2～2.8 mg 加入 5%葡萄糖液 250 mL 中静脉滴注。

4.机械通气

呼吸衰竭时应用机械通气能维持必要的肺泡通气量，降低 $PaCO_2$；改善肺的气体交换效能；使呼吸肌得以休息，有利于恢复呼吸肌功能。急性呼吸衰竭患者昏迷逐渐加深，呼吸不规则或出现暂停，呼吸道分泌物增多，咳嗽和吞咽反射明显减弱或消失时，应行气管插管使用机械通气。机械通气过程中应根据血气分析和临床资料调整呼吸机参数。

若患者具备以下基本条件，可行无创正压通气。①清醒能够合作。②血流动力学稳定。③不需要气管插管保护(即患者无误吸、严重消化道出血、气道分泌物过多且排痰不畅等情况)。④无影响使用鼻/面罩的面部创伤。⑤能够耐受鼻/面罩。在慢性阻塞性肺疾病急性加重早期给予无创机械通气可以防止呼吸功能不全加重，缓解呼吸肌疲劳，减少后期气管插管率，改善预后。

**(五)其他治疗**

1.脑水肿的治疗

对重症者可以采取轻度或中度脱水，并以缓慢的或中等速度利尿为宜，再辅以冰帽、降温等物理措施。常用制剂为20%甘露醇1～2 g/kg，快速静脉滴注，每天1～2次。也可使用β-七叶皂苷钠5～10 mg静脉注射，每天1～2次，或20 mg/d加入液体中静脉滴注。肾上腺皮质激素对缺氧所致的脑水肿也有良好的作用。

2.防治心力衰竭

慢性肺心病出现心功能不全以右心衰竭为主。一般经过氧疗、控制呼吸道感染、改善肺功能后，症状可减轻或消失，不需常规使用利尿剂和强心剂。较重者或经上述治疗无效者可选用小剂量缓效利尿剂。氢氯噻嗪25 mg，每天1～3次；螺内酯40 mg，每天1～2次。对肺性脑病出现脑水肿或重度水肿者可选用呋塞米20 mg缓慢静脉注射。应注意利尿剂可引起低血钾、低血氯，诱发或加重代谢性碱中毒；利尿过多可致血液浓缩、痰液黏稠加重气道阻塞。当慢性呼吸衰竭伴有左心功能不全时，可考虑适当使用洋地黄类药物。用药原则是选用小剂量(常规用量的1/3～1/2)、作用快、排泄快的强心剂。常以毛花苷C 0.2～0.4 mg或毒毛花苷K 0.125～0.25 mg加入葡萄糖液20 mL内缓慢静脉注射(20分钟)。应注意纠正缺氧、防治低血钾，不宜依据心率的快慢观察疗效。如患者血压稳定，可考虑使用血管紧张素转化酶抑制剂治疗。

3.镇静剂的应用

对肺性脑病患者的谵妄、狂躁不安和精神症状，在排除代谢性碱中毒后，应着重改善肺泡通气，避免用能加重呼吸抑制的镇静剂，如吗啡、哌替啶、巴比妥类药物、氯丙嗪等。必要时可用东莨菪碱0.3～0.6 mg肌内注射，或地西泮10 mg肌内注射。也可用中成药醒脑静脉注射液(安宫牛黄注射液)2～4 mL肌内注射。

4.脑细胞代谢与保护剂的应用

如细胞色素C、辅酶A、ATP、胞磷胆碱、脑活素、纳洛酮等。

5.支持疗法

可酌情输给血浆、复方氨基酸及人体清蛋白，以增强机体抵抗力。补给B族维生素、维生素C等。

6.防治并发症

包括心力衰竭、休克、上消化道出血、弥散性血管内凝血等。

(李　燕)

# 第四节　肺转移性肿瘤

肿瘤远处转移是恶性肿瘤的主要特征之一。肺脏有着丰富的毛细血管网，承接来自右心的全部血流，并且由于肺循环的低压、低流速的特点，使得肺成为恶性肿瘤最常见的转移部位之一。此外肿瘤还可以通过淋巴道或直接侵犯等多种方式转移到肺，尸检发现20%～54%死于恶性肿瘤患者发生了肺转移，但仅有部分患者在生前被发现（表15-1）。血供丰富的恶性肿瘤更容易发生肺部转移，如肾癌、骨肉瘤、绒毛膜癌、黑色素瘤、睾丸肿瘤、睾丸畸胎瘤、甲状腺癌等。大多数肺部转移瘤来自常见的肿瘤，如乳腺癌、结直肠癌、前列腺癌、支气管癌、头颈部癌和肾癌。

**表15-1　原发恶性肿瘤肺内转移情况**

| 原发肿瘤 | 临床发现(%) | 尸检发现(%) |
|---|---|---|
| 黑色素瘤 | 5 | 66～80 |
| 睾丸生殖细胞瘤 | 12 | 70～80 |
| 骨肉瘤 | 15 | 75 |
| 甲状腺瘤 | 7 | 65 |
| 肾癌 | 20 | 50～75 |
| 头颈部肿瘤 | 5 | 15～40 |
| 乳腺癌 | 4 | 60 |
| 支气管肺癌 | 30 | 40 |
| 结肠直肠癌 | <5 | 25～40 |
| 前列腺癌 | 5 | 15～50 |
| 膀胱癌 | 7 | 25～30 |
| 子宫癌 | <1 | 30～40 |
| 子宫颈癌 | <5 | 20～30 |
| 胰腺癌 | <1 | 25～40 |
| 食管癌 | <1 | 20～35 |
| 胃癌 | < | 20～35 |
| 卵巢癌 | 5 | 10～25 |
| 肝细胞瘤 | <1 | 20～60 |

## 一、转移途径

恶性肿瘤肺部转移的途径有4种：血行转移、淋巴道转移、直接侵犯和气道转移。血行转移是恶性肿瘤肺部转移的主要方式。肺部有着丰富的毛细血管网，并且位于整个循环系统的中心环节，来自原发病灶的肿瘤栓子，经过静脉系统、肺动脉，很易被肺脏捕获，在适宜的微环境下肿瘤细胞发生增殖，形成转移肿瘤。经血行转移的肿瘤多位于肺野外带及下肺野等毛细血管丰富的部位，以多发转移病灶多见，少数情况下为孤立病灶。

经淋巴道转移在肺转移瘤中相对少见，肿瘤栓子首先通过血流转移到肺毛细血管，继而侵犯肺外周的淋巴组织，并沿淋巴管播散，临床上表现为肺淋巴管癌病，常见于乳腺癌、肺癌、胃癌、胰腺癌或前列腺癌的转移。原发肿瘤也可以先转移到肺门或纵隔淋巴结，再沿淋巴道逆行播散到肺，这种转移方式少见。

发生在肺脏周围的肿瘤皆有可能通过直接侵犯的方式转移到肺，如起源于胸壁的软组织肉瘤、起源于纵隔的原发瘤、食管癌、乳腺癌、贲门癌、肝癌、后腹膜肉瘤等。恶性肿瘤经气道转移罕见，理论上头颈部肿瘤、上消化道肿瘤及气管肿瘤有可能通过这种方式转移，但临床上很难证实。

## 二、临床表现

90%的肺转移瘤患者有已知的原发肿瘤或原发肿瘤的症状，但 80%～95%肺部转移瘤本身没有症状。当肿瘤巨大、阻塞气道或出现胸腔积液时会出现呼吸困难。突然出现的呼吸困难与胸腔积液突然增加、气胸或肿瘤内出血有关。气道转移瘤在肺部转移肿瘤中非常罕见，临床上表现为喘鸣、咯血、呼吸困难等症状，常见于乳腺癌、黑色素瘤等。肿瘤侵犯胸壁可以出现胸痛。个别患者在发现肺部转移瘤时没有原发肿瘤的症状，应积极寻找原发肿瘤，特别是胰腺癌、胆管癌等容易漏诊的肿瘤。淋巴管癌病的患者主要表现为进行性加重的呼吸困难和干咳、发绀，一般无杵状指，肺部体征轻微，常有细湿啰音。

## 三、影像学检查

常规的胸部 X 线摄影(chest X-ray，CXR)是发现肺部转移瘤的首选方法，胸部 CT 较 CXR 的敏感性高，其分辨率是 3 mm，而 CXR 仅能发现 7 mm 以上的病变，尤其是肺尖、近胸壁和纵隔的病变更容易漏诊。但 CT 扫描费用较高，特异性较 CXR 没有增加。如果 CXR 发现肺部有多发的转移灶，没有必要再进行 CT 检查，但以下情况应进行 CT 检查：CXR 正常、没有发生其他部位转移的畸胎瘤、骨肉瘤；CXR 发现肺内孤立性转移灶或打算进行手术切除的肺部转移瘤。对于高度危险的肿瘤，如骨和软组织肉瘤、睾丸畸胎瘤、绒毛膜癌等，应 3～6 个月复查胸部 CT，连续随访 2 年。

肺部转移瘤通常表现为多发结节影，由于发生转移的时间不同，结节常大小不等，直径 3～15 mm，或者更大，同样大小的结节，提示是同一时间发生，结节位于肺野外带，尤其是下肺野。小于 2 cm 的结节常常是圆形的，边界清楚。较大的病灶尤其是转移性腺癌，边缘不规则，有时呈分叶状。4%的转移瘤有空洞，常见于鳞癌，上肺的空洞性病变比下肺多见，但多发性空洞性病变可能是良性病变，如 Wegener 肉芽肿。出血性转移灶表现为肿瘤周围的晕征，常见于绒毛膜癌，有时也见于血管肿瘤，如血管肉瘤或肾细胞癌。

肺部转移瘤的单发结节影少见，占所有单发结节影的 2%～10%。容易形成单发结节的肿瘤包括结肠癌、骨肉瘤、肾癌、睾丸癌、乳腺癌、恶性黑色素瘤等。结肠癌尤其是来源直肠乙状结肠的结肠癌，占孤立性肺部转移瘤的 1/3。

肺淋巴管癌病主要表现为弥漫的网索状、颗粒状或结节状阴影，支气管壁增厚，动脉轮廓模糊，CXR 可见 Kerley B 线。20%～40%的患者有肺门及纵隔淋巴结肿大，30%～50%的患者有胸腔积液或心包积液。但 CXR 检查难以发现早期的肺淋巴管癌病，在早期诊断肺淋巴管癌病方面高分辨 CT 有更大优势。

FDG-PET 用于鉴别肺部良恶性病变的特异性较 CT 和 CXR 高，PET 检查能够提供更多的信息。但 PET 的分辨率不高，直径小于 1 cm 的病变显像不佳，一些肉芽肿和炎症病变也可能出现假阳性结果。近年来 CT 与 PET 联合应用的 CT-PET 技术已在临床广泛应用，明显提高了恶性肿瘤诊断和鉴别诊断的敏感性和特异性，但目前此项检查的费用较高。

## 四、组织学检查

由于转移瘤主要位于胸膜下，因此经胸针吸活检是组织学检查最常用的方法。其诊断肺部恶性病变的敏感性为 86.1%，特异性 98.8%，但对肺淋巴管癌病的诊断价值有限。气胸是最常见的并发症，发生率为 24.5%，但需要插管的仅 6.8%。其他并发症包括出血、空气栓塞、针道转移较少见。

气管镜检查可以采用多种手段获取组织标本，如经支气管镜肺活检、气管镜引导下针吸活检、刷检、肺泡灌洗等。对于外周病变，支气管检查的阳性率不到 50%，但淋巴管癌病的诊断率较高。

电视胸腔镜可以取代开胸肺活检用于肺转移瘤的诊断，并可同时进行手术治疗，并发症少，诊断特异性高。

此外，经食管超声引导下的纵隔淋巴结针吸活检、纵隔镜下纵隔淋巴结活检对于诊断肺部转移瘤也有一定的参考价值。

## 五、治疗

手术是肺部转移瘤首选的治疗方法，和不能手术的患者相比，能够手术切除的肺部转移瘤患者的长期生存率明显改善，在满足手术条件的患者中（不论肿瘤类型），预计超过 1/3 的患者能获得长期生存（>5 年）。接受肺转移瘤切除术的患者应满足以下条件：没有肺外转移灶（如果有肺外转移灶，这些转移灶应能够接受手术或其他方法的治疗）；患者的机体状态能够耐受手术；转移病灶能够完全切除，并能合理地保护残存的正常肺组织；原发肿瘤能被完全控制或切除。

手术方式主要包括胸骨正中切开术、胸廓切开术、横断胸骨双侧胸廓切开术和胸腔镜手术（VATS），各种手术方式的优劣，见表 15-2。手术以剔除术为主，病灶切除时使肺膨胀，尽可能保留肺组织，应避免肺叶或全肺切除术。

**表 15-2　转移瘤切除术比较**

| 手术方式 | 优点 | 缺点 |
|---|---|---|
| 胸骨正中切开术 | 行双侧胸腔探查，疼痛轻 | 不利于肺门后病灶，左肺下叶病灶的切除。胸骨放疗是胸骨正中切开术的绝对禁忌证 |
| 胸廓切开术 | 标准手术方式，暴露好 | 只能暴露一侧胸腔，疼痛明显；双侧胸腔探查多需分期手术 |
| 横断胸骨双侧胸廓切开术 | 可以行双侧胸腔探查，改进下叶暴露，便于探查纵隔病变及胸腔的情况 | 切断了乳内动脉，痛苦增加 |
| 胸腔镜手术（VATS） | 胸膜表面显示清楚，疼痛轻，住院时间短和恢复快，并发症很少 | 不能触诊肺脏，无法发现从肺表面不能看见的或 CT 未能查出的病变，可能增加住院费用 |

肺部转移瘤即使在完全切除后仍有一半的患者会复发，中位复发时间是 10 个月，再手术患者的预后明显好于未手术患者，5 年、10 年生存率分别为 44%、29% 及 34%、25%。目前再发肺

转移瘤的手术适应证仍无明确的定论，一般认为对于年龄较轻、一般状况较好的患者，如果再发肺转移较为局限，原发肿瘤的恶性程度较低，原发肿瘤已被控制且无其他部位的远处转移，心肺功能能耐受手术的情况下可以考虑再次手术治疗。

肺转移瘤患者手术本身的并发症较低，手术死亡率为 0～4%。能够手术的肺转移瘤患者总的 5 年生存率可以达到 24%～68%，但不同组织类型的肿瘤预后有很大的差异，手术后预后较好的肿瘤为畸胎瘤、绒毛膜癌、睾丸癌，其次是肾癌、大肠癌和子宫癌等，预后较差的是肝癌和恶性黑色素瘤。转移灶切除是否完全对预后也有影响，完全切除患者的 5 年、10 年生存率分别为 36%和 26%，而不完全切除者则分别为 22%和 16%。无瘤间期(disease-free interval，DFI)是指原发肿瘤切除至肺转移出现的时间，DFI 越长，预后越好。肿瘤倍增时间(tumor-doubling time，TDT)反映的是转移瘤的发展速率，TDT 也是患者预后的重要预测指标，TDT 越长，预后越好，如果 TDT≤60 天则不应进行手术治疗。

除手术以外，对化疗敏感的肿瘤或不能手术的肺部转移瘤仍应进行全身化疗，如霍奇金和非霍奇金淋巴瘤、生殖细胞肿瘤对化疗非常敏感，乳腺癌、前列腺癌和卵巢癌对全身化疗也有较好的反应。软组织肉瘤对化疗不敏感，但联合转移瘤切除术仍能改善患者的预后。除全身化疗外，对于不能手术的患者可以考虑局部栓塞和化疗，由于肿瘤局部药物浓度较高，在减轻化疗引起的全身反应的同时，可以提高治疗局部肿瘤的疗效。

放疗对于肺转移瘤患者的长期生存没有益处，对于气道阻塞的患者，放疗可以作为姑息性治疗方法。

（罗　琴）

# 参考文献


[1] 马文文.现代呼吸系统疾病诊疗[M].上海:上海交通大学出版社,2023.

[2] 魏理.呼吸系统疾病[M].北京:人民卫生出版社,2023.

[3] 刘棉朵.呼吸[M].武汉:长江文艺出版社,2023.

[4] 王洪武,徐凯峰.呼吸系统少见病病例解析[M].北京:人民卫生出版社,2023.

[5] 周新.呼吸系统复杂病[M].上海:上海交通大学出版社,2023.

[6] 叶京英,李庆云.睡眠呼吸障碍治疗学[M].北京:人民卫生出版社,2022.

[7] 李丹,陈洪.常见呼吸道疾病防治实用手册[M].哈尔滨:黑龙江科学技术出版社,2022.

[8] 宋安全.呼吸系统疾病诊断及临床治疗[M].长春:吉林科学技术出版社,2022.

[9] 白继涛,孙晋芳,薛聪余,等.呼吸内科疾病鉴别诊断与治疗[M].哈尔滨:黑龙江科学技术出版社,2022.

[10] 段胜利.呼吸与心血管疾病[M].长春:吉林科学技术出版社,2022.

[11] 薛真真.实用呼吸内科学[M].长春:吉林科学技术出版社,2022.

[12] 龙云铸,谭英征,李丹.新发呼吸感染病学[M].长沙:中南大学出版社,2022.

[13] 文卫平,肖海鹏.医院应急防控呼吸道传染病实践[M].北京:人民卫生出版社,2022.

[14] 罗荧荃.呼吸内科疾病临床诊疗思维及新进展[M].天津:天津科学技术出版社,2022.

[15] 马雨霞.临床呼吸系统疾病诊疗规范[M].北京:中国纺织出版社,2021.

[16] 常静侠.呼吸内科常见疾病新规范[M].郑州:河南大学出版社,2021.

[17] 胥杰,董燕丽,陈峰,等.常见呼吸内科疾病诊断与治疗[M].哈尔滨:黑龙江科学技术出版社,2021.

[18] 杨晓东.现代临床呼吸病诊治[M].北京:中国纺织出版社,2021.

[19] 李建华.呼吸防护指南[M].北京:中国石化出版社,2021.

[20] 欧阳新平,何平平,王刚.急性呼吸道传染病防治手册[M].北京:科学出版社,2021.

[21] 王先芳.呼吸系统重症急救与监护技术[M].北京:科学出版社,2021.

[22] 李展.现代呼吸内科疾病诊疗与实践[M].南昌:江西科学技术出版社,2021.

[23] 王辰,赵红梅.呼吸疾病康复指南[M].北京:人民卫生出版社,2021.

[24] 王勇,张晓光,马清艳,等.呼吸内科基础与临床[M].北京:科学技术文献出版社,2021.

[25] 张永祥.实用呼吸疾病量化评估手册[M].北京:科学出版社,2021.

[26] 陈颖丰.现代临床呼吸病诊治[M].天津:天津科学技术出版社,2021.

[27] 王一兵.呼吸道病毒感染防控科普知识[M].济南:山东大学出版社,2021.
[28] 韦铁民.医院呼吸道病毒性传染病防控体系[M].北京:科学出版社,2021.
[29] 金伟中.介入呼吸病学现场快速评价[M].杭州:浙江大学出版社,2021.
[30] 李圣青.呼吸危重症临床实践手册[M].上海:复旦大学出版社,2021.
[31] 许建中,苗青,张文江.许建中呼吸病诊治精要[M].北京:北京科学技术出版社,2021.
[32] 邓在春,况九龙,顾宇彤.呼吸科住院医师读片解析[M].北京:人民卫生出版社,2021.
[33] 张晓菊.呼吸系统疾病诊治技术与临床实践[M].北京:科学技术文献出版社,2021.
[34] 郑涛.呼吸系统传染病防治百科问答[M].合肥:中国科学技术大学出版社,2021.
[35] 徐子平.基层常见呼吸系统疾病及药物治疗[M].北京:人民卫生出版社,2021.
[36] 张宁.无创呼吸机标准化治疗慢阻肺合并呼吸衰竭的价值分析[J].中国标准化,2023(14):239-242.
[37] 张燕,缪愿戍,赵海霞.血清磷水平联合呼吸力学参数对呼吸衰竭患者机械通气撤机结局的预测价值[J].临床与病理杂志,2023,43(6):1227-1233.
[38] 李芝萍,刘虹,林佳丽.揿针联合呼吸训练器治疗慢性阻塞性肺病稳定期肺肾气虚型患者的疗效观察[J].中国中医药科技,2023,30(1):130-132.
[39] 顾银萍,方金燕,朱丹玲.主动循环呼吸技术对自主呼吸测试期间机械通气患者的应用研究[J].全科医学临床与教育,2023,21(7):661-662.
[40] 吴琦,陈礼刚,邹彦,等.有创和无创呼吸机序贯治疗重症慢性阻塞性肺疾病Ⅱ型呼吸衰竭患者的效果[J].中国民康医学,2023,35(5):45-47.